보건의료 전문직 교육에서 평가

옮긴이
강화선 김나진 김영민 박경혜 박귀화
박연철 박장희 임미경 임선주

Assessment in Health Professions Education

Second edition

Edited by
Rachel Yudkowsky, Yoon Soo Park, and Steven M. Downing

군자출판사

Assessment in Health Professions Education

보건의료 전문직 교육에서 평가

첫째판 1쇄 인쇄 | 2023년 5월 8일
첫째판 1쇄 발행 | 2023년 5월 17일

지 은 이 Rachel Yudkowsky, Yoon Soo Park, and Steven M. Downing
옮 긴 이 강화선 김나진 김영민 박경혜 박귀화 박연철 박장희 임미경 임선주
발 행 인 장주연
출판기획 최준호
책임편집 이다영
표지디자인 김재욱
편집디자인 강미란
발 행 처 군자출판사(주)
등록 제4-139호(1991. 6. 24)
본사(10881) **파주출판단지** 경기도 파주시 회동길 338(서패동 474-1)
전화(031) 943-1888 팩스(031) 955-9545
홈페이지 | www.koonja.co.kr

ISBN 979-11-7068-003-1
정가 35,000원

역자

강화선

가톨릭대학교 의과대학 의생명과학교실 교수
가톨릭대학교 의과대학 SLICE교수개발센터 센터장
가톨릭대학교 의과대학 의학교육학교실 겸무교수

김나진

가톨릭대학교 의과대학 MASTER의학교육지원센터 교직원
건국대학교 교육대학원 겸임교수

김영민

가톨릭대학교 의과대학 응급의학교실 교수
가톨릭대학교 START의학시뮬레이션센터 센터장

박경혜

연세대학교 원주의과대학 의학교육학교실 교수
연세대학교 원주세브란스기독병원 응급의학과 교수

박귀화

가천대학교 의과대학 의학교육학과 교수

박연철

연세대학교 원주의과대학 의학교육학교실/가정의학교실 교수
연세대학교 원주의과대학 진료역량개발센터 센터장

박장희

순천향대학교 의과대학 의학교육학교실 교수

임미경

한국보건의료인국가시험원 연구위원/부장

임선주

부산대학교 의과대학 의학교육학교실 교수

차례

PART II: 평가 방법

PART III: 특별 주제

추천사

의사 및 간호사 국가고시 위원회 또는 전문의 고시 협의회와 같은 평가기관의 설립, 관련 분야에서 높은 수준의 존경받는 심리측정학 전문가의 존재, 저널의 평가 관련 논문의 편재에서 알 수 있듯이, 평가는 보건의료 전문직 교육에서 주요 관심사이자 탐구 주제이다. 이는 수험생들이 다음 단계로 진급하거나 독립적으로 진료할 수 있는 적절한 수준의 능력을 갖추도록 하는 데 수반되는 고부담을 고려할 때 충분히 이해할 수 있다. 결과적으로, 보건의료 전문직 교육에 대한 관심은 선다형 항목에서 시뮬레이션 바탕 객관구조화진료시험(OSCE), 현장 미니임상평가연습(mini-CEX) 및 가상현실 시뮬레이션의 사용에 이르기까지 훨씬 더 정교하고 타당한 평가 방법의 개발에 큰 진전을 이끌어냈으며 단독 시험에서 평가 프로그램에 이르기까지 평가 사용 방법 또한 크게 개선되었다. Shulman의 "학제간 여행"에 이어 이러한 발전은 증례-내용 특이성, 진정성 있는 평가, 평정자 및 채점 모형, 계획적 평가(programmatic assessment)와 같이 전반적으로 측정과 평가에 동시적으로 영향을 미쳤다.

시험의 질은 구성하는 문항의 질에 달려있다. 즉, 문항이 시험이 측정하고자 하는 영역에 대한 적절하고 대표성 있는 표본을 구성하고 각 문항이 상위 수험생과 하위 수험생을 변별하는데 기여하는지 그리고 시험의 목적에 부합하고 평가 프로그램에서의 위치는 어떠한 지에 달려있다. 단일 시험 또는 시험군을 개발, 관리하고 결과를 분석하려면 시험 점수 신뢰도, 문항 난이도 및 변별도 지수 계산과 같은 기술적 기술과 영역의 정의, 수행도 평정 또는 준거 설정과 같은 판단 관련 기술이 모두 포함되며 이를 보장하기 위해 타당도에 대한 위협이 최소한으로 유지되고 시험 점수에서 내린 추론과 결정이 Messick과 Kane의 의도한 목적을 반영하도록 한다.

지난 반세기 동안 보건의료 전문직 교육을 통해 우리는 새로운 도전의 출현을 보는 동시에 타당한 추론을 산출하는 시험을 개발하는 기술적 측면, 예를 들어, 수험자의 수행도에 따라 영향을 받을 수 있는 관리자, 의료팀 및 의료 시스템에 종사하는 다양한 전문가, 교수, 환자, 가족, 사회 공동체 등 다양한 "이해관계자"의 기대와 가치를 충족하는 역량의 정의와 의사결정 능력, 의사소통 및 협업 능력, 전문직업성, 자기 계발에 관한 "기대" 등을 대부분 점진적으로 이해하고 숙달했다. 이해관계자와 평정자의 가치관과 신념이 역량의 정의와 수험생 수행 등급에 어떤 영향을 미치는가? 학년 진급 시험이나 국가 고시 시험의 결과는 준비의 적절성을 평가할 뿐만 아니라 차후 학습과 지속적인 전문성 개발을 안내하는 데 어떻게 사용될 수 있는가? 학습 및 수행도 개선을 촉진하기 위해 실시간으로 임상 수행을 측정하고 평가 주기의 일부가 되는 데 전자의무기록과 보건 시스템 자료를 어떻게 사용할 수 있는가?

1960년대 George Miller와 Christine McGuire와 같은 개척자들은 보건의료 전문직 평가를 위한 새로운 개념적 틀과 Miller의 피라미드(Does-Shows How-Knows How-Knows) 및 임상 문제 해결을 평가하기 위한 새로운 시뮬레이션 바탕 방법인 환자관리문제(Patient Management Problems)를 제안했다. Downing과 이번 〈보건의료 전문직 교육에서 평가〉 제2판의 새 편집자들은 전세계 권위있는 전문가들로 구성된 핵심 그룹들에게 그들의 지혜와 재능을 공유할 것을 요청했다. 보건의료 전문직 교육 대학원 프로그램의 급속한 확장과 함께 이 책의 초판은 학생과 동문을 위한 유례없는 참고서로 증명되었으며, 보건의료 전문직 교육 학술연구 및 세계 전반의 평가 실무에도 기여하였다.

이 두 번째 판은 차세대 보건의료 전문직 교육자를 교육하고 보건의료 전문직 교육자의 일상적인 평가 실무 및 개혁에서 최상의 표준을 유지하는 데 훨씬 더 큰 영향을 미칠 것이다. 〈보건의료 전문직 교육에서 평가〉 제2판은 독자들에게 최고 품질의 시험과 평가 프로그램을 이해하고 준비할 수 있는 기본 원칙과 기본 도구를 제공할 뿐만 아니라 미래를 바라보고 새롭고 부상하는 도전에 기틀을 잡을 수 있는 발판을 제공한다. 학습을 촉진하고 무엇보다도 보건의료 전문직에서 평가의 궁극적인 목적인 환자 치료 및 의료 제공을 극대화하기 위해 입학에서 수련 및 현장에 이르기까지 평가를 구축할 수 있는 견고한 기반을 제공해 주어서 감사하다.

2019년 3월
시카고 일리노이 대학교 의과대학
의학교육학교실 명예교수
Georges Bondage

저자 서문

이 책의 목적은 보건의료 전문직 교육자를 위한 평가방법의 기본적이면서도 포괄적인 해결책을 제시하는 것이다. 심리측정이론과 이를 대규모 표준화 시험 프로그램에 적용하는 우수한 교과서가 많고, 교육 및 심리학 분야에서 초 중등 교사와 대학원생을 위해 고안된 교육 측정 및 평가 책도 많지만, 그런 책 중 어느 것도 보건의료 전문직을 위한 전문적인 교육 및 평가에 완전히 맞지 않다. 이런 책들은 보건의료 전문직 교육자들에게 필수적인 주제나 비판적 관심이 부족하며 보건의료 전문직 교육에 종사하는 사람들에게 거의 또는 전혀 관심이 없는 내용을 포함하고 있을 수 있다.

〈보건의료 전문직 교육에서 평가〉는 시험과 평가의 기초적인 내용과 함께 관련 이론 및 연구 토대와 보건의료 전문직 교육에서 널리 사용되는 특정 평가 방법에 대한 내용을 포함한다. 학술적이고 근거에 기반한 최신의 내용이지만, 이 책은 일반 보건의료 전문직 교육자가 읽기 쉽고 이해하기 쉬우며 실제 유용하도록 만들었다. 편집자와 저자는 모든 평가 자료가 자료의 의도된 해석을 뒷받침하거나 반박하기 위해 어느 정도의 과학적 근거가 필요하고 타당도는 모든 평가 자료의 가장 중요한 단 한 가지 속성이라고 생각하기 때문에, 타당도 근거는 하나의 체계화된 주제이며 이 책의 전체에서 사용되는 개념적 틀이다.

이 책의 두 번째 개정판은 해당 분야의 리더들이 광범위하게 수정하고 개정하였다. 내러티브 평가, 상황판단검사, 계획적 평가(programmatic assessment), 완전학습 환경에서의 평가 및 주요 특징 접근 방식에 대한 내용을 포함하여 지난 10년간 보건의료 전문직 평가에서 개발, 혁신 및 모범 실무 지침을 반영하는 새로운 내용을 소개한다. 학습에 영향을 미치는 평가에 대한 새로운 장은 우리가 하는 업무에서 평가가 매우 중요하지만 자주 무시되는 측면에 대한 통찰력 있는 분석을 다룬다. 또한 문항반응이론에 대한 새로운 내용에서는 평가 자료를 채점하고 분석하기 위한 현대적인 개념을 다룬다. 마지막으로 통계학자와의 교류에 대한 새로운 장에서는 평가바탕연구를 계획하는 독자에게 유용한 팁을 제공한다.

1부: 평가의 기초

1장에서 6장까지는 보건의료 전문직 교육자의 전문적인 관점에서 평가의 이론적 기초를 제시한다. 이 장들은 기본적이고 상당히 비기술적이며, 7장에서 19장에서 논의된 많은 전문적 평가 방법 또는 기술을 이해, 해석, 개발 및 성공적으로 적용하는데 필요한 필수 주요 배경의 일부를 보건의료 전문직 교육자에게 제공하기 위한 것이다.

1장에서는 Yudkowsky, Park 및 Downing이 보건의료 전문직 평가에 대한 광범위한 개요를 제공한다. 이 장에서는 평가의 기본 정의, 개념 및 용어를 제공하고 독자에게 이 책의 개념적 틀을 안내한다. 평가 전문 용어에 익숙하지 않거나 보건의료 전문직 교육이 처음인 독자는 이 장이 전문 분야의 기초에 대한 확실한 소개와 오리엔테이션임을 알 것이다.

2장에서 Lineberry는 Kane (타당도 논의의 체계화)과 Messick (타당도 근거의 출처 식별)의 관점에서 타당도를 논의하고 평가 자료의 타당도에 대한 고전적인 위협을 검토한다. 타당도는 평가의 다른 모든 주제를 포괄하므로, 이 장은 그 중요성을 강조하기 위해 책의 앞부분에 나온다. 타당도는 이 책의 구성 원칙이므로, 이 장의 목적은 이 개념을 이후 장에서 논의되는 다른 모든 주제와 개념에 적용하는데 필요한 해석 도구를 독자에게 제공하는 것이다.

3장과 4장은 모두 평가 자료의 신뢰도에 관한 것이다. Park은 3장에서 신뢰도의 일반적인 원리와 흔한 적용을 논의한다. 4장에서는 Kreiter, Zaidi, Park이 신뢰도 분석, 일반화가능도 이론을 위한 중요한 틀의 기본을 제시하고, 이 방법론을 보건의료 전문직 교육에 적용한다. 저자들은 보건의료 전문직의 사례로 다양한 형태의 신뢰도 통계와 해석을 제시한다.

5장에서 Downing, Juul, Park은 전형적인 보건의료 전문직 교육 환경에서 기본 점수 단위, 표준 점수, 문항 분석, 시험 및 평가 자료를 평가하는데 사용되는 계산기로 가능한 실질적인 공식의 몇 가지 정보와 예시를 논의하면서, 시험 통계에 대한 기본 정보를 제시한다.

6장에서 Yudkowsky, Downing, Tekian은 준거 설정 또는 합격점수 설정을 다룬다. 상대 또는 규준적 합격 점수 방법과는 달리 준거 바탕 합격 점수의 방어가능성은 준거 설정에 사용되는 가장 흔한 방법 중 일부와 이를 평가하는데 사용되는 통계의 일부와 함께 제공된 많은 예와 함께 이 장의 중심이다.

2부: 평가 방법들

이 책의 두 번째 부분인 7장에서 12장에서는 보건의료 전문직 교육 환경에서 흔히 사용되는 기본 평가 방법을 다룬다. Miller의 피라미드 순서대로 인지적 지식과 성취도에 대한 지필 시험으로 시작해서 구술 시험, 수행 평가, 현장바탕평가, 내러티브 평가, 포트폴리오 평가를 다룬다(1 장 참조). 이러한 각 주제는 학생 및 보건의료 전문직의 다른 학습자의 지식과 술기 습득을 측정하는데 사용되는 중요한 방법 또는 기술을 설명한다.

7장에서 Paniagua, Swygert, Downing는 인지적 지식의 지필 시험에 대한 개요를 다룬다. 연구 문헌에서 요약된 실제 예시와 지침과 함께 구성형 및 선택형 형식 모두를 논의한다. 모든 유형의 지필 시험은 특히 보건의료 전문직 교육의 강의실 평가 환경에서 널리 사용된다. 이 장은 인지적 학습을 효과적으로 평가하는데 필요한 기본 지식과 기술을 제공하는 것을 목표로 한다.

Juul, Yudkows, Tekian이 작성한 8장에서는 구술 시험 사용에 대한 기본 정보를 제공한다. 구술시험, 의무기록 자극회상(Chart-stimulated recall), 다중미니면접(Multiple mini-interviews) 등의 구술 시험은 전세계 보건의료 전문직 교육에서 널리 사용된다. 이 장에서는 구술 시험의 기본적인 강점과 한계에 대한 정보와 구두 시험 과정을 개선하기 위한 제안을 다룬다.

9장에서 수행 평가에 대해 다룬다. 이 장에서는 통제된 상황에서 행동을 직접 관찰할 수 있는 인간 시뮬레이션(표준화환자)과 객관구조화진료시험과 같은 기술을 활용하는 수행평가 지침을 독자에게 제공한다. 이러한 방법은 모든 수준의 보건의료 전문직 교육에서 술기 시험에 특히 유용하다.

McBride, Adler, McGaghie가 저술한 10장에서는 현장바탕평가 방법, 특히 직접 관찰에 기반한 평가 방법에 대한 개요를 제공한다. 이러한 방법은 위임 가능한 진료 활동(Entrustable professional activities)과 마일스톤(milestone)에 관한 결정을 포함하여 학습자 자율성에 관한 결정을 위해 중요하다(1장 참조). 건전한 현장바탕 관찰평가 방법의 기본 사항을 제시하고, 이러한 방법을 개선할 수 있도록 제안한다.

11장은 새로운 장으로 Dudek과 Cook이 내러티브 평가를 다룬다. 내러티브 평가는 수행에 대한 풍부하고 질적 설명을 제공하고 개선을 위한 특정 기회를 식별하여 수치로 된 점수를 보완할 수 있다. 이 장에서는 내러티브 평가를 얻고 사용하기 위한 모범 사례와 타당도에 대한 주요 고려 사항을 나열한다.

Schumacher, Tekian, Yudkowsky가 작성한 12장에서는 평가 목적의 포트폴리오 사용에 대한 지침을 제공한다. 포트폴리오는 인기가 다시 높아지고 있으며, 특히 역량바탕 교육과정에서 계획적 평가의 구성요소로서 모든 수준의 보건의료 전문직 교육에 널리 적용된다. 이 장에서는 포트폴리오 설계, 멘토의 역할, 포트폴리오의 타당도에 대한 위협을 분석한다.

3부: 특별 주제들

13장에서 20장은 보건의료 전문직 교육에서 평가에 대한 새롭고 혁신적인 접근 방식과 함께 특별 주제를 다룬다. 13장에서 Bordage와 Page는 각 환자 사례에 중요한 조치 또는 결정을 식별하고 평가하는 학습자의 능력을 평가하는 데 초점을 맞춘 주요 특징(Key Features, KF) 접근 방식을 다룬다. KF 사례를 개발하고 채점하는 과정을 설명하고, KF 접근 방식이 평가 타당도에 대한 주요 위협을 어떻게 해결할 수 있는지 논의한다.

Devine, McGaghie, Issenberg은 14장에서 평가에 사용되는 기술 기반 시뮬레이션을 중점적으로 다룬다. 이 장에서는 최첨단 또는 시뮬레이션 바탕 평가를 제공하고, 독자에게 이러한 방법을 효과적으로 이해하고 사용하는데 필요한 도구를 제공한다.

Reiter와 Roberts는 15장에서 상황판단검사(Situational judgment tests, SJT)를 다룬다. 이 장에서는 윤리, 전문직업성, 팀워크 및 문화 역량과 같은 개인 역량 평가에 SJT를 사용할 때 중요한 설계 특징의 이해와 결과 해석에 대한 주의 사항을 제공한다.

16장에서는 역량바탕 교육을 위한 계획적 평가에 대한 새로운 주안점을 강조한다. 여기서 각 평가 "요점"은 최대 학습 효과를 위해 최적화되고, 결정은 집계된 평가 자료에만 기반한다. Van der Vleuten, Heeneman, Schut는 계획적 평가에 수반되는 사항을 설명하고, 실제 계획적 평가에 대한 지침을 제시하며, 현재까지 이 주제에 대한 문헌을 논의한다.

학습에 대한 평가의 영향(긍정적이든 부정적이든)은 최근에야 평가 설계자들의 관심의 초점이 되었다. 17장에서 Lineberry는 학습에 영향을 미치는 평가에 대한 원래의 관점을 제공하고 이러한 효과를 중재하는 네 가지 작용 기전을 검토한다.

Lineberry, Yudkowsky, Park, Cook, Ritter, Knox는 18장에서 완전학습 환경에서 평가를 위한 주목할 만한 고려 사항에 대한 개요를 제공한다. 반복 시험과 잘 준비된 학습자에 대한 강조는 타당도 근거 및 준거 설정에 대한 독특한 문제를 제시한다. 이 장에서는 이러한 문제와 해결 방법을 검토한다.

Park는 19장에서 문항반응이론(Item response theory, IRT)에 대해 간단하게 비기술적으로 소개한다. IRT는 학습자와 문항 특성을 같은 측정 척도에 연결하여 표본과 독립적인 결과를 생성한다. Park는 보건의료 전문직 교육에서 IRT 적용 사례를 제공하고 IRT를 기존 측정 방식과 비교한다.

마지막으로, 20장에서 Schwartz와 Park는 평가 연구자와 통계학자 간의 효과적인 협력을 촉진하기 위한 통찰력 있는 팁을 제공한다. 이 장에서는 경험이 부족한 평가 연구자들을 종종 사로잡는 함정을 검토하고 평가 연구의 더 나은 설계, 분석 및 보고를 위해 통계학자와 효과적으로 협력하는 방법을 요약한다.

감사의 말

이런 전문 서적의 경우가 종종 그렇듯이, 책을 편집하고 제작하려는 시작과 동기는 교수(teaching) 및 교수 멘토링 역할에서 비롯되었다. 우리는 시카고 일리노이 대학(the University of Illinois at Chicago, UIC)의 보건의료 전문직 교육 석사(Master of Health Professions Education, MHPE) 프로그램에서 뛰어난 학생들로부터 많은 것을 계속해서 배우고 있으며, 이 책이 이 프로그램의 미래 학생들과 전세계의 많은 다른 보건의료 전문직 교육 졸업자와 교수 개발 프로그램에서 유용한 정보를 제공하기를 바란다. 우리는 보건의료 전문직 교육 평가에 탁월한 기여를 하기 위해 바쁜 전문직 생활에서 시간을 할애한 모든 저자들에게 매우 감사드린다.

우리는 모든 동료 검토자에게 정말 감사드린다. 그들의 특별한 전문 지식, 통찰력 및 도움이 되는 의견은 이 책을 더욱 강력하게 만들었다. 또한 이 개정판에 대한 격려와 지원을 해준 Taylor & Francis의 편집자인 Daniel J. Schwartz와 Katie Paton에게 감사드린다.

시카고 일리노이 대학 의학교육학교실의 Jaime Holden은 이 책의 최종 준비 과정에 큰 도움을 도와주었기에 그녀의 도움에 감사드린다. 의학교육학교실의 동료들의 멘토십, 협력, 우정의 가치는 아무리 강조해도 지나치지 않다.

마지막으로 이 책을 집필하는 데 필요했던 오랜 시간동안 가정에 다소 소홀했음에도 불구하고 인내를 갖고 기다려준 가족들에게 감사드린다.

2019년 3월
시카고 일리노이 대학교 의과대학
의학교육학교실
Rachel Yudkwsky
Yoon Soo Park
Steven M. Downinig

한국 독자들을 위한 저자 서문

학습자 평가는 보건의료 전문직 교육에 핵심적인 부분이다. 평가를 통해 학습이 이루어지고 평가를 통해 학습자에게 중요한 피드백과 정보전달이 이루어진다. 또한, 환자안전을 담당하는 보건의료인의 자격과 증명은 평가를 통해 부여하게 된다. 이렇듯 보건의료 전문직 교육 전 과정에 있어서 평가는 교육기관과 교육자들에게 막대한 책무를 지게 한다.

따라서 평가의 구성요소와 평가 방법을 이해하는 과정은 교육과정을 설계하는 데에 있어 필수적이다. 지난 수십 년간 의료기술 발전으로 인해 보건의료 전문직 교육도 다양해지고, 학습 방법에 대한 기대감도 사실 많이 높아졌다. 이에 따라서 보건의료 전문직 교육의 평가 방법도 더욱 복잡하고 다채로워지고 있다는 점에 주목할 필요가 있다. 수업 내 평가뿐만 아니라 시뮬레이션 평가는 물론, 임상 환경과 현장바탕평가 등 다면적인 평가를 요구하기 때문이다. 이러한 복잡한 요인이 존재하기에 평가 도구를 개발하고 관리하고 실행하는 작업에 상당한 주의와 전문적 지식이 필요한 것입니다. 또한 수많은 평가 전략과 통계 방법론이 일반적인 교육 환경에서 개발되어 오고 있는 것이 사실이다. 다만 보건의료 전문직 교육만의 고유한 특성이 존재한다. 예컨대 사례 특이성(case specificity) 등의 요소는 보건의료 전문직 교육 평가에 있어서 신뢰도 측정과 타당도 분석에 중요한 기반이 된다. 또한 역량바탕교육 방법과 평가 시스템 도입이 양질의 보건의료 전문직 교육 체계를 만들어가는데 이때 평가의 역사와 시대적 흐름, 사회과학, 심리측정학 및 통계 방법 등에 관한 심층적 이해를 필요로 한다.

본 저서는 이러한 의료 계통의 특수성을 인지함에 해당 분야의 교육자, 학생 및 의료시스템에 참여하는 여러 이해관계자들에게 평가 방법론을 최대한 간단하고 현실적인 내용을 중심으로 소개하고자 집필되었다. 요컨대 집필의 본래 목적은 의료종사자들의 전반적인 평가 방법론 습득이라 하겠으며 더 나아가 평가 연구 분야의 전문가는 물론 교육 전반을 담당하는 선임 연구가들에게도 유용한 지침서를 제공해 주기 위함이다.

이러한 평가 방법을 국내 학습자들과 의료인들이 활용할 수 있게 해 주신 한국 의학교육계 여러 교수님과 전문가들의 노고에 깊이 감사드린다. 이 저서는 보건의료 전문직 교육 수업 교과서 혹은 참고서 용도로 기술되어 있다. 이미 여러 교육기관에서 수업 교재 및 교수개발 용도로 활용되어 오고 있기에 한국에서도 같은 방식으로 특히 대학원생을 위한 평가 방법론 교재로 활용되기를 기대한다. 나아가 본 자료가 한국 의료계 종사자와 연구진이 보건의료 전문직 교육을 더욱 발전시켜 나가는 데에 크게 기여할 수 있기를 바란다. 본 저서가 다루는 광범위한 개념들을 이해하는 작업을 통해 학습자와 연구자가 심층 연구와 지도를 수행하는 데에 많은 도움을 얻을 수 있으리라 확신한다.

궁극적으로는 다양한 교육자와 연구진들이 본 저서를 참고하는 수준을 넘어서서 현존하는 평가 구조에 문제점을 개선하고, 보다 혁신적인 방법으로 제시되는 평가 개념들을 실행해 나가기를 희망한다. 여타의 과학 분야와 마찬가지로 평가 방법론은 계속해서 의료계의 새로운 관점들과 시사점들을 수용해 나가고 있다. 이는 평가 타당도나 신뢰도와 같은 핵심 개념에도 적용된다. 그러므로 우리는 계속해서 능동적으로 최근 의료계 동향을 파악하고 평가 기준 골격을 이해하는 데에 힘써야 하겠다. 이러한 방식으로 체계적인 원리와 기본 도구에 바탕을 둔 최상의 평가도구 개발과 실행을 이룰 수 있으리라 생각한다.

다시 한번 본 저서의 작업을 통해 좀 더 넓게 정보를 습득하고 활용할 수 있도록 힘써 주신 한국 의학교육계에 진심 어린 감사를 표한다. 모두가 힘을 모아 평가 방법론을 개발하여 교육 프로그램 학습력을 고취하고 궁극적으로는 환자 치료와 의료시스템을 발전시키는 데에 본 저서가 이바지할 수 있기를 바란다.

2023년 3월

하버드 대학교 의과대학 부교수
매사추세츠종합병원(MGH) 보건의료 전문직 교육 프로그램 겸임 교수
매사추세츠종합병원(MGH) 보건의료 전문직 교육 연구 디렉터
미국교육연구협회 부회장
박 윤 수

역자 서문

학습자 평가(assessment)는 보건의료 전문직 교육생이 설정된 목표나 성과를 실제로 달성했는지 혹은 명시된 역량을 갖추었는지를 판단하는데 필수적이며, 또한 교육프로그램 평가(evaluation)에 있어서도 핵심적인 부분이다. 보건의료 전문직 교육의 패러다임이 학습자 중심 및 역량 바탕 교육으로 전환되면서 지식이나 지식 적용 능력에 대한 심리측정학적 접근을 중시하고 학습의 결과에 대한 평가가 위주의 과거 평가 패러다임도 변하고 있다. 지식에 대한 평가 보다는 전문직 실무에 가까운 수행평가와 현장바탕평가가 보다 강조되고, 학습의 결과에 대한 평가는 학습을 위한 평가 및 학습에 영향을 미치는 평가를 보다 강조하는 방향으로 변화하고 있다. 또한 전문가에 의한 주관적인 판단과 질적 평가의 가치를 인정하고, 단일 평가방법보다는 여러 평가자들이 다양한 방법으로 평가한 자료들을 종합하여 교육생의 역량 성취나 성과 달성 여부를 결정하는 계획적 평가(programmatic assessment)로 보건의료 전문직 교육의 평가 패러다임이 변화되고 있다.

교육과 평가 패러다임의 변화는 보건의료 전문직 교육자들에게 평가와 관련한 새로운 교수개발을 요구하고 있지만 바쁜 보건의료 전문직 교육자들이 편리하게 이용할 수 있는 평가에 관한 국내 전문 서적은 많지 않다. 역자들은 오랜 기간 교육 현장에서 다양한 보건의료 전문직을 가르치고 평가하면서 의료의 특수성이 반영된 평가에 관한 실질적인 교과서나 교수개발을 위한 지침서의 필요성에 공감하고 좋은 서적을 찾고 있었다. 그러던 중 의학교육 및 평가에 있어 오랜 역사를 가진 미국 시카고 일리노이 대학(University of Illinois at Chicago, UIC)의 여러 의학교육 전문가들이 공동으로 저술한 "Assessment in Health Professions Education"이 10년 만에 새롭게 개정되어 출간된 것을 알고 역자들이 함께 뜻을 모아 국내 보건의료 전문직 교육자들이 보다 편리하게 이용할 수 있는 학습자 평가 번역서 출간 프로젝트를 시작하게 되었다.

이 책은 첫 파트에는 학습자 평가와 관련된 기초적인 이론들과 주요 개념들이 다루어 지고, 이어지는 두 번째 파트에서는 주요 평가 방법들의 최신 지견들이 정리되어 있으며, 마지막 파트에는 최근 새롭게 대두되고 있는 평가 관련 특별 주제들이 다루어 지고 있다. 특히 2009년 초판에 비해 이번 2판에서는 기존 주제들에 대한 개정 작업과 함께 앞서 언급한 평가 패러다임 변화가 반영된 장들이 새롭게 추가되어 보건의료 전문직 교육자들이 평가의 변화 동향을 파악하고, 여러 평가방법들의 최신 지견을 파악할 수 있도록 서술된 것이 이 책의 특징이다.

이번 번역 작업에는 의학교육 및 평가 전문성과 함께 의학 분야 번역에 경험이 많은 역자들이 참여하여 합의 절차를 거쳐 번역용어를 정하고 수 차례의 상호 검토와 교정 작업을 통해 번역의 일관성과 완성도를 높이고자 노력하였고 국내 독자들이 쉽게 읽을 수 있도록 세심한 번역 작업을 진행하였다. 하지만 여러 전문가에 의해 집필된 영문 전문서적을 우리글로 통일성 있게 만드는 작업은 쉽지 않았다. 특히 흔히 혼용하고 있는 여러 평가관련 용어들을 독자들에게 혼란을 주지 않으면서도 원저자들의 의도를 잘 전달하기 위해 고민이 깊었다. 특히 학습자 평가에 주안점을 둔 서적임을 고려해 assessment는 많은 독자들이 흔히 사용하는 평가라는 용어로 사용하였고, evaluation의 경우 역시 평가로 번역하되 영문 용어를 함께 표기하여 구분하였다. 용어는 대한의사협회 의학용어집 제5판 개정판 및 제6집, 교육학용어사전, 교육평가용어사전 등을 참고하여 합의로 결정하였고 최대한 통일된 한글 용어를 사용하고자 노력하였으나 한글 용어가 없는 경우나 다른 용어들과 혼동될 수 있는 용어 그리고 영문 이름 등은 본문 중 영문 용어를 그대로 사용하거나 함께 표기하였다. 색인은 한글과 영어 용어를 함께 제시하여 독자들이 원서에서 사용된 용어와 원저자의 의도를 함께 파악할 수 있도록 하였다. 한편 일부 표와 그림은 원본과 달리 독자들이 편하게 파악할 수 있도록 일부 표기를 바꾸었다.

모든 저술 활동과 마찬가지로 이 번역 프로젝트 또한 여러 가지 도전과 난관이 있었지만 많은 분들의 열정과 도움으로 진행될 수 있었다. 좋은 전문 서적의 번역 계약을 결정하시고 여러 차례의 교정과 편집 작업을 진행해주신 군자출판사 장주연 사장님과 최준호 과장님 이하 기획팀과 편집팀원분들께 감사의 말씀을 전한다. 또한 이 책이 번역을 시작하는데 결정적인 동기를 마련해주시고 한국 독자들을 위한 서문을 추가적으로 저술해 주신 미국 하버드 의과대학 박윤수 교수님께 감사드리고 부족한 번역서에 대해 세심한 피드백과 좋은 추천사를 써 주신 이윤성 교수님, 이영미 교수님, 그리고 노혜린 교수님께도 감사드린다. 끝으로 바쁜 일정에도 불구하고 수 차례의 번역과 상호 검토 교정 작업을 기꺼이 함께 주신 모든 역자 분들의 열정과 끈기에 서로 감사와 존경의 마음을 전한다. 아무쪼록 많은 분의 열정과 노력으로 발간된 보건의료 전문직 교육에서 학습자 평가에 관한 이 번역서가 다양한 보건의료 전문직 교육현장에서 학생들과 의료전문직 교육생들을 가르치고 평가하시는 바쁜 교육자들과 평가 관련 연구자들에게 유익하고 실용적인 교과서 및 참고서로 활용되기를 기대해 본다.

2023년 화창한 4월에

역자 일동

추천사

인재를 찾아 쓰는 방법으로 우리 전통에 과거 제도가 있었다. 과거에 합격하면 신분이 달라지고 과거에 붙지 못하면 높게 평가를 받지 못하였다. 그런 탓에 시험을 중요하게 여기는 의식이 남아있다. 지금도 대학입시는 매우 중요하며 보건의료인 면허(자격) 시험뿐 아니라 정부에서 시행하는 각종 고시, 대기업 취업 시험 등이 사회 곳곳에서 높은 관심의 대상이다. 이런 환경에서 어떻게 해서 든 시험을 잘 보려는 특히 시험 점수를 높게 받으려는 시도가 있다. 그래서 총괄평가에 목숨을 건다.

제대로 평가를 하지 않으면 교육은 완성되지 않고, 교육이 진화하지도 않는다. 내가 '의학교육을 합네'하며 다니던 때에 가슴을 때리는 명언이 있었다. 교육은 선생이 가르치고 학생이 배우는 일이다. 가르치지 않아도 배웠다면 교육은 이루어지지만, 가르쳤는데도 배우지 않았다면 교육은 없다는 말이었다. 배웠는지는 어떻게 알 수 있는가? 배웠으면 얼마나 배웠는지를 알려는 방법이 평가다. 좋은 교육 목표나 교육 방법을 고안하였더라도 교육이 완벽할 수는 없다. 교육은 끊임없이 진화해야 한다. 평가가 필요한 이유는 많다. 관련된 용어로 측정, 시험, 테스트, 평가(平價), 사정(査定) 등 여럿 있다. 평가가 시험 아닌가? 어떤 의미를 공유하고 차이는 무엇일까?

이번에 참 좋은 책이 번역 출판된다는 얘기를 듣고 매우 반가웠다. [Assessment in Health Professions Education]의 저자는 일리노이 대학 의학교육학교실의 Rachel Yudkowsky, 박윤수, Steven M. Downing 세 분이다. 번역문을 일별하였다. 구성이 편하다. 제1부는 평가에 관한 기본적인 내용들이다. 평가의 개념, 정의, 원리를 비롯하여 평가의 기본 요소인 타당도와 신뢰도, 준거 설정 등 나도 조금은 아는 내용이다. 제2부는 평가 방법을 소개한다. 누구나 잘 알고 있는-요즘은 컴퓨터로 대체하고 있지만, 시험이라면 으레 이것이라고 생각하는 사람도 있는-지필(紙筆, written) 시험을 비롯하여 여러 종류의 시험을 소개하고 이들의 장단점을 알 수 있다. 제3부는 특별한 주제로써 전문적인 분야다.

나는 이 책을 추천한다. 제1부는 의학교육에 관심 있다면 물론이고 관심이 없다면 교양으로 라도 공들여 다 읽어 보고, 제2부는 관심 있는 부분을 골라서 보고, 제3부는 알아서 보시라고.

이 책을 번역하느라 애쓰신 아홉 분 교수님들께 깊은 찬탄을 보낸다.

2023년 3월

전) 한국의학교육평가원 이사장
전) 한국보건의료인국가시험원 원장
서울대학교 의과대학 명예교수
이윤성

추천사

격변하는 시대에 의학교육자들은 학생, 교수, 대학 모두를 위한 솔루션을 찾고자 할 때 최신 의학교육 연구 근거를 먼저 찾아보지만 동시에 해당 주제에 대한 교과서를 찾게 된다. 의학교육 전반, 의과대학에서 교수-학습방법론, 임상의사를 위한 교육학 등에 관한 교과서는 오래전부터 많은 원서와 번역서가 출간이 되었지만 보건의료 전문직 교육에서 학습자 평가에만 초점을 맞춘 서적은 많지 않았다. 이에 평가에 관한 정보를 얻고자 할 때, 교육학 분야의 학자들이 저술한 평가 교과서를 참고해야만 하는 경우가 많았는데 분량이 방대하고 방법을 적용하는 맥락이 달라서 이해에 어려움이 많았다.

이 번역서는 원저의 저자인 박윤수 교수가 서문에서 밝히고 있는 것처럼, 의료의 특수한 맥락에 맞추어 평가 방법론을 최대한 간단하고 현실적인 내용을 중심으로 소개하고 의과대학, 전공의 수련과정에서 실제로 각 방법을 어떻게 적용할 수 있는지 예를 들어 설명해줌으로써 이해를 촉진하고 있다. 측정평가의 기본 개념과 이론에 대해 주로 다루고 있는 첫 번째 파트, 실제 우리가 많이 현장에서 사용하고 있는 각 평가방법의 실제를 다루는 두 번째 파트, 계획적 평가(programmatic assessment), 문항반응이론과 같은 특별주제를 다룬 세 번째 파트로 구성되어 있어서 이 책을 읽는 독자의 수준과 목적에 따라 각 파트와 장을 활용할 수 있다.

개인적으로 이 번역서를 읽으면서 가장 좋았던 점은 측정평가 전문가가 아닌 임상의사 또는 교육학자가 읽어도 이해할 수 있도록 원저 자체가 어려운 평가 및 측정의 개념을 간단하고 이해하기 쉽게 설명해준다는 점이나. 예로 19장 문항반응이론은 정말 복잡하고 어려운 개념을 쉽게 이해할 수 있도록 매력적으로 기술하고 있다. 물론 일반적인 의료인이나 의학교육자가 문항반응이론을 단독으로 수행할 수 없고 교육통계 전공자와 협업을 하겠지만, 그 개념을 초보적인 수준이라도 이해하고 있다면 효과적인 협업을 이끌어낼 수 있을 것이다. 과거 이 이론을 이해하기 위하여 다른 교과서와 논문을 다수 읽어본 적이 있었는데, 내용이 너무 많고 어려워서 결국은 포기하고 그 명칭만 들어도 도망치고 싶을 지경이었다. 그러나 이 번역서의 19장은 포기하지 않고 따라 갈 수 있었다. 물론 원저의 내용이 집약적이면서 쉽게 기술되어 있기에 가능한 것이지만, 그 어려운 내용을 맥락에 맞게 잘 번역한 역자의 전문성과 내공이 느껴진다.

학술번역서의 경우 원저의 내용에 대한 충분한 학술적 지식이 없거나 맥락에 대한 실무적인 경험이 없으면 번역의 내용이 난해하여 독자들의 사랑을 받지 못하는 경우가 허다하다. 이 번역서의 경우 의학교육에서 오랫동안 몸담아 오면서 학생과 교수, 의과대학 환경 특성을 잘 알고 실무 경험이 풍부하며 의학교육연구를 다년간 수행한 전문가들이 집필을 하였다는 장점을 지니고 있다.

이에 의학교육실무를 수행하거나 연구를 수행하시는 교육자들 특히 학습자 평가 방법에 대한 고민이 많은 선생님들에게 이 번역서를 추천한다. 이 번역서는 다양한 평가방법의 이론적 배경과 장단점을 제공함으로써 실무적인 도움을 줄 뿐만 아니라 좀 더 창의적이고 혁신적인 평가의 아이디어를 구상하는데 힘이 되어 줄 것이라고 생각한다.

2023년 3월

전) Korean Journal of Medical Education (KJME) 편집위원장

한국의학교육학회 학술이사

고려대학교 의과대학 의학교육학교실 주임교수

이영미

추천사

이 책은 보건의료 전문직 교육과 관련한 평가 문헌을 추천한다면 가장 먼저 떠올리게 되는 책이다. 의학교육, 특히 평가로 유명한 시카고 일리노이 대학의 교수진이 저작하였다. 의학교육 평가에 조예가 깊은 Rachel Yudkowsky와 Steven M. Downing과 함께 박윤수 교수님이 참여하였기에 더욱 기쁘게 다가오는 책이다.

그동안 한국 보건의료 전문직 교육계가 교수학습방법이나 교육과정에 비해 평가에 대해서는 그 관심이 더 적었다고 생각한다. 그나마 필기시험과 실기시험의 문항 개발 또는 포트폴리오에 주로 초점을 맞춰왔고, 타당도와 신뢰도, 수행평가에서 중요하게 다루는 일반화가능도 이론, 절대평가와 관련한 준거 설정, 최근 주목받고 있는 현장바탕평가나 임상추론 평가 등등에는 상대적으로 관심이 덜했다. 한편 관심을 가지더라도 잘 소개된 문헌이나 번역 도서도 드물었기에 학습하기도 용이하지 않았다.

이에 평가와 관련한 좋은 도서가 번역되어 나오기를 늘 기대해왔다. 이 책을 직접 번역해야 하나 고민하던 중 번역을 시작했다는 이야기를 들었던 기억이 난다. 최근 의학교육계에 평가에 관심을 가지는 의학교육자가 늘고 평가를 전문학술적으로 연구하는 학자들도 늘어나면서 이번 도서도 번역할 수 있게 된 것 같다. 이번 도서 번역에 참여한 역자들은 내가 익히 알고 존경하는 의학교육자들이다. 번역을 성공적으로 마친 것에 우선 축하를 보낸다.

평가와 관련하여 다양한 용어가 나오는 데 비해 우리말 용어는 아직 정립되지 못한 상태이다. 역자들께서 이 용어들을 우리말 용어로 어떻게 번역할지에 고민이 많았을 것으로 짐작한다. 번역하느라 노고가 크셨겠기에 심심한 감사를 표한다. 우리말 용어에 대해서는 향후 시간이 지나면 의학교육계의 지혜가 숙성하여 더 잘 정리될 것으로 믿는다. 앞으로도 3판, 4판이 나오면 후속 번역이 이루어지기를 기대한다.

보건의료 전문직 교육을 하고자 할 때 평가는 매우 중요하다. 이 책은 우리가 그동안 소홀히 했던 평가 분야를 이해하는 데 많은 도움이 될 것이다. 좋은 평가가 되려면 타당도와 신뢰도를 고려해야 한다. 평가 부문에서 연구를 하려고 해도 일반화가능도 이론을 비롯한 평가 이론에 대해서는 숙지하여야 한다. 이런 관점에서 이 책은 좋은 평가를 고민하고 그 근거를 모색하려는 교육자나 평가와 관련한 연구를 수행하려는 교육학자 모두에게 필요하다. 또한 평가를 직접 담당하지 않더라도 모든 보건의료 전문직 교육자는 평가에 관심을 가지기를 요청하며, 이 도서를 모두에게 추천한다.

2023년 3월

한국의학교육학회 정책이사

인제대학교 의과대학 의학교육학교실 주임교수

노 혜 린

PART I

평가의 기본

1

보건의료 전문직 평가 서론

Rachel Yudkowsky, Yoon Soo Park, and Steven M. Downing

교육 및 심리검사를 위한 표준에서 평가(assessment)는 "추론을 이끌어낼 목적으로 개인, 프로그램 또는 기타 개체의 특성이나 수행을 측정하거나 평가(evaluate)하는 체계적인 절차"로 정의된다[American Educational Research Association(AERA), American Psychological Association(APA), & National Council on Measurement in Education(NCME), 2014, p. 216]. 이는 폭넓은 정의이지만 보건의료 전문직 교육에서의 평가 이론과 실무에 대한 최신 정보를 제공하는 이 책의 관점을 요약하고 있다. 이 책은 사람들의 학습 및 기술 습득 평가에 초점을 두고 있으며, 특히 다양한 방법을 사용하는 폭넓게 정의된 성취도 시험을 강조하고 있다.

보건의료 전문직 교육은 다양한 환경에서 광범위한 의료 서비스를 제공하는 많은 유형의 전문직종을 포함하는 전문적인 분야이다. 보건의료 전문직의 예로 의사, 간호사, 약사, 물리치료사, 치과의사, 검안사, 족부치료사, 핵 기술자 및 방사선사와 같은 고도로 전문화된 기술자, 그리고 환자 또는 고객에게 의료 또는 건강 관련 서비스를 제공하는 많은 기타 전문가가 있다. 보건의료 전문직을 연결하는 가장 흔한 맥락은 이러한 모든 전문직이 강의실 교육뿐만 아니라 실습을 포함하는 고도로 선별된 교육과정을 이수해야 한다는 것이다. 이 엄격한 과정들을 성공적으로 마친 사람들은 때때로 생사가 걸려있는 상황에서 환자를 돌보는 중대한 책임을 지게 된다. 따라서 보건의료 전문직은 일반적으로 전문 면허 또는 기타 유형의 실무 자격증이 필요하다. 우리의 학습자에 대한 많은 결정이 궁극적으로 환자와 대중을 위한 의료 제공 결과에 광범위하게 영향을 미치기 때문에, 보건의료 전문직 교육 평가 실무와 방법은 엄격하고 책임 있는 표준을 따른 이용 가능한 최상의 연구 근거를 바탕으로 하는 것이 중요하다.

교육 및 심리검사를 위한 **표준**(AERA, APA, & NCME, 2014)은 평가의 모든 주요 정책, 실무 및 이슈들에 대한 합의된 의견을 제시한다. 이 문서는 평가와 그 적용 및 실무와 관련된 세 개 주요 전문 단체인 미국교육연구협회(AERA), 미국심리학회(APA), 미국교육측정학회(NCME) 주관으로 10년 정도마다 개정되었다. 이 표준은 최고의 현대 연구 근거와 교육 연구자 및 전문가의 합의된 견해를 바탕으로 한 훌륭한 지침을 제공하기 때문에 이 책에서 자주 인용될 것이다.

이 책은 보건의료 전문직 교육 평가에 관한 현대 이론(1부: 평가의 기초; 1~6장), 학습자의 지식 습득 및 임상 환경에서 수행능력을 측정하는 데 일반적으로 사용되는 실용적인 방법들(2부: 평가 방법; 7~12장)과 보건의료 전문직 교육에서 평가에 대한 혁신적인 접근 방식을 다루는 특별 주제들(3부: 특별 주제; 13~20장)로 구성되어 있다. 이론 부분은 거의 모든 측정 환경에 적용되며 그들의 학습자들에 대한 온전하고 방어 가능하며 의미 있는 평가를 하려는 사람들의 숙달을 위해 필수적이다. 이러한 타당도와 온전한 평가 실무의 원칙들은 여러 장에 걸쳐 반복되어 이 책의 일관적인 틀을 형성한다. 방법 부분은 특히 보건의료 전문직 교육에 사용되는 인지 성취, 임상 수행 및 임상 현장에서 역량에 대한 다양하고 점점 더 복잡한 평가 방법—지필 시험, 구술 시험, 수행평가, 현장바탕평가, 내러티브 평가, 포트폴리오—을 다루는 일반적인 절차 또는 기술들을 구체적으로 다룬다. 특별 주제 부분은 보건의료 전문직 교육을 위한 첨단 혁신과 핵심 정보가 서술되었는데, 주요 특징 접근방법(key features approach), 기술 바탕 시뮬레이션, 상황판단검사, 계획적 평가(programmatic assessment), 학습에 영향을 미치는 평가, 완전학습 환경에서의 평가, 문항 반응 이론, 통계학자와 함께 평가 연구를 수행하는 지침 등에 관한 방법론적 진보를 소개한다.

1. GEORGE MILLER의 피라미드 모형

밀러의 피라미드 모형[Miller's pyramid (Miller, 1990)]은 보건의료 전문직 교육에서 평가되는 지식 및 기술의 수준에 대한 유용한 모형 또는 분류 체계로 자주 인용된다. Figure 1-1은 밀러의 피라미드 모형을 보여주는데 맨 아래에 있는 인지적 지식은 모든 다른 중요한 측면 또는 유형의 보건의료 전문직 학습의 기초이다. 이것은 필수적인 사실적 지식을 "아는" 수준이며, 더 복잡한 학습의 기초가 되는 생물학적 과정 및 과학적 원리에 관한 지식이다. 지식은 우리의 학습자들에게 기대되는 거의 모든 다른 유형의 학습을 위한 필수 전제 조건이다. 밀러는 이러한 "아는" 수준은 선택형 및 구성형과 같은 객관식 지필시험에 의해 가장 잘 측정된다는 데 동의할 것이다.

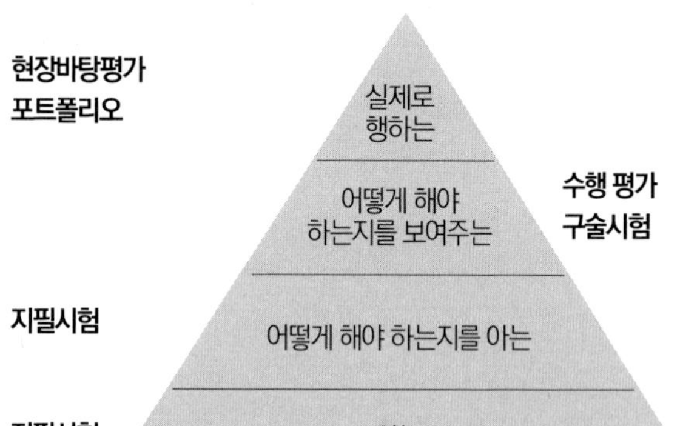

Figure 1-1 밀러의 피라미드

출처: Based on Miller (1990)

밀러의 피라미드 모형에서 "어떻게 해야 하는지를 아는" 수준은 인지 체계에 복잡성 수준을 추가하여 사실적 지식의 단순한 회상 또는 인식 그 이상을 의미한다. 이러한 "어떻게 해야 하는지를 아는" 수준은 지식을 유용한 방식으로 조작하고, 이 지식을 적용하고, 개념과 원칙 간의 관계에 대한 이해를 어느 정도 보여주는 학습자의 능력을 나타내며, 일부 유형의 새로운 문제에 대한 해결방법을 설명하는 학습자의 능력을 나타낼 수도 있다. 이 수준은 또한 신중하게 만들어진 지필 시험으로 상당히 적절하게 평가될 수 있지만 일부 보건의료 전문직 교육자는 구술시험이나 더 주관적인 관찰 시술과 같은 다른 방법들을 사용하는 경향이 있다. 이 "어떻게 해야 하는지를 아는" 수준은 인지 지식을 다루지만 "아는" 수준보다 다소 복잡하거나 더 높은 수준이다. 밀러의 피라미드 모형에서 처음 두 수준은 언어로 매개되는 지식과 관련이 있다. 언어 유형의 지식과 "실제로 행하는" 것 보다는 지식을 말로 설명하는 학습자의 능력이 강조된다.

"어떻게 해야 하는지를 보여주는" 수준은 평가 방법이 수행평가로 옮겨가는데, 지식을 실무로 옮기는 학습자의 능력을 직접 관찰한다. 모든 수행평가는 약간은 인위적이며, 다소 통제된 조건에서 표준화된 시험 형식으로 제시되는 부자연스러운 상황이다. 의사소통기술을 평가하기 위한 모의 환자(simulated patient) 면담과 같은 시뮬레이션 바탕 평가는 "어떻게 해야 하는지를 보여주는" 수준에 대한 평가의 좋은 예이다. 특정 사례 또는 문제는 시험을 위해 미리 선택되고 특별한 "표준화환자(standardized patients)"가 선정되어 사례를 연기하기 위해 훈련을 받는다; 수행도는 일반적으로 체크리스트 및 평정척도를 사용하여 평가된다. 유사하게, 표준화된 구술 시험은 학습자가 임상 추론, 의사결정 및 발표 기술과 같은 능력을 입증할 기회를 제공할 수 있다. 이러한 표준화 절차는 평가의 측정 품질을 높이지만 평가의 진정성을 다소 떨어뜨릴 수 있다.

마지막으로 밀러의 "실제로 행하는" 수준은 현장바탕평가로 알려진 실제 환자 또는 임상 환경에서 학습자의 수행에 대한 보다 독립적이고 자유로운 범위의 관찰과 관련이 있다. 평가 환경과 상황의 일부 표준화와 통제는 평가의 완전하고 단서 없는 진정성과 맞바꾼다. 학습자는 모든 인지적 지식, 기술, 능력 및 경험을 실제 세계에서 자신의 수행에 통합 적용하는데, 이것을 전문적이고 경험이 풍부한 임상교육자들과 평정자가 관찰한다.

밀러의 피라미드 모형은 보건의료 전문직 교육 및 평가에 관한 우리의 사고를 안내하는 유용한 틀이 될 수 있다. 지식 구조에 대한 다른 많은 시스템이나 분류법도 문헌에서 논의된다. 예를 들어, 인지적 지식의 가장 오래되고 가장 자주 사용되는 분류법(밀러의 경우 "아는" 및 "어떻게 해야 하는지를 아는" 수준) 중 하나는 Bloom의 인지 분류법이다(Bloom, Engelhart, Furst, Hill, & Krathwohl, 1956).

이것은 사실의 매우 단순한 회상 또는 인식에서부터 실체적 지식을 종합하고 평가하며 새로운 문제를 해결하는 더 높은 수준까지 지식의 순위를 매긴다. Bloom의 인지 분류법은 종종 지필시험을 안내하는 데 사용된다(7장). 이에 우리는 의미 있고 성공적인 평가를 위해서는 시험 내용을 학습에 중요하다고 생각하는 지식, 기술 및 능력과 연결할 수 있는 합리적인 시스템이나 계획의 필요성을 제안한다.

2. 네 가지 주요 평가 방법들

보건의료 전문직 교육에서 우리가 구성하고, 선택하고, 학습자에게 제공하는 거의 모든 평가는 네 가지 범주[지필시험, 구술시험, 수행평가 및 임상(현장바탕) 관찰 평가] 중 하나 또는 그 이상으로 분류될 수 있다. 이 부분에서는 이러한 방법들에 대한 개요를 제공하고 각 방법은 다른 장에서 자세히 다루어진다.

1) 지필시험

보건의료 전문직 교육에서 대부분의 공식적인 평가에는 몇 가지 유형의 지필 시험이 포함된다. 이것은 시험이 학습자나 교육생이 응답해야 하는 서술형 질문이나 자극으로 구성된다는 것을 의미한다. 지필 시험에는 구성형(Constructed-Response) 시험과 선택형(Selected-Response) 시험의 두 가지 주요 유형이 있다. 이 두 유형은 전통적인 지필 형식으로 제시되거나 컴퓨터가 문항 줄기를 제시하고 수험자의 응답이나 답변을 기록하는 컴퓨터바탕 형식으로 제시될 수 있다. 구성형 시험의 경우 질문이나 문항 줄기가 제시되고 수험자는 반응이나 답을 쓰거나 입력하여 응답한다. "빈칸 채우기" 유형 항목과 단답형 및 장답형 에세이를 포함해 구성형 시험에는 다양한 종류가 있다. 한편, 선택형 시험은 질문이나 자극(문항 줄기라고 함)을 제시하고 여러 답가지가 뒤따른다. 선다형(multiple-choice) 문항은 선택형 형식의 원형이지만, 참-거짓, 교차 선택형, 배합형, 확장 배합형 및 기타 주로 컴퓨터바탕시험(computer-based tests)에 사용된 여러 혁신적인 형식이 포함된다(Sireci & Zenisky, 2006; Lane, Raymond, & Haladyna, 2015). 구성형은 아마도 전세계적으로 가장 널리 사용되는 형식이지만, 선택형이 시험 세계의 진정한 "일꾼"이다. 이 형식은 많은 실용적인 이점이 있고, 최소 100년의 연구가 그 타당도를 뒷받침한다(Downing, 2002; Welch, 2006). 7장에서는 구성형 및 선택형 시험에 대해 논의한다. 13장에서는 선택형과 구성형을 모두 포함하는 주요 특징 접근방법(key features approach)으로 알려진 특별한 형식의 지필시험에 대해 설명한다.

2) 구술시험

구술시험 방법에는 공식적인 구술시험, 덜 형식적인 침상 구술평가, vivas(소위 긴 사례 및 짧은 사례 평가), 의무기록 자극 회상 및 기타 변형이 포함된다(8장, 구술시험). 구술시험은 (지필시험을 통해 보다 효율적이고 효과적으로 평가되는 인지적 지식에 대한 평가가 아니라) 학습자의 사고 또는 추론을 입증하고 후속적으로 면밀히 살피기 위해 사용하는 것이 가장 좋다. 전통적인 표준화되지 않은 형식으로 수행될 때 그러한 방법과 관련된 만연한 주관성으로 인해 타당도 위협이 강하고, 특히 심각한 결과가 발생할 수 있는 고부담평가환경에서 사용하는 경우에 그렇다. 그럼에도 불구하고 많은 보건의료 전문직 상황에서 사용을 지지하는 강력한 전통이 있다. 다중미니면접(multiple mini-interview)을 포함한 표준화된 구술시험 형식은 체계적으로 내용을 선별하고 평정자의 주관성으로 인한 위협을 완화한다.

3) 수행평가

"수행평가"라는 용어는 단순히 "무엇을 알고 있는지"가 아니라 "학습자가 무엇을 할 수 있는지"에 대한 측정을 주된 목적으로 하는 많은 유형의 공식적인 시험을 설명하는 일반적인 용어이다. 체계적이고 공식적인 수행평가는 1970년대 후반 Hart와 Harden이 객관구조화진료시험(Objective Structured Clinical Examination, OSCE)을 도입하면서 시작되었다(예: Harden, Stevenson, Downie, & Wilson, 1975). 특히 의학교육에서는 미국의사면허시험 및 캐나다전문의시험의 한 요소로 사용되면서 의과대학 교육과정 초기부터 졸업 후 교육 또는 전공의 수련에 이르기까지 모든 수준의 훈련에서 수행평가가 도입되었다.

시뮬레이션 바탕 평가는 일종의 수행평가이다. "시뮬레이션"이라는 용어는 실제 업무의 재현을 의미한다. 시뮬레이션은 매우 간단하게 구조화된 구술시험에서부터 스크린바탕시뮬레이션(가상 환자), 시술 기술을 위한 탁상용 부분술기모형, 가상 현실 시뮬레이터, 고충실도 마네킹 및 인간 시뮬레이션(모의 환자)에 이르기까지 다양한 방법과 방식들을 다룬다. OSCE 스테이션에서 자주 사용되는 모의 또는 표준화환자 시험은 교육 및 평가 모두에 활용되며, 현재 여러 보건의료 전문직 교육 분야 수행평가의 주요 범주로 포함된다.

Howard Barrows와 Stephen Abrahamson이 1960년대 초에 모의환자 시험을 선도하였고(Barrows & Abrahamson, 1964), McMaster 대학의 Geoff Norman이 "표준화환자"라는 용어를 만들었다(Wallace, 1997). 약 40년에 걸친 연구 근거는 표준화환자 방법의 타당도 및 이러한 시험 방식의 다양한 측면을 지지해준다(예: Swanson & van der Vleuten, 2013).

9장(수행평가)와 14장(평가에서 시뮬레이션)에서는 수행평가의 측정 이슈와 특별한 문제들을 다룬다. 인간 시뮬레이션(표준화환자)은 9장 수행평가 방법론의 원형 예를 제공한다. 시뮬레이션 바탕 평가는 14장에서 보다 광범위하게 다루어진다.

4) 현장바탕평가(임상 관찰 방법)

임상 수련 중 수행평가는 보건의료 전문직 교육에서 매우 일반적인 평가 방식이다. 이러한 유형의 평가는 임상 환경에서 학습자에 대한 비공식적인 관찰에서부터 장기간에 걸쳐 환자와 함께 실제 임상 환경에서 학습자의 수행에 대해 여러 평정자로부터 수집하는 매우 공식적인(때로는 복잡한) 자료수집시스템("360도 평가")에 이르기까지 다양하다. 이러한 관찰 평가는 임상 환경에서 교수자, 기타 강사들 및 이해 관계자들이 완성한 체크리스트, 평정 양식 및 내러티브 평가로 이루어진다.

이러한 관찰 평가의 대부분은 전반적인 혹은 종합 등급 체계에서 중요한 비중을 차지하므로 임상 행동 관찰과 관련된 부담이 학습자에게 높다. 보건의료 전문직 교육자는 이러한 유형의 관찰 평가에 크게 의존하지만 이러한 방법의 타당도 단점과 위협은 잘 알려져 있으며 교정하기 어렵다(예: William, Klaman, & McGaghie, 2003). 10장은 실제 환경에서의 임상 수행 관찰에 기반한 평가(현장바탕평가)와 관련된 이슈들과 본질적인 위협을 완화하는 데 도움이 될 수 있는 모범 사례들에 대한 논의에 중점을 둔다.

3. 내러티브 평가 및 포트폴리오

이러한 네 가지 방법 외에도 내러티브 평가 및 포트폴리오는 평가 방법들을 아우르는 광범하게 사용되는 두 가지 평가 접근 방식이다. 이들 역시 이 책의 한 부분에 설명되어 있다.

내러티브 평가는 일반적으로 평가자의 글로 학습자의 능력을 질적으로 기술하는 것이다. 이것은 그 자체로 정보의 풍부한 자원을 제공할 수 있으며, 네 가지 평가 방법들(지필, 구술, 수행 및 현장바탕평가) 중 어느 것으로부터 생성된 정량적 평가 점수를 보충하고 보완할 수 있다. 정량적 평가 점수와의 정렬을 포함하여 내러티브 평가의 개발 및 사용은 11장에서 논의한다.

평가 포트폴리오도 마찬가지로 여러 방법들을 아우른다. 포트폴리오는 성찰적 연습(지필시험); 토론의 초점(구술시험); 문서화 기술의 시연(수행평가); 또는 시술 기록(현장바탕평가)을 촉진하는 데 사용할 수 있다. 평가 포트폴리오는 또한 발달 및 개발을 문서화하는 근거를 수집하기 위해 평가 방법 전반에 걸친 자료를 구성하는 데 사용될 수 있다. 12장에서는 성찰적 그리고 종합적 구성 요소들을 모두 포함하는 평가 포트폴리오를 다룬다.

4. 일부 기본 용어 및 정의

이 여정을 시작할 때 몇 가지 기본 용어와 정의가 도움이 될 수 있다. 여기에서 논의된 용어와 개념은 이 책 전반에 걸쳐 사용되고 이 책에서 다루어지는 다른 많은 주제에서도 중요할 것이다.

1) 역량바탕교육

보건의료 전문직분야의 역량바탕교육은 모든 학습자가 안전하고 효과적인 진료를 제공할 수 있는 정의된 성취 수준에 도달하도록 하는 데 중점을 둔다. 역량바탕교육은 종종 승급 결정이 역량 달성에 중점을 두지 않고 시간 단위로 표현되는 모델인 전통적인 시간바탕교육과 대조된다(Park, Hodges, & Tekian, 2016). 이 접근 방식의 핵심 요소는 잘 설계되고 효과적으로 실행된 평가이다.

전 세계의 여러 조직과 전문가들은 역량과 역할에 대한 많은 우수한 분류 체계를 개발했다. 여기서는 한 모델인 미국졸업후교육인증위원회(Accreditation Council for Graduate Medical Education, ACGME)의 역량 및 마일스톤에 대해 간략하게 설명할 것이다. 이는 미국 및 국제적으로 널리 사용되며, 이 책의 여러 장에서 인용된다.

미국에서는 ACGME와 미국전문의협회(American Board of Medical Specialties, ABMS)가 성과 프로젝트(Outcome Project)로 알려진 광범위한 평가 프로젝트에서 협력했다. ACGME 일반 역량(General Competencies)은 이 협력의 산물이며 모든 전공의 수련프로그램은 필수적으로 다음의 6개 영역의 역량을 평가하고 문서화해야 한다: 환자 진료, 의학 지식, 실무바탕 학습 및 개선, 대인 관계 및 의사소통기술, 전문직업성 및 시스템 바탕실무(ACGME, 2000). 이러한 역량은 보건의료 전문직 교육의 많은 다양한 영역과 모든 수준의 훈련 단계에서 유용하게 사용될 만큼 충분히 일반적이다.

2012년 ACGME는 차세대 인증 시스템(Next Accreditation System, NAS; Nasca, Philibert, Brigham, & Flynn, 2012)을 개발하여 실행했다. NAS에서 역량을 달성하는 학습자의 발달 진행은 마일스톤을 사용하여 측정한다. 내과전공의를 위한 마일스톤 하위 역량의 예가 Table 1-1에 나열되어 있고 마일스톤 척도의 예는 Figure 1-2에 나와 있다(ACGME and the American Board of Internal Medicine, 2015).

역량바탕평가 틀 내에서 위임가능한 진료활동(Entrustable Professional Activities, EPAs; ten Cate, 2013)에 대한 관심이 높아지고 있다. EPA는 학습자가 감독 없이 수행하도록 위임된 전문 업무, 작업 또는 책임의 단위이다. 전공의 수련을 시작하려는 의대 졸업생을 위한 EPA의 예로는 "병력을 청취하고 신체 진찰을 수행한다"가 있다. EPA는 일반적으로 주어진 환경에서 여러 역량의 통합을 요구한다; 이 EPA는 환자 진료, 의학 지식, 전문직업성 및 의사소통기술 측면의 적용을 요구할 수 있다. 평가는 신뢰성(예: 자신의 한계와 도

Table 1-1 내관의 ACGME 역량과 마일스토 하위 역량 예시

ACGME 역량	하위 역량의 예시
환자 진료	각 환자에 대해 통합적 관리 계획을 세우고 성취한다.
의학 지식	진단적 검사의 지식과 절차
시스템 바탕 실무	직종간 팀에서 효과적으로 일한다.
실무 바탕 학습 및 개선	피드백을 통한 학습하고 향상한다.
전문직업성	책임을 수용하고 형식대로 철저히 따른다.
대인 관계 및 의사소통 기술	환자와 보호자와 효과적으로 의사소통한다.

출처: Accreditation Council for Graduate Medical Education and the American Board of Internal Medicine (2015): The Internal Medicine Milestone Project. Accreditation Council for Graduate Medical Education, Chicago, IL. Reprinted with permission of the ACGME and ABIM.

Figure 1-2 내과 전공의를 위한 마일스톤 예제

14. 피드백을 통한 학습과 향상(PBLI-13)				
심각하게 부족함			감독없이 수행할 준비가 됨	감독이 필요 없음
전혀 피드백을 구하지 않음. 타인의 피드백에 적극 저항함.	피드백을 거의 찾지 않음. 요청하지 않은 피드백에 방어적 형태로 반응함. 피드백에 기반하여 일시적 또는 피상적으로 수행을 변경함.	지도전문의에게만 피드백을 구함. 요청하지 않은 피드백에 개방적임. 피드백을 비일관적으로 수용함.	직종간 팀원과 환자에게 피드백을 요청함. 요청하지 않은 피드백도 환영함. 피드백을 일관적으로 수용함.	어떤 피드백이라도 수용하여 수행에 일관적으로 반영함. 이질적이거나 혼란스러운 피드백을 조화시킬 수 있음.

☐ ☐ ☐ ☐ ☐ ☐ ☐ ☐ ☐

논평:

출처: From the Accreditation Council for Graduate Medical Education and the American Board of Internal Medicine (2015): The Internal Medicine Milestone Project. Accreditation Council for Graduate Medical Education, Chicago, IL. Reprinted with permission from the Accreditation Council for Graduate Medical Education and the American Board of Internal Medicine. Available from www.acgme.org/Portals/0/PDFs/Milestones/InternalMedicine Milestones.pdf

움을 요청할 때를 아는 것) 평가 및 필요한 감독 수준을 포함한 EPA에 대한 위임 수준을 결정할 수 있는 관련 자료들을 수집하는데 사용된다. **전공의 수련입학을 위한 핵심 위임가능한 진료활동**(Association of American Medical College, 2014)은 의과대학 졸업생들이 갖추어야 할 일련의 EPA의 예이다. EPA는 10장에서 더 논의되고 Figure 10-2에 흔히 사용되는 위임결정척도인 O-SCORE가 제시되어 있다.

역량, 마일스톤 및 위임가능한 진료활동은 평가의 "어떻게(방법)" 보다는 "무엇을(내용)"을 강조한다. 이러한 틀은 평가 대상인 학습자의 지식, 술기, 태도 및 기타 특성을 체계적으로 출제계획하거나 표집하기 위

한 기초를 제공한다.

2) 교육과 평가

이 책의 주요 초점이 평가에 있지만 평가와 교육은 밀접하게 관련되어 있음을 기억하는 것이 중요하다. 16장에서 18장까지는 학습에 대한 평가의 긍정적인 영향을 촉진하고 의도하지 않은 부정적인 영향을 피하기 위한 전략들을 다룬다.

교수, 학습 및 평가는 순환형 원을 형성하며 각 요소는 서로 밀접하게 연결되어 있다. (대규모 표준화된 시험과 반대로) 학교에서 개발된 평가는 교수법과 밀접하게 연계되어야 하며, 가능한 한 학습자에게 적절하고 시기에 맞으며 의미 있는 피드백이 제공되어야 한다. 학습자에게 교실에서 진료실에 이르기까지 다양한 유형의 학습 경험을 제공하는 것처럼, 우리는 또한 "아는"에서 "실제로 행하는" 수준에 이르기까지 역량 전반에 걸쳐 그들의 학습을 평가하기 위해 다양한 방법을 활용해야 한다. 지필시험과 같은 단일 방법에 전적으로 의존하거나 한번의 고부담 총괄평가에 의존하는 것은 학습자에 대해 왜곡된 관점을 제공할 것이다. 계획적 평가(16장)에서는 다양한 평가 방법을 활용한 여러가지 저부담 평가들이 학습자에 대한 포괄적이고 종적인 관점을 제공하기 위해 활용된다. 평가는 궁극적으로 학습을 유도하므로 밀러의 피라미드 모형의 다양한 수준에 맞춘 평가 방법을 신중하게 사용하면 학습자가 미래의 실무를 위해 가장 가치 있는 방식으로 학습에 집중할 수 있다. 특정 평가 실무는 시험 준비를 위한 전략들의 제안에서부터 학습자와 교수자의 시험 후 피드백 사용 촉진에 이르기까지 다양한 학습 단계에 영향을 미친다. 17장에는 이러한 효과와 그를 뒷받침하는 작용 기전에 대한 확장된 분석이 포함되어 있다.

3) 평가, 측정, 그리고 시험

교육 및 심리검사를 위한 표준(AERA, APA, & NCME, 2014)은 "평가(assessment)"를 매우 광범위하게 정의하고 있다. 여기서 평가는 사람, 개체 또는 프로그램에 대한 추론을 만들기 위해 모든 유형의 정보 또는 자료를 수집하는 데 사용되는 거의 모든 방법, 과정 또는 절차까지 포함한다. 이 책은 교육 프로그램이나 교육 산물에 대한 평가(evaluation)가 아니라 학습자에 대한 평가(assessment)에 초점을 둔다. 우리는 **'평가'**라는 용어를 학생이나 다른 교육생의 교육적 학습이나 발달을 측정하기 위해 수행하는 거의 모든 것을 포괄하여 사용한다. 이 정의에는 평가의 세 가지 중요한 특성들이 포함된다. 이는 평가는 평가가 아닌 상황에서의 개인에 대해 **추론**하기 위해 **구조화된** 조건에서 그들의 행동 또는 특성의 **표본**을 얻는 체계적인 절차라는 것이다(Thissen & Wainer, 2001). 즉, 시행되는 평가 유형에 관계없이 질문, 사례 또는 관찰된 면담은 체계적으로 포착되는 학습자의 지식, 술기 및 태도의 표집이다. 따라서 주의 깊은 표본추출은 건전한 평가의 중요한 속성이다. 평가는 또한 형식과 관리 규정이 고정된 선다형 시험처럼 보다 표준화된 상황에서부터 현장바탕평가와 같이 덜 구조화된 상황까지 다양한 구조를 가지고 있다. 마지막으로 평가는 일반적으로 학습자에 대한 추론을 목표로 한다. "시험 상황"에서 수집된 평가 자료를 사용하여 "시험이 아닌 상황"에 대해 추론한다. 예를 들면, 면허 또는 인증 시험에서의 수행도는 업무현장에서의 일상 활동에서 보건의료 전문가로서 미래의 수행을 추론하는 데 사용된다. 개정된 교육 및 심리검사를 위한 표준에 따라 평가(assessment)는 "시험(test)"이라는 용어와 동의어로도 사용된다.

"측정(measurement)"이라는 용어는 평가로 사용되는 일부 유형의 정량화를 의미한다. **측정**은 일부 체계적인 규칙과 특정 평가 절차를 기반으로 한 숫자의 할당을 의미한다. 측정 절차에는 몇 가지 유형의 정성적 평가가 포함될 수 있지만(11장 내러티브 평가 참조), 이 책은 주로 정량적 측정을 강조한다. **발현**(*manifest*) 변수라고도 불리는 직접 계산할 수 있는 개체(예: 주차장의 자동차 수 계산)와 달리, 교육적 및 심리학적 구성은 역시 알려진 직접 측정할 수 없는 **잠재** 변수들이다. 잠재 변수들의 평가와 관련된 측정 이슈들은 2장(타당도 및 품질)과 3장(신뢰도)에서 더 자세히 논의된다.

4) 숫자의 유형

보건의료 전문직 평가에 관한 책은 양적 문제와 숫자를 다루어야 하므로 일반적으로 사용되는 숫자 척도의 유형에 대한 간략한 개요부터 시작하는 것이 적절해 보인다. 많은 독자들에게 친숙할 네 가지 기본 유형의 숫자 척도가 있다(예: Howell, 2002). 가장 기본적인 숫자 척도는 숫자를 임의의 기호로만 사용하는 **명목 척도**(*nominal scale*)이다. 1 = 여성 및 2 = 남성과 같은 명목 응답으로 성별에 대한 인구 통계학적 질문을 코딩하는 것은 명목 숫자 척도의 예이다. 숫자에는 고유한 의미가 없으며 연구자가 부여한 임의의 의미만 있다. 요점은 명목상 숫자에 대해 계산과 같은 매우 제한된 수학적 절차만 수행할 수 있다는 것이다. 평균 "점수"는 의미나 해석이 없기 때문에 명목 숫자의 평균을 타당하게 계산할 수 없다.

서열 수(*ordinal* number)는 매우 기본적인 수준이지만 몇 가지 고유한 의미를 가지고 있다. 서열 수는 지시 대상의 순서 또는 순위를 나타낸다. 예를 들어, 약학 수업에 참가하는 모든 학생의 키를 미터 단위로 순위를 매기고 가장 키가 큰 학생을 1등급으로 지정하고 마지막 숫자 순위를 가장 작은 학생으로 지정할 수 있다. 그러나 4등급과 5등급 사이의 거리 또는 간격은 6등급과 7등급 사이의 거리와 반드시 같을 필요는 없다. 서열 수를 사용하여 평균 또는 평균 순위를 계산하고 순위 분포의 표준편차 등을 취할 수 있다. 즉, 서열 수에는 고유한 의미나 해석이 있으므로 요약 통계는 유용하고 해석 가능하다.

구간 수(*Interval numbers*)는 숫자 사이의 거리가 의미 있고 동일한 것으로 간주된다는 점에서 서열 수보다 조금 더 정교하다. 이는 50~60점(10점)의 점수 구간과 관련된 의미 또는 해석이 30~40점 사이의 간격 또는 거리와 동일함을 의미한다. 이는 이러한 숫자의 간격 속성은 모든 유형의 통계 분석, 즉 모수 통계를 허용하기 때문에 중요한 특성이다.

숫자의 **비율 척도**(*ratio* scale)는 가장 정교한 숫자 척도이지만 교육 측정이나 사회과학에서 얻을 수 있는 경우는 거의 없다. 진정한 비율 척도에는 의미 있는 영점이 있으므로 0은 "아무것도 없음"을 의미한다. 이것은 우리가 생화학에서 간호 학생의 성취도를 측정하기 위한 적당한 비율 시험 도구를 고안할 수 있다면 0점을 받은 학생들은 시험 본 생화학 목표에 대한 지식이 전혀 없다는 것을 의미한다. 교육적 측정에서는 분명히 불가능한데, 왜냐하면 가장 능력이 없는 학생도 최소한의 지식을 가지고 있기 때문이다(진정한 비율 척도는 종종 물리과학에서 발견되지만 사회과학에서는 쓰이지 않는다).

숫자 유형에 대한 이 논의의 요점은 우리가 보건의료 전문직 교육에서 얻는 대부분의 평가 자료는 간격 자료(interval data)로 간주되거나 가정되므로, 결과에 대해 거의 모든 유형의 통계 분석을 수행할 수 있다는 것이다. 예를 들어, 약리학의 선다형 성취도 시험 자료는 항상 간격 자료로 가정된다. 그래서 점수(평균, 표준편차) 분포에 대한 요약 통계, 이 시험 점수와 다른 유사한 시험 또는 하위 시험들 간의 상관 관계를 계산할 수 있고, 사전 사후 점수 차이의 평균의 대응표본 t 검정을 수행할 수도 있다. 이러한 자료가 순서형이라면 Spearman 순위 상관 계수만 사용하는 것과 같이 사용 가능한 통계 분석에 제한이 있다. 점수 또는 평정의 재현성 또는 신뢰도를 추정하는 데 사용되는 다양한 방법과 같이 평가에 사용되는 자료의 모든 심리측정학적 모형은 자료의 속성이 간격이라는 기본 가정에서 파생된다.

5) 기준에 대한 충실도

보건의료 전문직을 위한 평가에서 또 다른 친숙한 개념은 "충실도(fidelity)"이다. 대부분의 교육측정 전문가들이 사용하는 원래 용어는 "기준에 대한 충실도(fidelity to the criterion)"이며, 평가에 대한 점수 또는 평정과 실세계의 궁극적인 "기준" 변수 사이의 어떤 타당도 유형 관계를 의미한다. "기준에 대한 충실도"는 종종 "충실도"로 줄여 쓴다. 이것은 실제로 무엇을 의미하나? 충실도가 높은 평가와 낮은 평가 사이의 이분법을 생각해 보자. 고도로 훈련된 배우가 약대생에게 제시하는 실제 임상 문제에 대한 시뮬레이션은 시험이 미래에 약사가 실제 환자와 면담할 수 있는 실제 상황과 매우 유사하기 때문에 "고충실도"라고 생각된다. 반면에 화학의 기본 지식에 대한 선다형 시험은 동일한 학습자에 대한 실제 상황의 매우 낮은 충실도 시뮬레이션으로 간주될 수 있다. 충실도가 높은 평가는 "기준에 더 가깝다"고 말하며, 이는 평가 자체가 상당히 사실적이고 진정성이 있는 것처럼 보이는 반면, 충실도가 낮은 평가는 기준에서 멀리 떨어져 있거나 기준에 덜 근접한 것을 의미한다(Haladyna, 1999). 가장 고도로 구조화된 수행평가, 복잡한 시뮬레이션 및 덜 구조화된 관찰 평가 방법들은 지필시험보다는 충실도가 높으며 학습의 다양한 측면을 측정하기 위해 의도된 것이다.

충실도의 개념은 피상적인 특성이나 평가의 특성으로서만 중요하다. 충실도는 진정한 타당도 근거와 거의 또는 전혀 관련이 없을 수도 있으며, 실제로 측정의 객관성을 방해하여 타당도 근거를 감소시키는 경향이 있다(Downing, 2003). 그러나 학습자와 교수진은 실제 상황과 비슷해 보이기 때문에 보다 충실도가 높은 평가를 선호(또는 선호한다고 생각)한다. 한 가지 확실한 사실은 평가의 충실도가 높을수록 평가의 비용은 높아지고 복잡해진다는 것이 평가에서 측정 이슈이다.

6) 형성 및 총괄평가

형성 및 총괄평가의 개념은 평가 문헌에 널리 퍼져 있으며 지난 세기 중반까지 거슬러 올라간다; 이러한 개념은 프로그램 평가(evaluation) 문헌에서 시작되었으며 모든 평가 영역에서 사용되어왔다(Scriven, 1967). 이러한 유용한 개념은 의미가 간단하다. 형성평가의 주요 목적은 학습 목표와 관련하여 학습자의 강점과 약점에 대한 유용한 피드백을 제공하는 것이다. 고전적인 형성평가는 학습 과정 동안에서 이루어지며, 이를 통해 학습자는 이미 숙달한 내용과 공부가 더 필요한 (또는 강사 입장에서는 더 가르쳐야 할) 내용을 이해할 수 있는 기회를 얻게 된다. 형성평가의 예로는 미생물학 과정에서 매주 짧은 퀴즈와 2학기 과정인 약리학에서 자주 시행되는 짧은 지필 시험이 포함된다.

총괄평가는 과정의 성취를 "총괄"하며 일반적으로 전체 누적된 과정을 다루어지는 해부학 학기말 시험과 같이 공식적인 과정이 끝날 때 또는 거의 끝날 때 이루어진다. 총괄평가는 성취도의 최종 측정을 강조하며 일반적으로 등급 체계가 중요하게 고려된다. 학습자에 대한 피드백이 총괄평가의 한 측면일 수 있지만, 총괄평가의 주요 목적은 학습자가 교육과정에서 달성한 것을 측정하는 것이다. 총괄평가의 대표적인 예는 간호사 면허시험과 같이 길고 복잡한 학업 과정이 끝날 때 시행되는 시험으로, 교육 과정이 끝날 때 그리고 새로 졸업한 간호사가 전문 업무를 시작하기 전에 응시하고 통과해야 한다.

7) 규준 및 준거 참조 측정

규준(norm) 및 준거(criterion) 참조 측정 또는 평가의 기본 개념도 간단하고 쉽다. 규준 참조 검사 점수는 시험에 응시한 모든 학습자와 같은 몇 가지 잘 정의된 규준 그룹에 따라 상대적으로 해석된다. 핵심은 상대적이다. 규준 참조 점수 또는 평정은 학습자가 다른 일부 학습자 그룹에 비해 얼마나 잘 점수를 얻거나 평가되는지에 대해 많은 것을 알려준다. 그러나 그들이 실제로 알고 있거나 할 수 있는 정확한 내용에 대해서는 덜 알려줄 수 있다. 반면에 준거 참조 점수 또는 평정은 학습자가 특정 내용을 얼마나 알고 있거나 할 수 있는지 알려준다. 준거 참조 시험은 1970년대부터 북미에서 인기가 있었다(Popham & Husek, 1969). 이러한 유형의 평가는 역량 또는 내용 바탕 교육 및 시험과 가장 밀접한 관련이 있다. 준거-참조 시험과 상호 교환적으로 사용되는 다른 용어는 **영역**(*domain*)**–참조**, **목표–참조**, **내용–참조**, 그리고 **구인참조** 등이 있다. 저자와 연구자에 따라 용어의 사용에 약간의 미묘한 차이가 있지만 학습자가 실제로 배우거나 숙달한 내용에 큰 관심을 갖고 있다는 공통점이 있고, 검사 점수로 학습자의 순위를 매기는 데 관심이 덜하다.

숙달 시험(*Mastery testing*)은 순거 참조 시험의 특별한 유형으로, **최소한의 능력을 갖춘** 학습자보다는 **잘 준비된** 학습자를 식별하도록 구성된 평가이다. 완전학습 전략 및 시험 방법은 비록 학습자들은 그 기준을 달성하는 데 필요한 시간이 다를 수 있지만 거의 모든 학습자가 "숙달"의 기준을 달성할 수 있다고 가정한다. 숙달 시험은 종종 기준이 충족되기 전에 여러 번을 시험을 본다. 일반적으로 규준 참조 시험 통계는 진정한 숙달 설정의 시험에 부적절하다. 18장에서는 완전학습 평가에서 타당도와 준거 설정 문제에 대한 확장된 토론을 제공한다.

이 중요한 주제에 대한 마지막 메모가 있다. 모든 평가 점수 또는 평정은 규준 참조 또는 준거 참조 방식 중 하나로 해석될 수 있다. 시험 자체, 시험 구성에 사용된 방법, 평가 및 학습의 가장 중요한 철학, 의도된 추론 또는 시험을 바탕으로 한 결정은 시험의 기본 분류를 규준 참조 또는 준거 참조 중 하나로 결정한다. 예를 들어, 절대 또는 준거 참조 방식에서 본질적으로 백분위수 또는 z점수와 같은 규준적인 점수를 해석하는 것은 완벽하게 가능하다. 반대로, 일부 준거 참조 시험은 백분율-교정 점수나 원점수만 보고할 수 있지만 이러한 점수는 점수 분포에 상대적으로 점수를 해석한다(즉, 규준적 또는 상대적 방식으로).

이 책에서 규준 및 준거 참조 시험의 개념은 특히 준거 설정을 처리하거나 효과적이고 방어 가능한 합격 점수를 설정하는 경우(6장)에 자주 재검토된다. 대부분의 경우 이 책의 방향은 준거 참조이다. 우리는 규준적 분포에서 학습자들의 순위를 정하는 것보다는 학습자가 무엇을 배우고 성취하였는 지와 보건의료 전문 영역의 역량에 관해 평가하는 데 가장 관심이 있다.

8) 고부담 및 저부담 평가

평가를 설명하는 데 자주 사용되는 다른 용어는 고부담(high-stakes) 및 저부담(low-stakes) 평가이다.

이들 용어는 시험의 결과에 대한 기술이다. 시험 결과가 수험생에게 전문직을 얻거나 잃는 것과 같은 심각한 영향을 초래할 수 있는 경우, 시험과 연관된 부담은 분명히 높다. 고부담 시험은 훨씬 더 높은 부담을 요구한다. 해당 시험의 모든 측면은 해석의 타당도를 뒷받침하는 확실한 연구 바탕 근거와 함께 매우 높은 품질이어야 한다. 그러한 고부담 시험은 일부 개인 또는 그룹에 피해를 주는 것으로 인식된다면 법적으로 방어해야 할 필요가 있을 수도 있다. 보건의료 전문직 대학에 입학을 허가하거나 보건의료 전문직 졸업생을 인증하거나 자격부여하는 데 사용되는 시험이 고부담 시험의 좋은 예이다. 졸업하기 위해 통과해야 하는 중요한 시험의 최종 등급을 결정하는 데 사용되는 평가나, 졸업하기 위해 통과해야 하는 마지막 총괄평가 역시 우리의 학습자들에게 부담이 크다.

부담이 낮거나 중등도의 시험은 보다 낮은 결과를 초래한다. 보건의료 전문직 교육에서 일반적으로 사용되는 형성평가의 대부분은 부담이 낮거나 중등도이다. 만약 불합격으로 인한 결과가 경미하거나 교정(시험 재응시)이 너무 어렵거나 비용이 많이 들지 않는다면, 시험의 부담이 낮거나 중등도라고 생각할 수 있다.

매우 부담이 큰 시험은 일반적으로 시험 전문가들과, 합격 불합격 결정과 검사 점수 결과에 대한 방어 가능성을 보장하기 위해 주요 자원을 사용하는 대규모 시험 기관이 전문적으로 만든다. 지역 학교 환경에서 많은 보건의료 전문직 교육자들이 사용되는 저부담 시험 및 평가는 시험 결과에 대한 법적 문제는 드물기 때문에 더 적은 자원과 더 적은 타당도 근거를 요구한다. 이 책은 고도로 전문화된 내용전문가에 의해 학교(또는 강의실)에서 개발된 평가에 초점을 맞추고 있기 때문에, 평가의 부담은 낮음에서 중등도 정도이다. 그럼에도 불구하고 시간 경과에 따른 누적 평가로 우리 학습자에 대한 중요한 결정이 궁극적으로 내려지기 때문에, 저부담 평가라도 기본 최소한의 품질 표준을 충족해야 한다.

9) 대규모 및 지역 단위 또는 소규모 평가

이 책의 또 다른 주목할 점과 보건의료 전문직 평가에 대한 방향은 대규모 평가와 소규모 평가의 구분이다. 대규모 평가는 일반적으로 시험 전문가들에 의해 설계되고 많은 수의 수험자에게 적용되는 국가 또는 국제 범위의 표준화된 시험 프로그램을 의미한다. 대규모 약학대학 입학시험(Pharmacy College Admissions Test, PCAT) 및 의과대학 입학시험(Medical College Admissions Test, MCAT)은 약대 및 의대 지원자를 선발하는 데 활용된다. 공인간호사면허시험(National Council Licensure Examination for Registered Nurses, NCLEX-RN®)은 미국에서 다른 관할권에 의해 등록된 간호사 자격 부여에 사용되는 대규모 시험의 또다른 예이다.

이 책의 주요 초점은 지역 학교, 단과 대학 또는 종합 대학 수준에서 "강의실" 강사, 임상 교수진 또는 기타 교육자가 개발하고 관리하고 채점하는 소규모 또는 지역 단위로 개발된 평가이다. 흔히 보건의료 전문직 교육자들은 학습자를 평가할 때 평가에 공식적인 교육 배경이 거의 또는 전혀 없이, 또한 결정적으로 중요한 평가 업무에 대한 기관의 지원이 거의 또는 전혀 없이 "혼자 평가를 수행"한다. 이 책은 개별 학교 강사 및 기타 보건의료 전문직 교육자에게 학습자를 평가하는 중요한 업무를 지원하기 위해 건전한 원칙, 효과적인 도구 및 방어 가능한 방법을 제공하는 것을 목표로 한다.

5. 교육에서 중개 연구

이 장의 결론을 지으면서 우리는 학습자, 환자 및 의료 시스템의 기술과 능력을 보다 광범위하게 향상시키는 데 교육이 수행해야 할 중요한 역할에 대한 포괄적인 관점을 제공하는 교육에서 과학의 중개 모형을 살펴보려고 한다. 전통적으로, 과학의 중개 모형은 기초 생의과학 및 임상 연구에서의 발견을 연구 벤치에서 환자 병상으로의 전환을 시험하기 위해 사용된다. 초점은 생의과학으로부터 임상 실무로 지식을 중개하여 환자에게 새로운 치료를 제공하는데 있다. 기초 실험실 및 생의과학에서 임상 연구로 전환(T1), 임상적 유효성과 치료 정책에 관한 근거 확인(T2), 그리고 마지막으로 의료 전달 시스템, 지역사회 및 예방 서비스에 대한 근거를 확인(T3)하는 패러다임을 일반적으로 중개 연구 또는 중개 연구 모형이라고 한다 (Figure 1-3; Woolf, 2008).

중개 연구에 대한 이러한 접근 방식은 초등학교부터 고등학교까지 12년의 교육 환경의 일반 교육뿐만 아니라 보건의료 전문직 교육에도 적용되어 왔다. 일반적인 중개 연구 모형과 같이, 12년의 교육 모델은 교사의 지식과 기술을 향상시켜 교실 수업의 개선과 궁극적으로 학생의 성취도 향상으로 이어진다(Allen, Pianta, Gregory, Mikami, & Lun, 2011; Yoon, Duncan, Lee, Scarloss, & Shapley, 2007).

보건의료 전문직 교육에서는(McGaghie, 2010) 보건의료 전문직 학습자를 대상으로 하는 교육은 학습 환경에서 임상 술기과 지식을 향상시킬 수 있고(T1), 이는 임상 환경에서 개선된 수행으로 전환되고(T2), 그 결과 대중과 지역사회에 보다 나은 환자 또는 공중 보건 결과로 이어질 수 있다(T3). Barsuk & Szmuilowicz (2015)는 최근 이러한 모형에 진료실, 침상 및 지역 사회에서 계획되지 않은 인구 또는 대상에 대한 영향—예를 들어 완전 학습 및 시험 프로그램이 참여하지 않는 교육생 및 학습 문화에 미치는

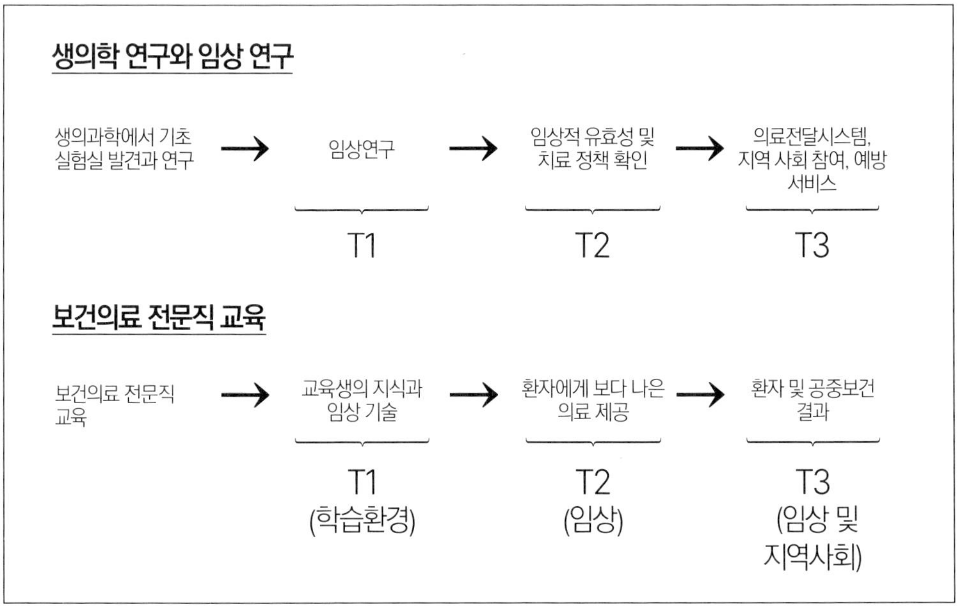

Figure 1-3 보건의료 전문직 교육에서 중개 과학

영향—을 나타내는 "T4"를 포함시켜 모형을 확장하였다.

중개 연구 모형은 강력한 평가와 교육적 접근을 통해 보건의료 전문직을 교육하는 궁극적인 목표가 임상 환경에서 학습자의 수행도를 개선하고 궁극적으로 환자 결과와 지역 사회의 보건을 개선하는 것임을 우리에게 상기시켜준다.

6. 요약

이 장에서는 이 책의 전반적인 맥락과 개요를 제공했다. 이 장에 소개된 대부분의 개념은 이후 장에서 확장되고 자세히 설명된다. 이 서론 장이 다음 장들의 좀 더 기술적인 측면을 이해하는 데 필요한 기본 용어와 가장 필수적인 개념 및 원리를 제공하였기를 기대한다.

의학 교육에서 평가 이론 및 실무의 주요 공헌자 중 한 명인 Christine McGuire는 다음과 같이 말했다: "평가(evaluation)는 아마도 세상에서 가장 논리적인 분야이고 만약 당신이 조금이라도 논리를 이용한다면 함께 도약할 수 있게 된다…이것은 매우 상식적인 일이다(Harris & Simpson, 2005, p. 68)." 우리는 McGuire의 말에 동의한다. 보건의료 전문직 교육의 평가 주제들에 대한 많은 기술적 뉘앙스와 많은 통계적 정교함이 있지만, 우리는 이 사업의 대부분 상식적인 성격을 절대 간과해서는 안 된다. 한편 Voltaire는 "상식은 매우 드물다"라고 말했다(1962, p. 467)! 이 책의 목표는 최신 평가 이론과 실무를 보건의료 전문직 교육자들에게 제공하여 그들의 교육과정에서 "공통적인" 품질 평가를 통해 그들의 학습자들이 혜택을 받을 수 있도록 하는 것이다.

* 참고: 추가 자료 및 출처는 UIC AHPE 웹사이트(https://go.uic.edu/AHPE)에서 확인할 수 있다.

REFERENCES

Accreditation Council for Graduate Medical Education. (2000). *ACGME outcome project*. Chicago, IL: ACGME.

Accreditation Council for Graduate Medical Education and the American Board of Internal Medicine. (2015). *The internal medicine milestone project*. Chicago, IL: Accreditation Council for Graduate Medical Education. Retrieved from www.acgme.org/Portals/0/PDFs/Milestones/InternalMedicineMilestones.pdf. Accessed March 11, 2019.

Allen, J.P., Pianta, R.C., Gregory, A., Mikami, A.Y., & Lun, J. (2011). An interaction-based approach to enhancing secondary school instruction and student achievement. *Science, 333*, 1034–1036.

American Educational Research Association, American Psychological Association, & National Council on Measurement in Education. (2014). *Standards for educational and psychological testing*. Washington, DC: American Educational Research Association.

Association of American Medical Colleges. (2014). *Core entrustable professional activities for entering residency*. Washington, DC: AAMC.

Barrows, H.S., & Abrahamson, S. (1964). The programmed patient: A technique for appraising student performance in clinical neurology. *Journal of Medical Education, 39*, 802–805.

Barsuk, J.H., & Szmuilowicz, E. (2015). Chapter 10: Evaluating medical procedures: Evaluation and transfer to the bedside. In L.N. Pangaro & W.C. McGaghie (Eds.), *Handbook on medical student evaluation and assessment*. North Syracuse, NY: Gegensatz Press.

Bloom, B.S., Engelhart, M.D., Furst, E.J., Hill, W.H., & Krathwohl, D.R. (1956). *Taxonomy of educational objectives*. New York: Longmans Green.

Downing, S.M. (2002). Assessment of knowledge with written test forms. In G.R. Norman, C.P.M. van der Vleuten, & D.I. Newble (Eds.), *International handbook for research in medical education* (pp. 647–672). Dordrecht, The Netherlands: Kluwer Academic Publishers.

Downing, S.M. (2003). Validity: On the meaningful interpretation of assessment data. *Medical Education, 37*, 830–837.

Haladyna, T.M. (1999). When should we use a multiple-choice format? A paper presented at the annual meeting of the American Educational Research Association, Montreal, CA, April.

Harden, R., Stevenson, M., Downie, W., & Wilson, M. (1975). Assessment of clinical competence using objective structured examinations. *British Medical Journal, 1*, 447–451.

Harris, I.B., & Simpson, D. (2005). Christine McGuire: At the heart of the maverick measurement maven. *Advances in Health Sciences Education, 10*, 65–80.

Howell, D.C. (2002). *Statistical methods for psychology* (5th ed.) Pacific Grove, CA: Duxbury-Wadsworth Group.

Lane, S., Raymond, M.R., & Haladyna, T.M. (2015). *Handbook of test development* (2nd ed.). New York: Routledge.

McGaghie, W.C. (2010). Medical education research as translational science. *Science Translational Medicine, 2*(19), 1–3.

Miller, G. (1990). The assessment of clinical skills/competence/performance. *Academic Medicine, 65*, s63–67.

Nasca, T.J., Philibert, I., Brigham, T., & Flynn, T.C. (2012). The next GME accreditation system—rationale and benefits. *The New England Journal of Medicine, 366*(11), 1051–1056.

Park, Y.S., Hodges, B., & Tekian, A. (2016). Evaluating the paradigm shift from time-based toward competency-based medical education: Implications for curriculum and assessment. In P.F. Wimmers & M. Mentkowski (Eds.), *Assessing competence in professional performance across disciplines and professions* (pp. 411–425). New York: Springer.

Popham, W.J., & Husek, T.R. (1969). Implications of criterion-referenced measurement. *Journal of Educational Measurement, 7*, 367–375.

Scriven, M. (1967). The methodology of evaluation. In R. Tyler, R. Gagne, & M. Scriven (Eds.), *Perspectives of curriculum evaluation* (pp. 39–83). Chicago, IL: Rand McNally.

Sireci, S.G., & Zenisky, A.L. (2006). Innovative item formats in computer-based testing: In pursuit of improved construct representation. In S.M. Downing & T.M. Haladyna (Eds.), *Handbook of test development* (pp. 329–348). Mahwah, NJ: Lawrence Erlbaum Associates.

Swanson, D.B., & van der Vleuten, C.P.M. (2013). Assessment of clinical skills with standardized patients: State of the art revisited. *Teaching and Learning in Medicine, 25*(sup1), S17–S25.

ten Cate, O. (2013). Nuts and bolts of entrustable professional activities. *Journal of Graduate Medical Education, 5*(1), 157–158.

Thissen, D., & Wainer, H. (2001). *Test scoring*. Mahwah, NJ: Lawrence Erlbaum Associates.

Voltaire. (1962). *Philosophical dictionary* (Gay, P., trans.). New York: Basic Books, Inc.

Wallace, P. (1997). Following the threads of an innovation: The history of standardized patients in medical education. *CADUCEUS, 13*(2), 5–28.

Welch, C. (2006). Item and prompt development in performance testing. In S.M. Downing & T.M. Haladyna (Eds.), *Handbook of test development* (pp. 303–328). Mahwah, NJ: Lawrence Erlbaum Associates.

William, R.G., Klaman, D.A., & McGaghie, W.C. (2003). Cognitive, social, and environmental sources of bias in clinical performance ratings. *Teaching and Learning in Medicine, 15*(4), 270–292.

Woolf, S.H. (2008). The meaning of translational research and why it matters. *JAMA, 299*(2), 211–213.

Yoon, K.S., Duncan, T., Lee, S., W.Y., Scarloss, B., & Shapley, K. (2007). *Reviewing the evidence on how teacher professional development affects student achievement.* [Issues & Answers Report, REL 2007-No. 033]. Washington, DC: U.S. Department of Education, Institute of Educational Sciences, National Center for Education Evaluation and Regional Assistance, Regional Educational Laboratory Southwest.

2 타당도와 질

Matthew Lineberry

교육적인 검사나 평가를 하는 이유는 간단하게 보일 수 있다. 예를 들어 학습자의 능력을 평가하기 위해 기본신체검사를 하는 것과 같다. 그러나 겉보기에 간단해 보이는 목적의 이면에는 항상 많은 질문이 존재한다. 예를 들어, 우리가 관심 있는 지식, 술기 또는 능력을 어떻게 정의하는가? 무엇에 관심이 있고, 무엇에 관심이 없는가? 우리는 그것을 어떻게 하면 가장 잘 측정할 수 있을까, 그리고 정확하게 측정하고 있다는 것을 어떻게 알 수 있을까? 우리는 그것을 측정함으로써 무엇을 얻기 바라는가? 어떻게 우리의 측정 활동이 비용, 여러가지 장애들, 그리고 기대하지 않았던 부정적인 결과를 유발하는가?

평가가 잘 수행된다면 평가는 의사-결정에 정보를 제공하고 보건의료 전문직 교육의 학습과 성장을 촉진하는 강력한 도구가 될 수 있다. 그러나 어떤 특정한 목적을 위한 "좋은(good)"과 "타당한(valid)" 평가에 대한 준거(criteria)가 무엇인지 알고, 특정 평가가 이러한 준거를 충족하는지 여부를 결정하는 것은 어려울 수 있다. 주요 평가 이론가들은 심지어 "타당도(validity)"라는 용어가 의미하는 바에 대해서도 여전히 동의하지 않는다(Messick, 1995; Borsboom, Mellenbergh, & van Heerden, 2004; Cizek, 2012; Kane, 2013; St-Onge, Young, Eva, & Hodges, 2017)! 이 장에서는 중요한 개념과 틀(얼개, frameworks)을 명확히 하여 실무자와 학자들이 평가(assessments)의 설계, 실행 및 평가(evaluation)에 보다 효과적인 비판적 사고를 적용할 수 있도록 하고자 한다.

1. 목적 중심 평가의 원칙

많은 사람들은 평가와 측정이 일반적으로 객관적이어야 하며, 우리의 편향(biases)으로 인해 점수를 왜곡하지 않고 속성을 측정해야 한다는 가치를 가진다고 생각한다. 예를 들어, **왜** 측정이 이루어지는 지와 관계없이 바위의 길이를 측정할 수 있어야 한다고 생각해 보자. 길이는 결국 사물의 실제 속성이며, 길이를 측정하는 도구인 자(rulers)는 우리의 내적 전제와 동기에 의해 영향을 받을 수 없다. 정말 그럴 수 있을까?

실제로 길이와 같은 기본적인 속성의 경우에도 측정 뒤에 숨겨진 "이유(why)"가 중요하다. 결국 측정시스템이란 자뿐만이 아니라 사람이 어떤 자를 선택하고, 바위의 종단면을 무엇으로 간주할지, 그리고 얼마나 정밀해야 하는지 결정하는 것 까지를 포함한다. 그들은 또한 자신이 가지고 있는 시각적 예민함에 관계없이 자에서 보여주는 점수를 인식하고, 그 점수의 가치를 그들의 능력이나 동기를 반영하여 기록하고, 그 점수를 다른 사람들과 어떤 식으로든 정보로서 공유한다. 예를 들어, 고등학생이 과학 수업 요건을 충족시키기 위해 대충 적당히 측정한 길이는 지질학자가 측정한 길이와 매우 다를 수 있다. 지질학자들에게 약간의 차이는 그들의 학문적 공동체 사이에서 지질 역사에 대한 다른 해석을 가능하게 할 수 있기 때문이다.

적절한 평가방법이 "더 객관적"이어야 한다는 것은, 마치 평가를 위해 우리의 모든 가치나 목적을 없애야하는 것처럼 추상적으로 "더 객관적"이 되는 것이 아니다. 오히려 우리의 가치와 목적에 대해 심사숙고해야 한다. 보건의료 전문직 교육에서 평가는 항상 최우선적으로 **중요한** 도구이다: 이는 어떤 목적을 달성하기 위한 의도적 개입이다. 예를 들어, 평가에서 최종 목적은 거의 "가능한 정확하게 [x 속성]을 측정하는 것"이 아니다(Cook & Lineberry, 2016). 우리의 진짜 목적은 주로 다음과 같다. "임상실습기간 동안 학습자에게 즉각적인 피드백을 주어서 자기주도학습을 개선하는 것, 다음 단계를 위한 경험이 준비되지 않는 학습자를 확인해서 재교육시키는 것, 그리고 주어진 자원 내에서 어떤 부정적인 결과가 초래되지 않는 것이다." 평가 공급업체가 [x]를 정확하게 측정하는 방법을 개선할 수 있지만, 학습자에게 피드백을 제공하는 것이 한 달 지연되고 예산이 증가될 것이라고 말한다면, 아마도 당신은 그들의 서비스를 거부할 것이다. 왜냐하면 "정확성(accuracy)"은 실제 목적(true goals)에 부합하는 범위에서만 중요하기 때문이다.

따라서 "좋은" 평가는 실제로 측정하고자 하는 것을 측정하는 것이지만, 가장 중요한 것은 합리적인 비용과 최소한의 부정적인 결과를 가지고 우리의 특정 목적을 달성하도록 도와야 한다. 이 장에서는 평가시스템이 측정하고자 하는 속성에 대한 타당한 추론을 지지하는 정도로 평가 "타당도"를 정의한다. 보다 광범위하게 보면, 평가 "질"이란 평가를 시행해서 얻어진 점수가 개인의 가치와 목적을 고려할때 긍정적이라고 판단되는 정도이다.

2. 목적 이해하기

평가의 첫 번째 단계는 평가 점수가 무엇을 의미하기를 바라는 지와 같은 **목표 속성**(target attribute)을 철저히 기술하는 것이다. 지금은 **평가의 특정한 형식**이 아니라, 오직 관심사의 실제 근본적인 속성에 대해서만 생각해 보라.

예를 들어, 학습자의 "비전문직업성(unprofessionalism)"을 측정하고 싶다고 가정해보자. 지식, 태도, 신념(beliefs), 행동 또는 조합된 것들 중 무엇이 "비전문직업성"에 포함되고, 포함되지 않는가? "비전문적" 행동의 원형적 특징은 무엇인가? : 그 행동이 지배적인 규범에 반하는 것인가, 만약 그렇다면 누구의 규범을, 그리고 어떤 규범을 반하였으며 그 규범은 어느 시대를 위한 것인가? **잠재적으로** 해로운 행동은 비전문적인가 아니면 실제적인 피해가 발생했어야 하는가? 잘못된 의도가 필요한가, 아니면 실수도 비전문적이라고 할 수 있는가? 특정 행동은 보편적으로 비전문적인가 아니면 그것이 발생하는 맥락에 따라 달라지는가? 만약 그렇다면 어떻게 해야 하는가? "비전문직업성"은 "비생산적인 업무 행동" 및 "직장 일탈"과 같은 관련 견해와 어떻게 유사하고 다른가? 각 개인이 가지고 있는 고정된 특성으로서 "비전문직업성"에 관심이 있는가 아니면 다른 맥락에 따라 개인마다 다를 수 있다고 생각하는가? 이러한 질문은 목표 속성, 즉 "구인(construct)"을 정의하는 데 도움이 된다. 여기에 명확성이 부족하면 나중에 혼란을 초래할 뿐이다.

다음으로 점수의 **계획된 사용**(planned uses)을 고려하라. 예를 들어, 특별히 비전문적인 행동을 하는 학습자들을 확인하여 재교육 프로그램을 시도할 수 있도록 하는 데 주로 관심이 있는가, 아니면 "올해의 가장 전문적인 학생"을 선발하여 선정하기를 원하는가, 아니면 그 사이에 있는 어떤 것을 선택하기를 원하는가? 평가 대상자에게 피드백을 제공할 예정인가? 만약 그렇다면 그들이 해당 피드백을 어떻게 적용하기를 바라는가? 다른 교육자 또는 행정관리자와 그 결과를 공유할 것인가? 그 결과를 제재나 해임으로 평가할 사람들을 선택하는 데 사용할 수 있는가? 집계된 점수를 당신의 기관과 다른 기관을 비교하는 데 사용할 것인가? 이러한 질문들에 대한 답변에 따라 평가방법 그리고 타당도와 질에 대한 의미가 달라진다.

마지막으로 평가 노력을 추구하기 위한 **목적**(goals)과 **지양해야 하는 것들**(anti-goals)에 대해 폭넓게 고려하라. 이는 당신이 희망하는 것이 일어나거나 일어나지 않기도 할 것이다. 평가를 받는 대상자들이 공정하고 유용하며 즐거운 과정이라고 생각하는지 여부에 관심이 있는가? 특정 이해관계자들이 평가 노력을 지원하고 촉진하는 것이 중요한가? 비용은 얼마나 허용되는가? 사람들이 평가에 대해 부정적으로 반응할 수 있는 어떤 방법이 있는가, 그리고 이를 알아내거나 피하고 싶은가? 다른 기관에서 당신의 평가가 매우 우수하여 그것을 사용하기를 바라는가?

이러한 모든 고려사항을 염두에 두면, 당신은 타당도와 질에 대해 거의 대부분을 이야기할 수 있다. 하지만 한 가지 요소가 더 필요하다.

3. 목적에 맞는 방법(목적에 방법 연결하기)

앞에서 언급한 의도들을 모두 정의했다면 "완벽"하다고 생각할 수 있다. 하지만 다음 단계로는 당신의 의도를 실제 평가체계에 조작적으로(operationalize) 담아내야 한다. 즉, 목표하는 속성을 관찰할 수 있는 구체적인 방법들, 점수를 부여하는 방법, 피드백 형식, 당신이 추구하는 모든 정보 또는 섭외 활동 등이 있다. 이러한 방법에 대해 좋은 선택을 하는 것은 물론 복잡하며 이 책의 나머지 부분은 이를 위한 지침의 많은 부분으로 구성되어 있다. 그러나 어떤 방법을 선택하든, 왜 그러한 방법이 앞서 설명한 해석, 용도 및 목적에 적합한지에 대한 **논리적 주장**(logical argument)이 합리적이고, 바람직하게는 명시적으로 있어야 한다. 형식논리는 전적으로 철학의 영역에 속해서, 여기서 모든 것을 논의하는 것은 불가능하다. 고맙게도 많은 경우에, 비교적 간단한 논리로 충분하며, 심지어 전제의 목록만으로도 매우 유용하다.

예를 들어, 의대 3학년 학생들 사이에서 "갈등 관리 기술(conflict management skill)" 속성을 평가하기 위해, 표준화된 동료나 환자(줄여서 SP)와 대화를 나누게 하기로 결정했다고 가정해보자. 예를 들어 표준화 동료가 표준화환자에게 부적절한 언어를 사용하는 상황을 구현할 수 있다. 그 면담에서 수험생의 목표는 상황을 완화하고 동료에게 그들의 행동을 성찰하도록 촉구한 다음, 사과하고 환자와 화해하도록 하는 것일 수 있다. 각 면담이 끝날 때, SP가 점수 시트를 완성하고 즉시 수험생들에게 피드백을 제공하기로 결정했다고 가정해보자. 결과적으로 당신은, 모든 수험생이 나머지 임상실습과정에서 갈등 관리를 연습하고 개선할 기회를 더 잘 활용하기를 바랄 것이다. 마지막으로, 학습자의 점수가 특히 낮을 때마다, 그들이 수용 가능한 수행을 보여줄 수 있을 때까지 한 번 이상의 추가 면담을 위해 다시 오도록 할 것이다.

이러한 방법이 타당하고 유용한 점수로 이어져야 하는 이유에 대한 논리적 가정의 철저한 단계와, 전반적으로 효과적인 평가 노력은 다음을 포함할 수 있다:

1. 관찰해야 할 행동들에 대한 채점기준표와 채점규칙들로, 이는 개별활동에 적절하게 점수(credit)를 부여하고, 실제 근무환경에서 얼마나 효과적 또는 비효과적 행동인지에 따라 가중치를 부여하는 것이다.
2. 각 수험생이 완료해야 하는 면담의 수와 실제 면담 시 대면할 수 있는 다양한 행동들에 대한 샘플들을 적절하게 표집한다.
3. 모든 수험생들은 비효과적 그리고 효과적인 관리 행동이 무엇인지 알고 있기 때문에, 만약 평가에서 해당 행동을 보여주지 않는다면, 그것을 (진단되지 않은 지식의 부족이라기 보다는) "술기"의 부족이라고 하는 것이 옳다.
4. 모든 수험생들은 평가의 목적을 이해한다. 즉, 아무도 이것이 "신체적인 자기-방어(physical self-defense)"에 초점을 맞춘 면담이라고 믿지 않는다.
5. 모든 SP는 숙련된 수험생들이 적절히게 행동하도록 유도하는 행동을 연기한나 - 예를 들어, 어떤 SP도 수험생이 "이 사람은 위험하다, 나는 그들을 격리시키고 경찰을 불러야 한다."라고 생각할 수 있을 정도로 불안하게 행동해서는 안 된다.
6. SP는 수험생의 효과적인 행동 대비 비효과적인 행동에 현실적으로 반응한다. 즉, 그들은 수험생 실수에 개의치 않고 긴장을 완화하지 않을 뿐 아니라 나머지 면담을 비현실적으로 어렵거나 불공정하게 만드는 방법으로 초기 실수에 대해 과민 반응을 하지 않는다.
7. SP는 서로 다른 시험 일자에도 유사하게 행동하고, 수험생들은 여러 시험 일자에서 비슷하게 잘 수행하므로, 평가를 위해 수험생이 배정되는 특정 일자는 차이를 유발하지 않는다.
8. 각자의 역할을 연기하면서도, SP는 아래와 같이 할 수 있다.
   ① 관련된 수험생 행동을 철저히 주목한다.
   ② 면담 후 수험생 행동을 기억한다.
   ③ 행동을 정확하고 일관성 있게 채점한다.
   ④ 이해 가능하고, 기억에 남으며, 수험생의 성찰과 향상을 촉진하는 피드백을 제공한다.
9. 수험생은 아래와 같이 할 수 있고 동기가 부여된다.
   ① 피드백에 주의를 기울인다.
   ② 피드백을 기억한다.
   ③ 수행을 향상시키는 방법에 대한 효과적인 계획을 수립한다.
10. 평가가 종료된 직후 학습을 강화하기 위해, 수험생들은...
   ① 갈등 관리를 연습할 기회를 갖는다.

② 그러한 기회를 주목한다.

③ 그러한 기회에서 새로운 행동을 실험할 수 있고 동기가 부여된다.

④ 더 나은 학습을 위해 그들의 수행에 대한 피드백을 받는다(예를 들어, 어떤 동료나 지도 교수도 의도된 학습 목표와 모순되는 피드백을 주지 않을 것이다).

11. 수험생은 한 번의 만남이나 여러 번의 만남을 통해 재교육이 필요한지 확인된다.
12. 재교육할 수험생을 선발하기 위한 기준점(threshold)은 앞으로 독립적으로 갈등 관리를 연습하고 배울 준비가 된 사람 대 준비되지 않은 사람 사이의 차이를 잘 구별한다.
13. 재교육 대상자로 선정된 수험생은 추가적인 연습의 기회를 가치 있게 여기고 어떠한 심각한 부정적인 후유증도 가지고 있지 않다(예를 들어, 절망감; 다른 학생들로부터의 판단 또는 고립; 교육자에 대한 적대적인 태도).
14. 전체 평가 시스템은 자원의 수용 가능한 지출 내에서 실행 가능하다.

확실히 긴 목록이지만, 목록의 철저함에는 힘이 있다. 만약 이러한 모든 전제들이 딱 들어맞는다면, 아마도 당신은 매우 타당하고 효과적인 평가 시스템을 가지고 있을 것이다! 그러나 만약 어떤 **하나의** 전제라도 심각하게 깨진다면, 이후의 전제들은 충족하기 어렵거나 불가능할 수 있으며, 노력으로 목표를 달성하지 못할 수도 있다. 예를 들어, SP가 수험생의 행동에 대해 알아차리고 기억하고 점수를 매기고 피드백을 주는데 매우 변덕스럽다면, 여러분의 평가는 재교육 결정을 하는데 있어 많은 긍정적 판정오류(false positive)과 부정적 판정오류(false negative)을 가질 수 있고, 수험생들은 그 경험으로부터 많은 것을 배우지 못할 수도 있다. 그들은 심지어 교육 환경에 대한 신뢰를 잃을 수도 있다. 따라서 이러한 전제들을 정의하고, 그것이 사실인지에 주의를 기울일 가치가 있다. 즉 어느 정도 "타당도 조사(validity investigation)"와 "질 평가(quality evaluation)"를 시행해야 한다.

4. 타당도 조사, 질 평가

어떤 평가 노력이든, 우리는 "점수를 어떻게 해석하고 사용하는지를 고려할 때, 의도했던 속성을 측정하고 있는가?"라고 질문해야 한다. 그런 것을 체계적으로 물어보고 변별하는 자료를 찾을 때, 그것을 **타당도 조사**(validity investigation)라고 부를 것을 제안한다(많은 사람들이 현재 그것을 "타당성(validation)"이라고 부르지만, 이 용어는 확인 결과에 대한 문제가 있는 편향(problematic bias)을 내포하고 있다. 만약 어떤 친구가 나에게 전화를 걸어 개인적인 위기에 대한 자신의 감정을 "타당화(validate)"해 달라고 요청한다면, 그들이 그런 감정을 가져야 하는지에 대해 내가 엄격하게 검사해 보길 원한다는 의미는 아니라고 생각한다!). 우리는 또한 "이 평가 노력을 추구하는 것이 너무 많은 부정적인 결과 없이 내가 바라는 것을 성취하는 것인가?"라고 질문해야 한다. 이것은 앞의 것과는 다소 별개의 질문이며, 그래서 그것을 **질 평가**(**quality evaluation**)라고 부를 것을 제안한다. 이 용어가 실제로 의문을 제기하고 있는 것, 즉 "질"(또는 선호하는 경우, "적합성(suitability)")을 더 잘 전달하기를 바란다. 결국 검사는 위의 의미에서 "타당한(valid)" 것일 수 있지만, 수용할 수 없는 부정적인 영향을 초래할 수 있으며, 따라서 궁극적인 목적에 대한 질이나 적합성이 낮다. "평가(Evaluation)"는 또한 우리에게 이 질문에 대해, **프로그램 평가**의 관련 분야의 정신에서 폭넓은 시각을 갖도록 상기시켜준다. 이는 우리가, 평가가 현재 운영되는 크고, 혼란스러운 교육과 보건의료 시스템 내에서 어떻게 긍정적이고 부정적인 영향을 미치는지에 대해 의문을 제기하기 때문이다.

지금까지 나는 평가의 과학과 시행(science and practice)으로부터 나온 형식적인 이론이나 틀(frameworks)을 언급하는 것을 피했다. 이러한 형식적인 접근 방식에 관계없이 두 가지가 분명하기를 바란다: (1) 평가를 시행할 때 자신에게 물어봐야 할 비판적-사고 질문들이 많다. 그리고 (2) 그러한 질문들은 특별히 기술적이진 않지만, 오히려 달성하고자 하는 것과 그것의 근본적인 가정에 대한 고려에서 논리적으로 흘러나온다. 나는 평가 개발 및 평가(assessment development and evaluation)를 **형식적이고 기술적인**(formulaic and technical) 것으로 볼 위험이 있다고 생각한다. 특정 맥락에 따라 **논리적으로**(logical) 보여야 할 때 하나의 황금 기준 평가설계는 없으며, 타당도 조사 또는 질 평가에 대한 보편적인 최상의 설계도 없다; 이 모든 것은 여러분의 목적(목표)과 맥락에 달려 있다.

그렇긴 하지만, 여러분이 달성하고자 하는 것에 대한 분명한 시각을 가지고 있을 때 기술적인 기준과 이론적 지침은 여러분의 비판적 사고를 형성하는 것뿐 아니라 다른 교육 전문가 및 학자들에게 공통적으로 받아들여지는 용어로 의사소통을 하는데 매우 유용하다. 평가 리더십과 관리에 대한 개인적인 실행에서, 나는 "스스로 생각하는 것(think for myself)"을 먼저 하고 그 다음 몇 가지 틀에 대해서 나의 생각을 점검한다. 아래에서, 좀 더 영향력 있는 현대적 개념과 틀 중 몇 가지를 검토하려 한다.

5. KANE의 타당도 틀: 타당도 논거

최근 영향력 있는 타당도 틀 중 하나는 주로 미국에서 여러 가지 대규모 표준화 검사를 관리하는 ETS (Educational Testing Service)의 학자 Kane (2013)에 의한 것이다. Kane의 틀에 대한 보건의료 전문직종용가이드(health-professions-specific guide)도 이용할 수 있다. 아마도 기존의 타당도에 대한 사고에 비해 이 틀이 가지는 가장 중요한 기여는 평가를 위한 여러분의 목적(purpose)과 그것과 밀접하게 수반되는 논거(주장)에 초점을 맞추는 것이다. Kane은 여러분의 평가 목적 진술과 기본적인 가정을 "해석/사용 논거(interpretation/use argument, IUA)"로 언급한다. 앞에서 설명한 가정의 목록과 유사하다. 논리와 자료를 가지고 IUA를 엄격하게 평가하면, Kane이 "타당도 논거"라고 부르는 결과가 나온다.

Kane은 크기에 상관 없이 최소한 고려되어야 하는 가정(또는 "추론")에는 네 가지 광범위한 범주가 있다고 제안하고 있다.

1. **채점**(Scoring): 관찰점수는 수험생이 경험한 평가에서 얼마나 잘 수행했는 지를 정확하게 반영한다.
2. **일반화**(Generalization): 관찰점수는 편향되지 않았으며, 수험생의 "전집(universe)"점수를 신뢰할 수 있게 반영한 것이다 - 이때 전집점수란 가상의 점수로, 평가 시 발생할 수 있는 관련 없거나 사소하지만 가능한 모든 차이들(예를 들어 유사하지만 다른 문항들, 평정자들, 시험시행일, 응답형태 등)을 고려해서 산출하는 점수이다.
3. **외삽**(Extrapolation): 관찰점수는 우리가 정말로 관심을 갖는 수행을 적절하게 예측하는 것이다(예를 들어, 평가 환경에서 모의 환자가 아닌 실제 환자에 대한 진료 추론).
4. **결정**(Decisions): 관찰점수는 결정에 (예: 편향이 없는) 적합한 정보를 제공하고, 평가에 영향을 받는

모든 사람들이 적절한 결과를 받도록 하는 것이다.

앞의 예에서 우리의 가정 중 많은 부분이 Kane의 추론에 매핑될 수 있다. 그 예는 다음과 같다.

- 수험생이 효과적인 갈등-관리 행동을 보여주지만, 모의환자가 이를 인지하고, 기억하고, 점수를 매기는데 실패한다면(가정 8a-c), "점수" 추론이 손상된다. 간단히 말해서 **평가에서 수행은 일어났지만, 점수에는 포함되지 않았다.**
- 평가가 이뤄지는 요일이 점수에 영향을 주었다면, 이는 7번째 가정과 "일반화" 추론을 손상시킨다. 예를 들어, 금요일에 수험생이 그 때 일어나는 추가 시험에 의해 스트레스를 받거나, 먼저 시험을 본 응시자가 다음 응시자에게 힌트를 제공하는 것이 있다.

  평가 절차에 관한 사소한 세부 사항들은 그들이 나타나서는 안 되는 방식으로 문제가 되었다.
- 평가 경험에서의 단서와 과제가 실제-세계의 갈등 관리에서 중요한 단서 및 과제와 실제로 일치하지 않는다면(가정 2), "외삽(extrapolation)" 추론이 손상된다.

  평가 수행은 실제–세계의 관심 속성(attribute of interest)과 일치하지 않았다.
- 재교육 결정 규칙이 많은 긍정적 판정오류와 부정적 판정오류를 생성한다면 - 또는 그러한 방식으로 수험생을 변별하는 데 아무런 이점이 없고, 재교육을 받지 않는 사람들과 별다른 차이가 없다면(가정 11-13) - 그러면 "결정" 추론이 손상된다.

  점수는 더 나은 결정을 내리거나 더 나은 결과를 지지하는데 도움이 되지 않았다.

Kane의 조직적인 틀 외에도, 그의 글에는 많은 중요한 통찰력이 있다. 한 가지 위안이 되는 점은 Kane이 타당도 조사에 경계를 허무는 것을 권장하지는 않는다. 오히려 IUA라는 단어를 항상 강조하고, 질문해야 한다. 즉 (a) 어떤 가정이 가장 약한가(예: 사전 불확실성), (b) 어떤 가정이 (정보를 산출하는데) 변별적인 답을 줄 수 있는가, (c) 연구가 얼마나 알맞은지(affordable), (d) 의사결정자에게 문제해결을 하려할 때 이러한 불확실성이 어느 정도 되느냐는 수행을 위해 고려할 사항이나 또는 수행을 하지 말아야 하는지에 대한 영향을 미친다(이는 영향력 또는 정치적 산물이다). 만약 이러한 대답들을 함께 고려한다면, 특정 가정이 실험적 검사에 얼마나 적합한지 알 수 있을 것이다. 즉, 이러한 질문에 대한 대답이 어떤 가정에 대해 사실상 0인 경우, 적어도 아직까지는 그러한 가정을 실험(실증)적으로 시험해서는 안 될 것이다. **Table 2-1**에서 병력 청취와 신체검사 능력에 대한 SP-바탕 객관구조화진료시험(OSCE)에 대한 해석 및 사용 설명과, 주요 추론에 대한 몇 가지 고려사항을 공유한다.

모든 가정에 대한 자료를 수집하는 것은 불가능할 것이다. 그것은 변호사들이 배심원들은 근거가 부족하지만 매우 논리적으로 가정한다고 믿으며 변호하는 것과 마찬가지이다. 따라서 타당도 논거에는 가정이 아직 검증되지 않은 경우와 그 이유에 대한 명시적 승인이 포함되어야 하며, 특정 가정을 검증하지 않기로 한 현명한 결정에 대한 죄책감이 없어야 한다. 예를 들어, 심전도 해석 술기 개발에 있어서 수험생의 학습 곡선의 평가에 관한 최근 논문에서 Hatala, Gutman, Lineberry, Triola와 Pusic(2018)은 사용 가능한 자료의 한계와 IUA에 내재한 복잡성(즉, 학습자곡선은 별개의 시점에 비해 새롭기는 하지만 아직 개념적으로 해결해야 할 이슈가 있어서)으로 인해 일환화 추론이 불가능하다고 명확하게 밝히고 있다. 평가 작업의 검토자와 소비자는 불가능하거나 또는 불필요하게 포괄적인 타당도 조사를 기대해서는 안된다. 대신에 신중한 자료 수집과 함께 자신의 IUA에 대한 명확한 진술을 중시해야 한다. 마찬가지로 우리는 사용자들이

Table 2-1 객관구조화진료시험을 위한 해석과 사용 설명 예시, 그리고 선택된 해석 및 사용 논거 고려사항

해석과 사용 설명:
"우리의 목표는 모든 학생들이 USMLE 2단계 임상 술기 시험(CSE)에 합격할 준비가 되어 있는지 확인하고, 임상실습 기간 동안 일반적인 환자 상태에 대한 기본 병력과 신체검사 능력을 적용하도록 하는 것이다.

"이러한 목표들을 달성하기 위한 일환으로, 우리는 의대 3학년 학생들이 40개의 일반적인 기저 질환 중 하나를 나타내는 환자들을 위해 적절한 병력과 신체검사를 수행할 수 있는 능력을 측정하고자 한다. (우리는 진단 및 사후 관리를 위한 초기 계획이 포함된 적절한 환자 기록 작성에 관한 학습을 지원하기 위해 별도의 평가를 사용할 것이다.)

"우리는 학생들이 표준화환자와 8개의 서로 다른 면담에서 병력과 신체검사를 수행하도록 하여 이를 평가할 것이다. 각 면담 마다, 면담 중에 수행해야 하는 병력 질문과 신체검사 기술에 대한 사례별 체크리스트(case-specific checklist)가 있을 것이다. 각 면담 후에 표준화환자들은 해당 체크리스트를 완성할 것이다. 여덟 번의 면담 순환(circuit)이 끝나면 각 학습자에 대한 점수가 합산되어 이메일로 전송된다. 면담에서 설정된 분할 점수 미만의 점수를 받은 학습자는 해당 면담을 재응시해야 한다. 세 번 또는 그 이상의 면담에서 분할 점수 미만인 경우, 전체 순환에 다시 응시해야 한다. 그러나 이는 며칠만 가능하며, 제한된 수의 재교육 면담만 이용할 수 있다; 가장 많은 면담에서 분할 점수 미만으로 점수를 받는 학생들을 위한 재응시 일정이 우선시된다."

추론	가정 예시 (포괄적이지 않음)	각 가정에 대한 고려사항 예시 (사전 불확실성, 정보 산출량, 연구 비용 및/또는 정치적 산출 포함)
채점	각 사례의 병력청취 및 신체검사 기술 체크리스트에는 안전하고 효과적인 진료에 필수적인 모든 문항이 포함되어 있으며, 불필요한 문항은 없다.	"우리는 이러한 체크리스트를 개발하고 많은 임상의들이 검토하도록 하는 컨소시엄에 속해 있으므로, 이 가정이 충족된다고 확신한다. 한편, 잘 설계된 체크리스트 조차도 종종 중요한 문항을 놓치는 경우가 있다는 최근 연구가 있었다. 그렇지만 새로운 자료를 수집하지 않고 여기서 어느 정도의 위험은 감수할 수 있다고 생각한다."
일반화	SP는 적절한 병력 질문과 신체검사 기술에 대한 학습자의 인식을 촉발하는 단서들을 일관되게 보여주고 있다.	"우리는 SP에 대한 철저한 교육을 가지고 있지만, 그들의 수행 일관성에 대한 우려를 들었다. 표준화된 학생(student worker)들이 간단하게 샘플로 면담을 한 이후에 그들이 일관성을 보이는지 여부를 확인할 수 있다. 그것은 비용이 저렴하고 유익한 정보가 될 것이며, 만약 우리가 문제를 발견한다면 문제를 해결할 수 있을 것이다; 예를 들어, SP 재교육을 강화할 수 있다. 그럼, 자료를 수집해보자."
외삽	SP 면담에서의 수행 문제는 실제 환자와의 문제와 밀접하게 일치한다.	"몇몇 신체검사 기술의 경우, 실제로 결과를 시뮬레이션하지 않는다. 예를 들어, SP는 심장 박동을 조작할 수 없으므로, 학습자에게 그들이 들을 수 있는 것을 말해줄 뿐이다. 또한 SP 연기가 우리 환자들이 사용하는 의사소통의 스타일과 일치하는지 확신할 수 없다. 우리는 임상실습에서 학습자들이 접하게 되는 사례들의 충실도를 (아마도 구조화된 인터뷰와 같은) 구조화된 조사를 할 수 있다. 그것을 개발하고, 제대로 된 질문을 결정하기 위해서는 시간이 필요할 것 같다. 만약 교육학 석사 학위 학생의 논문 프로젝트의 일부로 만들 수 있다면 비용을 절감할 수 있을 것이다. 그것은 유용한 정보를 제공할 수 있고, 우리는 그 정보에 따라 행동할 수 있는 능력을 가지고 있다."
결정 (또는 "결과")	학습자들은 미래를 위해 개선할 부분을 기억하고, 이를 연습할 기회를 주목한다.	"학습자들이 OSCE에서 받은 많은 피드백을 종종 기억하지 못한다는 논문을 보았기 때문에, 이 가정이 우려된다. 모든 학습자는 이 OSCE 이후 한 달 동안 다른 시뮬레이션 중에 설문조사를 완료한다; 우리는 그들에게 OSCE에서 기억하는 상위 2가지 학습 포인트가 무엇인지 물어보고, 우리가 처음에 이메일로 보낸 피드백과 상호-참조(cross-reference)할 수 있다. 해당 자료를 수집하는 것은 쉽지만, 상호 참조는 어려울 수 있다. 왜냐하면 학습자들은 피드백 포인트를 기억하지만 본인의 고유한 방식으로 표현할 수 있기 때문이다. 여기서 다시 말하지만, 이것은 캡스톤 프로젝트 또는 논문의 일부로 소규모 공식 연구를 위한 좋은 주제가 될 수 있으므로, 아마도 이러한 설문조사 응답을 코딩할 시간과 동기를 가진 사람을 찾을 수 있을 것이다. 학습자들이 피드백 포인트를 거의 기억하지 못한다는 것을 알게 된 경우, 이에 대해 조치를 취할 수 있다. 교수진과의 공식적인 검토와 같이, 피드백을 공유할 수 있는 좀 더 기억에 남는 환경을 조성할 수 있다."

평가 시스템에 아주 사소한 변화를 주장할 때, 타당도 조사 노력을 위해 "처음부터 시작"해야 하거나 또는 심지어 새로운 자료를 수집해야 한다고 느끼지 않기를 바란다.

6. MESSICK의 타당도 틀: 근거의 출처

Kane의 전임자인 Samuel Messick은 미국교육연구협회(American Educational Research Association, AERA), 미국심리학회(American Psychological Association, APA), 미국교육측정학회(National Council on Measurement in Education, NCME)에서 공동 발간하는 교육과 심리검사를 위한 표준(Standards for Educational and Psychological Testing)에서 타당도의 틀로 압도적으로 인정받고 있다. Messick의 "타당도 근거"와 관련된 5가지는 참고문헌으로 가장 많이 인용되고 있다:

1. **내용 근거**(Content evidence): 평가 과제, 항목(문항)의 표현 또는 수행 과제의 형식, 그리고 채점은 목표로 하는 속성과 모두 일치해야 한다.
2. **반응 과정에 기초한 근거**(Response process evidence): 평가 과제에 응답할 때 수험생의 인식과 행동이 의도된 해석과 점수의 사용과 일치하는지 확인한다 - 점수를 산출하는 관찰자나 평정자의 인식과 행동도 마찬가지이다.
3. **내적 구조 근거**(Internal structure evidence): 평가 내 항목(문항)에 대한 점수는 자신의 의도된 해석과 사용에 의해 예측되는 방식으로 서로 관련된다 - 예를 들어, 동일한 속성을 측정하는 여러 문항들은 서로 실제적인 상관이 있음을 의미한다.
4. **다른 변수에 기초한 근거**(Relations to other variables evidence): 점수는 관련 있는 다른 속성을 예측하거나, 유사한 구인을 측정한 것으로, 이는 개념적으로는 명확하게 구분되어 있거나 관련없는 문항들이다(예: 점수는 수험생 성별 또는 인종에 따라 달라지지 않음).
5. **결과 근거**(Consequences evidence): 점수 해석과 사용은 적절한 긍정적인 결과와 최소한의 부정적인 결과로 이어진다.

Messick의 후기 연구는 여섯 번째 근거 출처인, **일반화가능도**(generalizability)를 언급했는데, 그는 이것이 **신뢰도**(reliability)라는 용어와 동의어이며 "구인 타당도의 측면"으로 간주된다고 말했다. 그러나 공동발간에 표준에서는 신뢰도를 "타당도에 대한 함의"가 있지만, "검사 점수의 독립적인 특성"으로 규정하고, 이를 별도의 장으로 구성했다. 말하자면, 여기엔 약간의 혼란이 있으며, 사람들이 신뢰도-관련 근거를 분류하는 방법에 있어서 지속적인 변동성이 나타난다. 예를 들어, 일부 HPE(보건의료 전문직 교육) 논문에서는 신뢰도를 "내적 구조에 기초한" 타당도의 근거라고 다루지만, 신뢰도는 개념적으로 내적 구조 문제와 구별된다. 예를 들어, 항목(문항) 간의 관계가 기본 구인(들)의 내적 구조에 대한 이론과 일치하지만 채점의 신뢰도가 여전히 허용할 수 없을 정도로 낮을 수 있으며, 그 반대의 경우도 마찬가지일 수 있다.

Table 2-2는 Messick 틀의 각 범주 아래에 일반적인 유형의 근거를 나열하고 있으며, 명확히 하기 위해 "일반화가능도/신뢰도"를 여섯 번째 범주로 구분한다. 이는 IUA가 논란의 여지가 있거나 불확실한 가정을 드러낼 때 선택할 수 있는 특정 유형의 근거에 대한 "메뉴"로 생각할 수 있다. Kane의 추론 중 고려하는 것이 있다면, Messick의 틀 중에서 "메뉴 옵션"이 더 관련 있다. 때로는 매우 간단하다: 예를 들어, Kane의 "일반화(Generalization)" 추론은 (Kane의) "일반화가능도/신뢰도(Generalizabiity/Reliability)"와 출처가 유사하다. 유사하게 Kane의 "결정(Decision)" 추론과 (Messick의) "결과(Consequences)"에 대한 근거도 유사하다. 다른 경우에는 Kane의 추론과 Messick의 근거 출처 사이에 간단한 매핑이 없으므로, 여러 또는 모든 Messick 근거 출처를 각 Kane 추론과 잠재적으로 관련이 있는 것으로 철저하게 고려하는 것이 가장 안전할 수 있다. 예를 들어, Kane의 "채점" 추론과 관련된 몇 가지 유형의 Messick 근거 출처가 있다: 적절

Table 2-2 Messick의 각 타당도 근거 출처(자원) 내에서 필기시험과 수행검사에 대한 근거의 예시

타당도 근거의 출처(자원)	지필시험에 대한 근거 예시	수행시험에 대한 근거 예시
내용	• 각 내용 영역을 다루는 항목(문항)의 비율에 대한 평가 "청사진(blueprint)"과 해당 내용 영역의 상대적 중요성 간의 일치 정도 • 항목(문항) 개발 설명 및 프로세스의 질 • 항목 개발 설명 및 프로세스의 실제 준수 • 항목(문항) 작성자의 전문성, 관련 경험 및/또는 교육 • 의도된 구인과 항목(문항) 형식 간의 일치(예: "암기" vs 지식의 "적용"을 평가하기 위한 항목(문항)에 대한 적절한 형식) • 학습자 모집단 수행에 대한 기대를 바탕으로 관찰된 항목(문항) 난이도의 적합성	• 기저 질환 상태, 도전 과제 등에 대한 평가 "청사진"과 이러한 상태의 상대적 중요성 또는 유병률 간의 일치 정도 • 시뮬레이션-바탕의 경우: 사례 개발 설명 및 시뮬레이션 프로세스의 질 • 시뮬레이션-바탕의 경우: 사례 개발 설명 및 시뮬레이션 프로세스에 대한 실제 준수 • 항목(문항) 작성자의 전문성, 관련 경험 및/또는 교육 • 의도된 구인과 수행 형식 간의 일치(예: "지금 정맥에 삽관을 하겠습니다"라고 말하는 대신, 심리운동적(psychomotor) 과제의 실제 수행을 요구함) • 학습자 모집단 수행에 대한 기대를 바탕으로 관찰된 사례 난이도의 적합성
반응 과정	• 의도된 구인이 응답을 결정하는지 확인하기 위해 수험생 및/ 또는 직접 관찰로 "소리 내어 생각해 보라"(예: 항목 표현에 대한 혼동, 정답에 대한 구인과 관련 없는 단서, 또는 "부정행위 용지(cheat sheets)"사용이 아닌) • 의도된 구인이 그들의 평정을 결정하는지 확인하기 위해 수작업으로 채점된 응답(예: 에세이)에 대해 항목(문항) 평정자와 함께 "소리 내어 생각해 보라"(예: "문장 길이"와 같은 구인과 관련 없는 단서가 아닌) • 점수 처리에 대한 질 관리 확인(예: 지필 응답을 디지털 자료로 변환하기 위한 스캔 사용)	• 의도된 구인이 응답을 결정하는지 확인하기 위해 수험생과 함께 "소리 내어 생각해 보라"(예: 환자와의 면담이 제대로 시뮬레이션 되지 않은 측면에 대한 혼란이나 올바른 수행을 위한 구인과 관련 없는 단서가 아닌) • 의도된 구인이 그들의 평정을 결정하는지 확인하기 위해 수행평가자와 함께 "소리 내어 생각해 보라"(예: "학습자의 명백한 자신감"과 같은 구인과 관련 없는 단서가 아닌) • 점수 처리에 대한 질 관리 확인(예: 합성 점수의 컴퓨터-기반 계산)
내적 구조	• 항목(문항) 전반에 걸친 내적 일관성 추정치(예: 알파 계수(coefficient alpha)) • 총점 및/또는 하위점수의 사용과 일치하는 탐색적 및/또는 확인적 요인 분석	• 사례 및/또는 관찰 항목(문항)에 대한 내적 일관성 추정치(예: 알파 계수(coefficient alpha)) • 총점 및/또는 하위점수의 사용과 일치하는 탐색적 및/또는 확인적 요인 분석
다른 변수에 관련된	• 유사한(또는 관련 없는) 변수의 점수와 적절한 일치(또는 그렇지 않음) (예: 성별, 민족성 등에 따른 편향이 없음을 보여주는 차등 검사 기능 연구)	• 유사한(또는 관련 없는) 변수의 점수와 적절한 일치(또는 그렇지 않음) (예: 임상 환경에서 평가 점수와 수행 간의 양의 상관관계)

타당도 근거의 출처(자원)	지필시험에 대한 근거 예시	수행시험에 대한 근거 예시
결과	• 통과/미통과 프로세스 및 결정의 적합성 • 수험생에 대한 영향, 예, 지식이나 술기, 태도, 동기 또는 웰빙의 변화 • 교육자에 대한 영향, 예, 수업 중 내용 초점의 변화, 평가 결과에 기초한 학습자의 개별화 등. • 보다 광범위한 영향, 예, 환자에 대한 진단 정확도의 향상 • 의도하지 않은 결과 감지 (긍정적이든 부정적이든)	• 통과/미통과 프로세스 및 결정의 적합성 • 수험생에 대한 영향, 예, 지식이나 술기, 태도, 동기 또는 웰빙의 변화 • 교육자에 대한 영향, 예, 수업 중 내용 초점의 변화, 평가 결과에 기초한 학습자의 개별화 등 • 보다 광범위한 영향, 예, 환자 시술 중 무균 상태 유지의 개선 • 의도하지 않은 결과 감지 (긍정적이든 부정적이든)
일반화가능도/신뢰도*	• 대상 내용 영역을 표집할 수 있는 적절한 항목(문항)의 수 • 시간 경과에 따른 구인과 관련 없는 분산을 표집할 수 있는 적절한 평가 기회의 수 • 구인과 관련 없는 평정자 분산을 표집할 수 있는 적절한 평정자의 수(수작업으로 채점된 평가의 경우)	• 대상 내용 영역을 표집할 수 있는 적절한 사례 및/또는 항목(문항)의 수 • 시간 경과에 따른 구인과 관련 없는 변동을 표집할 수 있는 적절한 평가 기회의 수 • 구인과 관련 없는 평정자 분산을 표집할 수 있는 적절한 평정자의 수

* 일반화가능도/신뢰도가 타당도의 측면으로 간주되어야 하는지 여부에 대한 평가 문헌의 불일치에도 불구하고, Messick 틀을 사용하는 대부분의 보건의료 전문직 교육 타당도 연구는 내적 구조 타당도 근거 내에서 일반화가능도/신뢰도를 고려한다.

한 채점 요소(key)를 설정하는 것은 Messick의 "내용" 출처에 해당하고, 관찰을 정확하게 하는 것은 "반응 과정"에 해당하며, 총점으로 결합되는 항목(문항)에 대한 정당화는 "내적 구조"에 해당한다. Kane의 "외삽" 근거를 검증하기 위해, 검사 점수가 환자 결과와 같은 일부 중요한 실제-세계 준거에 대한 점수와 관련이 있는지 확인하는 것이 적합할 수 있다. 이는 Messick의 "다른 변수에 관련된"것이다. 항목(문항)에 대한 청사진이 실제 세계에서 중요한 영역과 잘 일치하는지 확인하는 것은 Messick의 "내용" 출처에 해당한다.

Messick의 틀은 현재 HPE 학자들과 실무자들에게 가장 친숙할 수 있다. 그러나 상황판단검사 연구에 대한 한 리뷰에서 3%의 논문들에만 적용되어, HPE 연구에서 거의 인용되지 않고 있다. Messick 틀의 주요 약점은 타당도 근거의 출처가 어떻게 우선순위를 매기고 자신의 목적과 연결되어야 하는지, 또는 근거의 출처가 논리적 사슬에서 서로를 지원해야 하는 방법에 대한 상대적 무관심이다. 이해는 가지만 안타깝게도, 학자들이 서로 상충되는 가정에 대한 변별적인 근거수집을 고려하지 않고, Messick의 5가지 중에 한두개 정도라도 타당도에 대한 근거를 겨우 수집하도록 하고 있다. Kane을 사용하여 논리를 이끌고, Messick을 사용하여 잠재적인 근거의 출처에 대해 광범위하게 생각하는 것은 강력한 조합을 만든다.

7. 평가 틀

평가(assessment)의 광범위한 결과에 대한 평가(evaluation)는 학술이나 실무분야에서 이후에 일부 고려되었지만 거의 보고되지는 않았다. 이 중 일부는 결과를 다른 타당도 고려사항과 결합하려는 과거의 시도로 인한 개념적 혼란 때문일 수 있다. 결국, 타당도가 "무엇을 의미하는지 측정하는 것"을 반영한다면,

예를 들어, 너무 비싸다는 이유만으로 검사가 "타당하지 않은(invalid)"것이라고 말하는 것은 이상해 보인다. Borsboom 외, Cizek, Shadish, Cook과 Campbel, van der Vleute은 평가 해석과 사용의 결과를 언급할 때 "정당성(justification)", "전체적인 질(overall quality)", 또는 "실용성(utility)"과 같은 다른 용어를 사용할 것을 제안한다.

Cook과 Lineberry는 평가 해석과 사용의 잠재적 결과를 확인하기 위한 틀을 제안했다. 학자들이 결과가 발생할 수 있는 다양한 방법을 구상하는 데 도움을 주기 위한 것이다. 그 작업에서 약간 변형하여, 나는 어떠한 결과든 고려해야 할 네 가지 중요한 차원이 있다고 제안한다: (1) 결과의 **수혜자**(*recipients*), 수험생과 교육자에서부터 사회 전반에 이르기까지 다양하다, (2) 결과가 촉발되는 시기(*timing*), 결과는 평가에 대한 기대, 평가를 완료하는 활동, 또는 평가 후 점수의 해석 및 사용으로 인해 발생할 수 있다, (3) 결과가 의도된 것인지(*intended*) 또는 의도하지 않은 것인지(*unintended*) 여부이다, (4) 결과가 각 수혜자의 관점에서 유익한지(*beneficial*) 그리고/또는 유해한지(*harmful*) 여부이다. 결과는 타당도와 질을 고려할 때 가장 틀림없이 가장 중요한 측면을 구성한다. 만약 검사가 원하는 것을 달성하지 못하거나 중대한 문제를 일으킨다면, 그것이 정확한지는 크게 중요하지 않다; 당신은 그것을 사용하지 않을 것이다.

종종-의도하지 않은 결과의 특성(nature)은 우리에게 특별한 의미를 갖는다. 잘 구성된(정형화된) 타당도 논거의 경우, 일반적으로 논란이 되는 가정을 검증하기 위해 필요한 자료를 전향적으로 결정할 수 있어야 한다. 그러나 평가 결과의 경우, 우리가 예상하지 못했던 영향(효과)을 경고할 수 있는 자료를 수집하는, "광범위한 그물(wide net)"을 던져야 한다. 예를 들어 우리는 많은 이해당사자들의 관점을 얻기 위해 단지 수험생뿐 아니라 비교적 상대적으로 개방된 표집을 할 수 있다.

8. 예방에 중점 두기: 타당도 위협 이해

평가(assessment) 타당도 조사와 질 평가(evaluation)는 논리적인 과정이므로, 특정한 전형적인 논리적 "오류(fallacies)"를 포함한다: 즉 가정이 유지되지 않거나 의도하지 않은 영향이 우리의 해석에 스며드는 일반적인 방법, 즉 타당도에 대한 위협 또는 타당도 위협이라고 한다. 주요 타당도 틀에 대해 자신의 생각을 주의 깊게 확인하는 것이 유용하듯이, 일반적인 타당도 위협의 목록을 검토하고 평가 맥락에서 어떤 위협이 작용할 수 있는지 여부를 물어보는 것이 유용하다. 예방에 초점을 둔 "위협"이라는 것은 당신의 가정에 대한 윤곽을 잡을 때 적용되는 것으로, 이때 가정이란 당신이 일어나기를 바라는 것이고, 위협이란 일어나지 않을 수도 있는 것을 말한다.

타당도에 대한 위협은 두 가지 기본 범주로 분류할 수 있다. **구인무관 분산**(*Construct–irrelevant variance*, CIV)은 점수가 목표 속성이 아닌 **다른 속성**에 의해 영향을 받을 때 작동한다. 예를 들어, "진단 정확도(diagnostic accuracy)"를 검사하려고 하지만, 사례 설명에서 미국 북동부 사람들에게만 익숙한 속어를 사용한다면, 그 검사는 의도치 않게 "수험생 위치(examinee location)"에 대한 검사가 될 수 있다. **구인 과소대표성**(*Construct underrepresentation*, CU)은 점수가 목표 속성의 일부만 반영하고 다른 중요한 부분을 누락한 경우이다. 예를 들어, "진단 정확도"를 광범위하게 검사하려고 하지만, 검사에 당뇨병과 저혈압 사례만 포함된다면, 수험생들이 다른 일반적인 진단을 통해 어떻게 수행할지를 반영하지 못할 수도 있다.

이 예시는 목표 속성의 하위 범주를 표본화하는 데 있어 **체계적인** 오류(*systematic* failure)를 반영한다. 또한 체계적인 편향없이 너무 적은 수의 자료 포인트를 표집하는 것만으로도 속성을 과소대표성(underrepresent) 할 수 있다.

"타당도"와 "질"은 별개의 개념이기 때문에, 평가 실행(실무)의 결과에 대한 "질" 위협에 대해서도 생각해 보는 것이 유용하다. 다시 말하지만, 검사 비용이 매우 비싸다면, 그것이 반드시 측정 타당도를 위협하지는 않지만, 구현하기가 어렵고 따라서 전반적으로 질이 낮아진다. Table 2-3에는 타당도와 질을 위협하는 58개의 목록이 정리되어 있는데, 이는 IUA내에서 논리적 고장을 일으킬 수 있는 방법에 따라 정리된 것이다. 이 목록은 포괄적이지 않으며, 특히 "결정 및 결과"는 더욱 그렇다. 그리고 결과를 좀 더 면밀히 보면 공통적으로 고려해야 할 것들을 발견할 수 있다. 하지만 평가 노력에 대해 이러한 고려사항을 주의 깊게 검토하여 개선을 위한 기회를 찾는데 도움이 되기를 바란다.

Table 2-3 평가 타당도와 질에 대한 (선정된) 위협

추론과 그 기본 가정	선정된 타당도/질 위협과 일반 참고 CIV = 구인무관 분산. CU = 구인 과소대표성.
채점	
채점 키(key)의 정확도: 수험생 행동이나 선택(choices)에 할당된 점수는 실제 세계에서 얼마나 정확한지를 반영한다.	• 잘못된 근거 또는 잘못된 내용 전문가의 신념에 기초한 정답 키(CIV) • 제한된 샘플 수에 기반한 근거 또는 소수 내용 전문가에 의한 정답 키(CU) • 다중 응답이 허용될 수 있는 경우 하나의 "정답"으로 응답한 경우에 점수 부여를 부적절하게 제한하는 것(CU) • 문항수준에서 적절한 가중치를 부여하지 못함. 예를 들어 즉시 "탈락"시켜야 하는 비보상적 문항들을 확인하는 것(CU)
자극의 경험과 해석: 항목(문항), 사례 설명, 그리고/또는 시나리오와 상호작용은 모든 수험생이 유사하게 경험하고 해석한다.	• 구인과-무관한 읽기 능력의 차이(CIV) • 다른 문화 집단에 대한 개념 해석의 차이(CIV) • 배우 또는 시뮬레이터의 일관되지 않은 시나리오 연기(CIV) **비일관성이 체계적일 때 특히 문제가 된다. 예를 들어, 수험생의 수행이 낮을 때마다, 항목(문항)/사례가 더 쉽거나 더 어려워진다.**
응답 선택지의 해석: • 선택 응답형 평가의 경우: 응답 선택지는 모든 수험생이 유사하게 그리고 정확하게(올바르게) 해석된다. • 자유 응답형 평가의 경우: 모든 수험생은 허용 가능한 행동에 대해 유사하고, 정확한(올바른) 이해를 하고 있다.	• 구인과-무관한 읽기 능력의 차이(CIV) • 다른 문화 집단에 대한 개념 해석의 차이(CIV) • 수험생이 시뮬레이션이나 컴퓨터를 이용한 환경에 익숙한 정도의 차이(CIV)
수험생 응답 과정: 평가 과정에서의 수험생의 인지 및 행동은 목표로 하는 속성이 어떻게 응답으로 이어지는지에 대한 우리의 이론과 일치한다.	• 추측(CIV) • 부정행위(CIV) • 게이밍(gaming), 즉, 채점에서 알려진 특이성을 활용하여, MCQ 문항에서 올바른 응답과 잘못된 응답이 어떻게 표현되는지에 대한 미묘한 차이를 감지하고, 원하는 행동을 암시하는 시나리오에서 배우의 행동에서 "말(tells)"을 감지한다(CIV).

추론과 그 기본 가정	선정된 타당도/질 위협과 일반 참고 CIV = 구인무관 분산. CU = 구인 과소대표성.
	• 평가의 목적이 충분히 명확하지 않음. 예를 들어 일부 수험생들은 리더십 평가를 목적으로 한 시나리오를 의학지식을 평가하는 것으로 생각한다(CIV). • 수행을 위한 단서가 불충분함. 예를 들어 지나치게 모호한 상황(CIV) • 수행을 위한 단서가 지나치게 명확함. 예를 들어 정답이 명확히 드러나는 상황(CU)
평정자 응답 과정: 평가 과정에서의 평정자의 인지 및 행동은 행동이 어떻게 범주화 되고 채점되어야 하는지에 대한 우리의 이론과 일치한다.	• 평정자 오류. 예를 들어 지나친 관대함, 엄격함, 중심경향성; 첫인상 오류; 시간의 경과에 따른 점수변화; 후속 수험생과의 대비 효과(CIV) • 불충분한 그리고/또는 가변적인 평정자 훈련(CIV) • 불명확한 코딩 및 채점 규칙(CIV) • 평정자의 집중 방해/피로(CIV)
내적 구조: 개별 문항/사례들은 총점(또는 복합점수)은 적절하면서, 기대대로 문항 간 상관이 있다.	• 복합성분/총점을 생성하기 위해 추가된 항목(문항) 간의 내적 일관성 부족(CIV-또는 보다 구체적으로, "잘못 설명된 구인[construct mis-specification]"; 총점은 두 개 이상의 기본 구인을 반영할 수 있으며, 각각은 "관련된" 구인일 수 있지만 서로 일관성이 없는 구인이다.) **항목(문항)/사례 간의 내적 일관성을 항상 가정할 필요는 없다는 점에 유의하십시오.**
일반화	
항목(문항)/사례 표집: 충분히 일관된 점수를 얻기 위해 충분한 항목(문항)/사례를 표집한다.	• 불충분한 표본 추출, 특히 수험생이 특정 항목(문항)이나 사례에 응답할 능력이 크게 다를 경우 더욱 악화됨. 예를 들어 임상추론 과제의 사례 특이성(CU)
평정자 표집: 충분히 일관된 점수를 얻기 위해 충분한 평정자들이 수험생들을 관찰한다.	• 불충분한 표본 추출, 특히 평정자가 무작위적인 내부 변동성보다는 오히려 상당한 **편향성**을 가지고 있는 경우 더욱 악화됨, 예를 들어, "매(hawk)" 대 "비둘기(dove)" 평정자 배정(CU)
상황(Occasion) 표집: 수험생(그리고 평정자, 해당되는 경우)은 충분히 일관된 점수를 얻을 수 있는 충분한 상황에서 평가를 완료한다.	• 불충분한 표본 추출, 특히 상황 효과가 무작위적인 것보다는 오히려 **체계적인** 경우 악화됨, 예를 들어, 배정된 시험날짜에 다른 어려운 상황들이 겹쳐질 경우 과제에 반영됨(CU) 이러한 국면(facet)을 알아내는 것은 흔하지 않다. 알아낸 경우에는 상황국면이 신뢰도를 크게 떨어뜨리는데 기여했음을 종종 확인했다.
형식 표집: 수험생은 충분히 일관된 점수를 얻기 위해 충분히 다양한 형식으로 평가를 완료한다.	• 불충분한 표본 추출, 특히 형식에 대한 친숙도에 있어 체계적인 수험생 편차에 의해 악화됨, 예를 들어, 이전 교육 경험이 없는 외국의 수험생에게 친숙하지 않은 새로운 시뮬레이션-기반 형식을 사용하는 것(CU)
표집된(sampled) 조건 간의 상호작용: 모든 측정 가능성의 조합을 표집하는 것은 충분히 일관된 점수를 얻을 수 있을 정도로 충분히 철저하다.	• 조합의 불충분한 표집(CU) **두개 이상의 측정 국면은 서로 상호 작용하여 불일치를 생성할 수 있다(측정 국면으로서 "수험생"을 포함). 예를 들어, 항목별 평정자(rater–by–item) (예: 한 평정자는 항목 1에 대해 엄격하고, 다른 평가자는 항목 2에 대해 엄격함), 수험생 별 평정자(rater–by–examinee) (예: 평정자 1은 여성에 대해 엄격하게 평가하고, 평정자 2는 남성에 대해 엄격하게 평가함.), 기타 등등.**

추론과 그 기본 가정	선정된 타당도/질 위협과 일반 참고 CIV = 구인무관 분산. CU = 구인 과소대표성.
외삽	
적절한 구인(또는 "속성") 정의: 속성은 그것이 무엇인지에 따라 명명된다. 예를 들어, 지식 대 술기, 인지 대 기억; 속성은 하나 이상의 측면을 갖는 것으로 정확하게 확인된다. 즉, 그것의 "요인 구조(factor structure)"	• 속성의 이름을 너무 광범위하게 지정함, 예를 들어, 단지 "의사소통"만 평가하면서 속성을 "팀워크"라고 명명함(CU) • 속성의 이름을 잘못 지정함, 예를 들어, 실제적으론 지식이나 동기부여가 부족한데 "술기 부족"이라고 명명함, 기타 등등(CIV) • 속성의 일시적이고 유동적인 "상태(states)"를 마치 영구적이고 변경할 수 없는 "특성(traits)"인 것처럼 취급함(CU) • 수행이 그룹 프로세스에 영향을 지대하게 받았는데도 개인에게 귀속시키는 것, 또는 그 반대의 경우도 마찬가지임(CIV) • 속성의 차원을 잘못 특성화함, 예를 들어, 마치 하나의 속성만 있는 것처럼 수험생이 전반적으로 "적절"하다고 간주함, 실제로 수험생이 수행의 한 하위 속성에서 "예외적"이고 다른 하위 속성에서 "결손"인 경우 (CIV- 또는 보다 구체적으로, "잘못 설명된 구인"; 단일 레이블(label)은 두 개 이상의 기본 구인을 반영할 수 있다. 각각은 "관련된" 구인일 수 있지만 서로 일관성이 없는 구인이다.)
개별 항목(문항)/사례 및 응답 충실도: 항목(문항) 또는 사례 및 해당 응답 옵션(선택지)은 실제 세계와 잘 일치한다.	• 지나치게 쉽거나 어려운 항목(문항)/사례(CU) • 비현실적인 항목(문항)/사례 또는 응답 옵션(선택지)(CU)
세트로서의 항목(문항)/사례 충실도: 항목(문항)/사례의 집합은 실제 세계 및/또는 표집될 대상 영역에서 발견되는 패턴(양식)과 일치한다.	• 항목(문항)/사례에서 정상 대 비정상적인 임상 결과의 부정확한 기본 비율(CU) • 특정 조건 또는 과제의 과대 또는 과소 표집(CU)
예측 타당도: 점수는 실제 세계에서 바라는 속성의 수준 또는 실제 세계에서의 효과(영향)와 긍정적으로 관련된다.	• 평가 점수와 속성의 다른 측정치 간의 상관관계 부족 • 평가 점수와 속성과 관련된 성과 간의 상관관계 부족
결정 및 결과	
결정: 통과/미통과 또는 기타 분류(범주) 결정은 수용 가능한 민감성과 특수성을 가지고, 편향성 없이 이루어진다.	• 낮은 민감성 및/또는 특수성 • 특정 의사결정(들)에 대한 타당도와 신뢰도의 추정치를 조정하지 못함 • 분류(범주)에 대한 약한 정당성, 예를 들어, 재교육 실시는 모두에게 효과적이고, 실시할 수 있음. 또는 차별적 실시는 불가능함 • 제한된 진단 값, 예를 들어, 점수는 문제를 확인하지만 가능한 해결책을 제시하지 못함 • 수험생에 대한 부적절한 표기(라벨링), 예를 들어, 수험생이 여전히 합리적인 수행 기대치 안에 머물러 있을 때 "결손"이라는 라벨을 붙임 • 부적절한 수험생 해석과 결정, 예를 들어, 결과를 의학이나 특정 전문 분야를 중단해야 한다는 근거로 잘못 해석하는 것
학습과 교수 효과: 평가는 생산적인 학습과 교수활동으로 이끈다.	• 도움이 되지 않는 피드백 형식, 예를 들어, 과도한 피드백 지연, 개요적인 수준에서만 피드백함 • 실제세계에 적용하는데 지지적이지 못한 환경. 일명 비지지적인 전이 환경(풍토) • 부적응의 학습 전략 또는 태도, 예를 들어, 시험 전에 "벼락치기(cramming)"

추론과 그 기본 가정	선정된 타당도/질 위협과 일반 참고 CIV = 구인무관 분산. CU = 구인 과소대표성.
웰빙(Well-being) 효과: 평가는 관련된 모든 사람들의 웰빙을 지원한다.	• 수험생, 교육자 등에 대한 과도한 정서적/심리적 부담
의사소통 효과: 평가는 행정관리 기관의 가치를 올바르게(정확하게) 나타낸다.	• 가치에 대한 의사소통 실패, 예를 들어, 쉽게 평가할 수 있는 속성을 매우 가치 있게 여기는 것처럼 보인다. 반면에 정량화하기 어려운(hard-to-quantify) 속성에는 가치를 두지 않음
비용: 비용은 모든 이해관계자가 부담할 수 있으며 수익으로 정당화된다.	• 검사 준비 비용, 시간 손실을 포함한 수험생에 대한 과도한 비용 • 투자 수익을 감안할 때, 관리자에 대한 과도한 비용
분배 정의: 평가의 사용과 연관된 성과(결과)는 수험생 및 다른 이해관계자가 똑같이 경험한다.	• 특정 집단에 대한 부정적인 영향 또는 편향성, 예를 들어, 과소 대표되는 소수 민족의 낮은 승진 비율 • 부당한 비용, 예를 들어, 부유한 수험생들만이 검사 준비 자료를 살 여유가 있음
절차적 정의: 평가의 과정은 공정한 방식으로 진행된다.	• 수험생들이 오류라고 생각하는 점수에 이의를 제기할 수 있는 효과적인 과정의 결여 • 점수의 활용, 개인정보 보호, 자료 보안 등에 대한 투명성
상호 정의: 평가 경험은 인간적이며, 수험생과 다른 이해관계자를 존엄과 존중으로 대한다.	• 친절이나 존중 없이 피드백을 전달함, 예를 들어, 수험생이 받을 준비가 되어 있는지 가늠하지 않음 • 부정적인 피드백이 불필요하게 공개적인 방식으로 게시됨 • 분류(범주) 명이 지나치게 냉혹함, 예를 들어, 수험생을 "실패"로 표시
정치적 소화: 모든 관련 이해관계자는 평가 설계, 전달 및 평가(evaluation)에서 고려되며, 합리적으로 지원한다.	• 핵심 파트너의 이해와 지원을 얻지 못함, 예를 들어, 평가에 반대하고 그에 대한 메시지를 약화시키는 교육자
광범위한 활용: 평가는 광범위하게 평가되며(valued) 점점 더 많은 맥락에 적용된다.	• 다른 곳에서 활용을 높이기 위해 평가들을 묶지(package) 않음
의도하지 않은 효과: 평가는 의도하지 않은 부정적인 효과를 결과로 주지 않으며, 이상적으로는 의도하지 않은 긍정적인 효과를 가져온다.	(이것은 정의상 구체적으로 예측하기 어렵다)

긍정적인 관점에서 마무리하기 위해, 우리는 다소 결함이 있는 평가 -몇 가지 위협이 실현된 평가- 라도 여전히 사용하기에 적합할 수 있다는 것을 인식해야 한다. "얼마나 충분히 타당한가?" 또는 "얼마나 충분히 좋은가?"라는 질문에 대한 쉬운 해답은 없다. 다른 목적에는 서로 다른 수준의 타당도 근거가 필요하다. 의사의 생계와 환자 안전에 영향을 미칠 가능성이 있는 국가 면허 시험은 그 결정이 적절하고 방어 가능하다는 것을 확인하기 위해 매우 높은 수준의 근거를 요구한다. 반면에, 지역적이고 과정-수준의 형성평가 또는 퀴즈는 주요 위협에만 초점을 맞춘, 타당도에 대한 덜 철저한 평가로 충분할 수 있다. 16장(계획적 평가)과 17장(평가가 학습에 미치는 영향)은 측정의 엄격성과 교육적 피드백의 (때로는 서로 다른) 목적의 균형을 맞추는 것에 대한 추가적인 통찰력을 제공한다.

9. 결론적 생각

보건의료 전문직 교육에서 평가 타당도와 질 고려사항은 효과적인 학습, 안전한 환자 진료, 그리고 보건 전문가의 웰빙을 증진하는 방법에 있어 가장 중요한 부분이다. 우리는 평가 실무(practices)를 이해하고 개선하기 위해 비판적 사고, 강력한 개념적 틀, 그리고 근거를 보다 일관성 있고 엄격하게 사용할 수 있는 기회를 가지고 있다.

* 참고: 추가 자료 및 출처는 UIC AHPE 웹사이트(https://go.uic.edu/AHPE)에서 확인할 수 있다.

REFERENCES

American Educational Research Association, American Psychological Association, Joint Committee on Standards for Educational, Psychological Testing (US), & National Council on Measurement in Education. (2014). *Standards for educational and psychological testing*. Washington, DC: American Educational Research Association.

Borsboom, D., Mellenbergh, G.J., & van Heerden, J. (2004). The concept of validity. *Psychological Review, 111*(4), 1061.

Cizek, G.J. (2012). Defining and distinguishing validity: Interpretations of score meaning and justifications of test use. *Psychological Methods, 17*(1), 31.

Cook, D.A., Brydges, R., Ginsburg, S., & Hatala, R. (2015). A contemporary approach to validity arguments: A practical guide to Kane's framework. *Medical Education, 49*(6), 560–575.

Cook, D.A., & Hatala, R. (2016). Validation of educational assessments: A primer for simulation and beyond. *Advances in Simulation, 1*(1), 31.

Cook, D.A., & Lineberry, M. (2016). Consequences validity evidence: Evaluating the impact of educational assessments. *Academic Medicine, 91*(6), 785–795.

Cook, D.A., Zendejas, B., Hamstra, S.J., Hatala, R., & Brydges, R. (2014). What counts as validity evidence? Examples and prevalence in a systematic review of simulation-based assessment. *Advances in Health Sciences Education, 19*(2), 233–250.

Cortina, J.M. (1993). What is coefficient alpha? An examination of theory and applications. *Journal of Applied Psychology, 78*(1), 98.

Downing, S.M. (2003). Validity: On the meaningful interpretation of assessment data. *Medical Education, 37*(9), 830–837.

Hatala, R., Gutman, J., Lineberry, M., Triola, M., & Pusic, M. (2018). How well is each learner learning? Validity investigation of a learning curve-based assessment approach for ECG interpretation. *Advances in Health Sciences Education*, 1–19.

Kane, M.T. (2013). Validating the interpretations and uses of test scores. *Journal of Educational Measurement, 50*(1), 1–73.

Messick, S. (1995). Validity of psychological assessment: Validation of inferences from persons' responses and performances as scientific inquiry into score meaning. *American Psychologist, 50*(9), 741.

Schmitt, N. (1996). Uses and abuses of coefficient alpha. *Psychological Assessment, 8*(4), 350.

Shadish, W.R., Cook, T.D., & Campbell, D.T. (2002). *Experimental and quasi-experimental designs for generalized causal inference*. (William R. Shedish, Thomas D. Cook, Donald T. Campbell, eds.). Boston: Houghton Mifflin.

St-Onge, C., Young, M., Eva, K.W., & Hodges, B. (2017). Validity: One word with a plurality of meanings. *Advances in Health Sciences Education, 22*(4), 853–867.

van der Vleuten, C.P. (1996). The assessment of professional competence: Developments, research and practical implications. *Advances in Health Sciences Education, 1*(1), 41–67.

3

신뢰도

Yoon Soo Park

1. 서론

신뢰도는 평가(assessment)의 점수 또는 결정의 **일관성**을 의미한다(Lord & Novick, 1968). 우리는 일상적인 활동에서 행동의 일관성 또는 신뢰성으로 신뢰도를 생각한다. 예를 들어, 당신의 친구나 당신의 자동차를 믿고 의존할 수 있기 때문에 신뢰할 수 있다.

평가 신뢰도는 유사한 방법으로 개념화된다. 수험생이 특정 평가에서 통과하게 되면 (평가점수가 좋은 신뢰도를 가지고 있다면) 재시험에서도 "통과"할 것을 기대하게 되고, 이는 평가에 대해 확신과 신뢰를 갖게 된다. 그러나 학습자가 재시험을 "불합격"하면 평가를 신뢰할 수 없을 것이다. 점수의 재현성 또는 의존성은 평가 신뢰도의 핵심 특성이다. 이러한 개념화를 고려할 때, 신뢰도는 여러 가지 방법으로 얻을 수 있다. 즉, 상황, 문항, 평가자 또는 스테이션 간의 일관성을 나타낼 수 있다. 따라서 신뢰도는 맥락에 따라 다르게 측정할 수 있어, 교육자와 연구자가 이용할 수 있는 각기 다른 신뢰도 통계를 얻을 수 있다.

이 장에서는 보건의료 전문직 교육(HPE)을 위한 신뢰도의 이론과 실제 적용에 대해 설명한다. 신뢰도 통계 간의 차이점에 대해 논의한다. 각 신뢰도 지수는 (1) 기본 개념, (2) 실례가 되는 예시, (3) HPE에서의 시사점으로 설명한다. 우리는 신뢰도 추정에 일반적으로 사용되는 접근법과 이러한 방법의 기초가 되는 심리측정학적 추론에 중점을 둔다.

먼저 고전검사이론(classical test theory, CTT)에서 시작한다. 이것은 측정 및 오차의 기초가 되는 이론적 토대와 가정을 제공한다. CTT는 신뢰도 추정의 기본이다.

CTT를 사용하여 일반적인 검사-기반 신뢰도 지수를 설명한다.

1. 검사-재검사 신뢰도
2. 반분검사 신뢰도
3. 내적일관성 신뢰도(Cronbach 알파).

평정자 간 신뢰도는 다음과 같은 평가자 간 신뢰도 통계로 나타낸다.

1. 일치도 통계(exact agreement)
2. Kappa 계수
3. 급내상관 계수(intraclass correlation, ICC)

우리는 이러한 신뢰도 지수들의 유사점과 차이점, 즉 **언제 어떤** 통계를 사용해야 하고, 평가 점수의 타당도를 어떻게 알릴지를 논의한다. 또한 여러 평가의 신뢰도 지수를 결합한 합성 점수의 신뢰도를 제시한다.

신뢰도는 교육측정 및 사회과학 연구에서 중심 역할을 한다. 신뢰할 수 있는 자료는 효과적인 평가방법의 기본이며, 타당도의 필수 요소이다. 신뢰도와 타당도는 구분된 별개의 측면 또는 지표로 다뤄지기도 하지만, 실제로는 떼려야 뗄 수 없는 관계이다. 아마도 이 관계를 가장 간결하게 설명하면, 신뢰도는 타당도를 위한 필요조건이지만 충분조건은 아니라는 것이다(Feldt & Brennan, 1989). 평가점수는 일관성이 (신뢰할 수) 있지만, 정확하지 (타당하지) 않을 수 있다. 일치도는 높지만 매우 관대하여 낮은 수행임에도 불구하고 모든 사람에게 높은 합격 점수를 주는 평가자를 생각해 보라. 점수가 신뢰할 수 없으면, 해석에 사용하기에 타당도 역시 부족할 것이 분명하다. 이 장에서는 독자들에게 신뢰도에 대한 정보를 이해하고 평가하고 적용할 수 있는 의미 있는 방법을 제공하고자 한다.

2. 신뢰도에 대한 이론적 틀

검사 점수와 평가 자료는 복제 또는 재현할 수 있을 정도로 신뢰되어야 한다. 모든 교육적 측정에는 어느 정도의 측정오차가 포함되어 있지만, 보건의료 전문직 교육과 사회과학에 사용되는 특정 유형의 평가는 측정오차가 발생할 가능성이 더 크다.

1) 비유

오차의 개념을 설명하기 위해 다음 상황을 고려해 보자. 당신과 당신의 친구가 인터넷을 통해 화상 회의를 하고 있다. 전송되는 소리의 질은 컴퓨터의 속도, 인터넷 속도와 대역폭의 변동, 사무실의 소음 등 여러 가지 요인에 영향을 받는다. 이러한 요인은 친구들과의 대화의 질에 영향을 준다. 이 회의에서 들리는 소리의 종류는 방해 요소(임의의 배경음 또는 약한 인터넷 연결) 또는 친구의 말(의미 있는 소리 또는 정보)로 분류할 수 있다. 당신이 친구의 말을 듣고 해석할 수 있는 비율은 0(인터넷 연결이 약하여 의미 있는 대화가 불가능함)에서 1.0(전달된 모든 단어를 명확하게 이해함)의 범위일 가능성이 있다. 이 척도에서 1.0에 가까울수록 신뢰할 수 있고 신뢰할 수 있는 대화내용을 제공할 가능성이 높다.

마찬가지로 동일한 방식으로 평가(assessment) 자료를 볼 수 있다. 평가 자료에는 두 가지 변동 원인, 즉 무선 오차 또는 잡음과 체계적인 정보가 포함되어 있다. 평가 자료의 신뢰도는 무선 오차가 적을수록 증가한다.

3. 고전검사이론

신뢰도는 고전검사이론(Classical Test Theory, CTT)의 기본 가정을 기반으로 하고 있다:

$$관찰점수(X)=진점수(T)+오차(e) \quad \text{(식 3-1)}$$

이 간단한 공식은 평가점수(관찰점수, X)가 잠재적 "진" 점수(T)와 측정오차(e)의 함수라고 가정한다. 이는 측정오차(소음)가 평가의 불가피한 측면임을 의미한다. CTT에서 신뢰도는 "진점수 분산" $\sigma^2(T)$와 "총점수 분산" $\sigma^2(X)=\sigma^2(T)+\sigma^2(e)$의 비율로 정의한다. 식은 다음과 같다.

$$신뢰도=\frac{\sigma^2(T)}{\sigma^2(X)}=\frac{\sigma^2(T)}{\sigma^2(T)+\sigma^2(e)} \quad \text{(식 3-2)}$$

이 진술의 기초가 되는 질문은 자료 중 잡음이 아닌 유용한 정보의 비율은 어느 정도인가이다.

1) 예시

다음 **가상의 예**를 고려해 보자. 다음과 같은 기술통계치를 가지고 수업시간에 퀴즈를 출제해보자. 시험평균(M)은 65이고, 표준편차(SD)는 5이다. 여기서 표준편차는 (식 3-2)의 $\sigma(X)$이다. 총 분산을 도출하려면, 이 값을 제곱하면 되는데, $\sigma^2(X)=25$가 된다. Figure 3-1는 평균은 65, 분산은 25(표준편차 5의 제곱으로 도출)인 예를 보여준다.

우리는 CTT를 통해 진점수 분산은 총점수 분산 25의 부분 집합임을 알고 있다.

관찰점수 분산 = 진점수 분산 + 오차점수 분산 (식 3-3)

25 = 진점수 분산 + 오차점수 분산

몇 가지 통계적 접근 방식을 사용하여 오차점수 분산을 10으로 한다고 가정해 보자. 그런 다음, (식 3-3)을 사용하여, 진점수 분산이 15(=총점수 분산-오차점수 분산=25-10)임을 알 수 있다. 따라서 신뢰도는 다음과 같다.

$$신뢰도=15/25=15/(15+10)=0.60$$

따라서 진점수 분산 또는 오차점수 분산을 결정할 수 있으면 신뢰도를 계산할 수 있다. 이것이 CTT의 기본 원칙이다. 특정 상황에 대해 보건의료 전문직 교육자가 사용할 수 있는 신뢰도 추정 공식은 다양하다. 이 공식은 모두 CTT의 원칙을 기반으로 한다.

2) 시사점

CTT에서 체계적인 분산은 전적으로 진점수의 차이에서 비롯된다. 그러나 실제로는 평가자나 측정 편향과 같은 체계적인 변동의 다른 원인이 있다. 예를 들어, 물체의 실제 무게보다 10파운드 더 무겁게 일관된 기록을 하는 저울은 무선 오차가 아니라 체계적 오차를 만든다. 체계적 측정 오차는 신뢰도 분석에서 감지되지 않지만 측정의 해석 가능성과 타당도에 부정적인 영향을 미칠 것이다. 2장에서는 타당도와 체계

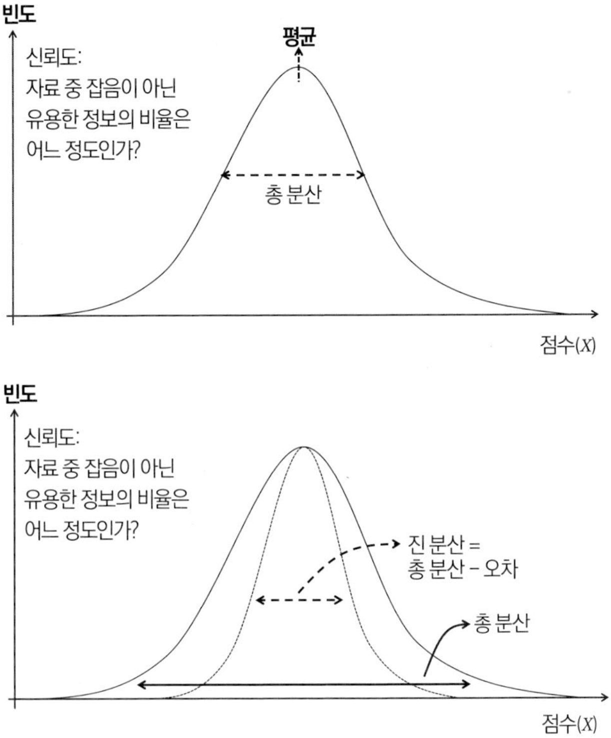

Figure 3-1 총점수 분산의 예시

Note: (A)는 평균=65, 표준편차=5인 가상의 평가 분포를 보여준다. (B)는 진점수 분산이 총점수 분산의 부분집합임을 보여준다.

적 오차에 대한 포괄적인 논의를 제공한다. 7장에서 12장까지는 다양한 유형의 검사 형태에 대한 체계적 오차를 줄이기 위한 권고사항을 제공한다. 이어지는 절에서는 일반적으로 사용되는 두 가지 유형의 신뢰도 통계를 살펴본다. 즉, 검사-기반 방법으로 알려진 검사 자체로 인한 오차 분산(예: 검사 문항의 수와 질)과 평가자 또는 채점자와 관련된 오차 분산에 중점을 둔다.

4. 신뢰도 지수: 검사-기반 방법

검사-기반 방법에 대한 세 가지 신뢰도 통계를 제시하고자 한다: (1) 검사-재검사 신뢰도, (2) 반분검사 신뢰도, (3) 내적-일관성 신뢰도. 검사-재검사 신뢰도와 반분검사 신뢰도는 보건의료 전문직 교육에서 거의 사용되지 않는다. 그러나 널리 사용되는 내적-일관성 신뢰도의 기초를 알아보고자 한다. 각 신뢰도 통계에 대해 개념 정의, 예시(각 절의 Figure 참조)와 신뢰도 해석에 대한 시사점을 제시한다.

1) 검사-재검사 신뢰도

(1) 검사-재검사 신뢰도에 대한 개념적 기초

검사-재검사 신뢰도의 개념은 검사 점수와 결정의 반복에 대해 생각할 때 아마도 가장 기본일 것이다.

동일한 검사를 여러 번 시행할 경우 다른 문제가 발생하지 않았다고 가정할 때 동일한 점수를 얻을 수 있는가? 검사-재검사 신뢰도는 서로 다른 두 시점에 검사를 시행하는 것과 관련된 오차를 평가한다. 개념적으로, 다음을 시행하는 것은 간단하다.

(가) 시점 1에서 검사를 실시하고,

(나) 시점 2에서 동일한 검사를 실시하고,

(다) 두 점수 간의 상관관계(r)를 계산한다.

검사-재검사 신뢰도는 CTT와 어떤 관련이 있는가? 상기해보면, 신뢰도는 진점수 분산과 총점수 분산 간의 비율로 개념화된다(식 3-2). 수학적으로 상관관계 공식은 두 점수 간의 공유된 분산성(공분산)과 두 점수 간의 총 분산(두 점수의 표준편차[SD]의 곱)의 비율이다. (식 3-4)를 참조하라. 공유된 분산성(shared variability)은 "진점수 분산"으로 간주된다.

신뢰도 = (진점수 분산)/(총점수 분산) (식 3-4)

검사-재검사 신뢰도 = (검사1과 검사2의 공분산)/
(검사1의 표준편차 × 검사2의 표준편차)

(2) 예시: 검사-재검사 신뢰도

Table 3-1는 이러한 예를 보여준다. 시점 1과 시점 2에 걸쳐 10명의 학습자의 점수가 제공된다. 신뢰도를 계산하기 위해, 이 두 시점 사이의 점수 간의 상관관계를 계산하기만 하면 된다.

Table 3-1 검사-재검사 신뢰도 예시

학습자	시점 1	시점 2
1	62	86
2	50	69
3	47	69
4	54	69
5	18	47
6	40	65
7	57	69
8	50	56
9	57	60
10	50	65

$r = .74$

Note: Figure 3.2에서 시점1과 시점2의 평가 점수 간의 공분산은 92.50이다. 시점1과 시점2의 점수에 대한 표준편차는 12.33과 10.18이다. 식 3-4에 따라, 0.74(=92.50 / [12.33 × 10.18])의 검사-재검사 신뢰도를 산출할 수 있다.

(3) 시사점: 검사-재검사 신뢰도

역사적으로, 여러 경우에 걸친 일관성의 개념은 신뢰도를 측정하기 위한 첫 번째 시도이다. 보건의료 전문직 교육(HPE)에서 검사-재검사 신뢰도는 사용이 제한적이다. 검사 횟수 사이의 간격이 길거나 짧은 것과 관계없이 학습자의 수행은 시간이 지남에 따라 변한다. 이것을 성숙 효과라고 한다. 수행의 불규칙한 변동, 통제되지 않은 검사 조건과 점수의 질을 편향시킬 수 있는 기타 내부 요인(반응 과정 타당도 근거, 2장 참조)을 포함한 추가적인 오차의 원인이 있다. 또한 개인에 대한 반복적인 검사 세션을 마련해야 하는 실행의 문제도 있다.

이 접근 방식으로 정확한 추정치를 구하는 것은 수험생이 이전 검사 세션의 정보를 기억하지 못한다는 모호한 가정에 기초한다. 따라서 신뢰도를 추정하는 검사-재검사 방법은 이론적이고 개념적인 관심사일 뿐이다. 그럼에도 불구하고 검사-재검사 신뢰도는 여전히 대부분의 다른 신뢰도 추정 방법을 이해하기 위한 개념적 기초를 제공한다.

다음 섹션에서는 반분검사 신뢰도와 내적-일관성 신뢰도를 통해 단일 검사 시행에 대한 신뢰도 추정을 제시하고자 한다.

2) 반분검사 신뢰도

(1) 반분검사 신뢰도에 대한 개념적 기초

반분검사 신뢰도의 개념은 단일 검사를 사용하여 신뢰도를 추정하려는 동기에 기초한다. 한 검사의 절반을 각각 동형(동등한) 검사형태로 처리하면 어떻게 될까? 예를 들어, 단일 검사에서 10개 문항을 시행한 경우, 검사-재검사 신뢰도에서 했던 것처럼 전반부 및 후반부의 점수를 두 개의 개별 검사로 처리하고 이 점수들 간의 상관관계를 구할 수 있다.

(2) 예시: 반분검사 신뢰도

Figure 3-2은 이러한 예를 보여준다. 값 "0"과 "1"은 각각 오답 및 정답에 해당한다. 처음 5개 문항(문항 A1~A5)에서 점수를 계산하고 이 점수를 나머지 5개 문항(문항 B1~B5)과 상관관계를 구할 수 있다. 그러면 0.48의 반분검사 신뢰도가 산출된다.

(3) 시사점: 반분검사 신뢰도

반분검사 신뢰도에 대한 핵심 질문은 어떻게 하면 검사를 의미 있게 절반으로 나눌 수 있는가이다. Figure 3-3 같이 전반부와 후반부를 사용할 수 있다. 또 다른 가능성은 검사에서 홀수 대 짝수 문항을 사용하는 것이다. 측정된 내용 영역에 따라 문항 그룹을 만들고 검사를 반으로 나누는 기준으로 사용할 수도 있다. 그러나 검사-재검사 신뢰도와 마찬가지로 평가된 내용의 복잡성 때문에 보건의료 전문직 교육에서 반분검사 신뢰도를 사용하는 데는 많은 개념적 문제가 있다. 평가에 근거하여 반드시 의미있게 반분할 필요는 없다. 이처럼 반분검사 신뢰도는 보건의료 전문직 교육에서도 거의 사용되지 않는다. 이 도전에 자극을 받아 심리측정학자들은 같은 질문에 어려움을 겪고 있다: 단일 검사 시행에서 신뢰도를 계산

$r = .48$

문항 전체: A　　　　문항 전체: B

학습자	A1	A2	A3	A4	A5	B1	B2	B3	B4	B5
1	1	0	0	0	0	0	0	0	0	1
2	1	0	0	0	0	0	1	0	0	1
3	1	0	0	0	0	0	1	1	0	1
4	1	0	0	0	0	0	1	0	1	1
5	0	1	0	0	0	0	1	1	0	1
6	1	1	1	0	0	1	0	1	0	1
7	1	1	1	0	0	0	1	1	0	1
8	1	1	1	0	0	1	1	0	1	0
9	1	0	0	0	0	0	0	0	0	0
10	0	1	0	0	0	0	0	0	0	0

Figure 3-2 반분검사 신뢰도 예시

Note: 반분검사 신뢰도는 분할된 두 검사 간의 상관관계이다. 이 예시에서 처음 5개 문항의 점수는 후반부와 상관관계가 있다.

하면서도 의미 있는 추정치를 산출하는 방법은 무엇일까? 한 가지 해결책은 검사를 가능한 한 반으로 나눈 다음 의미 있는 방식으로 점수 추정치를 집계하는 것이다. 이것은 다음에 소개하는 내적-일관성 신뢰도 계산의 기초이다.

3) 내적-일관성 신뢰도: Cronbach 알파(Cronbach's Alpha)

(1) 내적-일관성 신뢰도에 대한 개념적 기초

내적-일관성 신뢰도는 단일 검사에서 가능한 모든 분할에 대한 평균 상관관계를 계산한다는 개념에 기초한다. 가장 널리 사용되는 내적 일관성 신뢰도 통계는 크론바흐 알파라고 하는 알파 계수이다. 다른 신뢰도 측정과 마찬가지로 전체 검사 점수 분산에서 체계적 또는 진 점수 분산의 비율을 나타낸다. 검사의 각 문항을 생화학 지식과 같은 기본 능력이나 구인을 측정하는 것으로 생각해보라. 크론바흐 알파는 검사의 여러 문항에 대한 응답이 모두 생화학에서 수험생의 능력에 얼마나 크게 좌우되는지를 반영한다. 문항 간의 공유 분산 또는 상관관계가 클수록 알파 계수 값이 커진다. 이는 공통 기본 구인에 더 밀접하게 정렬되어 있음을 나타낸다(Traub, 1997).

크론바흐 알파는 진점수 분산이 총점수 분산과 오차점수 분산의 차이라는 개념을 취한다. 여기서 오차점수 분산은 항목의 변산성에 기인한다. (식 3-5)는 CTT와 크론바흐 알파 간의 관계를 보여준다.

신뢰도 = (진점수 분산)/(총점수 분산)

크론바흐의 알파 = (보정 계수) × [1 − (오차점수 분산/총점수 분산)] (식 3-5)

= [문항수/(문항수 − 1)] × [1 − (문항 분산의 합/총 점수의 분산)]

(식 3-5)와 같이, 시행한 문항의 수를 통제하는 보정 계수가 있다.

(2) 예시: 내적-일관성 신뢰도

Table 3-2와 같이 학습자에게 12문항을 시행한 예시를 살펴보자.

값 "0"과 "1"은 각각 오답 및 정답에 해당한다. 크론바흐 알파를 계산하려면, 학생별 총점의 분산이 총점 분산을 계산해야 한다("합계" 열 참조). 이것은 Figure 3-3에서 5.64이다. 또한 각 문항과 관련된 분산인 문항 분산을 계산해야 한다. 예를 들어, 문항 1의 문항 분산은 0.08이다. 문항 분산의 합은 문항 분산의 합계인 크론바흐 알파를 계산할 수 있다. 크론바흐 알파가 0.64이면 총점수에서 관찰된 변량의 64%가 수험생 능력의 변량(진점수)에 의한 것임을 나타낸다. 또는 반대로 관찰된 점수 변량의 36%가 수험생의 능력이 아닌 무선 오차로 인한 것임을 의미한다. 이 예에서 무선 오차는 주로 문항 변량에 의해 파생된다. 4장(일반화가능도 이론)에서는 객관구조화진료시험(Objective Structured Clinical Examination, OSCE)처럼 평가자, 문항, 스테이션과 같은 여러 요인에 의해 오차가 발생하는 상황을 다룬다.

Table 3-2 내적-일관성 신뢰도(Cronbach 알파) 예시

학습자	i1	i2	i3	i4	i5	i6	i7	i8	i9	i10	i11	i12	합계
1	1	1	0	1	1	0	0	1	1	0	0	0	6
2	1	1	0	1	0	0	0	0	1	0	0	0	4
3	1	0	1	1	1	1	1	1	1	0	1	1	10
4	1	1	1	1	1	0	1	1	1	1	0	1	10
5	1	1	1	1	1	1	0	1	0	1	1	0	9
6	0	1	1	1	1	1	1	1	0	0	0	1	8
7	1	0	1	1	1	1	1	1	1	0	1	1	10
8	1	1	1	1	0	1	0	0	1	0	0	1	7
9	1	0	1	1	1	1	0	1	1	0	0	0	7
10	1	1	0	1	1	1	1	1	0	0	0	1	8
11	1	1	0	0	1	0	0	0	0	0	0	0	3
12	1	1	0	1	0	0	0	0	0	1	0	0	4
합계	11	9	7	11	9	7	5	8	7	3	3	6	86
문항 분산	.08	.19	.24	.08	.19	.24	.24	.22	.24	.19	.19	.25	2.35

Note: 총 문항수 = 12
문항 분산 합 = 2.35 (오차 분산)
총 점수 분산 = 5.64 (총 분산)
크론바흐 알파 = (보정 계수) × [1 − (오차 분산/총 분산)]
= [# 문항수/(# 문항수—1)] × [1 − (문항 분산 합/총 점수 분산)]
= 0.64 = (12/11) × [1 − (2.35/5.64)]

(3) 시사점: 내적-일관성 신뢰도

신뢰도 계수 0.50 미만은 매우 짧은 검사와 퀴즈에서 흔하다. 이 알파 계수가 충분한 신뢰도 수준을 나타내는지 여부는 검사 사용방법에 따라 달라진다. Downing(2004)과 Nunnally(1978)는 교육 측정 전문가들이 일반적으로 Cronbach 알파에 대해 다음과 같은 해석 지침을 제안한다고 언급한다.

- 0.90 이상 : 고부담 검사(예: 면허시험, 인증시험)
- 0.80~0.89 : 보통 수준의 검사(예: 의과대학 학년말 총괄시험, 기말시험)
- 0.70~0.79 : 부담이 덜한 평가(예: 지역 교수진이 출제하고 시행하는 수업이나 과정에서의 형성평가 또는 총괄평가)

많은 과정 또는 강의실에서의 교육평가는 0.70 미만의 신뢰도 추정치를 가지고 있지만, 상대적으로 신뢰도가 낮은 검사 점수 정보를 사용하는 데는 여전히 타당한 근거가 있을 수 있다. 예를 들어, 신뢰도 계수가 0.70 미만인 검사 점수는 전체적인 합성 점수에서 하나의 유용한 요소로 사용할 수 있다.

(식 3-5)에서 보는 바와 같이, 문항수는 크론바흐 알파를 계산하는데 중요한 역할을 한다. 이것은 신뢰도에 대한 중요한 개념이다. 일반적으로 문항수를 추가하면 신뢰도가 높아진다. 마찬가지로 더 많은 평가자를 추가하거나 여러 평가(합성 점수)의 점수를 추가하면 총 점수 신뢰도가 향상된다. 이러한 개념은 이 장의 뒷부분에서 설명할 것이다.

5. 신뢰도 지수: 평정자

지금까지는 정답(1) 또는 오답(0)으로 객관적으로 점수를 매길 수 있는 자료를 생성하는 평가도구에 중점을 두었다. 그러나 보건의료 전문직 교육 내에서 많은 교육평가는 구조화된 관찰과 수행평가를 통해 이루어진다(9장). 이 섹션에서는 보건의료 전문직 교육에서 일반적으로 사용되는 평가자 간 신뢰도 통계에 대해 논의하고자 한다: (1) 퍼센트 완전 일치도, (2) 카파(kappa), (3) 급내 상관계수(Park, Hyderi, Bordage, Xing, & Yudkowsky, 2016).

1) 평정자 간 신뢰도에 대한 개념적 기초

보건의료 전문직 교육에서 평정자 간 신뢰도 추정치는 대부분 일치도의 개념에 기초한다-한 평정자가 부여한 점수가 다른 평정자가 부여한 점수와 얼마나 일치하는가? 이와 관련하여 유용한 세 가지 평정자 간 신뢰도 통계가 있다.

- 완전 일치도: 평정자 간의 일치 비율
- kappa: 우연의 일치를 고려한 평정자 간의 일치 비율
- 급내 상관계수(ICC): 우연의 일치에 대한 수정 외에 변산성의 정도(차이의 크기)를 고려한 평정자 간의 일치도.

완전 일치도는 단순히 평정자 간의 대략적인 동의 비율이다. 예를 들어, 10개의 평가 중 7개가 평정자

간에 완전히 일치하는 경우 완전 일치도 통계는 70%이다. 평가도구가 4점 평가평정 척도인 경우, 평정자가 일치할 확률은 25%이다. 카파(Kappa)는 이 우연한 일치를 수정한다. ICC는 평가자 간의 평가 분산성을 고려하여 수정을 더 많이 한다. 예를 들어, 평정자 1이 "3"을 부여하고, 평정자 2가 "4를 부여하였다: 두 평정자 간 평가 차이는 1점이다. 평정자 1이 "1"을 부여하고 평정자 2가 "4"를 부여한 경우 차이가 3점이다. ICC는 이러한 차이를 고려한다(평정자 간의 1점 차이 대 3점 차이). 이에 반해 완전 일치도와 카파(Kappa)는 주로 절대적인 일치도와 관련이 있다.

2) 예시: 평정자 간 신뢰도

Table 3-3에서 교수 2명이 4점 총괄(글로벌) 평정척도를 사용하여 10명의 학습자를 관찰한 예를 살펴보자.

평정자가 일치하는 경우 완전 일치도 열은 "1"로 표시한다. 불일치하는 경우 열은 "0"으로 표시한다. 일치하는 관찰치가 5개이므로 완전 일치도는 50%이다. 우연한 일치를 고려하면 카파는 0.31이다. ICC는 0.42이다. 대부분의 통계 소프트웨어 패키지에서는 이러한 통계를 계산할 수 있다.

3) 시사점: 평정자 간 신뢰도

내적-일관성 신뢰도 추정치와 마찬가지로 어떤 평정자 간 신뢰도 범위가 수용 가능한 수준인지에 대한 명확한 규칙은 없다. 특히 완전 일치도 통계는 점수 범주가 많을수록 더 복잡해진다. 예를 들어, 9점 마일스톤 척도에서 더 큰 완전 일치도에 도달하는 것은 "예/아니오" 척도보다 어렵다. 9점 척도보다 이분척도에서 일치할 가능성이 더 크다. 따라서 다양한 점수 범주의 완전 일치도 통계를 직접 비교하는 것은 피해야 한다.

Table 3-3 완전 일치도, 카파, 급내 상관계수 예시

학습자	평정자1	평정자2	완전 일치도	절대값 차이
1	3	4	0	1
2	2	3	0	1
3	2	4	0	2
4	1	3	0	2
5	4	4	1	0
6	2	2	1	0
7	2	2	1	0
8	3	3	1	0
9	4	3	0	1
10	4	4	1	0

Note: 평정자는 4점 평가평정 도구를 사용하여 학습자를 관찰했다.
"완전 일치도"는 평정자1과 평정자2의 점수가 일치할 때 "1"로 코딩한다.
"절대값 차이"는 평정자1과 평정자2 간의 점수 차이이다.
완전 일치도 = 50%.(평정자1과 평정자2가 일치하는 평가가 5개이다)
카파 = 0.31.(우연의 일치 보정, 카파는 0.31)
급내 상관계수 = 0.42. (우연의 일치 보정하고 평정자 간의 차이의 정도에 가중치 부여)

카파의 경우, Landis와 Koch(1977)가 다음과 같이 지침을 제공하였다. 즉, <0은 일치하지 않음, 0~0.20은 약간(slight), 0.21~0.40은 보통(fair), 0.41~0.60은 적당한(moderate), 0.61~0.80은 상당한(substantial), 0.81~1은 거의 완벽히 일치함(almost perfect)> 거의 완벽하게 일치하지 않음이다.

ICC의 경우, Fleiss, Levin, and Paik(2004)은 다음과 같이 지침을 제공하였다. 즉, <0.40 미만은 나쁨(poor), 0.40~0.75는 보통(fair to good), 0.75 이상은 우수(excellent)>이다.

연구자들은 이러한 지침이 다소 자의적이라고 주장한다. 그러나 그것들은 실무자에게 유용한 지침을 제공한다. ICC는 평가자 오차의 다양한 원인을 추정할 수 있다는 개념을 유발시켰고, 일반화가능도 이론의 기초가 되었으며, 이 이론은 4장에서 더 자세히 다룰 것이다.

평정자 간 신뢰도에 있어 중요한 점은 채점 정확도와 채점 일관성 간의 차이이다. 평정자는 일관적일 수 있지만 정확하지는 않을 수 있다. 두 명의 부정확한 평정자가 높은 일치도를 보일 수 있고, 두 명의 정확한 평정자가 일치하지 않을 수 있다. 따라서 이러한 차이를 구별하는 것이 중요하다.

6. 측정의 표준오차(SEM)

평가 신뢰도를 더 잘 이해하기 위해, 측정의 표준오차(standardized error of measurement, SEM)를 계산하고 얻은 점수에 대한 신뢰 구간을 계산할 수 있다(해석에 대한 자세한 내용은 검사 통계에 대한 5장 참조). SEM은 (식 3-6)을 사용하여 구할 수 있다.

$$\text{측정의 표준오차(SEM)} = \text{표준편차(SD)} \times \sqrt{1-\text{신뢰도}} \qquad \text{(식 3-6)}$$

SEM은 평가점수 ± SEM으로 신뢰구간을 구축하여 평가 점수의 정확성을 제공한다.

다음의 예시는 이러한 적용을 명확하게 해준다.

1) 예시

검사 점수가 다른 두 명의 후보자가 있다고 가정해 보자.

- 학습자 A: 81%
- 학습자 B: 83%

전체 학급 평균은 80%(SD = 5%)이였다. 크론바흐 알파(α)를 사용한 검사 신뢰도는 0.85이었다. 이러한 결과를 바탕으로 진급위원회는 학습자 A보다 학습자 B를 선호하는 중대한 결정을 내릴 수 있는가? 이 질문에 답하기 위해 SEM이 도움이 될 수 있다.

이 예시에서, $SEM = 5 \times \sqrt{1-0.85} = 5 \times \sqrt{0.15} = 1.94$

다음과 같이 학습자 A와 학습자 B에 대한 신뢰 구간을 만들 수 있다.

- 학습자 A: 81% ± 1.94: (79.1, 82.9)
- 학습자 B: 83% ± 1.94: (81.1, 84.9)

두 학습자의 점수가 겹치므로, 측정 오차 내에서 평가 점수는 차이가 없다.

2) 시사점

SEM에 1.96을 곱하여 95% 신뢰 구간을 얻을 수 있다. 1.65를 곱하면 90% 신뢰 구간이 된다. 그러나 실제로 교육자들은 ±1 SEM을 사용하여 68% 신뢰 구간을 구성하는 경우가 많은데, 이 측정 구간이 보다 실용적이기 때문이다. 교육에서 더 큰 신뢰 구간을 사용하면 점수 비교가 더 어려워진다.

SEM를 다른 통계인 평균의 표준오차와 혼동하지 않아야 한다. 평균의 표준오차는 측정 오차가 없다고 가정하는 신뢰 구간을 설명하는 데 사용된다. 예를 들어, 주요 도시의 자동차 수와 관련된 기술 통계를 보고하는 경우, 자동차 수를 세는 데 측정 오차가 없기 때문에 평균의 표준오차를 사용해야 한다(CCT의 주요 가정인 기본적인 측정 오차가 있는 잠재적 구인을 다루는 평가나 심리적 구인과는 반대이다).

7. 신뢰도를 높이는 방법

교육자와 실무자의 경우, 평가의 신뢰도를 높이기 위한 세 가지 주요 선택지가 있다.

1. 검사 문항(또는 평정자, 스테이션 또는 기타 평가 구성요소)을 더 많이 추가한다.
2. 문항 분석을 수행하고 잘 기능하지 않는 문항을 제거, 수정 또는 교체(5장 참조)하여 문항의 전반적인 질을 개선한다.
3. 여러 평가 점수를 결합하여 합성 점수를 만든다.

이 절에서는 스피어만-브라운(Spearman-Brown) 공식을 적용하여 더 많은 문항을 추가하는 데 중점을 둔다. 또한 점수를 결합하여 합성 점수를 만드는 방법에 대해서도 논의한다(Park, Lineberry 등, 2016; Kane & Case, 2004).

1) 신뢰도 예측: 스피어만-브라운(Spearman-Brown) 공식

평가의 신뢰도가 낮으면 문항 수를 늘리는 방법이 있다. 스피어만-브라운(Spearman-Brown) 공식을 사용하여 문항이 늘어난 검사가 신뢰도에 미치는 영향을 추정할 수 있다(5장 참조).

(식 3-7)은 스피어만-브라운(Spearman-Brown) 공식이다. (식 3-8)은 공식을 재정리한 것이다.

$$r^* = \frac{N(r)}{1+(N-1)(r)} \qquad \text{(식 3-7)}$$

$$N = \frac{r^*(1-r)}{r(1-r^*)} \qquad \text{(식 3-8)}$$

값은 다음에 해당 한다:

- N: 검사 길이의 증가/감소
- r: 원 검사의 신뢰도

- r^*: 스피어만-브라운(Spearman-Brown) 예측 신뢰도

(1) 예시

검사-재검사 신뢰도가 0.65인 30개 문항의 검사가 90개 문항으로 늘었다(검사 길이가 3배 증가한 것이다). 이 값을 사용하여 Spearman-Brown 공식에 대입할 수 있다.

$$r^* = \frac{N(r)}{1+(N-1)(r)} = \frac{3(.65)}{1+(3-1)(.65)} = \frac{1.95}{2.3} = .85$$

여기에서, $N=3$, $r=.65$, r^*은 예측 신뢰도이다. 검사 길이를 30개 문항에서 90개 문항으로 3배 늘리면 신뢰도는 0.85가 된다. 또는 현재 신뢰도(예: 0.65)를 알고 있고, 0.85의 신뢰도를 얻기 위해 어떤 인자로 검사 길이를 늘여야 하는지 알고 싶다면 (식 3-8)을 사용하여 식 3을 산출할 수 있다.

(2) 시사점

스피어만-브라운(Spearman-Brown) 공식은 예측 신뢰도 추정치를 추론하는 강력한 도구가 될 수 있다. 그러나 검사 특성은 일관성을 유지한다고 가정한다. 예를 들어, 검사 길이를 3배로 늘려 신뢰도를 높일 수 있다고 하더라도 이는 단순히 질이 낮은 문항을 추가하는 것을 의미하지 않는다. 검사 문항의 타당도에 대한 고려는 문항을 추가 또는 수정이 중심이 되어야 한다(2장 참조).

2) 합성 점수와 합성 점수 신뢰도

보건의료 전문직 교육에서, 교수자는 여러 가지 다양한 측정값을 바탕으로 합성 요약 점수를 만드는 경우가 많다. 예를 들어, 과정(course) 성적은 지식 성취도를 평가하는 필기시험 점수와 임상수행 평가 점수를 합산하여 도출할 수 있다. 최종 성적은 일반적으로 과정(course)에 부여된 가장 중요한 결과 점수이므로 그 신뢰도를 정확하게 평가하는 것이 중요할 수 있다. 합성 점수 신뢰도는 분석을 시행하기 위해 전문 소프트웨어가 필요할 수 있는 특별한 주제이다(Park, Lineberry 등, 2016; Kane & Case, 2004). 부록에 공식과 함께 자세한 예시를 첨부하여 제공하였다. 자세한 내용에 관심 있는 독자는 해당 부분을 참조하기 바란다.

(1) 예시

전문 교수진의 판단에 의해 도출된 가중치와 결합된 세 가지 평가가 있다고 가정해보자(Figure 3-3).

이 예에서, 임상실습 평가 점수, 지필 평가 점수와 객관구조화진료시험(OSCE) 점수에 각각 37%, 30%와 33%로 가중치를 부여한다. 또한 이러한 평가는 0.50에서 0.60 사이의 다양한 신뢰도 추정값을 가지며 0.40에서 0.65 사이의 평가 간 상관관계를 갖는다. Figure 3-6의 하단 다이어그램은 로테이션 평가 점수에 다른 가중치를 부여하여 합성 점수 신뢰도 추정 범위를 보여준다. 예를 들어 임상실습 평가에 가중치를 50%로 설정하면(OSCE = 25% 및 지필시험 = 25%로 가중치를 균등하게 분할한다고 가정), 합성 점수 신뢰도는 0.75가 된다. 임상실습 평가의 가중치를 35%로 높이면(OSCE 및 지필시험의 가중치는 32.5%로 균등), 최적의

평가	가중치	신뢰도
로테이션 평가	37%	.58
지필시험	30%	.60
OSCE	33%	.50

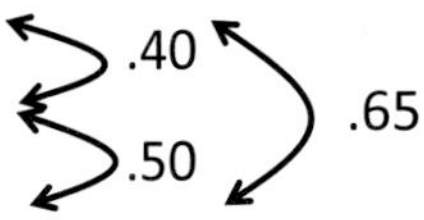

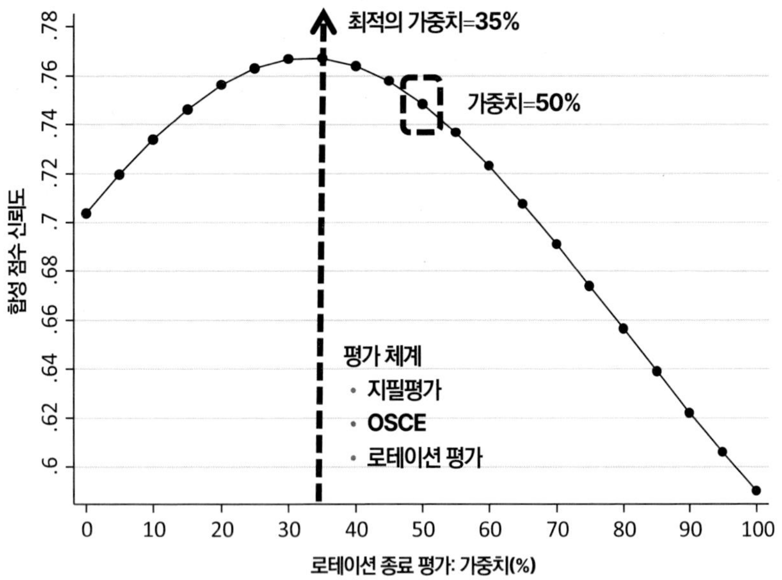

Figure 3-3 합성 점수 신뢰도 예시

Note: 평가 간의 가중치, 신뢰도와 상관관계를 보여준다. 위 그림은 가중치와 합성 점수 신뢰도 간의 관계를 보여준다.

신뢰도인 0.77가 된다. 가중치를 35% 이상으로 높이면 합성 점수 신뢰도가 낮아진다.

(2) 시사점

점수를 조합하려면 각 구성요소에 적용되는 가중치의 크기를 결정하는 데 사용되는 교육적 근거가 필요하다. 이러한 요인들은 신뢰도를 넘어 중요한 타당도를 시사하고 있으며, 결과 타당도에 영향을 미친다. 합성 점수 신뢰도를 최대화하기 위해 가중치를 최적화하는데 사용할 수 있는 몇 가지 접근 방법이 있다. 이 절에서는 합성 점수 신뢰도에 Kanes 접근 방식을 사용하였다. 다변량 일반화가능도 이론 접근법도 널리 사용되는 방법이다(4장 참조).

8. 요약

이 장에서는 신뢰도의 개념과 다양한 상황에서의 사용을 설명하고, 신뢰도가 특정 용도에 대한 평가 자료의 적절성과 타당도를 결정하는데 어떻게 도움이 될 수 있는지를 보여주었다. 우리는 신뢰도 및 분산과의 관계에 대한 개념적 논의를 하였고, CCT에서 신뢰도의 역할을 논의하면서 신뢰도를 다루었다. 각 개념은 또한 보건의료 전문직 교육의 예를 가지고 설명하였다.

평가 점수에는 일반적으로 수험생의 능력이나 수행을 정확하게 측정하는 능력을 제한하는 오차(노이즈)가 포함된다. 교육자는 신뢰도 분석을 통해 오차를 정량화하고 무선 측정 오차가 포함된 점수를 올바르게 해석하고 사용할 수 있다. 신뢰도 분석을 위한 개념적 틀을 제공하기 위해 총 검사 점수 분산을 (1) 진점수와 (2) 오차의 두 가지 구성요소로 분할하는 방법으로 CTT를 소개하였다. 복제의 개념은 신뢰도를 나타내는 데 필요한 틀을 제공한다는 점을 강조하였다. 신뢰도의 적용을 측정 오차와 관련하여 논의하였다. 측정 오차는 점수가 정확한 정도를 다룬다. 신뢰할 수 없는 평가 점수는 더 큰 측정 오차를 발생시켜 점수의 정확도를 떨어뜨린다. 더 많은 문항을 추가하는 것과 신뢰도 향상전략과의 관련성을 논의하였다.

우리는 예시를 통해 신뢰도를 추정하는 방법에 대하여 논의하였다. 우리는 검사-기반 신뢰도 통계 및 평정자 간 신뢰도 통계의 사용에 대한 지침과 시사점을 제공하였다. 또한 스피어만-브라운(Spearman-Brown) 공식과 합성 점수를 기반으로 신뢰도 개선을 위한 접근방식을 제시하였다.

이 장의 앞부분에서 언급했듯이, 신뢰도는 타당도 논증의 구성요소 중 하나이다. 따라서 평가의 신뢰도는 총괄적인 결정을 내리고(5장, 검사의 통계치들), 학습에 영향을 미치는 평가 점수의 사용 및 해석을 결정할 때 고려해야 한다(17장, 학습에 영향을 미치는 평가).

부 록

1. 보충 - 합성 점수 및 합성 점수 신뢰도

기관이 미리 결정한 가중치를 사용하여 세 가지 평가 점수를 합산한다고 가정해보자.

- 그룹 과정(Working Group Process) 평가: 최종 성적의 37%
- HPI 필기시험: 최종 성적의 30%
- 표준화환자(SP) 시험: 최종 성적의 33%

2. 목표

과정 책임자는 다음과 같은 질문을 한다.

- 합성 점수의 신뢰도는 얼마인가?
- 학생들의 합성 점수는 어떻게 계산하는가?

3. 우리가 알고 있는 것

(1) 세 가지 평가의 신뢰도: 우리는 세 가지 검사의 신뢰도를 알고 있다.

- 그룹 과정(WGP) 평가: 0.58
- HPI 필기 시험: 0.80
- 표준화환자(SP) 시험: 0.50

(2) 평가 간의 상관관계: 학생 수행 자료를 사용하여 평가 간의 관련성 정도를 계산하였다(상관관계 사용).

- 그룹 과정(WGP) 평가와 HPI 필기 시험: 0.40
- 그룹 과정(WGP) 평가와 표준화환자(SP) 시험: 0.50
- HPI 필기시험과 표준화환자(SP) 시험: 0.65

(3) 학생 점수: 예를 들어, 합성 점수 계산을 보여주기 위해 3명의 "가짜" 학생의 점수를 아래에 제공하였다.

학생	그룹 과정 평가(37%)	HIP 시험(30%)	표준화환자 시험(33%)
1	96.0	78.0	82.0
2	80.0	72.0	86.5
3	96.0	52.0	71.8

Note: Values in parentheses represent assessment specific weight.

이 문서는 세 학생의 합성 점수 신뢰도와 합성 점수를 계산하는 단계별 가이드를 제공한다. 이 예시에서 사용한 계산은 다음 문헌을 기반으로 한다.

① 합성 점수 신뢰도 계산

세 가지 평가의 신뢰도 범위는 0.50에서 0.80 사이이다. 평가를 결합하면 일반적으로 합성 점수가 만들어질 때 신뢰도가 높아진다.

- **단계 1**: 각 평가와 관련된 가중치의 제곱합을 계산한다. 이러한 제곱 가중치를 추가하는 이유는 제곱을 요구하는 수학적 속성이 있는 가중치 분산(특정 평가에 대한 점수 분포의 너비)을 합산하기 때문이다.

  (평가 1의 가중치)^2 + (평가 2의 가중치)^2 + (평가 3의 가중치)^2
  $= 0.37^2 + 0.30^2 + 0.33^2$
  $= 0.335$

- **단계 2**: 상관관계의 가중치 합을 계산한다.

  (2 × 평가1 가중치 × 평가2가중치 × 평가1-2상관관계) +
  (2 × 평가1 가중치 × 평가3가중치 × 평가1-3상관관계) +
  (2 × 평가2 가중치 × 평가3가중치 × 평가2-3상관관계)
  $= (2 \times 0.37 \times 0.30 \times 0.40) + (2 \times 0.37 \times 0.33 \times 0.50) + (2 \times 0.30 \times 0.33 \times 0.65)$
  $= 0.340$

- **단계 3**: 1단계와 2단계에서 구한 값을 합산한다. 이것이 합성의 "총점수" 분산이다.

  = 1단계 + 3단계 = $0.335 + 0.340$
  = 0.675

- **단계 4**: 신뢰도와 평가의 가중치를 제곱한 값을 곱한 후에, 그것을 합산한다.

  (평가 1의 신뢰도) × (평가 1의 가중치)^2 +
  (평가 2의 신뢰도) × (평가 2의 가중치)^2 +
  (평가 3의 신뢰도) × (평가 3의 가중치)^2
  $= (0.58 \times 0.37^2) + (0.80 \times 0.30^2) + (0.50 \times 0.33^2)$
  $= 0.205$

- **단계 5**: 4단계와 2단계의 결과를 합산한다. 이것이 합산 점수의 "진점수" 분산이다.

  4단계 + 2단계 = $0.205 + 0.340$
  $= 0.545$

- **단계 6**: 5단계 결과를 3단계 결과로 나눈다. 정의를 상기해 보면, 신뢰도는 "진" 점수 분산으로 설명되는 변산성의 비율이다.

  (5단계의 진 점수 분산)/(3단계의 총 점수 분산) = 0.545/0.675 = 0.807 ≈ 0.81

이러한 계산에 기초하여, 세 가지 평가의 합성 점수 신뢰도는 0.81이다. 세 가지 평가의 점수를 결합하면 충분한 신뢰도를 가진다.

② 합성 점수 계산

학생들의 합성 점수를 계산하는 것은 단순히 가중치 합계로 도출될 수 없다. z점수를 사용하여 점수를 표준화해야 한다. 표준화를 통해 세 가지 평가 모두 동일한 평균과 분산을 가질 수 있다. z점수를 사용하면 평균이 0, 분산이 1로 설정되기 때문에 계산의 복잡성을 단순화할 수 있다(표준편차는 1이고, 표준편차는 분산의 제곱근이다).

- **단계 1**: 점수를 z점수로 표준화하기. z점수 계산을 위해 다음 공식을 사용:

  z점수 = (점수-학급평균점수)/(표준편차)

예를 들어, 존(John)이 80점을 받았고, 학급평균이 75점이고, 표준편차 5이면, 존(John)의 z점수는 1 [(80 - 75)/5] 이다. 다음은 세 명 학생의 z점수이다.

학생	그룹 과정 평가(37%)	HIP 시험(30%)	표준화환자 시험(33%)
1	1.751	0.772	0.915
2	0.842	0.583	1.103
3	1.751	0.050	0.579

- **단계 2**: 각 평가의 z점수의 가중치 합계 계산

  학생 1: (1.751 × 0.37) + (0.772 × 0.30) + (0.915 × 0.33) = 1.181
  학생 2: (0.842 × 0.37) + (0.583 × 0.30) + (1.103 × 0.33) = 0.850
  학생 3: (1.751 × 0.37) + (0.050 × 0.30) + (0.579 × 0.33) = 0.854

- **단계 3**: 2단계에서 z점수의 가중치 합계를 합성 점수의 표준편차로 나눈다. 파트 I의 3단계에서 합성 점수의 분산을 계산했던 걸 상기해 보면, 제곱근을 사용하여 표준편차를 구할 수 있다.

$$\text{합성 점수의 표준편차} = \sqrt{(\text{합성 점수의 분산})}$$
$$= \sqrt{(0.675)} = 0.821$$

  학생1의 합성 점수: 1.181/0.821 = 1.439
  학생2의 합성 점수: 0.850/0.821 = 1.035
  학생3의 합성 점수: 0.854/0.821 = 1.040

- **단계 4**: z점수는 *z*-표를 보고 백분위로 변환할 수 있다(온라인에서 쉽게 접근 가능).

학생	가중치 점수(전통적 방법 사용)	합성 점수	차이
1	86.0	92.5	6.5
2	79.7	85.0	5.3
3	74.8	85.1	10.3

결과적으로 예시에서 도출된 합성 점수와 전통적인 가중치 점수 사이에 차이가 있음을 보여준다. 이로 인해 학생에게 알려주는 점수의 결정이 달라질 수 있다.

* 참고: 추가 자료 및 출처는 UIC AHPE 웹사이트(https://go.uic.edu/AHPE)에서 확인할 수 있다.

REFERENCES

Downing, S.M. (2004). Reliability: On the reproducibility of assessment data. *Medical Education, 38*, 1006–1012.

Feldt, L.S., & Brennan, R. (1989). Reliability. In R.L. Linn (Ed.), *Educational measurement* (3rd ed., pp. 105–146). New York: Palgrave Macmillan.

Fleiss, J.L., Levin, B., & Paik, M.C. (2004). *Statistical methods for rates and proportions*. Hoboken, NJ: Wiley.

Kane, M., & Case, S. (2004). The reliability and validity of weighted composite scores. *Applied Measurement in Education, 17*(3), 221–240.

Landis, J.R., & Koch, G.G. (1977). The measurement of observer agreement for categorical data. *Biometrics, 33*, 159–174.

Lord, F.M., & Novick, M.R. (1968). *Statistical theories of mental test scores*. Reading, MA: Addison-Wesley.

Nunnally, J.C. (1978). *Psychometric theory* (2nd ed.). New York: McGraw-Hill.

Park, Y.S., Hyderi, A., Bordage, G., Xing, K., & Yudkowsky, Y. (2016). Inter-rater reliability and generalizability of patient note scores using a scoring rubric based on the USMLE Step-2 CS format. *Advances in Health Sciences Education, 21*(4), 761–773.

Park, Y.S., Lineberry, M., Hyderi, A., Bordage, G., Xing, K., & Yudkowsky, R. (2016). Differential weighting for subcomponent measures of integrated clinical encounter scores based on the USMLE Step-2 CS examination: Effects on composite score reliability and pass-fail decisions. *Academic Medicine, 91*, S24–S30.

Traub, R.E. (1997). Classical test theory in historical perspective. *Educational Measurement: Issues and Practice, 16*(4), 8–14.

4

일반화가능도 이론

Clarence D. Kreiter, Nikki L. Zaidi, Yoon Soo Park

1. 서론

본 장에서는 일반화가능도 이론(Generalizability theory)의 주요 사항에 대해 간단하게 소개하고자 한다. 비록 간단하게 다루기는 하지만 일변량 일반화가능도 이론과 다변량 일반화가능도 이론의 기본개념과 절차를 개괄하려 한다. 본 장의 주요 목적은 이 이론을 보건의료분야에서 공통적으로 적용하는데 필요한 배경을 설명하는데 있다. 이러한 목적을 달성하기 위하여 시뮬레이션 자료와 실제 평가자료를 이용하여 일반화가능도 이론 분석결과를 제시했다. 계산방법이나 수식은 단지 학습자들이 일반화가능도 이론을 개념적으로 이해할 수 있는 수준에서 제시했다. 만일 일반화가능도 이론에 흥미를 느끼는 독자가 있다면 일반화가능도 이론의 고전인 **일반화가능도 이론**(*Generalizability theory*)(Brennan, 2001)을 공부하길 바라는 의미에서 해당 책과 동일한 주석과 용어를 사용하였다. 본 장에서는 학습자들이 일반화가능도 이론으로 가장 흔하게 사용하는 것들을 적용하고 해석할 수 있도록 돕고자 한다.

여기서 다루는 모든 주제들은 실제적인 적용을 위해 제시하였다. 이를 위해 이론의 기반이 되는 수학적인 요소들은 기본 수준에서만 다루었다. 하지만 본 장의 마지막에 첨부된 부록에서는 분산분석(ANOVA)과 같은 기본 통계를 기술적 정보들과 함께 제시했다.

2. 배경과 개요

고전검사이론(3장 참고)에서는 선다형검사나 평정자에 의한 총괄평정의 **신뢰도**가 관찰점수의 일관성 또는 재생산성이라고 하였다. 하지만 관찰점수의 분산은 문항, 평정자, 스테이션의 수가 다양한 것 등 여러 가지 요소들이 있음을 상상해 볼 수 있다. 평가가 더 복잡해지면 기존의 고전검사틀을 사용할 수 없다.

신뢰도 측면에서 보다 광범위하게 접근해야 한다는 것이 일반화가능도 이론의 기본 취지이며, 이러한 이론을 통해 보건의료분야에서 시행하는 OSCE, 임상실습평가(rotation evaluations), 그리고 다른 수행능력 평가와 같이 보다 복잡한 평가들을 분석하고 추정할 수 있게 되었다.

3장에서 언급한 바와 같이, 고전검사이론의 관찰점수는 진점수와 오차점수로 구성된다. 이러한 개념을 간단하게 표현하면 다음과 같다.

관찰점수 = 진점수 + 오차점수 (식 4-1)

고전검사이론에서는 신뢰도를 다음과 같이 표현한다.

신뢰도 = 진점수/(진점수 + 오차점수) (식 4-2)

고전검사이론과 유사하게 일반화가능도 이론에서도 관찰점수를 진점수 분산과 오차점수 분산으로 나눈다. 하지만 일반화가능도 이론에서는 오차점수분산에 다양한 성분(sources)들을 계산하는데, 이는 고전검사이론을 확대한 것이다.

관찰점수 = 진점수 + (오차점수1 + 오차점수2 + 오차점수3...) (식 4-3)

이를 신뢰도로 표현하면 다음과 같다.

신뢰도 = 진점수/(진점수 + 오차점수1 + 오차점수2 + 오차점수3...) (식 4-4)

일반화가능도 이론은 고전검사이론의 이론적 틀과 동일하게 점수의 분산을 크게 진점수와 오차점수 두가지로 분류한다. 하지만 일반화가능도 이론은 진점수와 오차점수의 분산성분을 추정한다는 측면에서 고전검사이론과 크게 차이가 난다.

일반화가능도 이론은 분산을 이용해 다양한 신뢰도와 유사한 계수들을 산출해서 특정한 평가환경에서 활용할 수 있도록 정보를 제공하는 것이 독특하다. 고전검사이론은 오차를 하나의 성분(또는 **국면**)으로 추정하므로 다양한 오차의 정보를 제공하는 일반화가능도 이론보다 정보량이 적다.

고전검사이론에서도 평가에서 서로 다른 오차들이 존재한다는 것을 인지하지만, 이러한 오차요인들을 분석하기 위해서는 오차요인별로 서로 독립된 연구설계를 해야 한다. 예를 들어, 수험생을 대상으로 다양한 임상케이스를 수행평가할 때 고전검사이론으로 계산하는 것은 (동일 임상케이스 또는 다른 케이스들 간) 평정자 간 신뢰도를 구하거나, 케이스 간 신뢰도를 구하거나, 동일 케이스 안에서 오차성분인 체크리스트나 평정항목들에 대한 내적일관성을 계산할 수 있다. 하지만 이렇게 산출된 고전검사이론의 분석결과들은 종합적으로 신뢰도를 평가하거나, 오차요인들 사이의 상대적인 중요성을 추정하고 보고하기에 어려움이 있다.

일반화가능도 이론은 하나의 분석으로 다양한 오차요인들을 동시에 추정한다. 이는 **측정의 조건들**을 다양하게 할 때 관찰점수로 가상의 평균점수를 얼마나 정확하게 산출하는지의 신뢰도를 예측할 수 있게 한다. 이 가상의 평균점수는 다국면 측정 과정을 반복적으로 시행할 때 산출된 평균점수를 개념화한 것이다. G이론에서는 이를 평균점수(average score) 또는 **전집점수**(*universe score*)라고 하는데 이는 고전검사이론에서 "진점수"와 유사한 개념으로, 측정과정의 모든 조건들을 고려한 것이다. 일반화가능도 이론에서는 측정 과정의 국면들(facets)을 중요한 측정의 조건들로 세분화한다.

일반화가능도 이론에서 일반화가능도(generalizability) 또는 의존도(dependability)는 개념적으로 고전검사이론의 신뢰도와 유사하다. 그러나 이 용어는 더 명확한 목표를 가지고 있는데, 특정 평가에서 수험생이 얻은 단일 점수를 전체 측정 조건에서 반복적으로 평가할 경우 동일한 수험생이 달성할 평균 점수로 일반화하는 **정확도**(accuracy)를 나타낸다. 국면이나 측정조건들에 대한 이해를 돕기 위해서 일반화가능도 이론의 개념이나 절차를 증명하기 위한 가상자료를 이용한 가상의 평가결과들을 제시하였다. 이 자료는 사례 수가 적고, 이해를 돕기 위해 가상으로 산출한 자료임을 명심해야 한다. 실제로 안정적이고 통계적으로 보다 의미있는 통계치를 얻기 위해서는 더 많은 사례 수가 필요하다.

3. 가상적인 평가 문제 - 예제

다음은 의학교육연구자들이 OSCE의 신뢰도를 보고할 때 발생할 수 있는 가상적인 측정문제들의 사례를 보여주기 위한 예시 자료이다(OSCE에 관해서는 9장을 참조하기 바란다). 연구자들은 더 많은 사례와 실제 운영 가능한 버전으로 평가하길 권고한다. 여기서는 10명의 수험생이 5개 스테이션에서 수행한 비디오를 총괄 평정한 예이다. Table 4-1은 10명의 수험생을 2명의 평정자가 5점 척도를 사용하여 독립적으로 채점한 가상의 점수이다.

고전검사이론 방법은 평정자내 또는 스테이션내 신뢰도를 계산해왔는데, 이러한 방법은 진점수 분산과 오차점수분산을 동시에 추정하는데 어려움이 있다. 고전검사이론이 이상적인 측정모형에 대한 적절한 제안을 하지 못하기 때문에 연구자들은 측정문제를 해결하기 위해 G연구를 사용한다.

Table 4-1 OSCE의 측정학적 문제 예시: OSCE의 예비 채점 버전

수험생	평정자 1					평정자 2				
	스테이션 1	스테이션 2	스테이션 3	스테이션 4	스테이션 5	스테이션 1	스테이션 2	스테이션 3	스테이션 4	스테이션 5
1	5	4	4	4	4	4	3	3	3	3
2	4	3	3	3	3	3	2	2	3	2
3	4	3	4	2	2	3	2	4	3	3
4	4	3	3	3	2	4	2	3	3	4
5	5	4	4	5	4	4	4	3	4	4
6	3	3	4	4	4	2	2	3	4	3
7	4	3	5	3	3	4	3	5	4	4
8	3	4	3	4	3	1	2	2	3	3
9	3	1	1	3	4	3	2	2	3	3
10	3	2	3	4	3	3	1	2	4	3

4. G연구모형 정의하기

Table 4-1에서 제시한 정보를 분석하기 이전에, G연구의 측정모형을 이해해야 한다. 이를 위해 먼저 측정조건과 관련된 공식적인 정의들, 자료 수집 방법을 일반적으로 사용되는 기호들을 함께 아는 것이 중요하다. 첫 번째, **측정대상**을 이해해야 한다. 측정대상은 시험에서 평가하고자 한 요소이다. 대부분 평가에서는, 평가의 대상은 수험생이고, 일반적으로 사람(p)이라고 표기한다. 측정대상을 확인했으면, G연구에서는 G모형의 다양한 요소들을 확인해야 한다. 이를 **국면**(*facet*)이라고 하는데, 이는 분산의 원인으로 주로 연구자들이 일반화하고자 원하는 것들이다.

OSCE의 측정 조건을 생각해보면, 두 명의 평정자가 수험생 10명의 임상술기능력을 5개 스테이션에서 평정하였다. 이러한 정보는 G연구에서 중요하게 다룰 수 있다. 첫째, 시험이라는 것이 수험생을 평가하려는 것이므로 연구자가 평가의 대상을 평정자나 스테이션 점수가 아니라 수험생(p)으로 한다. 일반적으로 대부분 G연구에서는 사람을 의미하므로, 소문자 "p"로 표현한다. 연구자들은 일단 평가 대상을 결정하면, 평정자와 스테이션과 같은 다른 측정조건들을 가정할 수 있고 이때 조건들을 G연구의 국면으로 표시한다. 여기서 다룬 예에서는 평정자와 스테이션이라는 2개의 국면이 있고, 평정자는 "r", 스테이션은 "s"로 표현한다. Table 4-1에는 다른 주요한 측정국면이나 영향력 있는 요소들이 있을 수 있으나 여기서는 제시하지 않았다.

예제에서는 모든 수험생들(p)이 모든 스테이션(s)에서 두 명의 평정자들(r)에게 평가받는다. 이러한 상황을 일반화가능도 이론에서 간단하게 교차(crossed)했다고 한다. 교차했다는 개념은 "×"로 표시한다. 이러한 조건을 개념적으로 간단하게 [$p \times s \times r$]로 표현한다. 이때 G연구는 모든 수험생이 모든 스테이션과 평정자들과 **교차하는** 모형이다(persons-*crossed*-with-stations-crossed-with-raters model). 하지만 모든 G연구가 완전하게 교차하지는 않는다. 예를 들어 OSCE의 경우 동일한 사례이지만 평정자가 각각 스테이션마다 다를 수 있다. 이런 경우 우리는 **내재된** 모형(nested design)이라고 하고, ":"로 표시한다. 예를 들어, 각 스테이션마다 다른 평정자가 있을 경우 우리는 [$p \times (r{:}s)$]라고 표시한다. 그리고 수험생은 각 스테이션에 내재한 평정자들과 교차한다고 표현한다. 본 장에서는 보다 다양한 모형을 추가적으로 다룰 것이다.

모든 G연구의 국면들은 **무선**(*random*)이나 **고정**(*fixed*) 중에 하나로 정의해야 한다. 국면을 **무선**이라고 간주하는 것은 G연구에서 관찰값을 전집에서 산출된 표본의 통계치로 간주하는 것과 같다. G연구에서 전집은 **허용 가능한 관찰의 전집**(*universe of admissable observations*)이라고 하고, 표본의 관찰값은 호환가능하다. 예제에서 보면, 평정자와 스테이션은 무선변수이다. G연구로 볼 때 예제는 **무선모형**(random model)이다. 우리가 무선모형으로 설정했기 때문에 스테이션은 5개로 고정된 것이 아니다. 예제의 평정자도 마찬가지다. 두 명의 평정자인 의사들은 비슷한 집단에서 선발된 샘플과도 같고, 만일 이들은 평정을 위해 특별한 훈련을 받지 않았다면, 평정자로서 활용 가능한 의사의 전집은 미국 전역의 교육을 담당하는 의사로 확대될 수 있다. 하지만 평정자들은 특별한 훈련을 받았다면 우리는 훈련받은 의사집단을 평정자**전집**(rater universe)으로 변경할 수 있다. 만일 하나의 국면에 대한 모든 조건들이 G연구에서 모두 관찰되거나, 연구자가 G연구를 넘어서 일반화하는 것을 원하지 않는다면 그 하나의 국면은 고정된 것으로 간주한다. 고정된 국면에 대해서는 본 장의 다른 부분에서 제시하겠다.

5. G연구 결과 구하기

G연구 모형에 대해 소개했으므로, 다음은 결과 구하기 단계를 소개하겠다. G연구에서 얻어지는 주요한 결과물로는 분산성분(variance component, VCs)이 있다. VCs는 G연구모형에서 각 성분들의 크기를 추정한 것이다. 예시에서는 3가지의 주요 성분들이 있다. 즉 측정의 대상이 되는 수험생(*p*), 다른 두 가지의 국면은 스테이션(*s*)과 평정자(*r*)이다. 분산분석에서는 이러한 요소들이 서로 교차한다. 그래서 효과로 *p*, *s*, *r*과 교차효과인 *ps*, *pr*, *sr*, *psr*/*e*가 있으며, 여기서 "*e*"는 나중에 자세히 다루겠다. 결국 여기서는 전체 7개의 VCs이며, 이는 *p*, *s*, *r*, *ps*, *pr*, *sr*, *psr*/*e* 이다. 이러한 효과들에 대한 기술과 해석은 간단하게 표시한다. VCs를 추정하기 위한 통계적인 절차는 **(부록 4-1)**과 같다.

Table 4-2는 **Table 4-1**의 자료분석 결과이다. **Table 4-2**에서 나타난 VCs는 GENOVA se로 계산되는데, 이는 G연구와 D연구를 추정하기 위해 특별히 설계된 프로그램이다. SPSS나 SAS와 같은 통계프로그램으로도 유사한 VC는 계산할 수 있으나**(부록 4-3 명령문)**, GENOVA와 같은 수준의 정보는 제공하지는 못한다. R사용자들은 VarComp로도 VCs를 추정 가능하다. Stata에서는 "xtmixed"명령어를 사용하거나, ado-file package에서 "gstudy"로 분산요소를 추정할 수 있다.

6. G연구 결과 해석하기

Table 4-2의 첫번째 칸은 G연구에서 효과들을 적은 것이다. 이는 주요 효과(*p*, *s*, *r*)와 상호작용효과(*ps*, *pr*, *sr*, *psr*/*e*)로 이뤄진다. 두 번째 칸은 자유도이다. 세 번째 칸은 각 효과들의 VC값이다. 네 번째 칸은 각 VC가 분산에서 갖는 비율이다.

Table 4-2의 첫 번째 줄은, 하나의 스테이션에서 하나의 평정자에게 평가받은 수험생들(*p*)의 점수 간에 분산의 크기로 15.6%로 나타났다. 이러한 측정치는 고전검사이론의 "진점수"와 유사하다. **(식 4-4)**의 신뢰도에 관한 정의에서는 개인 간 차이(*p*)에서 기인한 분산이 커질수록 신뢰도가 증가함을 보여주고 있다. 두 번째 줄은 스테이션의 차이(*s*)로 인한 분산의 크기를 보여주고 있다. 스테이션의 효과는 전체 관찰된 분산의 6%를 차지하고 있으며, 이는 예시에서 스테이션으로 인한 차이는 작거나 중간 정도임을 의미한다. 세

Table 4-2 예제의 G연구 결과 [$p \times s \times r$]

Effect	*df*	Variance Component	Percent Variance
p	9	.137	15.6
s	4	.053	6.0
r	1	.057	6.5
ps	36	.267	30.5
pr	9	.118	13.4
sr	4	.034	3.9
psr/*e*	36	.211	24.1

Note: *p* = examinee; *s* = station; *r* = rater.

Table 4-3 예제의 분산 성분에 대한 언어적 기술

효과	설명
수험생 (p)	수험생의 "진점수"에 해당하는 분산(예: 수험생의 측정치)
스테이션 (s)	스테이션의 난이도 차이에 기인한 체계적인 효과
평정자 (r)	평정자의 엄격함/관대함의 정도에 기인한 체계적인 효과
수험생-스테이션 (ps)	스테이션별 수험생 성적의 불일치
수험생-평정자 (pr)	평정자별 수험생 술기에 대한 평가의 불일치
스테이션-평정자 (sr)	평정자별 스테이션 난이도의 불일치
잔차 (psr/e)	수험생, 스테이션, 평정자 사이에 삼원상호작용(three-way interaction)하는 것 오차는 모형에 포함되지 않음(e)

번째 줄은 평정자효과(r)로, 전체 평균 성적에서 스테이션과 수험생에게 미치는 평정자의 전체 평균을 의미한다. 예시에서 평정자의 분산은 6.5%로 작거나 중간 정도이며, 이는 평정자 간에 평균 차이가 크지 않은 것으로, 다른 말로 표현하면 두 평정자들이 전체적으로 유사한 정도의 엄격성을 가지고 평가했다는 것이다.

Table 4-2의 4~7째줄은 상호작용 효과를 보여준다. 네 번째 줄은 수험생과 스테이션의 상호작용(ps)이다. 이는 스테이션에 따라 수험생들의 순위가 달라진다는 것을 의미한다. 이 분산의 크기는 30.5%로 가장 큰데, 이는 수험생의 순위는 수험생이 어떤 스테이션에서 평가 받느냐에 따라 상당히 달라진다는 것을 의미한다. 스테이션에 따른 개인 간의 성적차이를 일반적으로 "사례 특이성(case specificity)"이라고 한다. 사례 특이성은 특정 스테이션에서 개인의 지식이나 술기들 간의 가변성의 결과로 발생할 수 있다. 스테이션과 평정자의 상호작용(sr)은 3.9%의 가장 작은 분산비율을 보여주는데, 이는 특정 스테이션에서 평정자 간 차이는 크지 않다는 것을 의미한다. 잔차(psr/e)는 수험생(p), 스테이션(s), 평정자(r)의 세 가지가 동시에 상호작용하며, 이는 [$p \times s \times r$]모형의 설명되지 않은 오차이고, 전체 분산의 24.1%로 많은 부분에 해당된다. Table 4-3은 각 VC를 언어로 기술한 것이다.

OSCE에서 흔하게 접할 수 있는 G연구가 [$p \times (r{:}s)$]모형이다. 이는 교차모형과 내재모형으로 구성되는데, 주요 효과는 p, s, $r{:}s$이다. 평정자효과는 평정자가 스테이션에 내재되어 있는 것으로($r{:}s$), 이는 교차모형과 유사하게 해석한다. 상호작용효과는 두 가지만 나타나는데 이는 ps와 $pr{:}s$ 이다. ps의 VC는 완전 교차모형(full crossed model)에서 추정된다. 이것은 [$p \times (r{:}s)$]모형으로, 평정자들은 오직 한 스테이션에서만 평정한다. 이것은 평정자와 스테이션의 상호작용(rs)의 VC는 분리해서 추정하지 못하기 때문에, 이러한 효과는 [$p \times r{:}s$]모형의 잔차에 일부분 포함된다.

7. D연구 수행하기

예제의 예비조사에서는 점수의 신뢰도 특성 뿐 아니라 구조를 어떻게 변형했으면 좋은지에 대한 제안도 하고 있다. 결정(decision)을 의미하는 (D)연구는 G연구에서 수집된 점수들로 신뢰도를 측정하는 것 뿐 아니라, 설계와 표본 크기를 달리할 경우의 대안을 제시한다. 그러므로 D연구는 최적의 검사 설계와 관련

된 질문들을 해결할 수 있다.

G연구의 구조는 D연구에서 다룰 수 있는 설계를 결정한다. 완전히 교차된 G연구 설계는 VC효과의 최대 수를 추정할 수 있고, 역시 가능한 D연구설계의 수를 최대화할 수 있다. 이는 D연구에서는 G연구에서 얻어지는 VC들로 다양한 설계에서 예측되는 신뢰도계수를 추정하기 때문이다. 예시문제에서, D연구는 (2명의 평정자와 5개의 스테이션을 가진 완전 교차 무선 모형인) 측정조건에서 관찰된 점수 상에서의 신뢰도를 계산하는 것 이외에도 평정자와 스테이션의 수를 다양하게 할 때의 신뢰도도 산출하게 할 수 있기 때문이다. 예를 들어, 교차무선모형(crossed random model)에서 추정된 측정치들은 부분 내재 모형(partially nested model)의 신뢰도를 추정하는데 사용할 수 있다. 예제에서 5개 스테이션에 배치된 수험생들은 서로 다르게 짝지어진 평정자들에게 평가받는데, 이러한 것을 수험생(p)는 스테이션에 내재된 평가자에게 평가받지만 스테이션은 교차된다는 설계이다($p \times r{:}s$). 이러한 부분설계는 OSCE나 다면인적성면접(multiple mini-interview, MMI)와 같이 실제로 수험생이 반복적으로 평가받는 흔한 상황으로, 이는 동일 채점자가 모든 스테이션을 평가하는 것은 비현실적이기 때문이다. D연구를 활용해서 다양한 조건의 설계를 검증하는 것은 연구자가 가장 적절한 실행방법을 결정하는데 도움이 될 수 있다.

더 나아가기 전에 우선 D연구에서 사용하는 표기법을 알아볼 필요가 있다. 예시에서 보여준 G연구모형에서는 국면에 소문자 표기를 사용했다. G연구에서 소문자로 표기하는 것은 단일 스테이션에서 하나의 평정에서 기대할 수 있는 효과이다. 하지만 D연구에서는 표집의 과정에서 양상되는 평균적인 평정에 관심이 있기 때문에 대문자들을 사용한다. 이러한 이유 때문에, D연구에서 표기는 대문자를 사용한다. 예를 들어, D연구일 경우 우리의 예시 설계가 유사한 설계를 가진다 해도 스테이션과 평정자의 수가 다를 수 있기 때문에 $[p \times S \times R]$이라고 표기한다.

D연구에서는 신뢰도와 유사한 2가지 수치가 추정된다. 일반화가능도계수(G 또는 $E\rho^2$)와 의존도계수(Phi 또는 Φ)이다. G계수는 상대적 오차에 민감하고, 수험생의 순위를 산출하는데 유용하다. 의존도계수는 파이라고 일반적으로 표기하는데, 점수의 절대적 재생산 수치로 측정의 과정을 반복했을 때 취득할 수 있는 점수의 정도를 반영한 것이다. 예시와 같이 (5개의 스테이션과 2명의 평정자로 구성된) OSCE 평가상황이 완벽하게 복제될 수 있다면, 파이계수는 수험생의 최종점수가 얼마나 최소한으로 유사하게 반복되는지를 보여줄 것이다. 반면에 일반화계수는 평가상황에서 얼마나 반복적으로 유사한 등수를 보여주는지를 측정할 것이다. 이러한 차이로, Phi계수는 준거참조평가에서, G계수는 규준참조평가에서 더 많은 정보를 준다.

$$G = \left(E\rho^2\right) = \frac{\sigma^2(p)}{\sigma^2(p) + \sigma^2(\delta)} \qquad \text{(식 4-5)}$$

$$\text{Phi} = (\Phi) = \frac{\sigma^2(p)}{\sigma^2(p) + \sigma^2(\Delta)} \qquad \text{(식 4-6)}$$

$\sigma^2(p)$ = 사람(수험생)과 관련된 분산
$\sigma^2(\delta)$ = 상대 오차분산의 합
$\sigma^2(\Delta)$ = 절대 오차분산의 합

절대 오차분산(Δ)은 수험생을 제외한 모든 오차분산을 포함한다. 상대 오차분산(δ)은 수험생의 등수에 영향 줄 수 있는 요소만 포함시키고, 예제에 있는 *s*, *r*, *sr* VC를 포함하지 않는다. 그러므로, (식 4-5)와 (식 4-6)에서 보여주는 Phi와 G의 차이는 스테이션 난이도 분산(전체 분산의 6%), 평가자 엄격성 분산(전체 분산의 6.5%), 그리고 스테이션과 평정자의 상호작용(전체 분산의 3.9%)에서 나타난다.

모든 D연구에서 절대 오차는 상대 오차보다 항상 크거나 같다. 그러므로 Phi는 항상 G 보다 작거나 같다. 부록 4-2에서는 절대 오차와 상대 오차의 계산과정의 일부로 VC와 오차원을 추가적으로 제시하였다.

8. D연구 해석하기

Table 4-4은 G연구에서 사용한 OSCE 예제에 대한 D연구를 표현한 것으로, 파이(Phi)는 평정자와 스테이션의 분산에 기초한 것이다. Table 4-4는 OSCE평가에 대한 D연구의 결과로 평정자와 스테이션의 수를 다양하게 할 때 추정되는 G와 Phi계수를 보여주고 있다. D연구를 해석할 때는 Figure 4-1과 같이 그림으로 결과를 표현하는 것이 도움이 된다. Table 4-4의 G계수를 이용하여 두 개의 국면(평정자와 스테이션)에 따라 그래프를 그렸을 경우 몇 가지 주요한 점들을 발견할 수 있다. 첫 번째, 평정자의 수가 증가하면서 신뢰도계수가 적절하게 증가했다. 반면에 스테이션의 수가 증가하면서 신뢰도계수는 크게 증가했다. 예를 들어, 두 명의 평정자가 평정할 경우, 스테이션의 수가 1개에서 5개로 늘어남에 따라 G계수가 0.266으로 증가했다. D연구에서도 5개 이후에도 추가적으로 증가시키면 신뢰도가 증가한다는 것을 보여주었다. 평정자와 스테이션의 수가 어느 정도 성적의 의존도에 영향을 미치는지를 요약적으로 보여주는 것이 표의 마지막 셀에 있는 Phi (Φ)이다. 비록 Figure 4-1에는 파이값을 제시하지는 않았지만, Phi와 G값은 비슷한 패턴을 가진다. 그러나 Phi값은 다소 G계수보다는 작게 산출되는데, 이는 Phi값이 오차의 추가적인 요소들(*s*, *r*, *sr*)을 분모로 계산하기 때문이다.

모든 측정의 과정에는 원치 않는 오차요인들이 내포되어 있다. 그러므로 개인의 성적이 반드시 개인의

Table 4-4 예제의 D연구 결과 [$p \times S \times R$]

Number of Raters	Number of Stations	G ($E\rho^2$)	Phi (Φ)
1	1	.187	.156
1	5	.391	.323
1	10	.453	.372
2	1	.241	.206
2	5	.507	.438
2	10	.588	.510
3	1	.267	.230
3	5	.562	.497
3	10	.653	.582

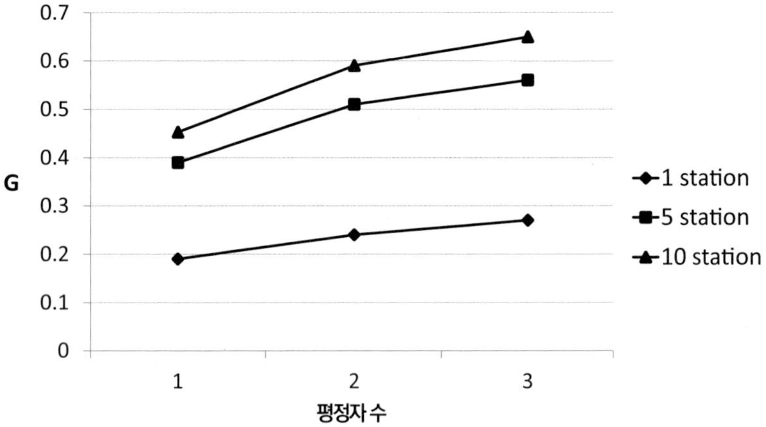

Figure 4-1 D연구에서 G계수의 그래프

속성(능력), 술기, 지식을 "진실로(true)" 반영한 것이라고 보기 어렵다. 오차에서 계산된 G와 Phi는 다양한 오차요인에서 얼마나 상대적이거나 절대적인 오차가 발생하는지를 나타낸다. 오차의 추정치로 측정의 표준오차(SEM)을 계산할 수 있는데, 이것은 측정을 반복할 경우에 관찰점수들이 얼마나 다양할지를 보여준다. SEM이 G 또는 Phi와 비교하여 가지는 이점 중 하나는, SEM이 점수 척도와 동일한 척도로 표현되어, 측정 과정의 반복 시 점수 결과의 예상 표준편차를 반영한다는 것이다. 고전검사이론에서는 표준오차를 이용하여 관찰된 점수의 신뢰구간을 계산할 수 있다(3장 참조).

일반화가능도 이론은 표준화환자를 이용한 OSCE, OSCE와 유사한 입학시험(예: MMI)에서 광범위하게 사용되었다. Van der Vleuten와 Swanson (1990)은 표준화환자 관련 문헌들의 주요한 결과들을 요약하였다. 표준화환자를 이용한 대부분 연구들의 주요 측정오차요인은 수험생의 스테이션별 수행의 차이에 있었다는 것이다(*ps* 분산). Eva, Rosenfeld, Reiter, Norman (2004)은 MMI에서도 유사한 결론에 도달했는데, 수험생과 스테이션의 상호작용효과(*ps*)를 가장 큰 오차원으로 소개하고 있다. 이러한 *ps* 오차는 주로 "내용 특이성(content specific)"이나 "사례 특이성(case specific)"으로 불리고 있다(즉 수험생이나 지원자가 하나의 맥락에서 평가받은 결과로 다른 맥락에서의 평가결과를 예측하기는 어렵다는 것이다).

9. G모형과 D모형의 다양한 형태들

의미있는 결과를 도출하기 위해서는 G연구 모형과 D연구 모형을 보다 구체적으로 설정하는 것이 중요하다. 본 장에서는 G연구와 D연구에서 흔하게 사용되는 모형 2개를 추가적으로 소개하고자 한다. 예시에서 제시한 OSCE 모형은 두 개의 국면으로 이루어진 무선모형이다. 하지만 흔하게 접하는 상황은 하나의 국면만을 가진 모형이다. 예를 들어, 전형적인 MCQ 평가는 한 명의 수험생(p)가 여러 개의 문항(*i*)을 교차해서 평가받는 "x" 형태로, 이는 단일국면무선모형설계[$p \times i$]라고 할 수 있다. 모형설계(one-faceted random model design)라고 하고 [$p \times i$]로 표시한다. G모형은 3개의 효과들로 구성되는데, 이는 *p*, *i*, *pi*이다. G계수는 다음과 같이 계산되는데 이때 n_i는 문항 수이다. G연구에서 n_i가 문항 수 일때, G값은

설계(Design)	국면(Facet)				
교차(crossed)	평정자	A		B	
	스테이션	1	2	1	2
내재(nested)	평정자	A & B		C & D	
	스테이션	1	2	3	4
혼합(confounded)	평정자	A	B	C	D
	스테이션	1	2	3	4

Figure 4-2 교차모형, 내재모형, 혼합 모형의 예시

Cronbach 알파값(또는 KR20)과 동일하다. MCQ 시험에서 파이값은 (식 4-8)과 같이 계산한다.

$$G=\left(E\rho^{2}\right)=\frac{\sigma^{2}(p)}{\sigma^{2}(p)+\ \sigma^{2}(pi)/n_{i}} \quad \text{(식 4-7)}$$

$$\text{Phi}=(\Phi)=\frac{\sigma^{2}(p)}{\sigma^{2}(p)+\sigma^{2}(i)/n_{i}+\sigma^{2}(pi)/n_{i}} \quad \text{(식 4-8)}$$

G연구에서 내재된 고정효과의 예시로는 선택형(MC)과 진위형(TF)의 2개 문항형태를 가진 지필시험을 생각할 수 있다. 논리적으로 하나의 문항이 2가지 형태를 동시에 가질 수 없기 때문에, 시험이 2가지의 문항형태를 가진다는 것을 고려한다면 문항은 문항형태에 내재되어 있다고 표현한다(*i:f*). 두 번째로는 2개의 문항형태는 무한적인 문항형태 분포에서 추출된 하나의 표집이 아니라 여기서는 단지 2개의 선택된 문항형태에 불과하다. 2개의 관찰된 문항형태에서, 예시에 제시된 문항형태(*f*)는 무선효과보다는 고정되었다고 볼 수 있다. 예시는 무선효과와 고정효과가 혼재되어 있는 혼합 모형으로, 무선효과는 문항(*i*)이고, 고정효과는 문항형태(*f*)이다. 그러므로 이 모형은 수험생(*p*)이 문항형태(*f*)에 내재한 문항(*i*)들과 교차하는 혼합모형으로 $[p \times (i{:}f)]$로 표시한다.

임상평가에서 얻어진 자료를 사용할 때는 혼재된 모형이 흔한 일이다. 혼재(Confounding)란 하나의 국면에 서로 조건이 다른 국면이 혼합된 것이다. Figure 4-2는 교차된 자료, 내재된 자료 그리고 혼재된 자료의 예시이다. 혼재된 모형은 하나의 스테이션에 한 명의 평정자가 평가하는 것과 같다. 만일 하나의 케이스에 하나의 평정자가 있다면, 평정자와 스테이션의 독자적인 효과크기를 추정하기 어렵다. 대신, G연구는 평정자와 스테이션이 혼재된 효과를 추정해 낼 수는 있다.

10. 비균형 모형들

비균형설계는 임상상황에서 일상적으로 접할 수 있는 측정조건에 해당한다. 예를 들어 임상상황에서 수험생마다 다른 수의 평정자나 관찰자들에게 평가를 받을 수 있기 때문이다. 다음 장에서 논의할 것이지만, 내재된 국면에서 동일하지 않는 수준의 평정자 수를 가지고 평가하려고 할 때 비균형설계를 하게 된다. 만일 많은 수의 자료수집이 가능하다면 동일한 수의 평가자에게 평가받은 경우만 유층표집을 통해 자료를 얻어서 균형설계를 할 수 있다. 하지만 이러한 설계에서는 일부 자료가 포함되지 않을 수 있다. 대안적으로 비균형자료를 가지고 VC를 추정하는 통계적인 시도들이 이뤄지고 있다. 이러한 모형들은 명확한 논리적 근거가 없기 때문에 모형마다 다소 다른 측정치들이 산출된다. 만일 고정된 국면 안에 비균형자료가 포함되어 있다면, 이러한 비균형설계를 해결하기 위해서는 다변량 일반화가능도 이론을 적용하는 것이 더 효율적이고 직접적으로 해결가능하다. 다음 장에서는 비균형설계의 다변량접근을 소개할 것이다.

요약하면, 이 장에서는 G연구의 ([$p \times i$], [$p \times (i:f)$], [$p \times s \times r$], [$p \times (r:s)$]모형과 같은 설계 개념을 간단하게 다루었다. 비록 모형에서 다루어야 할 국면, 내재, 혼합 모형과 같은 조건들이 늘어날 수 있으나, 이 네가지 모형은 보건과학교육 연구에서 G이론을 가장 일반적으로 적용한 것을 이해하기 위해 필요한 구성요소와 주요 개념을 제공하고 있다. 여기서 나아가 다른 모형들을 알기 원한다면, 좀 더 다양한 모형이나 설계에 관한 문헌들을 참고하길 바란다.

11. 다변량 일반화가능도 이론

지금까지 일변량 일반화가능도 이론을 다루었다. 앞에서 G연구에서 VC를 추정해내는 방법을 설명했는데, 이때 VC는 개별 수험생이 하나의 성적을 받는 평가과정에서 신뢰도와 같은 계수를 산출할 수 있다. 본 장에서는, G연구를 다변량 일반화가능도 이론으로 확장시키고자 한다. 일반적으로 다변량 일반화가능도 이론은 수험생이 측정과정에서 다양한 성적을 받게 되는 상황에서 사용한다. 예를 들어, 표준화환자를 기반으로 한 OSCE에서는 각각의 스테이션에 의사소통과 임상추론이라는 두 가지로 구성된 평가점수를 받게 되고, 이러한 측정결과는 학생들의 교육에도 활용할 수 있다. 만일 교육과정의 서로 다른 단계에서 성적을 받게 되면, 교육자들은 각기 다른 단계에서 얻은 GPA를 통해 유용한 정보들을 얻을 수 있을 것이다. 일변량 일반화가능도 이론을 사용할 때는 VC를 사용하는 것에만 관심이 있지만, 다변량 일반화가능도 이론은 다양한 측정치들 사이의 관계를 추정하는 공분산과 전집점수 상관계수를 산출할 수 있다.

다변량 일반화가능도 이론을 설명하기 위해서 2016년에 Keiter와 Ferguson이 강의와 임상실습에서 사용한 성적 자료를 예시로 들겠다. 학생들은 2년간은 강의로, 3학년은 임상실습을 받았다. 학생들이 받은 성적은 강의와 임상실습이라는 두 가지 교수방법(t)의 결과로 받은 것이다. 연구자들은 GPA에서 강의와 임상실습이라는 두 가지 평가적 특성에 관심을 가졌다. 연구자들은 처음에 일변량 일반화가능도 이론을 적용하여 학생들의 성적(g)은 교수방법(t)이라는 고정효과에 내재해 있다는 ($p \times g{:}t$)모형으로 분석했다(참고 : 일관성을 위하여 본 저서에서는 예시 논문에서 사용되었던 기호와 다르게 인용하였다). Table 4-5는 일변량 일반화가능도 이론으로 분석한 결과로, 1,101학생들의 개별 20개 성적이 있는데 이는 14개 강의, 6개 임상실습 성적이다. 비록 일변량 일반화가능도 이론으로도 주요한 정보를 다룰 수는 있지만, 이러한 방법으론 교수방법(t)이라는 두 가지 차원에서 얻어진 개인 GPA 점수의 신뢰도를 비교할 수 없고, 중요한 정보인 두 교

Table 4-5 일변량 혼합 모형 [$p \times (g{:}t)$] G연구

효과	*df*	VC	% Total
p	1,100	.19150	30
t	1	.00001	0
g:t	18	.00450	1
pt	1,100	.05604	8
pg:t	19,800	.39228	61

Note: p = person; t = type; g = grade.

수방법에서 얻어진 점수 간의 상관관계를 검증할 수 없다는 것이다. 더군다나 두 개의 교수방법에는 서로 다른 수의 성적들(14개와 6개)이 있으므로, 이 자료는 비균형임을 고려해야 한다. 연구자가 이러한 자료를 일변량 일반화가능도 이론으로 분석한다면, 이는 비균형자료를 분석할 수 있는 여러 개의 모형 중 임의적으로 선택하는 것이다. 그러나 다변량 일반화가능도 이론으로 분석한다면 이는 비균형모형과 자료의 특성을 보다 완벽하게 고려한 것이다. 다변량 일반화가능도 이론에 대해서는 다음 장에서 다루겠다.

다변량 일반화가능도 이론을 언급하기 이전에 다변량 개념과 표기법을 다룰 필요가 있다. 예시에서 알 수 있듯이, 다변량은 고정국면(혼합모형)을 포함한 일변량 G연구의 반대이다. 교육적으로는 다변량을 알기 위해 일변량으로부터 출발하는 것이 유용하다. 예시에서 두 가지 수업방법의 결과를 일변량으로 분석했는데, 다변량으로 할 경우는 개인 학생들의 두 가지 점수를 요약해서 분석한다. 학생들은(p)은 다변량분석에서 두 가지 성적(g)으로 표기된다. 각 학생들은 두 가지 교수방법(t)을 받았기 때문에 우리는 "•"라는 표기법을 쓴다. 여기서 온점(•)은 다변량일반화가능도에서 고정효과를 의미하며, 여기서는 "$p^{\bullet}$"로 표현된다. 반면에 예제에서 성적(g)은 교수방법(t)에 내재되어 있으므로 "°" 로 표기된다. 이를 논문에서는 ($p^{\bullet} \times g^{\circ}$)로 표기했다.

예제에 있는 일변량모형이 2수준의 고정된 국면(type; t)이기 때문에, 우리의 다변량모형은 각각 2개 수준으로 연계된 하나의 일변량($p \times g$)모형을 가진다. $p \times g$모형은 학생들이(p) 양쪽 교육과정에서 점수를 받으므로 서로 연결되어 있다(•). 다변량분석 결과는 Table 4-6과 같다.

다변량 일반화가능도 이론은 전집점수 상관과 공분산 결과를 계산한다는 점에서 일변량 일반화가능도 이론과 결과물에 차이가 있다. Table 4-6은 다변량 일반화가능도 이론의 성적분석 결과를 매트릭스 형식으로 보여주고 있다. VC는 3개 매트릭스(p, g, pg)의 대각선에 해당하는 것으로, VC는 $p \times g$연구의 2개 일변량 결과와 같이 해석할 수 있다. 본 연구에서 학생들에게 (성적) 분산에 기여하는 것은 임상실습(전체 분산의 25%)보다는 일반 강의로 이뤄지는 수업(전체 분산의 43%)이 더 영향을 미쳤다. 두 수업의 공분산은 대각선의 아래쪽에 해당하는 것으로 매트릭스에서는 0.16625이다. 이것은 강의와 실습점수 간의 관계를 계산한 것이다. 그러나, 해석을 목적으로 하려면, 대각선 위에 있는 전집점수관계가 더 이해하기 편하다. 전집점수 상관은 5장에서 다루는 고전검사이론의 "진점수"상관과 유사하다. 상관계수의 크기($r = 0.798$)로 볼 때 학생들이 강의와 임상실습에서 획득한 성적들의 구인들 간에는 강한 양적 관계가 있음을 알 수 있다. 취득한 성적들 간에는 다변량(교수방법)에서 서로 교차되지 않으므로, Table 4-6의 두 매트릭스(g, pg)

Table 4-6 2수준으로 구성된 다변량 G연구 ($p^{\bullet} \times g^{\circ}$) (강의와 실습)

효과	VC and CoV† 강의 [%]	Corr* and VC 임상실습 [%]
p	.28671 [43%]	.79815*
	.16625†	.15132 [25%]
g	.00337 [1%]	
		.00741 [1%]
pg	.37419 [56%]	
		.43930 [74%]

* 전집점수 상관; † 공분산.

의 바닥에는 공분산 정보가 없다. p와 pg 매트릭스도 일변량 ($p \times g$)분석과 유사하게 해석한다. Table 4-6의 2 × 2매트릭스는 고정된 국면(다변량)에는 2개의 수준이 있음을 보여주고 있다. 다변량매트릭스의 크기는 항상 측정대상(p)이 취득한 점수들의 수(즉 고정국면의 수준들)와 동일하다.

Table 4-6의 다변량 일반화가능도 이론의 결과들은 보건의료교육 평가에서 유용한 공식들을 제공한다. D연구에서 VCs는 다양한 조건에서 측정된 하위점수들의 신뢰도를 계산하는데 이용될 수 있다. 이러한 정보들은 문항, 평정의 수나 하위점수에 적용 가능한 가중치를 통해 합성 점수 신뢰도를 계산할 수 있어서, 적절한 수준의 일반화가능도계수를 도출할 수 있는 조건을 결정하는데 도움을 준다. 더 심화된 적용방법으로, 다변량일반화가능도 이론을 사용한 분석은 전집점수와 오차분산 간의 관계를 밝힘으로써 주요 타당도 근거를 제공한다.

12. 추가적으로 고려할 점들

지금까지 일반화가능도 이론을 간단하게 소개했다. 지금부터는 일반화가능도 이론을 적용하고자 할 때 추가적으로 다룰 수 있는 주제나 고려해야 할 점들을 간략하게 다루겠다.

일반화가능도 이론은 다양하게 적용할 수 있으나, 몇 가지 주요한 가정들이 있다. 첫째, 자료는 등간척도(interval)나 명백한 서열척도(ordinal)이어야 한다. 그래야 분산성분을 명확하게 해석할 수 있다. 둘째, 일반화가능도 이론에서는 효과들이 서로 연관되지 않고 독립적이라고 가정하고 있다. 그러나 이러한 가정은 특정 직무나 평가의 상황에 대한 반복평가를 받는 경우에는 위배된다. 특히 단기간 반복측정은 더 그렇다. 마지막으로, 일반화가능도 이론은 두 개의 주요한 통계적인 접근이 있는데, 이는 분산분석(ANOVA)과 최대우도법(ML)이다. 분산분석은 분포가정을 부과하지 않지만, 최대우도법은 정상분포를 가정한다.

일반화가능도 이론을 적용하여 해석할 때 특별히 고려할 것들이 있다. 첫째, 분산성분은 표집에 따라 다르기 때문에, 분산성분 수치의 정확도와 안정성은 표본 수와 표본 분산을 함께 고려해야 한다. 추정치의 표준오차를 확인하는 것이 도움이 될 것이지만, 연구자는 국면과 표집의 특성과 크기를 함께 고려해야만 한다. 현실적으로 완벽하게 무선표집하는 것은 어렵기 때문에 특정 국면에서는 사례 수가 적게 표집될 수도 있다. G연구를 하려면 보통 사례 수가 30명 이상(p)은 되어야 적절한 수치가 도출된다. 결론적으로 분산성분을 측정하는데 사용하는 표본이 믿을만할 때만, 표본은 정확하게 의도한 전집(예: 전집 모수)을 반영한다.

둘째, 이론적으로는 분산값이 음수로 산출되는 것은 불가능하지만, G연구에서는 발생한다. 일반적으로 음수로 추정되는 경우는 (예를 들어 대규모 전집에서 작은 표집을 해서 생기는) 표집오차이거나, (예를 들어 중요한 국면을 모형에 포함시키지 않아서 생기는) 잘못된 모형일 경우이다. 일반적으로 음의 분산 요소는 0으로 고정한다. 대안적으로, ANOVA에서 ML을 사용하는 것의 장점으로 ML추정의 과정을 거치면 분산성분이 음수로 나오지는 않는다.

셋째, 오차원에 대한 이해 부족으로 잘못 해석할 수 있다. 실제연구들은 알지 못하는 국면이 있을 수 있다는 것이다. 이것은 현상에 대해 단지 하나의 표집만으로 이뤄질 때 발생한다. 예를 들어, 모든 수험생을 하나의 평정자가 채점했다면 그 채점자는 숨겨신 국면이다. 채점자가 한 명이라서 분산이 발생하지 않고 그 효과가 스테이션에 혼재되어 있는 것이다. 연구자들은 이러한 숨겨진 국면이 결과의 해석을 오도할 수 있음에도 이를 고려하지 않는다.

마지막으로, 본 장에서는 개별적인 사람(p)을 측정의 대상으로 했지만, G연구에서는 (예를 들어, 교실 평균과 같이) 사람들의 평균을 국면으로서 분석할 수 있다.

13. 마무리

일반화가능도 이론은 간단하고 복잡한 측정에 광범위하게 적용할 수 있는 방법이다. G연구와 D연구 결과를 철저하게 살펴보면 측정의 과정을 이해하고 개선 방법을 알 수 있다. 타당도와 신뢰도에 관한 여러 관점들에 대해 일반화가능도 이론은 보다 강력한 연구 도구로 활용할 수 있다. 독자들이 보건과학교육과 타당도에 일반화가능도 이론을 많이 활용할 수 있도록 더 많은 이론 적용사례를 탐구하길 권장한다.

부록

1. 일반화가능도 이론의 통계 기초

분산성분을 이해하기 위해서는 ANOVA에 대한 이해가 필요하다. ANOVA에서 제곱합(sums of squares, SS)은 평균을 중심으로 한 분포를 말한다. 예를 들어, 표본을 기준으로 할 때, 전체 제곱합(SS)은 다음과 같이 계산할 수 있다.

$$\sum_{p}\sum_{s}\sum_{r}(X_{psr} - \overline{X})^2 \quad \text{(식 4-9)}$$

Σ 합
X_{psr} 하나의 채점자가 하나의 스테이션에서 단일 사람에게 준 평정값
$\overline{X}$ 모든 평정자, 스테이션, 사람들을 아우르는 전체 평균

그러므로, 전체 제곱합(SS)은 개별 성적과 전체 평균 차이값의 제곱의 합이다. 여기서 세개의 합 연산자를 기입한 것은 모든 수험생(p), 스테이션(s), 평정자(r)들의 수행을 합한 것을 의미한다. 예에서 각 스테이션별 합은 (식 4-10)과 같이 표기할 수 있다.

$$SS_{(s)} = n_p n_r \sum_{s}(\overline{X}_s - \overline{X})^2 \quad \text{(식 4-10)}$$

이러한 식으로 표현하는 것은 합이 단지 스테이션별로 교차된다는 것을 의미한다. 그러므로 (식 4-10)에서 스테이션에 대한 제곱합(SS)은 스테이션별 평균과 전체평균 차이의 제곱의 합과 동일하고, 이를 수험생 수(n_p)와 평정자 수(n_r)로 곱한 것이다. 제곱합(SS)에 대한 도출은 각각 제곱합(SS)의 표기법이나 기술과 동일하다. 모든 SS의 완전한 도출은 본 장의 범위를 벗어난다. 그러나 ANOVA의 추정방법은 Kirk의 실험설계에서 제시하고 있다(Kirk, 1982).

Table 4-7은 Table 4-1의 자료의 ANOVA 결과이다. 첫 번째 칸은 효과(effect)이고, 두 번째 칸은 자유도(df)이다. 세 번째 칸의 제곱 합(SS)을 자유도(df)로 나눈 것은 네 번째 칸 평균제곱(MS)이다.

Table 4-7의 다섯째 칸은 평균제곱기댓값(EMS)으로 분산성분(σ^2)과 표본의 평정자 수(n_r), 스테이션 수(n_s) 및 수험생 수(n_p)로 표현된다. 평균제곱기댓값(EMS)은 MSs의 혼합이거나, 분산성분이 표본에서 얻어진 평균제곱(MS)이 혼합된 것이다. Table 4-7의 MS값은 Table 4-1의 표본자료를 이용한 것이다. MS가 표본에서 계산되기 때문에, 표본에서 계산된 psr 상호작용은 분산성분(VC) 전집 분산($\hat{S}^2$)에서 추정된 것과 같이 간주한다(σ^2 위의 "^"은 전집분산에서 추정치를 의미한다). Table 4-7의 다섯번째 칸은 평균제곱(MS)이 표본에서 계산된 값이기 때문에 관심있는 성분과 다른 성분들과의 상호작용을 포함한다. 분산성분(VC) 전집의 추정은 기하학적으로 도출되는데, 이는 관찰된 표본을 이용하여 각 분산성분(VC)을 역산하

Table 4-7 ANOVA Table [$p \times s \times r$]

효과 (Effect)	자유도 (*df*)	제곱 합 Sum-of-Squares (SS)	평균 제곱 Mean Square (MS)	평균제곱기대값 Expected Mean Square (EMS)
p	9	24.36	2.71	$\sigma^2(psr) + n_s\sigma^2(pr) + n_r\sigma^2(ps) + n_s n_r \sigma^2(p)$
s	4	8.56	2.14	$\sigma^2(psr) + n_p\sigma^2(sr) + n_r\sigma^2(ps) + n_p n_r \sigma^2(s)$
r	1	4.00	4.00	$\sigma^2(psr) + n_p\sigma^2(sr) + n_s\sigma^2(pr) + n_p n_s \sigma^2(r)$
ps	36	26.84	.75	$\sigma^2(psr) + n_r\sigma^2(ps)$
pr	9	7.20	.80	$\sigma^2(psr) + n_s\sigma^2(pr)$
sr	4	2.20	.55	$\sigma^2(psr) + n_p\sigma^2(sr)$
psr	36	7.60	.21	$\sigma^2(psr)$

면서 해결한다. 예를 들어, Table 4-7의 마지막 줄은 세 요소간의 상호작용(*psr*)은 표본으로 전집에서 psr 효과를 직접적으로 추정할 수 있다. 그러므로 2개의 요소가 서로 교차되는 평균제곱기대값(EMS) (*ps, pr, sr*)에서 3개의 요소가 교차하는 요소(*psr*)를 주정할 수 있듯이, 2개 요소가 서로 교차되는 요소에서 한 개 요소를 분리할 수 있다(예를 들어 $\hat{S}^2(sr) = (0.55 - 0.21)/10 = 0.034$이다). 3개의 주효과($\sigma^2(p)$, $\sigma^2(s)$, $\sigma^2(r)$)에서 분산성분($\hat{S}^2$) 분포를 추정하는 것은 다소 더 복잡하다. 예를 들어 수험생들의 분산성분(VC)은 Table 4-7의 MS를 (식 4-11)에 대입해야 추정할 수 있다. 관찰된 제곱합(SS)값으로 개별 분산성분(VC)전집을 추정하는 비슷한 공식이 있다. Brennan (2001)은 표본의 평균제곱(MS)에서 분산성분(VC) 전집을 추정하는 규칙과 방법을 완벽하게 기술하고 있다. 다행스럽게도 부록 4-3에서 예시로 보여주는 관련 통계프로그램들(GENOVA, SAS, and SPSS)이 분산성분(VC)을 추정해주므로 연구자들이 손수 계산할 필요는 없다.

$$\hat{\sigma}^2_{(p)} = \frac{\mathrm{MS}_{(p)} - \mathrm{MS}_{(ps)} - \mathrm{MS}_{(pr)} + \mathrm{MS}_{(psr)}}{n_s n_r} \quad \text{(식 4-11)}$$

2. 결정연구의 통계 기초

본 부록에서는 일반화계수(G)와 의존도계수(Phi)를 계산하는데 사용되는 비율에 대한 이해를 돕기 위해 이론적이고 기술적인 배경을 소개한다. 예시의 모형에서 평정자와 스테이션의 수를 다양하게 하면서 일반화가능도계수에 대한 비율을 보여주었다. (식 4-12)는 D 연구의 G계수를 분산성분(VC)의 비율로 보여준다. (식 4-13)은 D연구의 Phi를 분산성분(VC)의 비율로 보여준다. (식 4-12)와 (식 4-13)에서 사용된 분산성분(VC)은 D연구의 신뢰도를 계산하는데 사용될 수 있다. 독자들은 Table 4-2에서 추정된 표본 수와 분산성분(VC) 추정치로 (식 4-12)와 (식 4-13)에 대입하여 Table 4-4가 계산되는지 확인할 수 있다. 파이계수의 분모(식 4-13)는 모든 오차요소들을 포함하는 반면에 G계수는 수험생 등수에 영향을 주는 오차 요소만(식 4-12)을 반영하고 있다. (식 4-12)와 (식 4-13)은 (식 4-5)와 (식 4-6)의 각각 보다 자세한 버전임을 알 수 있다.

$$G = E\rho^2 = \frac{\sigma^2(p)}{\sigma^2(p) + \sigma^2(ps)/n_s + \sigma^2(pr)/n_r + \sigma^2(psr)/n_s n_r} \quad \text{(식 4-12)}$$

$$\text{Phi} = \Phi = \frac{\sigma^2(p)}{\sigma^2(p) + \sigma^2(s)/n_s + \sigma^2(r)/n_r + \sigma^2(ps)/n_s + \sigma^2(pr)/n_r + \sigma^2(sr)/n_s n_r + \sigma^2(psr)/n_s n_r} \quad \text{(식 4-13)}$$

D연구 설계를 할 때, G와 Phi 식은 (식 4-12)와 (식 4-13)과 같이 한 쌍을 이루어 연계되지만, D연구에서 독특하게 만들 수 있다. 평정자와 스테이션의 수에 적절한 값을 대입할 때, $[p \times S \times R]$ 모형은 (식 4-12)와 (식 4-13)에 모든 수의 스테이션과 평정자 수를 대입할 수 있다. 반면에 $[p \times (R{:}S)]$ 모형과 같이 다른 설계를 선택할 경우에는 다른 D연구 공식을 적용해야 한다. 보다 자세한 공식들은 G연구관련 교과서들을 참조하기 바란다. G연구의 주요 장점으로 G연구를 통해 G계수와 Phi 계수를 계산하여 사용할 수 있다는 것이다.

3. TABLE 4-1 자료로 분산성분을 추정하기 위한 명령문

Table 4-1 자료로 분산성분 추정을 위한 SPSS 명령문

```
VARCOMP
Score BY Examinee_id Rater_id Station_id
/RANDOM = Examinee_id Rater_id Station_id
/METHOD = SSTYPE(3)
/DESIGN = Examinee_id Rater_id Station_id
Examinee_id*Station_id Examinee_id*Rater_id
Rater_id*Station_id
/INTERCEPT = INCLUDE.
```

Table 4-1 자료로 분산성분 추정을 위한 SAS 명령문

```
PROC MIXED data=gdata method=REML;
CLASS Examinee_id Rater_id Station_id;
MODEL score =;
random Examinee_id Rater_id Station_id
Examinee_id*Station_id Examinee_id*Rater_id
Rater_id*Station_id;
run;
```

Table 4-1 자료로 분산성분 추정을 위한 GENOVA 명령문

```
GSTUDY (p x r x s)—random model
OPTIONS RECORDS 2
EFFECT * P 10 0
EFFECT + R 2 0
EFFECT + S 5 0
FORMAT (10F2.0)
PROCESS
5 4 4 4 4 4 3 3 3 3
4 3 3 3 3 3 2 2 3 2
:
:
FINISH
COMMENT
DSTUDY
DEFFECT $ P
DEFFECT R 2
DEFFECT S 5
ENDDSTUDY
FINISH
```

* 참고: 추가 자료 및 출처는 UIC AHPE 웹사이트(https://go.uic.edu/AHPE)에서 확인할 수 있다.

REFERENCES

Brennan, R.L. (2001). *Generalizability theory*. New York: Springer-Verlag.

Crick, J.E., & Brennan, R.L. (1982). *GENOVA'—A generalized analysis of variance software system* (Version 3.1). [Computer software]. Iowa City, IA: University of Iowa. Retrieved from www.education.uiowa.edu/casma/GenovaPrograms.htm.

Eva, K.W., Rosenfeld, J. Reiter, H.I., & Norman, G.R. (2004). An admissions OSCE: The multiple mini-interview. *Medical Education, 38*(3), 314–326.

Kirk, R.E. (1982). *Experimental design: Procedures for the behavioral sciences* (2nd ed.) Brooks: Cole Publishing.

Kreiter, C.D., & Ferguson, K.J. (2016). An investigation of the generalizability of medical school grades. *Teaching and Learning in Medicine, 28*(3), 279–285.

Norman, G.R. (2003). Generalizability theory. In D.L. Streiner & G.R. Norman (Eds.), *Health measurement scales: A practical guide to their development and use* (3rd ed., pp. 153–171). New York: Oxford University Press.

Shavelson, R.J., & Webb, N.M. (1991). *Generalizability theory: A primer*. Newbury Park, CA: Sage.

van der Vleuten, C.P.M., & Swanson, D.B. (1990). Assessment of clinical skills with standardized patients: State of the art. *Teaching and Learning in Medicine, 2*(2), 58–76.

5

검사의 통계치

Steven M. Downing, Dorthea Juul, Yoon Soo Park

1. 서론

본 장은 검사에서 일반적으로 사용하는 통계에 대해 다룬다. 이 책은 양적 자료를 기반으로 하는 검사와 다른 유형의 측정들에 초점을 두므로 통계를 다루는 것은 피할 수 없다. 보건의료 전문직 교육의 검사나 측정에서 사용하는 많은 도구들은 기초적인 양적 분석 방법이나 통계치를 활용한다.

다른 장들과 같이 본 장에서는 검사에서 사용하는 통계치를 다루지만, 이에 대한 증명, 이론적 설명이나 도출 과정은 포함하지 않았다. 본 장에서는 고전검사이론에 근거한 통계를 다룬다(고전검사이론은 3장과 4장에서 기술하였다). 다른 검사이론인 문항반응이론도 부분적으로 다루었는데, 이는 대규모 검사 시 광범위하게 사용된다(기본적인 문항반응이론의 소개는 19장에서 다루었다). 본 장의 목적은 독자에게 일반적으로 사용되는 통계 기법, 통계 기법을 사용하는 목적 및 근거를 계산 및 예제와 함께 제공하는 것이다.

2. 검사 점수의 사용

보건의료 전문직 교육에서 평가의 결과는 대부분 양적 자료들로 산출된다. 그러므로 자료 활용을 위한 기본을 이해하는 것이 중요한데, 여기에는 점수 유형과 점수 척도 특성, 그리고 변수 간의 상관계수와 특별한 활용들이 있다. 이 장에서는 보건의료 전문직 교육 현장에서 유용하게 사용할 수 있는 기본적인 통계공식들도 제시한다.

1) 기본적인 점수 유형들

검사나 측정의 자료는 다양한 점수 유형이나 점수 척도들로 표현될 수 있다. 개별 점수 유형과 점수 척도들은 장단점을 가지고 있고, 고유특성이 있으므로 점수를 정확하고 합리적으로 해석하려면 이러한 특

Table 5-1 점수 유형들

성적	정의	장점	한계
원점수	정답 수, 평정한 원자료	간단함; 계산, 이해, 해석이 단순함	상대적 의미 없음; 문항, 질문, 점수의 총 수를 알아야 함
정답 비율 점수	정답 수의 비율	계산 용이; 범용되고 이해 쉬움	모든 통계 계산에 사용 가능한 것은 아님; 오해의 소지가 있을 수 있음
표준 점수	표준편차 단위로 선형변형한 점수	상대적 점수로 계산과 이해가 쉬움; 선형변환; 모든 통계에서 유용함	일부 사용자에게만 익숙할 수 있음
백분위수	분포에서 등수점수	보고 시 일반적으로 사용됨; 쉽게 계산; 전통적인 점수	오해나 오용되기 쉬움; 통계적 계산이 용이하지 않음; 비등간성; 종종 잘못 해석됨
동등화점수	동일한 의미, 점수 척도를 유지하기 위해 점수를 통계적으로 조정한 점수	별도로 시행된 서로 다른 형태의 시험 점수들이 호환 가능함	복잡한 통계 계산; 복잡한 가정들

성들을 반드시 이해하고 있어야 한다. Table 5-1은 평가에서 사용되는 다양한 점수 유형들과 그 특성들을 요약했다.

2) 정답개수점수 또는 원점수

지필검사와 같이 정답 혹은 오답과 같이 이분법적으로 점수를 매기는 형태의 모든 평가에서 가장 기본적인 점수는 **정답개수점수**(*number correct score*)이다. 정답 수 또는 원점수는 수험생이 정답 수를 세는 것으로 정확하게 계산할 수 있다. 정답 개수 점수나 원점수는 거의 모든 형태의 통계, 점수 보고, 연구분석 결과에서 유용하게 사용되고 있다. 원점수는 아주 기본적인 것으로 거의 모든 검사에서 활용되고 있다.

3) 정답 비율 점수

보건의료 전문직 교육 상황에서 원점수는 자주 정답 비율 점수(percent-correct scores)로 변환해서 제공된다. 정답 비율 점수는 원점수나 정답 수를 비율로 단순 선형 변환한 것으로, 공식은 (식 5-1)과 같다.

$$\text{정답 비율 점수} = (\text{원점수}/\text{문항 수}) \times 100 \quad \text{(식 5-1)}$$

정답 비율 점수는 단순선형변환이기 때문에 원점수와 정답 비율 점수 간에 일대일 대응이 되며, 분포의 기본 모양이 변하지 않는다. 일반적으로 비율이나 정답 비율 점수를 사용할 때는 원점수를 함께 보고해야 한다(비율 점수만 제시하면 잘못 해석하기 쉽다). 정답 비율 점수는 (예를 들어 KR21 신뢰도 공식과 같이) 통계적 공식에 그대로 사용하면 계산오류가 생길 수 있으므로, 통계적 계산을 할 경우에는 원점수나 선형변환 점수를 활용하는 것이 가장 바람직하다.

4) 변환 점수 또는 표준 점수

평가 시 다양한 변환 점수 또는 선형표준 점수(derived or linear standard score)를 사용한다. 선형표준 점수 척도는 원점수 분포의 표준편차(SD) 점수 단위로 표현된다. 기본적인 선형 표준 점수인 *z*점수는 평균 0과 SD가 1이며 공식은 (식 5-2)와 같다.

$$z\text{-score} = (X - \text{mean}) / SD \qquad \text{(식 5-2)}$$

X = 원점수
Mean = 원점수 분포의 평균
SD = 원점수 분포의 표준편차

Table 5-2는 10개의 원점수, 원점수의 변환 점수인 z점수 그리고 이를 이용한 ***T*점수**이며, 이때 *T*점수는 *z*점수를 평균 50, 표준편차 10으로 변환한 점수이다. 일부는 *T*점수를 선호하는데 이는 *z*점수가 평균은 0이고, 음의 점수도 산출되는 반면에 *T*점수는 양의 점수로 산출되기 때문이다. 예를 들어, *z*점수로 보고 할 경우 일부 학생들은 음의 점수가 나오면 낙담할 수 있다.

$$T\text{점수} = 10\,(z\text{점수}) + 50 \qquad \text{(식 5-3)}$$

(식 5-3)과 같이, *T*점수는 *z*점수에 10을 곱하고 50을 더해주면 되는데, 표준 점수는 평균과 표준편차가 있을 때 계산이 가능하다. 바람직하다고 생각하는 표준편차에 *z*점수를 곱하고, 여기에 적절하다고 판단되는 평균값을 더하면 된다(SD × (*z*-score) + 원하는 평균).

이러한 유형의 변환 점수 또는 표준 점수의 주요 장점은 원점수를 표준편차의 공식에 넣어도 원래 점수 분포의 모양이 그대로 유지된다는 것이다. 예를 들어, 원래의 원점수가 오른쪽으로 치우쳐 있다면 (이는 평균보다 높은 점수를 받은 학생들이 더 많다는 것을 의미한다) 표준 점수는 원래 점수와 정확히 같은 모양을 갖게

Table 5-2 원점수, *z*점수, *T*점수

원점수	*z*점수	*T*점수
41.00	–.30921	46.91
45.00	–.07584	49.24
50.00	.21587	52.16
55.00	.50758	55.08
60.00	.79929	57.99
74.00	1.61608	66.16
18.00	–1.65108	33.49
20.00	–1.53440	34.66
55.00	.50758	55.08
45.00	–.07584	49.24
평균 = 46.3 (표준편차 = 17.1)	평균 = 0; 표준편차 = 1	평균 = 50; 표준편차 = 10

될 것이다. 이것은 평가할 때 계산된 점수들이 가져야 할 바람직한 특성이다. z점수와 T점수와 같은 표준 점수의 다른 장점은 상관관계, t-test 및 분산분석(ANOVA)과 같은 다른 모든 통계 계산에 사용할 수 있고, 절대점수와 상대점수 정보를 쉽게 제공할 수 있다.

5) 규준화된 표준 점수

또 다른 점수 변환 방법으로는 점수 분포를 정규화하거나 정규곡선을 따르도록 변환하는 것이다. 이러한 종류의 변형점수는 보통 대규모 검사를 시행하는 기관에서 연구를 목적으로 하고, 보건의료의 교실단위나 일개 대학단위에서는 변환으로 얻는 이익이 별로 없어서 거의 사용하지 않는다. z점수와 T점수 같은 표준 점수들은 원점수 분포의 모양을 유지하므로 규준화된 점수가 아니다. 따라서 단순 z점수와 T점수를 규준화된 점수(normalized scores)라고 부르면 안 된다.

6) 백분위수

백분위수(percentiles) 또는 백분위(percentile ranks)는 보건전문교육에서 선호하는 유형의 표준 점수이다. 백분위수에 대해서는 미세하게 다른 정의들이 있지만, 일반적으로 점수분포에서 특정 점수에 해당하는 점수보다 낮은 점수를 받은 수험생들의 비율이다.

백분위수는 고유한 상대점수로, 일부 장점과 많은 단점을 가지고 있다. 장점으로는 일반적으로 보고에 사용되고, 쉽게 계산된다. 대부분 사용자는 백뷰위수, 백분위를 적절하게 이해하거나 해석한다고 여기지만 빈번하게 오해하거나 잘못 해석하고 있다.

백분위수는 일반적으로 간격이 매우 일정하지 않다. 예를 들어, 50번째 백분위수와 55번째 백분위수 사이의 5점 간격은 90번째 백분위수와 95번째 백분위수 사이의 5점 간격과 같지 않을 가능성이 높다. 다른 예로, 학생이 90번째 백분위수에서 95번째 백분위수로 검사 점수를 높이려면 백분위수 척도의 간격이 같지 않기 때문에 일반적으로 50번째 백분위수에서 55번째 백분위수로 이동하는 것보다 더 많은 문항에 정답을 맞아야 한다. 만일 원점수가 정규분포와 같이 분포되어 있다면 백분위수를 정규분포와 같이 해석할 수 있다. 즉 "84 백분위수는 평균에서 1표준편차 위에 위치한다"라고 말할 수 있다. 하지만 만일 원점수가 정규분포가 아니라 일반 교실 단위 점수분포와 같이 편포되어 있다면 이러한 해석은 잘못된 것이다.

백분위수 역시 다른 통계로 활용하려고 할 때 제한이 있다. 즉 다른 변수와의 상관계수를 계산하거나, t-test나 분산분석(ANOVA)과 같은 추리통계를 할 수 없다. 백분위수는 단지 준거집단에서 수험생들의 등수를 보고할 때만 사용가능하다. 그리고 백분위수를 단순히 정답 비율 점수와 같이 사용하는 것은 정확하지 않은 해석이다.

이러한 제한 때문에 백분위수나 백분위를 사용할 때는 조심해야 한다. z점수나 T점수 등과 같이 선형변화된 표준 점수들이 오해나 오용의 소지가 적어서 선호되고 있다. 표준 점수는 상관분석, 추리통계 등 모든 통계적 계산이 가능하다. 덧붙여서 표준 점수는 표준편차를 활용하므로 상대적인 위치도 알려준다. 일반적으로 z점수나 T점수와 같은 전환된 점수들은 간격이 일정한 특성이 있어서 절대적인 해석이 가능하다. 이때 절대적인 해석이란 상대적인 해석의 반대개념이다.

7) 추측도: 교정점수

교육평가에서 지속적인 논란 중 하나는 소위 "추측 교정(corrections for guessing)" 또는 "교정점수(formula scores)"의 사용에 관한 것이다(예: Downing, 2003a, 7장). 이 교정점수는 객관식 문항과 같이 선택해야 하는 문항들에 대해 무작위 추측을 보정해 주는 것으로, 이는 추측하지 않는 행동에 대해 보상하거나, 추측한 행동에 대해 처벌하는 것이다. 이 두가지 방법을 사용하는 것은 일반적으로 효과가 없고, 실제로는 다소 해로울 수 있다. 선택형 문항을 추측하는 경향은 수험생 그룹에 따라 달라지는 심리적 특성이므로, 추정된 추측을 제어하거나 보상하려는 모든 시도는 측정에서 약간의 오류를 생성할 가능성이 있다. 사실, 추측하는 경향은 어떤 대담한 수험생들의 경우 추측하지 말라고 지시하고, 감점하겠다고 위협하더라도 나타날 수 있는 심리적 구조이기 때문에, 소위 "추측 교정"은 점수에 대한 구인무관변량(construct-irrelevant variance, CIV)이 추가된 것이라고 볼 수 있다. CIV는 2장에서 언급했듯이, 당초 측정하고자 의도한 것 이외의 측정된 구인들을 말한다.

일반적으로 추측을 교정한 점수들은 권장하지 않는다. 정답 비율 점수 외에 단순 원점수 또는 변환 점수나 표준 점수면 충분하다. 선택형 문항에서 발생할 수 있는 무작위 추측을 줄이기 위한 최선의 방어는 바로 충분한 양질의 문항으로 평가하는 것이다.

8) 동등화 점수

대부분의 고부담 대규모시험에서는 동등화 점수(equated scores)를 사용하고 보고한다. 이러한 점수들은 z점수 또는 z점수의 변환 점수와 같은 표준 점수와 유사하게 보일 수 있다. 하지만 동등화점수는 선형변환 점수와는 다르게 해석하고, 단순선형변환 점수보다는 더 복잡하다. 동등화점수는 시간의 흐름이나 다양한 검사 환경에 따른 척도를 측정하여 동등한 의미를 가진 점수로 만들고자 검사의 평균 난이도를 높이거나 낮춘 점수이다. 만일 통계적인 보정이 적절히 이뤄졌다면 동등화점수는 시간이나 검사의 형태와 상관없이 동일한 의미를 갖게 되고, 다른 시간에 시행된 다른 시험의 결과도 합법적으로 동일한 효력을 갖게 된다. 통계적 용어로 말하면, 검사 점수가 성공적으로 동등화되면 취득점수가 동일한 척도에 있기 때문에 수험자가 어떤 시험을 보느냐는 별다른 문제가 안된다는 것이다(Kolen과 Brennan, 2014). 검사 동등화는 이 장의 범위를 벗어난 것이다(19장에서 IRT에 기반한 개념적인 설명을 하였다). 여기서 다루는 동등화점수는 National Board of Medical Examiners (NBME), the Medical Council of Canada (MCC) 그리고 Educational Testing Service (ETS)와 같은 대규모 시험을 시행하는 기관에서 점수 보고 시 사용하는데, 이때 점수에 대한 해석은 *z*점수 및 *T*점수보다 더 복잡하다. 반대로, 단순한 *z*점수나 *T*점수를 동등화점수와 동일하게 사용할 수 있는 경우는 단지 비교하는 두 집단의 능력이 동일할 경우에만 평균난이도가 같다고 볼 수 있는 것으로, 실제로 이러한 경우는 거의 없다.

9) 합성 점수

합성 점수(*composite score*)란 복수의 성분점수(component score)를 요약한 점수라고 할 수 있다. 일반적으로, 합성 점수는 총점(또는 학점)으로 교육과정 동안에 받은 점수들을 모두 합산하는 형식이다. 예를 들어, 전체 합성 점수는 수업이나 임상실습에서 다양하게 취득한 성분점수들을 모두 더하거나, 가중치를 부여하여 합산하는 것이다. 합성 점수의 간단한 예로는 총점이 있으며, 이는 학기 중 학생들이 다양한 평가를 통해 취득한 점수들을 가중치를 적용하여 계산한다. 강사들은 개인의 점수들에 대한 가중치 부여 정도를 사전에 결정하고 이를 학생들에게 알려주고, 가중치를 부여하여 취득점수를 변형한 이후에 전체 점수들을 합산하여 최종 학점을 결정한다.

개별성분점수의 가중치를 확실하게 하기 위해서는 가중치를 부여하기 전에 점수의 평균과 표준편차 분포를 이용하여 성분점수를 선형표준 점수로 변환하는 것이 최선의 방법이다. 만일 점수가 표준화되지 않으면, 효과적으로 가중치를 부여하려고 해도 원점수에 따라 효과가 다를 수 있는데, 이는 표준편차가 큰 점수를 가진 점수들이 상대적으로 낮은 표준편차를 가진 점수들에 비해 영향력이 더 클 수 있기 때문이다.

임상실습이나 의료전문직 교육의 다른 수행평가와 같은 점수들은 종종 천차만별의 척도와 분산을 보이곤 하기 때문에, 합성 점수를 만들려면 먼저 표준화를 한 이후에 가중치를 주고 합산하는 것이 중요하다. 개별 성분점수들은 먼저 표준 점수로 변환시키고 그 이후에 다양한 근거, 판단, 경험 등을 바탕으로 결정한 가중치를 부여하고, 가중치로 변환된 점수들의 총점이나 평균을 최종 합성 점수로 사용해야 한다(이때 최종 합성 점수는 편리하게 다른 단위(metric)로 변환할 수 있다). 보건의료분야에서 합성 점수의 선행연구 예로는 Corcoran, Downing, Tekian, 그리고 DaRosa (2009), Nassar, Park, 그리고 Tekian (2017), Park 등(2016), Park 등(2017)이 있다(좋은 사례는 3장의 부록에서 제시했다. 제시한 부록은 Kane의 방법에 근거해 보건의료 전문직 교육 현장에서 합성 점수를 사용한 예이다 [Kane, 2004]).

합성 점수의 신뢰도를 결정하는 것은 신뢰도에서 특별한 주제이다. 합성 점수의 신뢰도를 정확하게 추정하기 위해서는 각 개별 성분점수의 신뢰도와 성분점수에 부여된 가중치를 고려해야 한다. 유층화된 알파계수(stratified alpha coefficient)와 같은 여러 가지 방법은 합성 점수의 신뢰성을 적절하게 추정할 수 있다. 만일 차등화된 가중치 정책을 사용하지 않으면 합성 점수의 신뢰도는 과소평가 될 것이다.

3. 상관과 축소화된 상관

상관계수는 평가 연구에 사용되는 많은 통계 분석의 중심이다. 예를 들어, 상관관계는 타당도 및 신뢰도 분석과 문항 분석에 사용되는 주요 통계 방법이다. 다양한 유형의 상관계수가 검사분석이나 연구에서 사용되지만, 모두 피어슨상관계수를 기반으로 한다. 모든 상관은 두 변수 간의 상관관계를 추적하여 강도와 방향성을 보여준다. 어떤 관계든 상관계수는 –1.0에서 +1.0까지이며, ±1.0은 변수 간의 완벽한 관계를 나타낸다. 완벽한 음의 상관관계는 완벽한 양의 상관관계만큼이나 강한 예측변수다. 물론 음의 상관관계를 가진 변수는 정확히 반대 방향으로 이동하는 것으로, 한 변수가 증가하면 다른 변수는 감소한다. 문항분석의 문항변별도지수와 같이 검사분석에서 상관계수를 사용하는데, 0과 1로 구성된 문항점수와 총점과의 상관계수가 ±1.0에 도달하는 경우는 드물게 나타난다.

상관계수는 측정 오차에 의해 축소되거나(attenuated) 또는 감소된다(decreased). 예를 들어, 동일한 수험생이 치른 두 가지 다른 시험에서의 시험 점수 간의 상관관계는 종종 검사 점수의 타당성을 파악하는 데 사용된다. 그러나 신뢰할 수 없는 측정값이 변수 간의 기본 관계를 축소하거나 위장하기 때문에 관찰된 상관관계는 "진정한" 상관관계보다 낮다는 것을 알 수 있다. 한 검사 또는 두 검사에서 완벽하게 신뢰할 수 있는 점수(진점수)를 볼 수 있다면 이러한 소위 "진점수들"의 상관을 분석할 때 두 검사측정치들의 진정한 상관관계를 이해할 수 있게 된다.

고전검사이론에서는 진점수 간의 상관관계를 추정할 수 있는데, 이는 종종 축소화 교정된 상관계수(disattenuated correction coefficient)라고 불린다. 식으로 간단히 표현하면 관찰된 상관계수와 각 검사도구의 신뢰도계수를 제곱근해서 곱하면 된다. 만약 두 검사 중에 하나의 검사만 신뢰도를 알 경우에는, 알지 못하는 검사의 신뢰도를 1로 가정하고 계산하는데, 이러한 방법은 가장 간략하거나 보수적인 방법이다. 분명히 신뢰도가 낮아질수록 축소화상관계수에서 교정은 더 커질 것이다.

축소화상관은 시험이나 평가점수와 준거 점수 사이의 기본 또는 실제 관계를 설명하는데 도움이 되기 때문에 연구에서 자주 보고하는 유용한 이론적 도구이다. 현실적으로 실제 현장에서 측정되는 관찰변수들 간의 상관계수에는 측정의 오차가 있기 때문에 타당도 계수에 측정의 오차가 포함되어 있다는 것을 강조하는 것이 중요하다. 측정오차의 예로는 신뢰도가 낮은 예측검사 점수, 신뢰도가 낮은 준거 점수들이 있다. 축소화 교정된 상관계수는 이름을 명확히 밝히고, 산출근거가 되는 관찰점수를 함께 보고해야 한다.

4. 문항분석

문항분석(item analysis)은 검사의 질을 관리하는 도구로, 문항수준에서 양적 정보와 검사 전체에 대한 주요한 통계치들을 제공한다. 문항분석은 MCQ와 같은 선택형 검사들에서 광범위하게 사용되고 있지만, 수행평가를 평정할 때 사용하는 관찰된 평가결과도 사용된다. 문항분석 결과를 면밀히 살펴보면 평가도구를 통해 산출된 점수들의 신뢰도와 타당도를 개선하는데 도움을 줄 수 있다.

최종 채점 전에 유효성검증을 위해 문항분석자료를 자주 사용한다. 잘못 입력된 문항들은 재입력할 수 있으며, 좋지 않은 수치를 보이는 문항들을 최종 점수에서 삭제할 수 있다. 일부 채점프로그램에는 이러한 옵션이 없을 수 있으므로, 이러한 경우에는 복수의 정답, 아마도 모두 정답으로 처리하게 되는데, 이로 인해 시험의 신뢰도 추정치는 낮아질 수 있다.

향후 다른 검사에 활용할 수 있으므로 문항과 더불어 해당 문항의 과거 문항분석 이력들을 문제은행이나 다른 파일에 함께 보관해야 한다. 이러한 자료들은 검사문항이나 다른 형태의 채점 문항 척도로 다시 사용될때 보다 개선된 형태로 활용될 수 있도록 도와줄 수 있다.

문항분석에서 가장 기본적인 형식은 선다형문항에서 답가지별로 응답한 수나 비율을 제시하는 것이다. 문항이나 평정척도 프롬프트를 평가하기 위해서(문항이 높은 성적과 낮은 성적 학생을 얼마나 잘 구별하는지를 보여주는) 문항변별도를 요약하기 위해 고득점 수험생들과 저득점 수험생들에 대해 다양한 통계치로 추가적인 분석을 한다.

1) 개별 문항에 대한 문항 분석 결과 보고

Table 5-3은 단일한 검사문항에 대한 일반적인 문항 분석의 예시이다. 표의 상단에는 선다형 문항을,

Table 5-3 문항 분석 예시

우리나라의 복지와 같은 절대적인 질문 앞에서는 정의나 불의, 자비나 잔인함, 칭찬이나 치욕에 대한 고려를 하지 말아야 하지만 생명을 구하고 자유를 수호하기 위해서는 이러한 것들을 채택해야 한다.

이 인용문과 가장 관련이 큰 것은?

A. Niccolo Machiavelli
B. Attila the Hun
C. King Henry VIII
D. Vlad the Impaler
E. Napoleon Bonaparte

문항 통계치			답가지 통계치				
정답율[1]	문항변별도 지수[2]	상관계수/ 변별도지수[3]	답가지[4]	전체 응답비율[5]	하위집단 응답비율[6]	상위집단 응답비율[7]	점이연 변별도지수[8]
.70	.30	.27	A*[9]	0.70	0.55	0.85	0.27
			B	0.05	0.08	0.01	−0.14
			C	0.02	0.03	0.02	−0.01
			D	0.13	0.18	0.07	−0.13
			E	0.10	0.16	0.04	−0.15
			Other	0.00	0.00	0.00	0.00

문항분석 통계치들에 대한 가이드

1. 정답율(Proportion Correct, *p*-value): 전체 정답비율. 예를 들어 *p*-value나 문항난이도가 0.70이면, 문항에 답을 기재한 전체 수험생 중 정답을 맞춘 수험생의 비율이 70%이다.
2. 문항변별도 지수(Discrimination Index, *D*): 상위집단과 하위집단의 정답비율 차이. 예시로 $D = (0.85 - 0.55) = 0.30$.이다.
3. 상관계수/변별도지수(Point Biserial Correlation/Discrimination Index (r_{pbis})): 점이연 상관계수로, 이분형 문항(0.1)과 전체 총점 간의 상관계수이다.
4. 답가지(Option): 문항 답가지(1~5 or A~E)로, 나머지는 결측치를 의미한다.
5. 전체 응답비율(Total): 개별 답가지나 대체 가능한 답에 응답한 전체 비율
6. 하위집단 응답비율(Low Group): 하위집단 중 개별 답가지 등에 응답한 비율. 여기서는 하위 27%의 수험생을 하위집단으로 설정한다.
7. 상위집단 응답비율(High Group): 상위집단 중 개별 답가지 등에 응답한 비율. 여기서는 상위 27%의 수험생을 하위집단으로 설정한다.
8. 점이연 변별도지수(Point Biserial Discrimination Index): r_{pbis}는 문항의 정답을 포함한 모든 답가지의 점이연변별도지수이다. 정답가지에 대해서는, r_{pbis} 3번에서 설명한 값과 동일하다.
9. * Answer Key: 정답

중간에는 문항분석결과를 제시했으며, 이어서 문항분석 결과를 설명했다. 문항분석은 계산하는 소프트웨어마다 스타일과 형식 그리고 세부적인 통계수치들이 다를 수 있지만, 대부분 Table 5-3과 같이 제시한다. 일반적으로 문항분석 결과를 제시하는 순서는 문항 번호 또는 다른 형태의 문항식별번호, 문항난이도지수와 문항변별도지수, 수험생의 능력집단별 답가지 선택결과 그리고 검사문항의 개별 답가지에 대한 문항변별도를 제시한다.

Table 5-3에서 "답가지 통계"는 개별 답가지에 대한 수험생들의 반응을 분석한 것이다. 선다형 답가지는 A에서 E로 구성되고, "기타(other)"는 이 문항을 빼먹었거나 답하지 못한 사람들이다. "합"은 개별 답가

지에 응답한 전체 비율이며, "정답 비율"은 개별문항에 정답을 한 인원의 비율이다. "하위집단 집단"은 성적 하위 27%이고, "상위 집단"은 성적 상위 27%이다(응답자의 최상위나 최하위 27%는 두 극단 집단의 믿을 만한 차이를 최대치로 올리기 위한 최소한의 집단 크기로, 27% 이상이나 이하로 하면 두 집단에 겹치는 사람이 없다).

2) 문항 난이도

문항난이도는 문항의 정답을 응답한 수험생의 비율로(이때 정답비율이나 *p*-value는 통계의 유의확률을 의미하지 않으므로 혼돈하지 말아야 한다), 모든 문항의 결과를 보고하는 가장 기본적인 정보이다. 이 지수는 보통 0.60과 같이 비율 또는 퍼센트로 표현하는데, 이는 수험생 그룹의 60%가 이 항목에 정답을 응답했다는 것을 의미한다(이 지수는 정답의 비율을 반영하기 때문에 문항의 쉬운 정도를 나타내는 문항 수월 지수(item easiness index)라고 하는 것이 적절하지만, 보통 문항난이도지수(item difficulty index)라고 사용한다).

3) 문항 변별도

효과적인 시험의 문항이라면 높은 능력을 가진 수험생과 낮은 능력을 가진 수험생을 잘 구별한다(이때 높은 능력이란 맥락상 성취비율이다). 이는 모든 교육적인 측정의 기본원리이자 타당도의 기본원리이다. 예를 들어, 두경부해부학에서 머리와 목의 내용을 내용을 동일한 방식으로 평가하려고 한다. 이론적으로 내용에 가장 능숙한 학생들이 그렇지 않은 학생들보다 더 높은 점수를 받아야 한다고 가정한다. 머리와 목이라는 구성 때문에 가장 적절한 준거 점수는 총점이 될 것이다. 높은 성취를 보인 학생은 각 문항들에서 낮은 성취를 보인 학생보다 더 높은 점수를 받아야 한다. 이러한 논리가 기본적인 문항변별도의 틀이다.

문항변별도(item discrimination)는 문항이 평가의 목적을 달성하기 위해 공헌한 정도를 알려주기 때문에 검사 문항 결과를 평가하는데 가장 중요한 정보이다.

4) 변별도 지수

변별도를 계산하는 방법은 몇 가지가 있다. 가장 기본적인 변별도지수(discrimination indices)는 단순하게 상위집단과 하위집단의 정답 비율 차이이다. 지수(D)는 계산하기도 쉽고 해석하기도 쉽다. 즉 높은 양의 지수는 바람직하고, 0과 같은 낮은 점수나 음의 지수는 바람직하지 않다는 것이다. Table 5-3의 주석 2에서 D의 사례를 제시했다.

예를 들어 고득점 수험생 집단의 정답 비율은 77%이고, 저득점 수험생 집단의 정답 비율은 34%라면 단순한 변별도지수인 D의 계산은 77 - 34 = 43이다. D가 43인 것은(보통 D = 0.43으로 표현한다) 시험문항이 강한 양적 변별도이며, 이 검사에서 특정 문항이 상위집단과 하위집단을 명확하게 구분하고 있다는 것이다. 지수 D는 문항변별도를 해석할때 유용하지만 더 이상 널리 사용되지는 않는다. 다음 절에서 설명할 점이연 상관계수가 지금은 문항변별도의 새로운 기준으로 사용되고 있다.

5) 문항변별도 지수로서 점이연 상관계수 (Point Biserial Correlation as Discrimination Index)

문항분석에서 사용하는 문항변별도는 상관계수의 특별한 사례이다. 변별도로서 점이연 상관계수는 학

Table 5-4 총점과 단일한 문항의 상관

학생	문항 점수(이분형)	검사의 총점
1	1	41
2	0	45
3	0	50
4	1	55
5	0	60
6	1	74
7	1	18
8	0	20
9	1	55
10	0	45

Note: 총점과 이분문항(1, 0)-정답형-의 상관은 +0.14이다. 단일한 문항과 총점 간의 상관은 낮지만 양적문항변별도를 보인다.

생의 문항별 성취와 전체 성취와의 상관인데, 이때 문항의 정답은 1, 오답은 0으로 구성된다. 모든 상관은 논리적으로는 –1.0에서 +1.0사이에 분포할 수 있다(하지만 문항이 이분변수여서, 이러한 형태 문항의 상관계수는 실제적으론 ± 1.0이 아니다). 실제적으로는 점이연 상관계수는 0.45에서 0.65는 매우 높은 상관으로 간주된다. Table 5-3의 주석 3을 참조할 수 있다.

Table 5-4는 하나의 문항에 대해 양적으로 변별하는 도표이다. 이 예시에서는 10명의 학생 총점과 단일 문항의 정답 여부를 보여주고 있다. 중간 칸은 하나의 문항에 대한 학생들의 성적으로, 1은 정답, 0은 오답으로 표시하였다. 셋째 칸은 시험 총점이다. 예에서 첫 번째 학생은 문항에 정답으로 1점이고, 총점은 41점이다. 문항 변별도 지수(r_{iT})는 +0.14로, 이는 문항점수(1, 0)와 총점의 상관으로, 이 지수는 성적 상위집단과 하위집단을 양적으로 구분하고 있다.

7) 좋은 문항변별도란 무엇인가?

높은 양(+)의 변별도는 변별도가 낮거나 음(-)의 변별도보다 항상 더 좋다. 하지만, 얼마나 높아야 높다고 볼 수 있는가? 검사개발자들은 일반적으로 대규모로 시행되는 표준화된 검사를 개발하는 경우는 적어도 +0.30 이상의 문항변별도가 적절하다고 기대하지만, 일반적으로 교실단위에서 이뤄지는 검사들의 경우는 0.20대 중반이거나 높으면 상당히 만족할 수 있다고 판단한다. 최소한 모든 변별도는 양수여야 하며, 특히 평가에 이해관계가 있다면 더욱 그렇다(음의 변별도를 가진 문항들은 측정에 아무런 도움이 되지 않으며, 전체 검사의 주요한 심리측정학적 특성을 손상시킬 수 있고, 검사 점수의 타당도를 감소시킬 수 있다).

8) 문항난이도와 문항변별도에 대한 일반적인 권고안

Table 5-5는 대부분 교실단위에서 시행되는 성취도검사에서 일반적으로 적용할 수 있는 이상적인 문항난이도와 문항변별도이다. 모든 수치는 일률적으로 해석하는 것이 아니라, 시험의 목적, 교육환경, 시험과 관련된 이해관계 등을 고려해서 해석해야 한다. 문항난이도와 문항변별도의 권고안은 다소 이상적이

Table 5-5 문항 난이도와 문항변별도의 수준별 가이드라인1

문항수준	문항난이도	문항변별도(점이연)	정의
I 수준	0.45~0.75	+0.20 이상	최고의 문항통계치; 가능하면 이 범위에 해당하는 문항의 사용을 권장
II 수준	0.76~0.91	+0.15 이상	쉬움; 최소 사용을 권장
III 수준	0.25~0.44	+0.10 이상	어려움: 문항내용이 필수적인 경우를 제외하고는 최소 사용; 사용 시 편집 사용 권장
IV 수준	<0.24 또는 >0.91	모든 변별도	극도로 쉽거나 어려움; 문항이 필수적인 내용이 아니라면 사용 자제 권장

출처: Adapted from Haladyna (2004)

다. "완전학습"을 지향하는 대부분 교실 단위 시험에서는 권고안이 너무나 엄격하여 현실적으로는 어느 정도 낮추어서 적용할 수 있다.

이러한 권고안은 가장 정보량이 많은 문항은 높은 변별도를 가진 중간 수준의 난이도라는 이론에 근거한다. 대부분의 성취도검사는 높은 변별도를 가진 중간 수준의 변별도를 가진 문항들을 좋아한다고 볼 수 있다. 이것이 Table 5-5에 표시된 1 수준이다. 다음으로 적정 문항의 통계적 특성은 2 수준이다. 1 수준보다 문항은 다소 쉽지만, 적정 변별도를 유지하고 있다. 3 수준과 4 수준은 변별도가 낮으면서 매우 쉽거나 매우 어려운 문항이다. 이러한 문항들은 심리측정학적 측면에서는 다소 효과적이지 못한 문항들로 취급될 수 있으나, 주요한 내용을 측정하고 있어서 반드시 사용되는 것일 수 있으므로 (만일 절대적으로 필요한 경우에) 시험의 내용에 근거한 타당도를 높이기 위해서 사용한다.

Table 5-5의 권고 사항을 해석할 때 가능한 경우 문항난이도와 문항변별도를 모두 고려해야 한다. 두 문항의 모수가 다 중요하지만, (만일 하나만 선택해야 한다면) 문항변별도가 문항난이도보다 중요하다. 문항난이도와 문항변별도는 완전히 독립적인 것이 아니다. 중간난이도의 문항은 기대되는 분산의 크기가 크기 때문에 문항을 잘 변별할 것으로 보이지만, 가끔 매우 쉽거나 어려운 문항도 극심한 난이도의 산물로 높은 변별도를 가지기도 한다. 이것은 극소수 학생들이 매우 어려운 문항을 풀거나 매우 쉬운 문항들을 못 풀어서 수치를 변화시킨 것으로, 수험생 집단의 능력에서 일부 소수 학생들이 인위적으로 만들어낸 산물일 수 있기 때문이다.

9) 문항 답가지

이상적인 문항은 평가를 위한 질문의 내용을 모르는 학생들이라도 선택하는 것이다. 어떤 수험생도 선택하지 않는 매력적이지 않은 오답은 시험에서 전혀 기능하지 못하며, 문항이나 검사에 심리측정학적으로도 도움이 되지 못한다. 정답이나 최선답은 양의 변별도지수를 가져야 하며, 이는 높을수록 더 좋은데 이것이 문항의 변별도이다. 오답은 틀린 답으로, 음의 변별도지수를 가져야 하는데 이는 낮은 능력을 가진 학생들은 높은 능력을 가진 학생들보다 더 많이 오답을 선택해야 하기 때문이다.

10) 문항분석을 위한 적정 수험생 수

100명 이하의 수험생를 대상으로 시행한 검사 결과를 바탕으로 산출된 문항난이도나 문항변별도 지수는 신중하게 취급해야 한다. 만일 수험생이 200명이라면 여기서 산출된 통계치들은 안정적이다. 그러나 작은 표본(예를 들어 30명 이하)일때도 문항분석 결과는 문항개선에 필요한 정보를 제공할 수 있다. 일반적으로 일부 정보라도 전혀 정보가 없는 것보다는 유용하다. 이는 작은 표본 수는 불안정해서 동일한 문항으로 다른 시험을 보았을 때 통계치가 변할 수 있다는 것을 알아야 한다(통계적인 용어로, 문항분석을 하는 표본 수가 작을수록, 표집오차는 커지고, 통계치의 표준오차는 커진다).

문항분석은 고전적 검사이론에 근거한 것으로, 모든 문항난이도와 변별도 관련 통계치들은 표본에 속한 수험생들의 능력이나 숙달도가 혼재되어 있어서 표본에 의존한다. 만일 표본 수가 크고, 매번 시험 볼 때마다 수험생들의 능력범위가 유사하다면, 문항난이도와 문항변별도 지수는 시간이 지나도 안정적일 것이다.

11) 검사 통계치의 요약

Table 5-6은 문항분석 결과를 요약한 통계치들의 예이다. 통계치들은 검사전체에 관한 것으로 모든 용어는 표 오른쪽 열에 정의되어 있다. 통계치들은 검사의 전체적인 수행, 검사 점수를 해석할 수 있는 유용한 정보들이고, 이러한 통계치들은 수험생들의 점수를 판단하고, 검사수행에서 유용한 평가적 정보를 제공한다. Table 5-6의 요약표를 보면, 전체 문항 수, 전체 수험생, 평균 원점수(정답 수)가 분산과 표준편차와 함께 제시되어 있다. 그리고 원점수의 최소값, 최대값, 중앙값이 있다. 이러한 값들로 점수분포의 대략적인 모양과 대다수 수험생들이 어디에 분포했는지를 알 수 있다. 평균문항난이도와 평균문항변별도는 평균점에서 얼마나 어려웠는지 그리고 얼마나 잘 변별했는지를 보여준다. 신뢰도 계수는

Table 5-6 전체검사에 대한 문항분석 결과 요약의 예시

		용어 정의
N of items	35	문항 수
N of examinees	52	수험생 수
Mean raw score	26.56	평균 정답 수(원점수 기준)
SD	2.89	표준편차(원점수 정답 수 기준)
Variance	8.36	분산(원점수 정답 수 기준)
Minimum	21.00	최소값(원점수 정답 수 기준)
Maximum	32.00	최대값(원점수 정답 수 기준)
Median	27.00	중앙값(원점수 정답 수 기준)
Reliability	0.35	내적일관성신뢰도: KR20 또는 Alpha
SEM	2.33	측정의 표준오차
Mean difficulty	0.76	평균 정답비율
Mean r_{pbis} discrimination	0.08	평균 점이연 문항변별도(Mean point biserial item discrimination)
Mean biserial	0.13	평균 이연문항변별도(Mean biserial item discrimination)

Kuder-Richardson 20 공식(KR20 또는 Cronbach 알파)으로, 이는 측정하는 척도의 내적일관성 지수로, 측정의 정밀성을 나타낸다. 측정의 표준오차(SEM)는 신뢰도지수로 계산되며, 원점수 척도에서 측정의 정확성을 보여준다.

5. 유용한 공식들

부록에서는 몇 가지 유용한 공식과 가상자료를 이용한 예제들을 함께 제시하였다. 이러한 공식은 Crocker와 Algina(2008), Thissen과 Wainer(2001)와 같은 기본적인 교육평가 교과서에서 제시하고 있다. 이 네 가지 공식은 평가 상황에서 자주 사용되며, 쉽게 구할 수 있는 자료를 이용하여 손으로도 계산할 수 있다. 4개의 공식은 평가상황에서 접하는 자료를 이용해 계산할 때 유용하게 사용된다. 컴퓨터 소프트웨어를 사용할 수 없는 상황일 경우, 이러한 공식들은 평가에 유용한 정보를 제공하고, 보건의료 전문직 교육자들이 평가(assessment)한 자료를 평가(evaluate)하고, 향후 계획을 수립할 수 있도록 도와준다.

내적일관성신뢰도를 계산하는 공식은 시험 점수의 평균, 분산(SD^2) 및 전체 문항 수를 알 수 있을 때 사용한다. Kuder-Richardson 21 공식 (KR21)은 일반적으로 보다 정확한 Kuder-Richardson 20 공식(KR20)보다 약간 과소추정되지만, 제한적인 자료를 이용해 손으로 계산할 수 있다. KR20은 문항 수준의 자료를 이용해 분산을 추정하므로 계산이 복잡하기 때문에 보통 (문항분석 프로그램이 있는) 컴퓨터 소프트웨어로 계산한다.

측정의 표준오차(SEM)는 주요한 통계치로, 신뢰도계수와 점수의 표준편차를 통해 계산한다. 대부분의 문항분석프로그램들은 SEM을 계산하며, 통계프로그램이 없을 경우에도 손으로 계산이 가능하다. SEM은 관찰점수의 신뢰구간을 계산할 수 있고, 측정의 정밀도와 측정오차의 양을, 시험점수의 표준편차를 계산해서 표현할 수 있다.

Spearman-Brown(S-B) 예언공식은 척도에서 문항의 수를 증가하거나 혹은 감소시킴으로 신뢰도의 증가와 감소를 예측할 수 있어 유용하다. S-B 공식은 검사에서 문항을 더하거나 뺀 문항이 원래 문항들과 내용, 문항난이도 그리고 문항변별도가 유사하다는 가정을 하고 있다.

앞에서 논의한 축소화상관계수 또는 축소화교정상관계수의 공식도 부록에 제시하였다. 축소화된 상관계수는 앞에서 언급한 주의사항과 더불어, 진점수의 상관을 추정하고, 다음과 같은 질문에 대한 답을 하고 있다. 즉 보통 검사 점수나 평정에서 "만약 측정한 점수나 평정이 완벽하게 신뢰롭다면, 두 변수 간의 추정된 상관계수는 무엇인가?" 축소된 상관계수는 관찰된 변수나 현실적인 상관계수와 함께 보고하고, 항상 확대 상관계수나 축소에 대한 교정이라고 이름을 명확하게 표기해야 한다.

본 장에서는 고전검사이론(CTT)에 근거하여 시험자료를 분석했다. 고전검사이론은 수험생들의 능력은 문항의 난이도에 따라 달라지고, 문항난이도는 수험생집단의 능력에 따라 달라지는 문제가 있으므로 이에 대한 대안으로 문항반응이론이 제시되었다. 문항반응이론(Item Response Theory, IRT)은 능력모수와 난이도가 통계적으로 독립적으로 추정된다.

그러나 IRT는 교실이나 학교 환경에 적용하기 어려운 기본 가설을 가지고 있는데, 주요한 장애물로는 표본 크기가 최소 100개 이상이어야 한다는 것이다. 이러한 제약 때문에, CTT 방법은 일반적인 검사환경에서 사용하고, IRT 방법은 대규모 수험생들에게 여러 형태의 평가를 시행하거나, 컴퓨터적응검사를 지원하기 위해 종종 CTT 방법과 함께 사용된다.

19장에서는 IRT를 보다 확대해서 개관했다. Downing(2003b)과 De Champlain(2010)가 IRT의 기본사항에 대해 소개하고, 고전검사이론과 함께 비교했다. Tavakol와 Dennick(2013)는 지식을 평가한 시험의 문항을 Rasch모형으로 분석하는 가이드를 제시했다.

6. 요약

이 장은 평가에서 사용하는 기초 통계 중 일부를 요약했다. 가장 일반적인 점수 형태인 정답 수를 근거로 하는 원점수를 다루었다. 표준 점수는 원점수 척도의 표준편차로 산출되는 평가점수로 백분위수보다 더 유용하여 전반적으로 추천하는 점수이다. 전통적인 문항분석의 기초적인 사항들과 검사 점수분석의 요약을 다루었으며, 문항분석은 모든 보건의료 전문직 교육에서 평가의 질을 높이기 위해 추천하였다. 마지막으로, 평가에서 자주 등장하는 통계 공식들을 제시해서 독자들이 기본적인 검사통계치들을 쉽게 계산할 수 있도록 하였다.

부록

1. 유용한 공식과 예제

Kuder Richardson Formula 21 공식: 신뢰도 추정

활용: 내적일관성신뢰도를 추정하는 것으로, 전체 문항 수, 평균 점수, 표준편차를 알 수 있을 때 계산 가능하다. 주의할 것은 반드시 정답 비율 점수가 아닌 원점수로 계산해야 한다.

KR 21은 KR 20 신뢰도보다 더 정밀한 신뢰도로 보통 과소추정되지만, KR 20의 계산을 위해서는 컴퓨터소프트웨어가 필요하다.

$$KR\ 21 = \frac{K}{K-1}\left[1-\frac{M(K-M)}{K(Var)}\right]$$

K = 전체 문항 수
M = 원점수의 평균
Var = 원점수의 분산(SD^2)

예제: 기초과학시험은 전체 50문항, 평균점수는 36.5, 표준편차는 10이다. KR 21 신뢰도 추정치는 얼마인가?

$$\begin{aligned} KR\ 21\ Reliability &= \frac{50}{50-1}\left[1-\frac{36.5(50-36.5)}{50(100)}\right] \\ &= \frac{50}{49}\left[1-\frac{36.5(13.5)}{5000}\right] \\ &= 1.0204\left[1-\frac{492.75}{5000}\right] \\ &= (1.0204)\times(1-0.09855) \\ &= (1.0204)\times(0.90145) \\ &= 0.92 \end{aligned}$$

2. 측정의 표준오차(SEM)

활용 : 관찰점수가 "진점수"를 포함하는 신뢰구간으로, 확률분포를 가진다.

$$검사의\ 표준오차(SEM) = 표준편차(SD) \times \sqrt{1-신뢰도}$$

예제: A검사도구는 100개의 문항으로 구성되며, 평균은 73점, 표준편차는 12, KR신뢰도는 0.89이다. 이때 측정의 표준오차는?

$$
\begin{aligned}
SEM &= 12 \times \sqrt{1-.89} \\
&= 12 \times \sqrt{.11} \\
&= 12 \times 0.33 \\
&= 3.96
\end{aligned}
$$

만일 25점을 받은 학생의 성적이 본인의 진점수일 95% 신뢰구간은 무엇인가?

$$
\begin{aligned}
95\,\%\ CI &= X \pm 1.96\ (SEM) \\
&= 25 \pm 1.96\ (3.96) \\
&= 25 \pm 7.76 \\
&= 17.24 \le \text{진점수} \le 32.76
\end{aligned}
$$

3. 스피어만-브라운 예측 공식(SPEARMAN-BROWN PROPHECY FORMULA)

활용 : 검사의 신뢰도를 알고 있을 때, 이 보다 증가 또는 감소한 문항으로 신뢰도를 추정할 때 사용한다.

$$\text{증가한 문항의 신뢰도} = \frac{Kr}{1+(K-1)r}$$

K = 증가 또는 감소하는 문항의 배수
r = 원래 검사의 신뢰도

예제 : A검사도구는 30문항으로 신뢰도가 0.35이다. 검사를 90문항으로 확대했을 때 예상되는 신뢰도는?

$$
\begin{aligned}
\text{90문항으로 구성된 검사의 SB 신뢰도} &= \frac{3(0.35)}{1+(3-1)0.35} \\
&= \frac{1.05}{1+0.70} \\
&= \frac{1.05}{1.70} \\
&= 0.62
\end{aligned}
$$

4. 축소화된 계수 : 축소화의 교정

활용 : 두 변수들의 "진점수"간 상관을 말한다. 이는 두 변수가 하나 또는 둘 다 완전하게 신뢰롭게 측정되었다고 가정할 때 (이론적인) 상관계수를 추정하는 것이다. 축소화 상관계수는 (이론적으로) 상관계수에서 측정의 무선오차나 비신뢰로운 부분에 의해 상관계수를 축소화시키는 요인들을 제거하는 것이다.

$$\text{축소화 상관계수} = R_{tt} = R_{xy} / \sqrt{(R_{xx} * R_{yy})}$$

R_{tt} = 축소화된 상관계수 추정치

R_{xy} = 변수 x, y의 관찰된 상관계수
R_{xx} = X 변수(검사)의 신뢰도
R_{yy} = Y 변수(검사)의 신뢰도

예제 : 검사 A와 검사 B의 상관계수는 0.48이다. 검사 A의 신뢰도는 .70, 검사 B의 신뢰도는 0.51이다. 검사 A와 검사 B의 축소화 상관계수는?

$$\begin{aligned} R_{tt} &= .48 / \sqrt{(.70 * .51)} \\ &= .48 / \sqrt{.357} \\ &= .48 / .597 \\ &= 0.80 \end{aligned}$$

만일 두 검사가 모두 완전하게 신뢰로웠다면, 진점수의 상관계수는 0.80이었을 것이다. 축소화 상관계수는 관찰점수의 상관계수, 두 측정치들의 신뢰도와 함께 보고해야 한다.

만일 신뢰도지수나 두 검사 중 하나만 알 수 있다면, 모르는 신뢰도는 1.0으로 고정한다.

* 참고: 추가 자료 및 출처는 UIC AHPE 웹사이트(https://go.uic.edu/AHPE)에서 확인할 수 있다.

REFERENCES

Corcoran, J., Downing, S.M., Tekian, A., & DaRosa, D.A. (2009). Composite score validity in clerkship grading. *Academic Medicine, 84*, S120–S123.

Crocker, L., & Algina, J. (2008). *Introduction to classical and modern test theory*. Mason, OH: Cengage Learning.

De Champlain, A.F. (2010). A primer on classical test theory and item response theory for assessments in medical education. *Medical Education, 44*, 109–117.

Downing, S.M. (2003a). Guessing on selected-response examinations. *Medical Education, 37*, 670–671.

Downing, S.M. (2003b). Item response theory: Applications of modern test theory in medical education. *Medical Education, 37*, 739–745.

Haladyna, T.M. (2004). *Developing and validating multiple-choice test items* (3rd ed.). Mahwah, NJ: Lawrence Erlbaum Associates.

Kane, M., & Case, S.M. (2004). The reliability and validity of weighted composite scores. *Applied Measurement in Education, 17*(3), 221–240.

Kolen, M.J., & Brennan, R.L. (2014). *Test equating, scaling, and linking: Methods and practices* (3rd ed.). New York: Springer-Verlag.

Lane, S., Raymond, M.R., Haladyna, T.M., & Downing, S.M. (2016). Test development process. In S. Lane, M.R. Raymond, & T.M. Haladyna (Eds.), *Handbook of test development* (2nd ed., pp. 3–18). New York: Routledge.

Nassar, H.M., Park, Y.S., & Tekian, A. (2017). Comparison of weighted and composite scores for pre-clinical dental learners. *European Journal of Dental Education, 22*(3), 143–208.

Paniagua, M.A., & Swygert, K.A. (Eds.). (2016). *Constructing written test questions for the basic and clinical sciences*. Philadelphia: National Board of Medical Examiners.

Park, Y.S., Hyderi, A., Heine, N., May, W., Nevins, A., Lee, M., Bordage, G., & Yudkowsky, R. (2017). Validity evidence and scoring guidelines for standardized patient encounters and patient notes from a multisite study of clinical performance examinations in seven medical schools. *Academic Medicine, 92*, S12–S20.

Park, Y.S., Lineberry, M., Hyderi, A., Bordage, G., Xing, K., & Yudkowsky, R. (2016). Differential weighting for subcomponent measures of integrated clinical encounter scores based on the USMLE Step 2 CS Examination: Effects on composite score reliability and pass-fail decisions. *Academic Medicine, 91*, S24–S30.

Tavakol, H., & Dennick, R. (2013). Psychometric evaluation of a knowledge based examination using Rasch analysis: An illustrative guide: AMEE Guide No. 72. *Medical Teacher, 35*, e838–e848.

Thissen, D., & Wainer, H. (Eds.). (2001). *Test scoring*. Mahwah, NJ: Lawrence Erlbaum Associates.

6

준거 설정

Rachel Yudkowsky, Steven M. Downing, and Ara Tekian

1. 개요

기준, 준거(standard)는 주어진 점수나 수행이 특정 목적에 적합한지 여부를 결정한다(Norcini & Guille, 2002). "준거 설정"이라는 용어는 합격, 불합격 또는 우수, 숙달, 재교육 필요와 같은 범주 간의 경계를 만드는 데 사용되는 절차를 의미한다. 준거 설정은 "검사 결과에 의미를 부여하는 작업에 집중하기 때문에, 타당도 논증의 중심에 있다."(Dylan, 1996). 보건의료 전문직 교육에서 시험에 대해 신뢰할 수 있고, 방어 가능하며, 수용 가능한 합격점수 또는 분할 점수(cutoff score)를 정하는 것은 어려울 수 있다(Norcini & Shea, 1997; Norcini & Guille, 2002; Friedman, 2000; Chapman, 2014; Karam, Park, Tekian, & Youssef, 2018). 준거 설정에 대한 많은 문헌이 있으며, 그 중 대부분은 K-12 교육 환경에서 사용되는 선택형 시험 또는 수행평가에 적합한 경험적 합격 점수 연구 및 다양한 준거 설정 방법의 비교에 집중되어있다(Cizek, Bunch, & Koons, 2004; Cizek, 2006, 2012; Norcini, 2003; Livingston & Zieky, 1982). 본 장에서는 준거 설정과 관련된 주요 이슈와 결정들에 대해 논의하고, 결정된 준거의 질과 성과를 평가하는 방법을 확인하고, 그리고 하위검사들을 결합하거나, 수행검사를 준거 설정하거나, 여러개의 분할 점수를 설정하는 특수한 상황들을 제시한다. 이 장의 끝부분에, 보건 전문직 환경에서 일반적으로 사용되는 7가지 준거 설정 방법을 시행하기 위한 자세한 지침을 제공한다. 즉 Angoff 방법, Ebel 방법, Hofstee 방법, 경계선 집단 방법, 대비 집단 방법, BoW (Body of Work) 방법, 환자안전 방법이다.

분할 점수(cut score)는 정책(policy)과 가치(value)들에 대한 조작적 진술(operational statement)이다. 모든 준거 설정 방법에는 판단이 필요하다. 즉 준거 설정 연습의 목표는 판단자(judge)들이 주어진 목적에 맞게 "어느 정도 충분히 해야 하는지"에 대한 정보를 주는 것이다. 시험에 대한 기준을 설정하는 하나의 정확한 방법이나 가장 좋은 방법은 없다. 그리고 발견해야 하는 하나의 정확하거나 "진정한(true)" 분할 점수 또한 없다. 모든 기준은 어느 정도 임의적(arbitrary)이다. 따라서 준거 설정은 "적정한 절차"라는 관점에서 보는 것이 가장 좋을 것이며, 이 절차가 합리적이고, 방어적이며, 공정해서 분할 점수가 급변하지 않을 것이라고 확신시켜주는 것이다.

기준은 상대적(규준-바탕) 또는 절대적(준거-바탕)으로 분류될 수 있다. 상대 기준은 잘 정의된 집단의 수행과 관련하여 통과 및 미통과 수험생의 그룹을 **구분**한다; 분할 점수 또는 기준은 검사를 치른 특정 집단- 예를 들어, 학급의 하위 5%, 또는 최초 응시자의 평균보다 2SD(표준편차) 이상 낮은 점수를 받은 응시자의 수행에 따라 달라진다. 상대 기준은 제한된 자원을 분배하기 위해 학습자의 등위(rank order)가 필요할 때 가장 적합하다. 예를 들어, 외과 임상실습에서 상위 10%의 학생에게 "우수(honors)"등급을 부여하기 위해, 치대 입학을 위해 최고 득점 지원자를 선발하기 위해, 또는 교육의 다음 단계로 진행하기 전에 재학습이 가장 필요한 약대생을 확인하기 위한 것이다. 이때 분할 점수를 어디에 설정할지는 이용가능한 자원에 따라 달라진다.

절대 또는 준거-바탕 기준은 집단의 수행에 의존하지 않고 미리 정해진 수준의 역량을 바탕으로 한다(예를 들어 70%의 점수). 절대기준은 완전학습에서 바람직한 수준을 반영한 것이고 준거는 모든 학생이 모두 합격하거나 불합격해도 동일하게 유지된다. 보건의료 전문직 교육에서, 대부분의 시험의 목적은 지식 또는 술기 영역의 완전학습을 확인하는 것이다. 그래서 지난 수십 년 동안 미국에서 대부분의 전문직 학교는 절대 기준을 사용하는 방향으로 전환했다.

2. 준거 설정을 위한 8가지 단계

Hambleton과 Pitonak(2006)은 절대 또는 준거-바탕 기준을 설정하는 절차(process)를 6가지 중요한 단계로 나눈다. 즉 준거 설정 방법의 선택, 수행 범주 설명(performance category descriptions) 준비, 준거 설정 패널(준거 설정자) 구성, 준거 설정자 훈련, 준거 설정자들에게 피드백 제공, 그리고 절차의 타당도 평가 및 문서화이다. 본 장에서는 그들의 (6단계로 구성된) 도식을 일부 수정해서 8단계로 구성하였다(Box 6-1). 각 단계별 이슈들을 논의하겠다.

Box 6.1 준거 설정을 위한 8단계

단계 1: 준거 설정 방법 선택
단계 2: 준거 설정자 선정
단계 3: 수행 범주별 기술(설명) 준비
단계 4: 준거 설정자 훈련(교육)
단계 5: 평정 또는 판단결과 수집
단계 6: 피드백 제공과 토의 촉진
단계 7: 준거 설정 절차 평가
단계 8: 최종 의사결정자에게 결과, 중대성 및 타당도 근거 제공

출처: Modified from Hambleton and Pitoniak (2006)

1) 단계 1: 준거 설정 방법 선택

통과점수에 대한 "황금 기준(gold standard)"은 없다. "저 너머에" 발견되기를 기다리는 완벽한 통과점수는 없다. 오히려 통과점수는 전문가 판단자들의 체계적이고, 재현가능하며, 절대적이고 오차없는 절차에 따른 결정이다. 방어 가능하고 수용 가능한 기준의 핵심은 전문가의 판단을 모으기 위한 신중하고 체계적인 방법을 사용하는 것인데, 이때 연구 결과(근거)에 기반한 방법을 선호한다. 준거 설정 방법이 다르면 다른 통과점수가 산출되고, 준거 설정자가 다르면 정확하게 동일한 절차로 준거 설정을 해도 다른 통과점수가 산출될 수 있다. 이러한 사실은 완벽한 또는 "황금 기준" 통과점수를 발견할 것으로 예상하는 경우에만 문제가 된다. 절차(process)가 핵심 개념이다. **모든 통과점수는 궁극적으로 정책 결정**임을 기억하고, 이러한 것들은 본질적으로 주관적인 것이다(Ebel, 1972; Norcini, 2003).

준거를 설정하는 방법은 검사-중심(test-based) 또는 수험생-중심(examinee-based) 으로 광범위하게 설명될 수 있다. **검사-중심 방법**에는 이 장의 끝에 기술된 Angoff (Angoff, 1971) 및 Ebel (Ebel, 1972) 방법과 같은 것들이 있다. 준거 설정자들은 주어진 작업에서 검사 문항 또는 질문(프롬프트)을 검토하고 경계선 수험생의 기대되는 수행 수준을 추정한다(경계선 수험생은 두 범주 사이에 가장자리 있다). 환자안전 방법(Yudkowsky, Tumuluru, Casey, Herlich, & Ledonne, 2014)은 환자안전은 검사문항을 검토하는 것과 유사하게, 환자안전이나 다른 치명적으로 중요한 목적들을 정확하게 수행했는지 검토한다. **수험생-중심 방법**은 경계선 집단 방법(Livingston 1982), 대비 집단 방법(Livingston & Zieky, 1982; Burrows, Bingham, & Brailovsky, 1999; Clauser & Clyman, 1994) 그리고 BoW (Body of Work)(Kingston & Tiemann, 2012) 방법으로 대표되는데, 이러한 방법들은 준거 설정자들이 직접관찰을 통해 수행 체크리스트와 같은 행동들의 대리(proxies)를 검토하거나, 표준화환자 면담 후 기록한 수험생의 차트노트를 검토해서 개별 수험생들의 수행을 범주별로 분류한다. 이 방법에서는 최종 기준 점수를 산출하기 위해 다른 수행 범주의 수험생 점수를 사용한다. 마지막으로 Hofstee 방법(Hofstee, 1983)과 같은 **절충적 방법**은 절대 기준과 상대 기준의 기능을 결합한 것이다. 수용할 수 있는 통과점수와 수용할 수 있는 미통과 비율을 모두 추정하도록 준거 설정자들에게 요구한다.

이 장의 끝부분에 이 7가지 방법 - Angoff 방법, Ebel 방법, Hofstee 방법, 경계선 집단 방법, 대비 집단 방법, BoW (Body of Work) 방법, 환자안전 방법 - 을 설명한다. 이 모든 방법은 보건 전문직 시험에 대한 방어 가능하고 실제적인 기준을 설정하는데 유용하다. 준거 설정 방법을 선택하는 것은 평가의 목적, 서로 다른 수행범주들, 평가자료 유형, 실행가능성, 이용 가능한 자원을 가진 수험생들을 고려한 바람직한 추론들, 그리고 주어진 상황에서 의사결정자의 선호에 달려있다.

2) 단계 2: 준거 설정자 선정

여기서 논의된 절대적 방법의 경우, 내용 전문가인 준거 설정자의 선정이 중요하다. 설정된 통과점수는 준거 설정자들과 사용된 체계적인 방법의 건전성에 따라 신뢰할 수 있다(Norcini & Shea, 1997; Norcini, 2003). 내용 전문성은 준거 설정을 위해 선정된 판단자들의 가장 중요한 자질이다. 준거 설정자들은 또한 대상 모집단을 잘 알고, 준거 설정자로서의 임무와 수행평가에 사용된 내용 자료를 모두 이해해야 하며, 공정하고, 개방적이며, 지침을 기꺼이 따르고, 가능한 한 편견이 없고, 그리고 임무에 대해 온전하게 집중할 수 있는 의지와 실행이 가능해야 한다. 일부 설정에서는 인종, 성별, 지정학적 위치, 세부전문성과 같은 인구통계학적 변수를 고려하여 준거 설정자의 균형을 맞추는 것이 중요할 수 있다. 대부분의 방법과 설정에서 최소 5-6명, 최대 10-12명의 독립적인 준거 설정자들이 필요할 수 있다. 실제적인 고려사항은 종종 준거 설정자 선정, 참여한 준거 설정자의 수, 준거 설정 연습 장소, 그리고 절차가 시행되는 정확한 방식에서 주요한 역할 등이다.

3) 단계 3: 수행 범주별 기술(설명) 준비

준거 설정의 결과로 하나 또는 두개 이상의 분할 점수가 생성되기도 하는데, 분할 점수들은 점수분포를 두개나 그 이상으로 수행범주 또는 수준으로 나누는 것으로, 예로는 통과/미통과 또는 기본/숙달/우수와 같다. 준거 설정자들은 각 범주에서 기대되는 행동에 대한 명확한 아이디어를 가지고 있어야 한다. 감독하에 진료를 수행하는 전공의가 되기 위한 준비를 하는 의대졸업생들이 갖추어야 하는 행동특성들은 무엇인가? 소아과 실습(pediatric rotation)의 맥락에서 "우수" 수준의 간호대 학생은 "숙달"수준의 학생과 어떻게 다른가? 수행 범주는 주어진 범주에 포함되기 위해 필요한 최소한의 수용 가능한 행동에 대한 서술적 기술(narrative descriptions)이다. 분할 점(cut points)은 시험 점수 분포에서 이러한 수행 범주 간의 경계를 나타낸다. 수행 범주별 설명은 분할 점을 설정할 동일한 준거 설정자, 또는 교육과정 및 수험생에 대해 잘 알고 있는 서로 다른 사람들이 만들 수 있다.

4) 단계 4: 준거 설정자 훈련(교육)

모든 준거 설정자들은 통과점수와 통과율 간의 관계를 충분히 이해하는 것이 중요하다. **통과점수**는 수행 검사를 통과하는 데 필요한 점수로, 대개 정답률(percent-correct score)로 표시된다. **통과율**은 주어진 통과점수에서 시험을 통과한 학생의 비율이다(때로는 탈락율로 표시한다). 통과점수가 높을수록 통과율이 낮아진다. 준거 설정자가 이 두 통계치를 혼동하면, 그들의 판단은 통과점수를 혼동하게 되고, 이는 준거의 타당도에 위협이 될 것이다.

대부분의 절대적인 준거 설정 방법은 경계선(borderline) 또는 최소 역량보유 학생 또는 수험생(minimally competent student or examinee)의 아이디어를 중심으로 한다. 이 개념은 절대 통과점수에 대한 Angoff의 원문 작업에서 시작되었다(Angoff, 1971). 통과자와 미통과자를 구분하는 분할(기준) 점수는 충분히 통과할 만큼 아는(또는 할 수 있는) 사람과 통과할 만큼 충분히 알지 못하는(또는 할 수 없는) 사람을 정확히 구분하는 지점에 해당한다. 경계선 수험생은 따라서 두 수행 범주 사이의 경계선에 있는 사람이다(Figure 6-1).

경계선 수험생의 정의는 간단하다. 하지만 이 정의를 조작하는 것(operationalizing)은 어려울 수 있다. 준거 설정자들에게 그들이 알고있는 경계선 학생을 기술하고, 확실히 통과와 미통과 학생을 구분할 수 있는 방법에 대해 물어보면, 이는 "경계선"이 무엇을 의미하는지 이해하고, 준거 설정 초반에 그룹합의에 이르도록 도와줄 것이다.

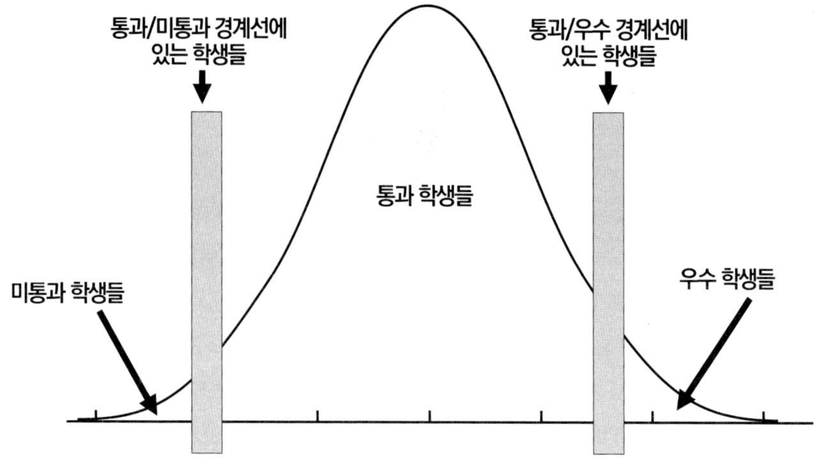

Figure 6-1 경계선에 있는 학생들

5) 단계 5: 평정 또는 판단결과 수집

준거 설정 방법이 다르면 준거 설정 시 요청하는 것이나, 자료를 모으는 방법들이 달라진다. 이 장의 끝에 제공한 각 방법에 대한 자세한 지침을 참조하라. 수집절차에 대한 질관리와 문서화는 설정된 준거의 "반응과정"에 대한 타당도 근거에 필수적이다. 이 장에서 설명된 절차는 각 방법을 실행하는 한 가지 특정 방법의 예시이다. 모든 설정은 고유하며, 일부 설정에서는 이러한 준거 설정 절차에 대한 약간의 (또는 상당한) 수정이 필요할 수 있다.

6) 단계 6: 피드백 제공과 토의 촉진

많은 검사-중심 방법에는 (다른 평정자들과 차이가 큰) 국외자 평정에 대해 논의하고 정당화하며, 수험생들의 실제 수행 결과를 제공하기도 하고, (당시 평정자들의 결정에 기반한 미통과율과 같은) 결과들을 제시하는 과정을 반복한다. 문항 평정 절차가 반복되며, 준거 설정자들은 자신의 평정을 수정할 수도 있지만 그렇게 하지 않아도 된다. 주기는 1회 또는 2회 반복될 수 있다. 반복적인 절차는 준거 설정자들 사이에서 더 많은 합의를 이끌어내는 경향이 있지만, 결과적으로 나오는 분할 점수를 반드시 실질적으로 변경하지는 않는다(Stern, Friedman Ben-David, Norcini, Wojtczak, & Schwarz, 2006). 몇몇 교육자들은 하위나 중간 수준의 부담을 가진 자체 시험에 대해서는 논의나 반복을 하지 않는다.

일부 준거 설정자들은 때때로 과정(프로세스) 전반에 걸쳐, 그들이 과정에서 지금까지 설정한 통과점수 및/또는 통과율을 알고 싶어 한다. 다시 말하지만 이것은 전문적인 판단의 문제이며, 일반적으로 모든 판단에 대해 더 많은 자료가 더 적은 자료보다 낫다는 입장이다. 준거 설정과 관련하여 보다 순수한 철학을 가진 일부 검사 전문가들은 과정 중에 준거 설정자들에게 피드백을 제공하는 데 동의하지 않는다.

7) 단계 7: 준거 설정 절차 평가

어떤 준거 설정 방법을 선택하든지, 도출된 준거에 대한 몇가지 평가를 하는 것은 적절하다. 분할 점수를 이해관계자가 수용할 수 있는가? 그렇지 않다면, 검사가 적절하게 구성되지 않았기 때문인가, 교육과정에서 학생들이 시험을 준비하지 못했기 때문인가, 아니면 준거 설정자들이 학생의 실제 수행에 대한 정보를 가지고(혹은 사용하고) 있지 않기 때문인가?

준거 설정자들은 절차에 대해 충분히 교육을 받았는지 여부, 요청받은 판단을 내리는 능력, 그리고 결과적으로 산출된 분할 점수에 대한 자신감에 대한 정보를 제공할 수 있다. 내용 전문가로서 선정된 준거 설정자들의 이러한 질문에 대한 긍정적인(positive) 답변은 기준에 대한 신뢰도를 추가 측정하는 것이다. 준거 설정자들은 훈련 후와 전체 절차가 완료된 후의 두 가지 시점에서 설문조사를 받을 수 있다. 설문조사의 예는 Table 6-1에 나와 있다.

준거(standard)의 심리측정학 특성을 평가하기 위한 공식적인 접근 방식은 준거 설정 결과를 평가하는 데 도움이 될 수 있다. 일반화가능도 계수는 판단의 신뢰도를 측정할 수 있으며, D 연구는 신뢰할 수 있는 기준을 달성하는 데 필요한 준거 설정자들의 수를 제안할 수 있다. 통과점수의 평균의 표준오차(SE Mean)는 모든 준거 설정자들에 대한 통과점수 판단의 표준편차(SD)를 (식 6-1)과 같이 준거 설정자 수(n)의 제곱근으로 나눈 값이다.

$$\text{분할 점수 평균의 표준오차(SE Mean)} = (\text{분할 점수의 표준편차}) \,/\, \sqrt{n} \quad \text{(식 6-1)}$$

평균의 하한과 상한을 계산하면 기준 점수 주변에 95% 신뢰 구간을 구축할 수 있다(기준 점수 ± [2 × SE

Table 6-1 준거 설정 피드백 설문지

오리엔테이션 및 훈련(교육) 후:			
1. 시험의 목적과 수험생의 성격(nature)은 얼마나 명확합니까?	매우 명확함	명확함	명확하지 않음
2. 경계선 수험생의 특성은 얼마나 명확합니까?	매우 명확함	명확함	명확하지 않음
3. 평정 작업은 얼마나 명확하게 수행되어야 합니까?	매우 명확함	명확함	명확하지 않음
준거 설정 연습 완료 후:			
4. 평정을 하는 것이 얼마나 어려웠습니까?	매우 어려움	어려움	어렵지 않음
5. 평정 작업에 충분한 시간이 제공되었습니까?	충분한 시간	적절한 시간	충분하지 않은 시간
6. 토의를 위한 충분한 시간이 제공되었습니까?	충분한 시간	적절한 시간	충분하지 않은 시간
7. 제공된 수행 자료는 얼마나 유용했습니까?	매우 유용함	유용함	유용하지 않음
8. 최종 통과점수가 수험생에게 적절하다고 생각하십니까?	매우 높음	적정함	매우 낮음
9. 기준(분할) 점수의 적절성에 대해 얼마나 확신하십니까?	매우 확신함	확신함	확신하지 않음
의견(코멘트):			

평균)). n에 대해 풀면 기대되는 평균의 표준오차에 도달하는데 필요한 준거 설정자의 수를 추정할 수 있다. Jaeger(1991)는 기준 점수의 평균의 표준오차가 검사 측정의 표준오차(SEM)의 4분의 1 이하여야 한다고 제안한다. Cohen, Kane과 Crooks(1999)는 아마도 더 현실적으로, 기준 점수의 표준오차(SE)가 해당 검사의 표준오차(SE)의 절반보다 작으면 영향이 거의 없다고 제안한다. 유사한 맥락에서, Meskauskas(1986)는 판단의 표준편차(SD)가 수험생 시험 점수의 표준편차(SD)의 크기에 비해 작다(1/4 이하)고 제안한다. 이러한 권장 사항은 일반적으로 소수의 준거 설정자가 있는 지역 수준에서는 달성하기 어려울 수 있다(Yudkowsky, Downing, & Wirth, 2008).

Kane(1994)은 기준의 타당도를 뒷받침하는 근거의 세 가지 주요 출처를 제안한다. 절차적 근거(Procedural evidence)에는 명백성, 실행가능성, 시행, 준거 설정자에게 얻은 피드백, 문서화(자료화된 정도)가 포함된다. **내적 근거**(*Internal evidence*)에는 기준 점수의 추정치(위의 평균의 표준오차(SE Mean)와 같은)의 정확성, 준거 설정자 내 일관성과 준거 설정자 간 일관성, 결정의 일관성이 포함된다. **외적 근거**(*External evidence*)에는 다른 준거 설정 방법과의 비교, 유사한 검사와 같은 다른 관련 기준(criteria)과의 비교, 통과/미통과 비율 측면에서 기준 점수의 합리성(정당성)이 포함된다.

8) 단계 8: 최종 의사결정자에게 결과, 중대성 및 타당도 근거 제공

최종 분석에서, 준거는 내용 전문가(준거 설정자)가 아니라 정책 의사 결정권자가 설정한다. 정책 의사 결정권자들은 권고된 기준 점수, 통과/미통과 비율 측면에서 이러한 점수를 적용한 결과, 권고사항을 수락할지 여부를 결정하기 전에 기준 점수의 신임도에 대한 근거를 고려해야 한다. 다양한 유형의 분류 오류(classification error)로 인한 결과는 특히 면허 또는 인증 시험과 같은 고부담 상황(high-stakes situation)에서 고려해야 한다. 부정적 판정오류(false negative decision)는 자격이 있는 수험생이 "미통과"로 분류되는 결정이고, 긍정적 판정오류(false positive decision)는 자격이 없는 수험생이 "통과"로 분류되는 결정이다. 일부 자격이 없는 의사에게 면허를 주는 긍정적 판정오류는 환자안전에 위험을 초래할 수 있다. 부정적 판정오류는 자격있는 의사에게 면허를 부여하지 않게 되고, 이로 인해 몇몇 환자들은 치료를 못 받게되는 상황이 될 수 있다. 이러한 오류를 최소화하는 한 가지 방법은 가장 두드러진 오류유형에 대해 검사의 1 SEM(측정의 표준오차)만큼 준거 점수를 높이거나 낮추는 것이다(Clauser, Margolis, & Case, 2006). 실제로 정책 입안자에 의한 준거 점수의 조정은 다소 시행되고는 있으나, 순수주의자들은 이러한 관행이 합법성과 실용성에도 불구하고 불쾌하다고 생각할 수 있다.

때때로, 특히 준거 설정자에게 수행 자료가 제공되지 않은 경우, 권고된 기준이 수용할 수 없을 정도로 높을 수 있다. 이러한 경우 선택지는 (1) 준거 설정자들을 다시 소집하고 수행 자료로 연습을 반복하도록 요청하거나, (2) 다른 준거 설정자들을 소집한다. 그리고/또는 다른 준거 설정 방법을 사용하거나, 또는 (3) 준거를 더 수용가능하도록 조정하는 것일 수 있다. 서로 다른 준거 설정 방법들은 준거 점수를 다르게 산출할 가능성이 높기 때문에, 일부 교육자들은 최종 준거 점수 점수의 신뢰성을 높이기 위해 둘 이상의 방법 사용하고 서로 다른 방법들의 평균을 구하는 것을 권장한다(Wayne, Barsuk, Cohen, & McGaghie, 2007).

3. 준거 설정에서 특별한 주제

1) 시험의 구성요소별 기준들의 결합: 보상적 준거와 비보상적 준거

일부 평가에서는 몇 가지 별개의 구성요소 또는 문항(스테이션, stations)을 포함한다. 그 예로는 생리학, 약리학 및 병리학에 대한 별도의 부분을 포함하는 필기시험, 일련의 표준화환자 만남으로 구성된 수행평가, 또는 지필시험과 임상실습 종료시점의 교수평가, 그리고 OSCE로 점수매겨지는 임상실습 점수가 있을 수 있다. 한 구성요소의 우수한 수행이 다른 구성요소의 낮은 수행을 보상할 수 있는가? 그렇다면 최종적인 준거는 여러 환자 면담들이나 구성요소들의 평균으로 사용할 수 있는데 이것이 보상적 점수이다. 원하는 경우 구성요소 점수 (및 기준)에 차등 가중치를 부여할 수 있다 - 예를 들어 임상실습 등급(성적 점수)의 경우, 필기시험은 최종 등급의 50%를 구성할 수 있으며, 교수 평가와 OSCE는 각각 25%로 할 수 있다. 구성요소 점수는 가중치를 적용하기 전에 선형 표준 점수(linear standard score)로 변환되어야 한다(신뢰도에 대한 3장 및 검사의 통계에 대한 5장 참조). 또는 대안적으로 전체 점수를 반영한 총점에서 하나의 분할 점수를 설정할 수도 있다(Schindler, Corcoran, & DaRosa, 2007).

그러나 어떤 경우에는, 학습자가 몇몇 중요하지만 서로 다른 영역에서 최소 수준의 역량(minimum level of competence)에 도달하도록 하기 위해 비보상 접근이 더 적절할 수 있다. 이 경우 각 영역별로 준거를 별도로 설정해야 하며, 수험생은 각 구성요소에 대해 개별적으로 통과해야 한다. 각 구성요소는 신뢰할 수 있도록 충분히 많은 학생 행동(student behavior)에 대한 샘플을 포함해야 한다. 이는 작은 문항의 표집은 큰 표집오차를 포함할 수 있어 부정확한 결정을 내리게 할 수 있기 때문이다. 통과해야 할 여러 장애물을 설정하면 필연적으로 미통과 비율은 높아진다.

임상의 경우, 교수들은 총점과 관계없이 반드시 수행해야 하는 중요한 문항들이 다수 있다고 강하게 느끼고 있다. 이러한 문항들은 계획단계부터 채점과 준거 설정 시 논의를 해야만 한다.

2) 수행평가에 대한 준거 설정

수행 평가를 통해 인위적이거나 시뮬레이션된 환경에서 특정 역량을 직접 관찰할 수 있다(수행 평가9장 참조). 객관구조화진료시험 또는 OSCE는 수험생이 일련의 스테이션을 순환하며, 각각 특정 문제를 제시하는 수행평가의 일반적인 예이다. 교수와 같은 내용 전문가가 수험생의 수행능력을 관찰하고 평가하는 경우, 경계선 집단 방법이나 대비 집단 방법과 같은 수험생-중심 방법을 사용할 수 있다. 이러한 방법은 편리하고 실행하기 쉬운 편이다. 즉 교수진은 개별 수행에 대해 매우 편안하게 판단하며, 모든 판단은 시험 중에 이루어지므로 교수의 추가적인 시간이 필요하지 않다. 전문가가 시험을 채점하지 않는 경우에는, (예: 표준화환자가 체크리스트 점수를 제공하는 경우), 검사 문항 또는 검사 내용에 대한 판단을 포함하는 방법(Angoff, Ebel, Hofstee)을 사용할 수 있다.

표준화환자 증례에 대한 기준을 설정하기 위해 Angoff와 같은 문항-중심(item-based) 방법을 사용하는 것은 매우 일반적이지만, 증례 내의 문항(항목)이 상호 독립적이지 않다는 근거로 이의가 제기되었다(Ross, Clauser, Margolis, Orr, & Klass, 1996; Boulet, de Champlain, & McKinley, 2003). 한 가지 해결방법은 준거 설정자가 문항 수준(item level) 대신에 증례 수준(case level)에서 작업하도록 하여, 경계선 수험생이 해당 증례에서 얻을 수 있는 총 문항 수를 추정하는 것이다(Norcini, 2003, Stern 등, 2006). 증례를 기반으로 준거 설정하는 방식은 권장하는 신뢰도 추정방법과 일치한다는 것이 추가적인 강점이다.

수행 평가의 맥락에서 준거 설정에 대한 추가적인 논의는 9장을 참조하기 바란다.

3) 임상 시술에 대한 준거 설정

정맥 절개술이나 요추 천자와 같은 절차적인 술기를 평가하는 데 사용되는 체크리스트는 종종 다음과 같은 점에서 독특하다. (1) 술기를 수행하는데 필요한 (주요한 일부 항목들을 표집하기 보다는) 전체 행동들을 포함시킨다. 그리고 (2) 체크리스트는 공개한다. 그래서 학생들이 이 체크리스트를 활용하여 배우고 연습하여 완전히 익히도록 효과적으로 구성한다. 체크리스트의 특정 문항은 환자의 안전을 위해 필수적일 수 있다. 일반적으로 통과/미통과 결정은 평정자 오류의 가능성 때문에 단일 문항(single item)을 기반으로 해서는 안되지만, 환자 안전을 위해 준거 설정자들은 이러한 핵심 문항 중 하나라도 오류가 발생하면 해당 술기에 대한 재시험을 요구할 수 있다. 이러한 목적달성을 위해서는 환자안전 방법 및 숙달 검사 접근법(mastery testing approache)(18장 참조)이 가장 적합하다.

4) 구술시험 에세이 및 포트폴리오에 대한 준거 설정

구술시험, 에세이 논문 및 포트폴리오에 대한 준거는 전문가의 총괄적(총체적인) 판단과 분석적 채점 방법(예: 경계선 집단 또는 대조 집단)을 결합하는 방법을 사용해서 설정하거나, 또는 문항의 수집에 대해 전체 검사(Hofstee) 또는 BoW 방법을 사용할 수 있다. 명확하고 명시적인 수행 범주 설명 또는 채점기준표(루브릭)는 초기 채점 목적과 이후의 준거 설정 노력을 위한 기준점을 제공할 수 있다.

5) 완전학습 설정에서 준거 설정

숙달 검사의 기준은 일반적으로 최소 능력 보유(minimally competent) 학생보다는 잘 준비된(well prepared) 학생을 기준으로 한다. 여기에 설명된 대부분의 방법은 숙달 설정에 맞게 조정할 수 있다. 완전학습 교육과정에서 준거 설정에 대한 논의는 18장을 참조 바란다.

6) 여러범주의 분할 점수들(Multiple Category Cut Scores)

이분법적 통과/미통과 기준과 동일한 방법을 사용하여 여러 범주(예: 우수/통과/미통과 또는 전문가/숙련자/초보자)에 대한 분할 점수를 설정할 수 있다. 준거 설정자에게 제공되는 수행범주에 대한 기술은 각 수준별로 기대하는 행동에 대해 명확하게 구분하여 설명해야만 한다. 통과-미통과의 준거 설정과정은 여러 범주들에서 (여러 개의 분할 점수를 설정할 수 있도록) 수정해서 사용할 수 있다.

범주들을 구별하는 분할 점수(예: 통과/미통과; 매우 우수/우수; 전문가/숙련자/ 재교육 필요)의 정확도는 평가 점수의 신뢰도 및 자료의 기타 특성과 관련이 있다. 예를 들어 점수 분포의 형태, 준거 점수들의 위치, 모집단의 실제 기본 비율과 같은 것이다(Clauser 등, 2006). 일반적으로 평가 점수의 신뢰도가 높을수록 그리고 측정의 표준오차가 낮을수록, 더 나은 분류 정확도를 기대할 수 있다. 예를 들어, Wainer와

Thissen(1996)은 0.50의 신뢰도에서, 검사 점수의 약 1/3에 대해 점수가 적어도 1 표준편차(1SD) 단위만큼 변할 것이라고 합리적으로 예상할 수 있음을 보여준다. 0.80의 비교적 높은 신뢰도에 대해서도, 약 11%의 학생이 1SD 이상의 점수 변화를 보인다.

다중 분할 점을 사용할 때 긍정적 판정오류와 부정적 판정오류가 더 자주 발생한다. 일반적으로 통과점수가 높을수록 부정적 판정오류(false negative)가 증가하고, 통과점수가 올라갈수록 긍정적 판정오류(false positive)가 감소하는 것을 예측할 수 있다. 긍정적 판정오류나 부정적 판정오류로 인해 발생하는 비용들은 준거 설정 정책과 절차들을 선정하거나 적용할때 고려되어야만 한다.

7) 기관 간 준거 설정

다른 학교의 교수진은 동일한 준거 설정 방법을 사용하여 동일한 시험에 대한 준거를 설정해도 다른 준거 점수가 나올 가능성이 매우 높다. 예를 들어, 영국의 5개 의과대학의 교수진은 Angoff 방법을 사용하여 동일한 6개의 OSCE 문항에 대한 통과점수를 설정하였는데 매우 다양한 준거 점수가 산출되었다. 그래서 동일한 수준의 역량을 가진 학생은 한 학교에서는 통과하고 다른 학교에서는 미통과 할 수 있다. 만일 학교들을 아우르는 동일한 준거가 필요하다면, 적절한 경우 준거 설정 팀에는 참여 학교의 구성원과 외부 전문가가 포함되어야 한다. 준거 설정자 그룹이 연습을 시작하기 전에 최소 능력(경계선) 학생의 특성에 대한 합의에 이르도록 독려해야 한다. 여러 (혼합) 그룹이 소집되는 경우, 그룹 전체의 평균을 취하여 단일 기준 점수를 얻을 수 있다. Stern 등(2006)은 중국에서 의과대학의 국제표준을 설정하기 위한 파일럿 연구에서 Angoff 방법을 창의적으로 사용하였다. 이 연구에서는 학교 수준의 성과 기준을 정의하기 위해 "경계선 학교(borderline school)"의 개념을 사용했다.

4. 수행 기준을 설정하는 7가지 방법

1) Angoff 방법

Angoff 방법(Angoff, 1971)은 최초의 절대적인 방법(absolute method)으로, 고부담시험 상황에서도 성공적으로 사용되고 있는 가장 오랜 역사를 가지고 있다. 이 방법은 내용 전문가가 모든 문항에 대해 판단하므로, 결과로 도출되는 통과점수를 방어하기가 상당히 쉽다.

(1) Angoff 준거 설정 절차

Angoff 준거 설정 작업을 실행하는 데는 5단계가 있다.

① 준거 설정자들은 경계선 수험생의 특성에 대해 논의하고 경계선 학생의 구체적인 예를 기록한다.
② 준거 설정자들은 구체적인 특정 예시를 염두에 두고, 경계선 수험생의 특질(qualities)에 대해 합의에 이르게 된다.
③ 각 준거 설정자는 각 수행 질문, 문항(항목)에 대해 경계선 수험생의 수행을 추정한다(0~100%).
④ 이러한 판단들은 일반적으로 준거 설정자가 아닌 기록 담당자 또는 서기가 기록한다.

⑤ 그런 다음 수행검사의 통과점수를 결정하기 위해서 (총점과 평균으로) 체계적으로 결합한다.

(2) 문항(항목) 검토 및 평정

판단은 문항 수준에서 이루어진다. 준거 설정자 중 한 명이 첫 번째 문항을 읽는 것으로 문항 검토가 시작된다. 먼저, 첫 번째 문항을 읽는 사람과 다른 준거 설정자들은 경계선 수험생이 해당 문항에 대해 얼마의 점수를 얻을 것인지에 대한 추정치를 부여한다. 그리고 준거 설정자들은 각 새로운 문항에 대해 시계 방향으로 회전하면서 진행한다. 각 준거 설정자의 추정(판단)은 기록장(recording sheet) 또는 컴퓨터 스프레드시트(computer spreadsheet)에 기록된다. 준거 설정자는 각 문항에 대해 다음 두 가지 동등한 질문 중 하나에 답변한다.

① 경계선 수험생 100명 중 몇 명이 이 문항을 올바르게 **수행(완성)할 것인가**(*will accomplish*)? (0~100%),

또는

② 한 명의 경계선 수험생이 이 문항을 올바르게 **수행(완성)할**(*will accomplish*) 확률은 얼마인가? (0~1.0)

Angoff 질문은 준거 설정자에게 학생들이 얼마나 잘 **수행해야 하는지**(*should perform*)가 아니라, 얼마나 **수행할지**(will perform)를 추정하도록 한다. '~할 것이다(will)'과 '~해야 한다(should)'의 차이점을 강조할 필요가 있다. 문항에 대한 판단이 20% 이상 차이가 나는 경우, 높은 점수와 낮은 점수를 부여한 준거 설정자들에게 해당 항목에 대한 토의를 이끌어 낼 수 있다. 과정 전반에 걸쳐, 준거 설정자는 평정 또는 판단을 수정할 수 있다. 전체 체크리스트가 완료될 때까지 질문의 검토 및 평정은 계속된다. 내부(local) 시험 또는 저부담(low-stakes) 시험에 대한 기준을 설정할 때, 준거 설정자들은 5-10개로 구성된 하위검사를 함께 검토해서, 경계선 수험생들의 작업과 수행에 대한 생각을 공유하고, 각자 독립적으로 나머지를 평정할 수 있다.

실제 수험생 수행에 대한 자료가 없는 경우, 내용-전문가 준거 설정자들은 종종 비현실적으로 높은 통과점수를 설정한다. 시험 점수의 평균과 표준편차 또는 표준화환자 증례의 점수와 같은 요약 자료는 실제 학생을 위한 검사의 난이도에 관해 판단을 조정하는 데 도움이 될 것이다. 또는 각 문항을 맞춘 전체 학생 그룹의 비율(정답율)과 같은 보다 구체적인 자료가 제공될 수도 있다. 반복 절차를 지지하는 사람들은 일반적으로 두 번째 반복까지 문항 수준 수행 자료를 제공하지 않고 보류한다. 이것은 준거 설정자들이 평균 학생들의 수행을 상투적으로 사용하는 것을 막기 위한 것으로, 이러한 생각은 준거참조라기 보다는 규준참조적 판단인 것이기 때문이다.

준거 설정자들이 **난이도** 외에도 문항의 **중요도**에 초점을 유지하도록 돕는 한 가지 방법은 Angoff 판단을 제공하기 전에 준거 설정자들에게 각 문항의 적절성을 필수적인(essential), 중요한(important), 수용할 만한(acceptable) 또는 중요하지 않은(unimportant) 것으로 평정하도록 요청하는 것이다. 실제로 이것은 Angoff와 Ebel 방법 사이의 교차하는 방법을 만든다(아래 Ebel 방법 참조). 적절성에 대한 판단 또한 내용 타당도의 근거에 대한 추가적인 정보를 제공한다.

Table 6-2는 7명의 Angoff 준거 설정자들이 10개 문항으로 구성된 수행시험에 대해 Angoff 평정 결과

Table 6-2 Angoff 평정 예 및 Angoff 통과점수 계산

문항	평정자 1	평정자 2	평정자 3	평정자 4	평정자 5	평정자 6	평정자 7	평균
1	0.80	0.87	0.85	0.90	0.80	0.95	0.85	0.86
2	0.70	0.75	0.80	0.85	0.75	0.85	0.75	0.78
3	0.50	0.63	0.55	0.60	0.65	0.60	0.60	0.59
4	0.70	0.68	0.70	0.70	0.65	0.70	0.70	0.69
5	0.75	0.70	0.80	0.85	0.70	0.85	0.80	0.78
6	0.60	0.65	0.80	0.75	0.65	0.85	0.80	0.73
7	0.50	0.58	0.55	0.60	0.70	0.90	0.60	0.63
8	0.70	0.78	0.75	0.75	0.65	0.80	0.70	0.73
9	0.45	0.50	0.50	0.45	0.43	0.55	0.45	0.48
10	0.60	0.69	0.65	0.65	0.65	0.70	0.70	0.66
							합계[1]	**6.93**
							통과 점수[2]	**69.30%**

노트:
[1] 원 통과점수 = 문항별 평균 점수의 합 = 6.93
[2] 통과점수% = 100% × (문항별 평균 점수의 합/문항 수) = 100% × (6.93 / 10) = 69.30%.

를 보여준다. 증례 통과점수(퍼센트)는 모든 항목들의 통과점수들을 간단하게 평균값으로 산출했다.

Angoff 방법을 변형한 확장된 Angoff는 이분문항보다는 평정척도(rating scale)에서 사용 가능하다. 각 준거 설정자는 경계선 학생이 각 문항에 대해 얻을 평정을 독립적으로 추정한다. 예를 들어 학생이 5점 척도로 평가되는 경우, 경계선 학생은 문항 1에서 "3", 문항 2에서 "4" 평정척도를 달성할 것으로 예상할 수 있다. 모든 준거 설정자들이 평정한 문항별 평균을 산출하고, 산출된 평균문항들의 전체 평균을 산출하여 통과점수로 활용할 수 있다.

2) Ebel 방법

Ebel 방법(Ebel, 1972)은 준거 설정자들이 문항의 난이도와 적절성을 모두 고려할 것을 요구한다. 이 방법은 준거 설정자들에게 검사 및 검사의 개별 문항에 대한 더 많은 정보를 제공하지만, 다른 방법들보다 준거 설정자들의 작업과 시간이 더 많이 필요하다.

(1) Ebel 준거 설정 절차

Ebel 준거 설정 절차를 실행하는 데 필요한 두 가지 주요 작업은 다음과 같다:

① 난이도와 적절성으로 분류된 문항 수에 대한 행렬표를 준비한다.
② 이 행렬표의 각 셀에 있는 문항 유형에 대해 경계선 수험생의 정답 비율이 얼마인지 추정한다.

문항 난이도는 각 문항의 평균 난이도(정답율)를 계산하여 결정되며, (대표)수험생 집단에 대한 실제 자료를 바탕으로 한다. 난이도 범위(쉬움(easy), 보통(medium), 어려움(hard))는 임의로 결정되지만, 경험적 자료에 어느 정도 합리적인 근거가 있어야 한다.

각 문항에 대한 적절성 평정(필수적인, 중요한, 수용할 만한)은 준거 설정자로부터 얻어야 한다(아래 #6 참조). 최종적 Ebel 평정을 한 준거 설정자들이 적절성을 평정하는 것이 일반적이지만, 이것이 필수적인 것은 아니다. 또한 적절성 평정이 확보되면 다양한 계산을 하거나 평정 양식을 작성하는 데 시간이 필요하므로, Ebel 준거 설정 작업을 두 개의 개별 세션으로 나눌 필요가 있을 수 있다. 상황에 따라 다른 준거 설정자 그룹이 적절성을 평정할 수 있다.

다음은 Ebel 준거 설정 작업을 수행하는 단계를 요약한 것이다:

① 준거 설정자가 검사의 내용, 수행 증례 및/또는 체크리스트 또는 평정척도를 숙지한다.
② 사용된 적절성 범주의 구체적인 정의에 대해 논의한다. 즉 필수적인(essential), 중요한(important), 수용할 만한(acceptable)이다. 예를 들어 환자치료에 좋은 필수적인(essential)이란 것은, 이 문항이 충족되지 않으면 환자건강에 위해한 것이다라고 할 수 있다.
③ 각 준거 설정자가 각 문항을 **필수적인, 중요한, 수용할 만한 것**으로 평정한다.
④ 각 문항의 적절성 평정에 대한 요약 통계(준거 설정자들 평균)를 계산한다.
⑤ 실제 수행 자료를 기반으로, 각 증례 또는 스테이션의 각 문항 또는 질문에 대한 평균 문항 난이도(정답율)를 계산한다.
⑥ 각 케이스에 대해, 적절성 및 난이도별로 정렬된 문항 행렬표를 준비한다(Table 6-3).
⑦ 준거 설정자들이 경계선 학생 수행에 대해 토론한다.
⑧ 경계선 수험생의 특성에 대해 일반적인 수준의 이해를 하게 된다.
⑨ 각 준거 설정자에게 행렬표의 셀로 지정된 각 문항 세트에 대하여 다음 질문에 대한 답변을 제공하도록 요청한다. 즉 "경계선 학생이 이와 같은 많은 수의 문항이나 질문을 수행해야 하는 경우, 해당 학생이 올바르게 수행할 백분율(0%에서 100%)는 얼마인가?
⑩ 각 준거 설정자들은 ⑨번과 같이 경계선집단 학생들이 해당 문항들을 올바르게 수행할 예상 비율을 기록한다.

Table 6-3 Ebel 평정 예 및 통과점수 계산

난이도에 따른 문항 적절성 체크리스트 행렬표				
문항 적절성	**쉬움** **(.80 – .99)**	**보통** **(.45 – .79)**	**어려움** **(0 – .44)**	**가중 평균**
필수적인	Items # 4, 5 93% correct[1]	Item # 1 81% correct	Item # 3 63% correct	(2 × .93) + .81 + .63 = 3.30
중요한	Item # 2 89% correct	Item # 10 76% correct	Item # 9 59% correct	.89 + .76 + .59 = 2.24
수용할만한	N/A	Item # 7 62% correct	Items # 6, 8 42% correct	.62 + (2 × .42) = 1.46

원점수 통과점수 = 가중 평균의 합 = 3.30 + 2.24 + 1.46 = 7.0 원점수.
통과점수% = 100% * (문항평균의 합/문항 수) = 100% * (7.0 / 10) = 70%.
[1] 이 예제는 모든 Ebel 평정자들이 필수적이고 쉬운 문항에 대해 93% 맞출것이라고 한 것을 표현했다.

⑪ Table 6-3과 같이 모든 준거 설정자들이 평정하고 기록한 평균값을 계산한다.

⑫ 가중 평균(weighted mean)은 행렬표의 각 행에 대해 계산되며, 셀의 문항 수에 해당 셀의 평균 평정(mean rating)을 곱한 다음, 합계로 정의된다.

⑬ 행렬표의 각 행에 대한 합계를 더하면 Ebel 준거 설정자들이 결정한 원점수기반의 통과점수가 된다(raw passwing score).

3) Hofstee 방법

Hofstee 방법은 상대적 및 절대적 준거 설정의 두 기능을 모두 결합하기 때문에, "상대-절대 절충적 방법"이라고도 한다(Hofstee, 1983, De Gruijter, 1985). 준거 설정자들은 수용할 수 있는 최저 및 최고 통과점수(minimum and maximum acceptable passing scores)와 수용할 수 있는 최저와 최고 미통과비율(minimum and maximum acceptable failure rates)을 정의해야 한다. 준거는 실제 검사 점수의 누적 빈도 분포 곡선을 통과하는 직사각형의 구간안에서 중간점으로 결정한다(Figure 6-2). 평가를 전체적으로 고려하기 때문에, 여러 이질적인 요소로 구성된 복잡한 평가(예: 필기시험, 교수 평가 및 OSCE로 구성된 임상실습 등급)에 편리하게 사용할 수 있다. Ebel 방법과 마찬가지로, Hofstee 방법도 준거에 대한 판단을 하기 전에 수행 자료를 분석하고 요약해야 한다. 대안으로, 수행 자료는 대표 수험생의 하위 그룹이나 이전시험 시행 결과에서 얻을 수 있다. 준거 설정자들이 실제 수행 자료를 면밀히 고려하지 않으면, 누적 빈도 분포 곡선이 그들이 정의한 점수 범위 내에 포함되지 않을 수 있다. Hofstee 그래픽(절차 단계 6/대안 참조)은 이 문제를 피하고 준거 설정 작업이 시험을 치른 특정 그룹에 적용 가능한 판단에 이르도록 한다.

규준적 고려 사항들로 인해, Hofstee 방법은 완전학습 설정 또는 환자 안전과 관련 있는 임상 상황에서 사용하기에는 적합하지 않다(Yudkowsky, Park, Lineberry, Knox, & Ritter, 2015). 일부 연구자들은 고부담

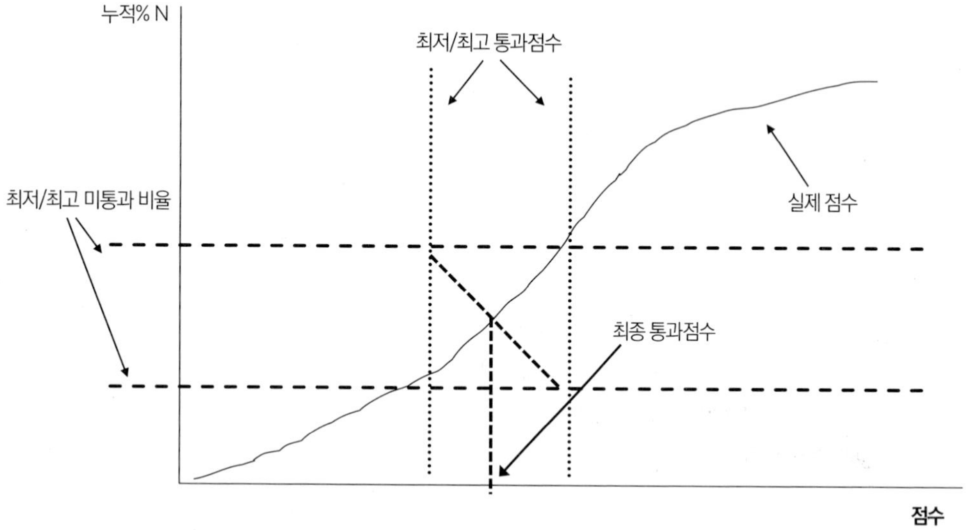

Figure 6-2 Hofstee 방법

시험에 Hofstee 방법의 사용을 권장하지 않는다. 이는 아마도 준거 설정자들의 판단이 개별 문항을 바탕으로 하기보다는 총괄적이기 때문에 신임도가 떨어진다고 느끼기 때문일 것이다(Norcini, 2003).

(1) Hofstee 준거 설정 절차

학생들과 수행 시험에 대해 잘 알고 있는 내용전문가 준거 설정자 그룹이 모여서 Hofstee 방법으로 훈련을 받는다.

■ 연습 전

① 실제 수행 자료를 바탕으로, 검사의 평균 및 표준편차와 검사에서 학생의 전체 수행을 설명하는 데 도움이 되는 다른 통계를 계산한다(예: 사분위수 분할(quartile cutoffs)에서의 평균 점수).
② 점수의 전체 분포를 보여주는 그림 자료를 제시하는 것을 고려한다.
③ 선택적으로, 학생들의 수행관련한 동일하거나 유사한 시험에서의 과거 자료를 계산해서 제시한다.
④ 각 사례에 대한 전체 수행 검사 점수의 누적 빈도 분포(누적 백분율)를 계산해서 그림을 그린다(SPSS와 같은 통계 소프트웨어를 사용하여 누적 빈도 백분율을 작성할 수 있다).

■ 연습하는 동안

① 준거 설정자들과 위에서 논의한 자료를 발표하고 토론한다.
② 증례 및 문항, 채점 방법 및 시험의 기타 관련 세부 사항을 검토한다.
③ 준거 설정자들과 경계선 수험생을 의논하여, 간신히 통과하거나 간신히 미통과하는 수험생의 특성에 대해 합의를 본다.
④ 각 준거 설정자가 각각의 질문(아래 6번 참조)과 그 의미를 완전히 이해하도록 4가지 Hofstee 질문을 제시하고 토론한다.
⑤ 준거 설정자가 Hofsee 절차를 완전히 이해했는지 확인하기 위한 연습 시행을 고려한다.
⑥ 각 준거 설정자가 다음과 같이 4가지 질문에 각각 답변하여 수용할 수 있는 통과점수와 미통과 비율을 표시하도록 한다:
  가. 시험에 **미통과**할 수 있는, **수용 가능한 가장 낮은 학생 비율**은 다음과 같다: ______ %(최소 미통과 비율).
  나. 시험에 **미통과**할 수 있는, **수용 가능한 가장 높은 학생 비율**은 다음과 같다: ______ %(최대 미통과 비율).
  다. 경계선 학생이 시험에 통과할 수 있도록 허용하는, **수용 가능한 가장 낮은 정답률 점수**는 다음과 같다: ______ %(최저 통과점수).
  라. 경계선 학생이 시험에 통과하는데 필요한, **수용 가능한 가장 높은 정답률 점수**는 다음과 같다: ______ %(최고 통과점수).
⑦ 대안적으로, 준거 설정자들에게 점수분포 그래프에 직접 수용가능한 최고, 최저 통과점수를 그려보도록 하는 것인데, 이때 직사각형 안에 누적분포의 점수가 포함되도록 그리게 하는 것이다. 준거 설

정자들에게 자신의 선으로 표시되는 정확한 수치를 지정하고 기록하도록 한다. 참고: 이 방법은 준거 설정자들이 높은 준거를 설정하면 발생하는 결과들에 대한 고민과 높은 준거나 수용가능한 미통과 비율로 인한 상대적 중요성에 대해 판단하도록 요구한다. 판단을 행정적인 의사결정자에게 유보하고 싶다면, 표준방법(standard method)을 사용하라.

■ 연습 후

① 모든 준거 설정자들의 4가지 질문에 대한 각각의 평균백분율을 계산한다.

② 누적 빈도 분포에 4개의 자료 점수(최저 및 최고 수용 가능한 미통과 백분율 및 통과점수)의 평균을 표시한다. 4개의 선은 누적 빈도 선을 포함하는 직사각형이 되어야 한다.

③ 누적 빈도 선과 교차하도록 직사각형에 대각선을 그린다. 이 교차점에서 X축까지 수직선을 떨어뜨려 통과점수를 찾는다.

작업 예는 Table 6-4 및 Figure 6-3을 참조.

Table 6-4 Hofstee 평정 예 및 통과점수 계산

	평정자 1	평정자 2	평정자 3	평정자 4	평균
최저 통과점수	65	70	60	60	64
최고 통과점수	75	75	65	70	71
최소 미통과 비율	5	0	10	7	6
최대 미통과 비율	20	25	30	30	26

노트: 통과점수를 얻기 위해서 누적 빈도 분포 곡선에 평정자 평균을 이용하라. (Figure 6-3 참조)

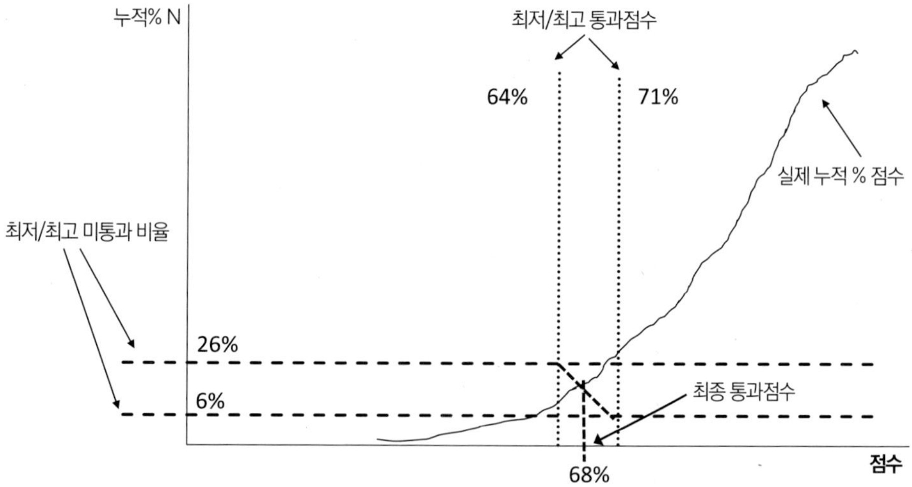

Figure 6-3 Hofstee 예제

기존 방법을 사용하여, 누적 빈도 분포 곡선이 준거 설정자들이 정의한 점수 경계 내에 있지 않고 준거 설정자들이 실행을 다시 하도록 호출할 수 없는 경우, 준거는 준거 설정자들이 결정한 최저 수용 가능한 통과점수 또는 최대 수용 가능한 미통과 비율로 설정할 수 있다. 그래픽 Hofstee 방법(위의 6번/대안)을 사용하면 준거 설정자들이 판단 결과와 누적 점수 선이 정의된 경계 내에 속하는지 여부를 즉시 확인할 수 있으므로 이 문제를 방지하는 데 도움이 될 것이다.

4) 경계선 집단 방법

경계선 집단 방법(Livingston & Zieky, 1982)은 문항 중심 방식(item-centered)이 아닌 수험생-중심 방식(examinee-centered)이다: 시험 항목(문항)이나 내용이 아닌 개별 검사-응시자에 대한 판단이 내려진다. 이 방법은 준거 설정자(예: 교수진)의 자격을 갖춘 내용 전문가가 수험생에 대한 직접적인 지식을 가지고 있거나 또는 수행평가를 직접 관찰할 때 사용할 수 있다(적절한 훈련을 받은 표준화환자는 의사소통과 대인관계 기술에 대한 내용 전문가로 간주될 수 있다). 준거 설정자들의 총괄 평정(global ratings)은 통과 기준(passing standard)으로 사용될 체크리스트 점수를 결정하는 데 사용된다. 수행평가에 대한 이 방법의 한 가지 장점은 학생 수행평가 작업에 익숙한 임상 관찰자에게 권한을 부여한다는 것이다. 그리고 수행평가 과정에서 모든 필요한 정보를 얻을 수 있으므로, 별도의 준거-설정 회의를 소집할 필요가 없다. 이 방법의 단점은 소규모(small-scale) 시험의 경우, 경계선 집단에 학생이 거의 없을 수 있으므로, 결과를 왜곡할 수 있다는 것이다. 총괄 평정(등급)에 대해 (체크리스트)점수가 회귀하는 경계선 회귀 방법(borderline regression method)은 경계선 집단에 대한 평정(등급)만 사용하는 대신 모든 평정(등급)을 사용하는 이점이 있다(Kramer 등, 2003).

(1) 경계선 집단 준거 설정 절차

① 오리엔테이션을 통해 준거 설정자들이 검사, 문항(station) 또는 증례, 그리고 체크리스트 또는 다른 평정 도구에 익숙하도록 준비시킨다.

② 준거 설정자들은 사전에 수험생들에 대한 수업이나 임상상황에서의 지식을 보유하고 있거나, 또는 대안으로 각 수험생의 검사 수행을 직접 관찰할 수 있다. 각 준거 설정자는 여러 문항(station)에 걸쳐 수험생을 따라가기보다 동일한 문항(station)에서 여러 수험생을 관찰해야 한다. 적절한 훈련을 통해 관찰한 검사의 결과물에는 개인별 체크리스트 점수, 환자 면담 노트와 같은 것들이 있을 수 있다(이 경우 이 방법은 body of work 방법과 유사하다).

③ 준거 설정자는 3점 척도로 각 수험생의 (전체적인 수행)에 대한 총괄적인 평정을 제공한다. 즉 미통과(fail), 경계선(borderline), 통과(pass)이다.

④ 수행은 또한 여러 항목 체크리스트(multiple-item checklist) 또는 평정척도를 사용하여 (준거 설정자 또는 다른 평정자에 의해) 채점된다.

⑤ "경계선"으로 평정된 수험생의 체크리스트의 평균 또는 중앙값이 검사의 통과점수가 된다(Figure 6-4). 대안적으로, 총괄 평정(등급)에서 체크리스트 점수를 회귀분석해서, 도출된 회귀식을 이용하여 분할 점수를 산출한다.

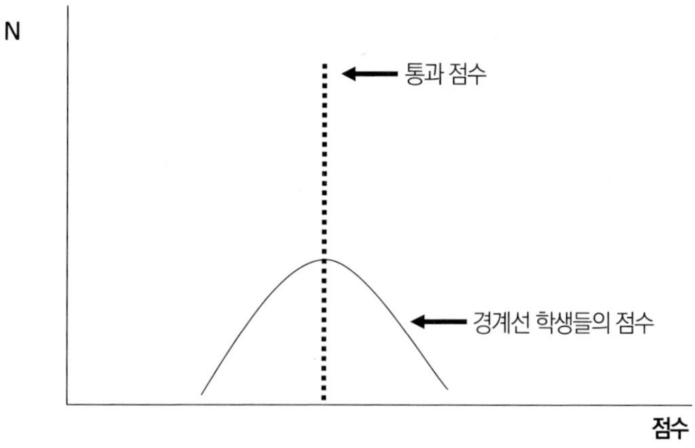

Figure 6-4 경계선 집단 방법

5) 대비 집단 방법

대비 집단 방법(Livingston & Zieky, 1982; Burrows 등, 1999; Clauser & Clyman, 1994)은 또 다른 수험생 중심의 준거-설정 방법으로, 외적 준거(external criterion)나 다른 방법을 사용하여 수험생을 두 집단으로 나눈다. 즉 전문가 대 초보자, 통과자 대 미통과자, 또는 역량 보유자 대 미보유자이다. 준거(standard)는 두 집단을 가장 잘 변별하는 점수이다. 이 방법의 장점 중 하나는 준거를 조정하여 어느 방향으로든 오류를 최소화할 수 있다는 것이다. 따라서, 가장 우려되는 오류는(예를 들어 자격시험에서) 미통과해야 할 수험생을 "통과"로 잘못 분류하는 경우에, 준거를 오른쪽으로 이동할 수 있다(Figure 6-5, Figure 6-6).

(1) 대비 집단 준거 설정 절차

① 준거 설정자 또는 다른 평정자가 여러 항목(문항) 체크리스트 또는 평정척도를 사용하여 수험생의 수행을 채점한다.

② 전문적인 외적인 준거나 관찰자가 수험생의 전체적인 수행을 근거로, 수험생을 전문가와 비전문가집단으로 나눈다. 학생의 전체적인 수행에 대한 총괄 통과/미통과 평정(등급)을 제공하도록 한다.

③ 두 집단의 체크리스트 점수 분포를 그래프로 표시한다.

④ 통과점수는 긍정적 판정오류와 부정적 판정오류가 동일한 경우에는 두 분포의 교차점으로 설정하고, 둘 중 더 우려되는 오류를 고려하여 오른쪽이나 왼쪽으로 교차점을 이동해서 정한다.

6) BoW (Body of Work) 방법

Hofstee와 마찬가지로, BoW (Body of Work) 방법(Kingston & Tiemann, 2012)은 여러 이질적인 구성 요소로 구성된 평가에 대한 기준을 설정하는 데 사용할 수 있다. 일반적인 접근 방식은 대비 집단의 접근 방식과 유사하지만, 수험생과 직접 관찰한 수행에 대해서 보다는 수험생의 지속적인 작업 견본(예: 에세이, 의무기록 노트 또는 포트폴리오)에 대해 판단이 내려진다. 작업 견본은 통상적으로 준거-설정 실행이 시작되기 전에 준거 설정자 또는 다른 사람이 채점한다.

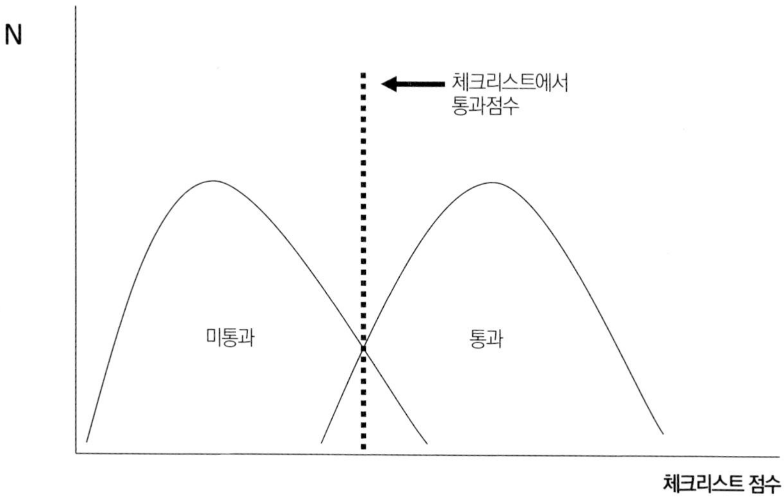

Figure 6-5 대비 집단 방법

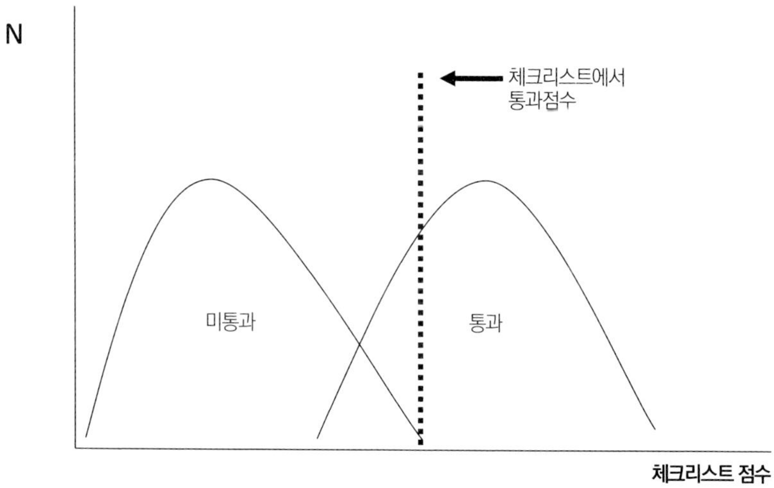

Figure 6-6 대비 집단 방법: 오류 최소화. 미통과해야 할 수험생들이 통과하는 것을 피하기 위해 점수를 이동.

(1) BoW (Body of Work) 준거 설정 절차

① 준거 설정자 또는 평정자들은 여러 개의 체크리스트나 평정척도를 이용해서 샘플을 채점한다.

② 준거 설정자들에게 검사, 수험생 및 관련 수행범주의 정의에 대해 안내하여 준비시킨다.

③ 준거 설정자들에게 보다 많은 수의 실제적이고 완벽한 수험생의 결과물들을 제공해서 선정한 점수의 범위를 포괄하도록 한다.

④ 준거 설정자들은 샘플들을 제시된 범주(통과/미통과, 기본/숙달/우수 등) 중 하나에 할당한다. 첫번째 **범위확인**(range-finding) 라운드에서는 두 범주에 겹치는 점수들의 "경계선 영역"를 정의하는 것이다.

⑤ 두번째 **정밀측정**(pinpointing) 라운드에서는 경계선 영역에 해당하는 점수를 가진 샘플들을 추가적

으로 분류한다.

⑥ 최종 분할 점수는 경계선 영역 점수의 평균 또는 중앙값, 인접한 수행분포의 교차점 또는 로지스틱 회귀 절차를 사용하여 도출할 수 있다.

7) 환자안전 방법

위에서 설명한 모든 방법들은 원래 K-12의 필기 검사를 위해 개발되었으며 검사 문항에 대해 보상적 접근 방식(compensatory approach)을 취한다. 즉 수험생는 어떤 항목(문항)이 달성되고 어떤 항목이 달성되지 않았는지에 관계없이 설정된 비율의 문항을 성취해야 한다. 환자안전 방법은 특정 문제가 부정확하거나 누락했을 경우에 환자안전에 심각한 결과를 초래할 수 있는 수행평가의 준거를 설정하는 것으로 개발되었다(Yudkowsky 등, 2014; Barsuk, Cohen, Wayne, McGaghie, & Yudkowsky, 2018). 예를 들어, 정맥 천자술과 같은 기본적인 시술 술기의 경우, 무균 상태를 유지하지 못하면 감염으로 이어질 수 있다. 치명적인 문항(critical items)을 수행하지 않고도, 치명적이지 않은 문항을 달성하므로 (특정 성적이 되어 통과되는) 보상적 방법이 허용되면 안전하게 수행할 수 없는 합격자가 생길 수 있다.

환자안전 접근 방식에서 핵심 단계는 치명적인 문항에 대한 준거(criteria)를 확인하는 것이다. 예를 들어 환자 또는 제공자의 안전, 환자의 편안함, 그리고/또는 시술의 결과에 영향을 미치는 문항이다. 그런 다음 치명적인 문항들과 그렇지 않은 문항들에 대한 준거를 별도로 설정하거나 결합하여 설정한다. 치명적인 문항은 자주 100% 통과하게 하는데, 즉 **모든** 문항을 반드시 통과해야 한다.

환자안전 방법은 기본적인 절차적 술기들과 완전학습 상황에 특히 적절하다(18장 참조). 또한 마네킹-바탕 및 표준화환자 시뮬레이션(9장 및 14장)과 같은 다른 임상적 지향 수행평가에서도 유용할 수 있다. 절차적 술기 체크리스트는 종종 온전히 중요한 항목으로 구성되지만, 더 복잡한 시뮬레이션이나 과제는 실제로 치명적인 행위(truly critical actions)의 비율이 더 작을 수 있다. 다른 숙달 평가(mastery assessments)에서와 같이, 이 방법의 목표 수행 범주는 일반적으로 "최소 역량보유(minimally competent)" 학습자가 아닌 "잘 준비된(well-prepared)" 학습자이다. 학습자가 숙달 기준(mastery standard)에 도달할 때까지 재시험의 기회가 있기 때문에 초급 응시자(first-time test-takers)의 이전 수행은 일반적으로 관련이 없다.

(1) 환자 안전 준거 설정 절차

① 준거 설정자 또는 다른 이해관계자(stakeholders)가 치명적인 문항에 대한 기준을 결정한다.

② 준거 설정자들은 치명적인 문항 여부를 판단하기 위해 개별적인 기준을 적용한다. 그리고 반복적으로 토의할 수 있다. 최종 범주를 결정하기 위해 준거 설정자들의 평균을 구한다.

③ 준거 설정자들은 개별적으로 치명적인 문항과 그렇지 않은 문항을 분리해서 통과점수를 결정한다. 이것은 문항별로("잘-준비된 학습자가 이 항목에 도달할 수 있는가?) 또는 문항 종류("잘-준비된 학습자는 중요한 항목의 몇 퍼센트를 달성할 수 있는가? 중요하지 않은 문항의 비율은 몇 퍼센트인가?)에 대해 수행할 수 있다. 반복적인 토의를 할 수 있다.

④ 치명적인 문항과 치명적이지 않은 문항에 대한 최종 분할 점수를 결정하기 위해 준거 설정자들의 평균을 구한다.

Table 6-5 준거-설정방법들의 비교

	판단 대상	판단에 시험 자료가 필요한가?	수행에 대한 전문가 관찰이 필요한가?	판단 시점
Angoff	시험 문항	불필요	불필요	시험 전
Ebel	시험 문항	필요	불필요	시험 후
Hofstee	전체 시험	필요	불필요	시험 후
경계선 집단	수험생 수행	불필요	필요	시험 중
대비 집단	수험생 수행	불필요	필요	시험 중
Body of Work	수험생 결과물	불필요	필요	시험 후
환자 안전	시험 문항	불필요	불필요	시험 전

⑤ 기준을 결합하여 적용: 수험생은 시험에 통과하기 위해 치명적인 문항의 x% 그리고 치명적이지 않은 문항의 y%를 달성해야만 한다.

5. 결론

이 장에서는 준거를 설정하는 7가지 다른 방법들에 대한 절차를 기술하였다. 당신의 시험을 위해 어떤 방법을 선택해야 할까? 그 선택은 검사의 목적과 실제적 현실에 따라 달라질 것이다. 몇 가지 중요한 차원에서 7가지 방법을 비교하려면 Table 6-5를 참조하기 바란다.

다른 준거-설정 방법과 다른 준거 설정자 집단은 다른 통과점수를 산출한다. 즉 "황금 기준"은 없다. 방어 가능한 준거의 핵심은 신뢰할 수 있는 준거 설정자들을 선택하고 그들의 판단을 모으기 위한 체계적인 접근 방식을 사용하는 데 있다. 따라서 준거 설정 절차의 일부로 수집된 모든 정보를 문서화하는 것이 중요하다. 궁극적으로, 모든 준거는 정책적 의사결정이며, 해당 분야 전문가들의 집합적이고 주관적인 의견(collective, subjective opinions)이 반영된다.

6. 감사의 글

This chapter is an updated and expanded version of a paper that appeared in *Teaching and Learning in Medicine* in 2006:

Downing, S., Tekian, A., & Yudkowsky, R. (2006). Procedures for Establishing Defensible Absolute Passing Scores on Performance Examinations in Health Professions Education. *Teaching and Learning in Medicine*, *18*(1), 50–57.

* 참고: 추가 자료 및 출처는 UIC AHPE 웹사이트(https://go.uic.edu/AHPE)에서 확인할 수 있다.

REFERENCES

Angoff, W.H. (1971). Scales, norms, and equivalent scores. In R.L. Thorndike (Ed.), *Educational measurement* (2nd ed., pp. 508–600). Washington, DC: American Council on Education.

Barsuk, J.H., Cohen, E.R., Wayne, D.B., McGaghie, W.C., & Yudkowsky, R. (2018). A comparison of approaches for mastery learning standard setting. *Academic Medicine, 93*, 1079–1084.

Boulet, J.R., de Champlain, A.F., & McKinley, D.W. (2003). Setting defensible performance standards on OSCEs and standardized patient examinations. *Medical Teacher, 25*(3),245–249.

Boursicot, K.A.M., Roberts, T.E., & Pell, G. (2006). Standard setting for clinical competence at graduation from medical school: A comparison of passing scores across five medical schools. *Advances in Health Sciences Education, 11*, 173–183.

Burrows, P.J., Bingham, L., & Brailovsky, C.A. (1999). A modified contrasting groups method used for setting the passmark in a small scale standardized patient examination. *Advances in Health Sciences Education, 4*(2), 145–154.

Chapman, B. (2014). Angovian methods for standard setting in medical education: Can they ever be criterion referenced? *International Journal of Learning, Teaching and Educational Research, 4*(1), 1–26.

Cizek, G.J. (2006). Standard setting. In S.M. Downing & T.M. Haladyna (Eds.), *Handbook of test development* (pp. 225–258). Mahwah, NJ: Lawrence Erlbaum Associates.

Cizek, G.J. (2012). *Setting performance standards: Foundations, methods and innovations* (2nd edition). New York, NY: Routledge.

Cizek, G.J., Bunch, M.B., & Koons, H. (2004). Setting performance standards: Contemporary methods. *Educational Measurement: Issues and Practice*, Winter, 31–50.

Clauser, B.E., & Clyman, S.G. (1994). A contrasting-groups approach to standard setting for performance assessments of clinical skills. *Academic Medicine, 69*(10), S42–S44.

Clauser, B.E., Margolis, M.J., & Case, S.M. (2006). Testing for licensure and certification in the professions. In R.L. Brennan (Ed.), *Educational measurement* (4th ed.). American Council on Education. Westport, CT: Praeger Publishers.

Cohen, A., Kane, M., & Crooks, T. (1999). A generalized examinee-centered method for setting standards on achievement tests. *Applied Measurement in Education, 14*, 343–366.

De Gruijter, D.N. (1985). Compromise models for establishing examination standards. *Journal of Educational Measurement, 22*, 263–269.

Downing, S., Tekian, A., & Yudkowsky, R. (2006). Procedures for establishing defensible absolute passing scores on performance examinations in health professions education. *Teaching and Learning in Medicine, 18*(1), 50–57.

Dylan, W. (1996). Meaning and consequences in standard setting. *Assessment in Education: Principles, Policy and Practice, 3*(3), 287–308.

Ebel, R.L. (1972). *Essentials of educational measurement* (2nd ed.). Englewood Cliffs, NJ: Prentice-Hall.

Friedman, M. (2000). AMEE Guide No. 18: Standard setting in student assessment. *Medical Teacher, 22*(2), 120–130.

Hambleton, R.M., & Pitoniak, M.J. (2006). Setting performance standards. In R.L. Brennan (Ed.), *Educational measurement* (4th ed.). American Council on Education. Westport, CT: Praeger Publishers.

Hambleton, R.M., & Plake, B.S. (1995). Using an extended Angoff procedure to set standards on complex performance assessments. *Applied Measurement in Education, 8*, 41–56.

Hofstee, W.K.B. (1983). The case for compromise in educational selection and grading. In S.B. Anderson & J.S. Helmick (Eds.), *On educational testing* (pp. 107–127). Washington, DC: Jossey-Bass.

Jaeger, R.M. (1991). Selection of judges for standard setting. *Educational Measurement: Issues and Practice, 10*(2), 3–10.

Kane, M. (1994). Validating the performance standards associated with passing scores. *Review of Educational Research, 64*, 425–461.

Karam, V.Y., Park, Y.S., Tekian, A., & Youssef, N. (2018). Evaluating the validity evidence of an OSCE: Results from a new medical school. *BMC Medical Education, 18*, 313.

Kingston, N.M., & Tiemann, G.C. (2012). Setting performance standards on complex assessments: The body of work method. In G.J. Cizek (Ed.), *Setting performance standards: Foundations, methods and innovations* (2nd ed., pp. 201–224). New York: Routledge.

Kramer, A., Muitjens, A., Jansen, K., Dusman, H., Tan, L., & van der Vleuten, C. (2003). Comparison of a rational and an empirical standard setting procedure for an OSCE. *Medical Education, 37*, 132–139.

Livingston, S.A., & Zieky, M.J. (1982). *Passing scores: A manual for setting standards of performance on educational and occupational tests*. Princeton, NJ: Educational Testing Service.

Meskauskas, J.A. (1986). Setting standards. *Evaluation & the Health Professions, 9*, 188–203.

Norcini, J., & Guille, R. (2002). Combining tests and setting standards. In G.R. Norman, C.P.M. van der Vleuten, & D.I. Newble (Eds.), *International handbook of research in medical education* (pp. 811–834). Dordrecht, The Netherlands: Kluwer Academic Publishers.

Norcini, J.J. (2003). Setting standards on educational tests. *Medical Education, 37*, 464–469.

Norcini, J.J., & Shea, J.A. (1997). The credibility and comparability of standards. *Applied Measurement in Education, 10*(1), 39–59.

Ross, L.P., Clauser, B.E., Margolis, M.J., Orr, N.A., & Klass, D.J. (1996). An expert-judgment approach to setting standards for a standardized-patient examination. *Academic Medicine, 71*, S4–S6.

Schindler, N., Corcoran, J., & DaRosa, D. (2007). Description and impact of using a standard-setting method for determining pass/fail scores in a surgery clerkship. *American Journal of Surgery, 193*, 252–257.

Stern, D.T., Friedman Ben-David, M., Norcini, J., Wojtczak, A., & Schwarz, M.R. (2006). Setting school-level outcome standards. *Medical Education, 40*, 166–172.

Wainer, H., & Thissen, D. (1996). How is reliability related to the quality of test scores? What is the effect of local dependence on reliability? *Educational Measurement: Issues and Practice, 15*(1), 22–29.

Ward, H., Chiavaroli, N., Fraser, J., Mansfield, K., Starmer, D., Surmon, L., Veysey, M., & O'Mara, D. (2018). Standard setting in Australian medical Schools. *BMC Medical Education, 18*(1), 80.

Wayne, D.B., Barsuk, J.H., Cohen, E., & McGaghie, W.C. (2007). Do baseline data influence standard setting for a clinical skills examination? *Academic Medicine, 82*(10 Supplement), S105–S108.

Yudkowsky, R., Downing, S.M., & Wirth, S. (2008). Simpler standards for local performance examinations: The yes/no Angoff and whole-test Ebel. *Teaching and Learning in Medicine, 20*(3), 212–217.

Yudkowsky, R., Park, Y.S., Lineberry, M., Knox, A., Ritter, E.M. (2015). Setting mastery learning standards. *Academic Medicine, 90*, 1495–1500.

Yudkowsky, R., Tumuluru, S., Casey, P., Herlich, N., & Ledonne, C. (2014). A patient safety approach to setting pass/fail standards for basic procedural skills checklists. *Simulation in Healthcare, 9*(5), 277–282.

PART II

평가 방법

7

지필시험: 질 높은 구성형 문항 및 선택형 문항 만들기

Miguel Paniagua, Kimberly A. Swygert, and Steven M. Downing

1. 서론

본 장에서는 보건의료 전문직 교육이 평가에서 흔히 사용되는 두가지 중요한 문항형태인 **구성형**(construct-response, CR)과 **선택형**(selected-response, SR)에 대하여 개관하였는데, 선택형은 선다형 문항(MCQ)에서 하나의 최선의 답을 선택하는 형태를 가장 자주 취한다. 이 두 가지 형식은 기초 및 임상 과학에 속하는 다양한 인지적 지식과 술기를 평가하는 데 사용할 수 있다. 이 장에서는 또한 이러한 문항 형식의 개발 및 사용을 지원하는 몇 가지 주요 개념, 지침 및 관련 연구를 강조한다. 이 장은 완전한 문항 작성 가이드가 아니며 이러한 형식에 대한 현재 문헌에 대한 포괄적인 검토도 아니다. 대신, 이 장의 전반적인 목표는 보건의료 전문직 교육 프로그램의 교육생들에 대한 수행평가에서 구성형, 선택형 문항 및 형식을 개발하고 효과적으로 사용하는 간단한 정보를 제공하는 것이고, 더불어 적절한 활용을 위한 제안과 미래 연구를 위해 논의하는 것이다.

2. 지필시험을 이용한 평가

평가를 만드는 주요 목적 중 하나는 당신이 강사 및 문항 작성자로서 중요하다고 생각하는 내용을 전달하는 것이다. 시험은 강력한 동기를 유발시킨다. 이로 인해 응시자나 학습자는 당신 혹은 당신의 교육과정에서 가치 있다고 믿는 교육 개념을 배우기 위해 노력할 것이다. 이는 어떤 면에서는 17장에서 다룬 **학습의** 평가(assessment of learning)에서 형성적 피드백과 통합적인 평가를 강조하는 **학습을 위한** 평가(assessment for learning)로 이동하는 최근의 교육프로그램에 대한 평가의 변화와도 일치한다(Lockyer 등, 2017).

총괄평가든 형성평가든 모든 평가의 문항과 시험은 교육 및 전문 목표에 맞게 개발하는 것이 중요하다.

이 장에서는 지식과 술기의 측정을 위한 지필 평가에 초점을 맞춘다(현 시점에서 "지필"은 종이와 펜을 사용하는 평가뿐만 아니라 컴퓨터 기반 평가를 포함한다).

문항 또는 시험 형식의 적절성을 결정하는 주요 지침 요소로는 점수의 목적과 바람직한 해석, 측정될 것으로 가정된 구인(construct), 그리고 시험의 궁극적인 영향을 포함한다. 종종, 이러한 내용은 시험 점수로부터 만들어지는 추론(inferences)과 이 추론이 관심 영역으로 일반화(generalizable)될 수 있는지의 시험 타당도의 언어로 요약된다(2장과 2014년에 개정한 교육 및 심리측정의 기준을 참고할 수 있다. 개정판은 미국교육학회(AERA), 미국심리학회(APA) 및 전국 미국교육측정학회(NCME) 및 심리 테스트표준 개정 공동 위원회가 공동 작업했다). 여기서 추론이란 시험 문항의 특정한 집합을 넘어서 문항이 표집된 더 큰 영역으로 일반화하거나 확장하는 것에 대한 결정, 판단 또는 결론을 말한다. 하나의 문항 집합에서 얻게 된 수행 결과는 더 넓은 관심 영역에서 성취도를 추정하는 기초를 제공한다. 문항 형식의 특성은 그 시험이 요구하는 타당도와 일치해야 한다.

지필시험 문항은 보건의료 전문직에서 공부하는 동안 습득한 인지 지식을 평가하는데 매우 적합하며, 지식 습득, 추론 능력 및 기본 원리에 대한 이해를 평가하는 데 매우 효과적이다. 이러한 유형은 Miller 피라미드의 "아는(knows)" 및 "어떻게 해야 하는지를 아는(knows how)" 단계에 해당하며(**Figure 7-1**), 이는 학생들이 구술시험, 모의 환자, 다면평가 및 교육 과정에서 접하게 될 직접 관찰 평가를 위한 기초적인 술기에 해당한다(Miller, 1990; Nyquist, 2014). 지필시험 문항으로 고차원적 기술 수행을 평가하는 것이 어려울 수 있다. 예를 들어, 목표가 효과적인 환자 의사 소통의 원칙 기준에 대한 knows와 knows how 수준의 지식을 평가한다면 지필시험 문항의 시험 점수로도 특정 유형의 타당도를 입증하는 근거로 충족할 수 있다. 그러나 목표가 학생이 does에 해당하는 환자와의 의사소통 또는 신체검사술기 사용을 측정하는 것이라면, 이는 시뮬레이션, 표준화된 구술시험 또는 실제 상황에서 학생이 환자와 의사 소통하는 것에 대하여 객관 구조화된 평가를 하는 것이 더 적절할 수 있다(Swygert & Williamson, 2015). 상황 판단 검사(situational judgment test)와 같은 일부 혁신적인 문항 유형은 이러한 격차를 해소하고 사회적 단서 해석과 같은 작업에 대한 더 효율적이고 비용효율적인 측정을 제공하기 위해 개발되었다. 이 장에서는 구성형 및 선택형 문항으로 가장 잘 처리되는 인지 지식 또는 수행평가에만 초점을 맞출 것이다. 비인지 평가에 가

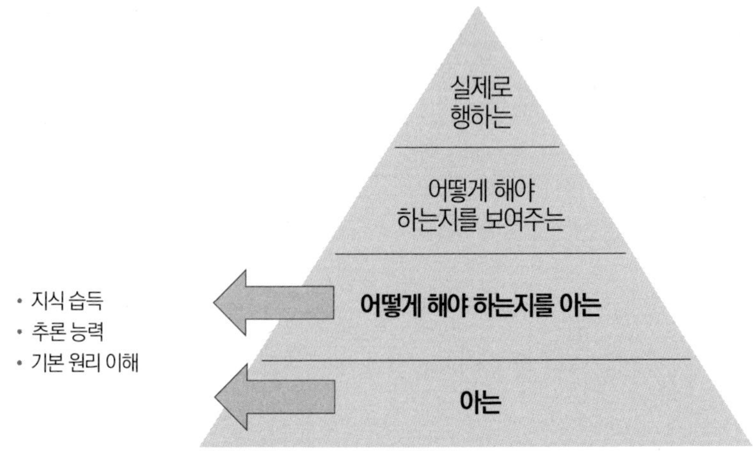

Figure 7-1 밀러의 피라미드 모형: 지필시험 평가를 위한 인지 능력들

장 적합한 상황 판단 검사 및 기타 수행 문항에 대해 자세히 알고 싶은 독자는 Reiter와 Roberts가 기술한 15장이나 **검사 개발 핸드북**(2015)의 Kyllonen장(p190-211)을 참조할 수 있다. 의과대학 입학의 질을 향상시키기 위한 SJT의 잠재력에 대한 최근 논의는 Fitzpatrick와 Dunleavy(2016)의 15장을 참조할 수 있다.

3. 구성형 및 선택형 문항 형식: 정의

구성형(CR) 문항은 단서도 없는 개방형 질문에 응시자가 서면으로 답해야 하는 문항이라 정의한다. CR 문항은 필요한 내용 전문 지식과 교육을 받은 심사 위원이 읽고 채점한다(거의 대부분 사람이 채점하지만 점차 컴퓨터 기반 자동화 시스템으로 보완되고 있다). 이 장에서 중점적으로 다룰 두 가지 주요 CR 예는 **단답형**(종종 개방형 문항이라고도 함)과 장문형 또는 **에세이**와 같은 작문 과제이다. 이러한 CR 형식은 많은 평가의 강점을 유지하면서 문항 작성자의 유연성과 창의성을 허용한다. CR 과제는 선택지 없이 직접 답변을 작성해야 하므로 추측의 영향이 줄어들고 답변을 선택하는데 거의 또는 전혀 영향을 받지 않는다. CR 형식은 효과적인 SR 문항 집합을 만드는 것보다 몇 가지 짧은 에세이 과제를 작성하는 데 소요되는 시간이 적기 때문에 소규모 학습자 그룹을 위한 시험을 만들 때 시간 효율적일 수 있다. CR 문항 형식은 학습자가 문제를 해결하기 위해 취하는 특정 단계 또는 추론 또는 문제 해결에 사용되는 각 단계의 입증된 논리를 평정자가 채점할 수 있도록 하여 부분 점수 채점을 용이하게 한다. 학습자는 일반적으로 "자신의 작업을 보여줘야" 하기 때문에 강사는 학습자의 인지 지식뿐만 아니라 추론 및 논리적 능력에 대한 많은 통찰에 비중을 두게 된다. 채점 루브릭은 이러한 장점을 평가할 수 있도록 설계할 수 있다. CR 문항은 이 장에서 더 자세히 설명하겠지만 단점이 없는 것은 아니다. 여기에는 채점 루브릭을 개발하고 평정자를 교육하는 시간이 필요하며, 관심 영역을 적절하게 다루기 위해 시험 시간도 늘려야 한다. 이 장에서 사용된 CR 문항의 좁은 정의는 이 장의 명확성과 간결성을 위해 단답형 및 장문형 문항(short- and long-answer items)에 초점을 맞추기 위함으로, 객관구조화 진료시험(OSCE)의 (예: 환자기록지 patient notes) 서면 의사소통 섹션 같은 의학 교육 수행평가에서 일반적인 다른 유형의 CR 문항은 여기에서 배제하겠다. OSCE의 구성형 과제(CR task)에 대한 자세한 내용은 9장에서 다룰 것이다.

반면에 가장 전형적인 형태인 MCQ와 같은 SR 문항은 대규모 강의실에 있는 수험생들을 객관적으로 채점하는 시험을 개발하는 가장 효율적이고 비용 효율적인 수단으로 오랫동안 알려져 왔다(Downing, 2002a; Downing & Haladyna, 1997; Haladyna, Downing, & Rodriguez, 2002). MCQ는 인지적 지식을 검사하는 데 유용한데, 이는 정보의 단순한 기억뿐만 아니라 추론과 같은 고등사고능력을 평가하는데도 유용하다. 이 문항 유형은 광범위한 지식 영역을 평가하는데 필요한 많은 양의 문항도 쉽고 객관적으로 채점할 수 있기 때문에 대규모 응시자를 대상으로 평가하기에 효율적이다. 이러한 특징은 고부담 및 총괄 평가에서 중요하다. 광범위한 영역을 다룬다는 것은 검사가 전체 내용영역에서 대표적인 표본이기 때문에, 내용 관련 타당도를 증가시키고, 전체 관심영역에 대한 추론이나 일반화가 가능하다. MCQ는 CR 문항 형식보다 변별력이 높기 때문에 전반적으로 지식 숙달을 보이는 사람과 그렇지 않은 사람을 더 명확하게 구분할 수 있다(난이도 및 변별도와 같은 문항 통계에 대한 자세한 내용은 5장을 참조할 수 있다). 학습자에게 특정 강점과 약점에 대한 피드백을 제공하는 의미 있는 MCQ 점수 보고서는 컴퓨터를 통해 시기적절하고 비용 효율적인 방식으로 쉽게 생성할 수 있다. 그러므로 이는 잠재적으로 학습자의 학습 환경을 개선할 수 있다. SR 문항의 가장 명백한 단점은 형식에 내재되어 있다. 답가지에서 제공하는 단서로 인해 정답을 모르는 학습자는 CR 문항을 사용하는 것보다 정답을 추측할 가능성이 더 높다. SR 문항은 빠르고 객관적으로 채점할 수 있지만 많은 질 높은 SR 문항을 작성하는 데 필요한 시간은 중요하게 다루어지지 않을 때가 많다. 흠잡을 데 없고 내용관련성도 좋은 SR 문항을 작성하려면 30분에서 60분이 소요될 수도 있다(Rush, Rankin, & White, 2016). CR 및 SR 문항의 강점과 약점은 Table 7-1에, 일반적인 CR 및 SR 문항 형식의 예는 Table 7-2에 제시되었다.

Table 7-1 구성형 응답 및 선택형 응답 문항 형식의 강점과 한계

구분	CR 형식	SR 형식
강점	• 문항과 구인간의 연결을 명확하게 보여준다. • 응답에 힌트를 주는 것을 방지한다. • 논리, 추론 및 문제 해결 단계 평가와 같은 지식에 대한 보다 심층적인 평가를 할 수 있다. • 부분 점수를 허용한다.	• 광범위한 시험 내용의 대표성을 허용한다. • 명확하고 방어가능한 평가를 제공한다. • 정확하고 객관적이며 재현 가능한 점수와 피드백을 빠르고 간단하게 계산 가능하다. • 측정할 영역의 잠재적 범위를 늘리면서도 평가 시간과 비용을 줄인다. • (많은 문항을)기억하기 어려우므로 문제 은행화와 문항 재사용 기회를 더 많이 제공한다.
한계점	• 시험 시행 시간이 많이 걸리기 때문에 평가 내용이 한정되며, 평가결과를 일반화하는데 부정적인 영향을 미칠 수 있다. • 채점 루브릭, 품질 관리 조치 및 점수 피드백을 개발하는 데 상당한 시간이 필요하다. • 주관적인 인간 채점 및 평정자 편향으로 인한 구인무관변량(CIV)이 생길 수 있다.	• 좋은 문항을 작성하고 문항 결함을 방지하려면 상당한 시간과 훈련이 필요하다. • 응시자가 추측해도 정답을 답할 수 있기 때문에 구인무관변량(CIV)이 생길 수 있다.

Table 7-2 구성형 응답 및 선택형 응답 문항의 예

구성형 문항(CR) - 단답형(최대 3문장)
인간 내이의 각 뼈의 이름과 기능을 설명하라.

구성형 문항(CR) - 장문형(최대 5페이지)
내이 구조가 청력과 어떤 관련이 있는지 자세히 설명하면서 인간의 내이에 대해 논의하라.

선택형 문항(SR) - 전통적인 선다형(MCQ)
63세 여자가 2주간의 피로, 권태감, 메스꺼움 및 구토, 식욕 감퇴로 인해 왔다. 이러한 증상은 지난 주 동안 악화되었다. 그녀는 3개월 전에 결핵 진단을 받았다. 그 당시 복합약물 요법이 시작되었다. 그녀의 체온은 37.1°C(98.8°F)이다. 신체 진찰에서 공막 황달과 복부의 오른쪽 상부 사분면에 압통이 있었지만 간 비대는 없다. 혈청검사 결과 총 빌리루빈 농도는 6.5 mg/dL, AST 활성은 580 U/L, ALT 활성은 650 U/L이다. 다음 약물 중 이러한 소견의 가장 가능성 있는 원인약물은 무엇인가?

A. 에탐부톨(Ethambutol)

B. 이소니아지드(Isoniazid)

C. 레보플록사신(Levofloxacin)

D. 스트렙토마이신(Streptomycin)

E. 비타민 B_6(피리독신). Vitamin B_6 (pyridoxine)

선택형 문항(SR) - 참/거짓(TF)

다음 중 X-연관 열성 상태는 무엇입니까?

A. 낭포성 섬유증(Cystic fibrosis)

B. 뒤센의 근이영양증(Duchenne's muscular dystrophy)

C. 혈우병 A(고전적 혈우병)(Hemophilia A (classic hemophilia))

D. 테이삭스병(Tay-Sachs disease)

선택형 문항(SR) - 단위검사(testlets) 또는 같은 내용으로 묶인 문항 세트

2세 여아와 어머니가 발열을 주호소로 왔다. 당신은 소녀의 출생부터 주치의이다. 진료실에 있는 동안 소녀는 뻣뻣해지고 상지와 하지가 좌우 대칭적으로 떨리고, 약간의 청색증을 보였다. 이러한 상황은 약 45초 동안 지속되었고, 이후에 여아는 경직이 풀리고 잠들었다. 이 때 활력징후는 체온 40.0°C (104.0°F), 맥박 120/분, 호흡 40/분이다. 신체검사에서 여아의 얼굴은 분홍색이 되고 볼은 홍조를 띠었다. 여아는 절뚝거렸고, 졸려 했으며, 자극에 울음으로 반응했다.
양쪽 고막에 염증이 있다. 코에 분비물이 적고 맑은 분비물이 있으며 목구멍은 약간 홍반이 있다.

청진 시 폐는 전달된 상기도 소리를 제외하고 명확하게 들렸다. 심장은 왼쪽 흉골 경계에서 1/6 등급의 수축기 잡음으로 빠른 박동수를 보였다. 전체 혈구 수, 혈액 배양, 요추 천자 및 카테터 삽입된 소변 샘플을 받아 검사의뢰를 했다. 직장 좌제로 아세트아미노펜을 투여했다. 30분 후 환자는 깨어나 미소를 지었다. 여아는 쇠약했다. 추가 병력으로는 여아는 만삭에 태어났고 분만 과정이 순조롭지 않았으나 정상적인 성장과 발달이 있었고 최근까지 예방 접종을 맞았다. 여아는 이와 유사한 증상을 보인 적이 없다. 초기 검사 결과는 다음과 같다.

혈액

백혈구(WBC) 10,400/mm^3

호중구, 분할(Neutrophils, segmented) 25%

호중구, 밴드(Neutrophils, bands) 5%

림프구(Lymphocytes) 65%

단핵구(Monocytes) 5%

뇌척수액(Cerebrospinal fluid) 0 RBC/mm^3

소변검사 정상(Urinalysis)

기타 검사 결과는 검사 진행 중

1. 중이염용 암피실린, 아세트아미노펜 외에 이 아이에게도 투여해야 하는 것은?

   A. 경구 에토숙시미드(Oral ethosuximide)

   B. 경구 페노바르비탈(Oral phenobarbita)

   C. 경구 페니토인(Oral phenytoin)

   D. 직장 디아제팜(Rectal diazepam)

   E. 추가할 약물 없음

2. 2주 후 환자는 다시 왔다. 어머니는 여아가 잘 지냈고 증상이 재발하지 않았다고 말했다. 검사 결과 중이염은 해결되었다. 다음 단계에서 시행해야 할 가장 중요한 진단적 조치는?

   A. 청력검사

   B. 인지검사

   C. 머리의 CT 스캔

   D. 뇌파(EEG)

   E. 추가 검사 필요 없음

4. 구성형 문항: 단답형과 장문형

CR 문항을 구성하는 첫 번째 단계는 지식이나 술기에서 평가하고자 하는 것이 무엇인지 확인하고, 이를 가장 잘 평가할 수 있는 CR 문항 유형을 결정하는 것이다. 이러한 선택은 소위 문항 명세서(format specification)에 기술된 평가 목적, 정의된 구인과 필수적인 내용 관련 타당도 근거, 그리고 평가 플랫폼에 따라 결정한다(American Educational Research Association 등, 2014).

위에서 언급했듯이 지식과 숙련도의 숙달을 입증하기 위해 정답의 힌트 없이 직접 정답을 작성해야 한다면 CR 문항 형식이 이상적이며, 이를 위해 문항 작성자가 해야 하는 첫 번째 결정은 단답형을 사용할지, 일반적으로 에세이라고 불리는 장문형을 사용할지 결정하는 것이다. 두 유형의 CR 형식은 일반적으로 상당한 양의 시험 시간이 필요하다. 즉, 합리적인 시험시간 내 평가하기 위해서는 상대적으로 적은 수의 문항을 사용할 수 있다. 따라서 평가한 내용을 더 큰 영역으로 일반화하기에는 한계가 있으므로, 문항 형태를 선택할 때는 이러한 사항을 고려해야 한다.

단답형 CR 문항은 더 많은 내용을 평가할 수 있는데, 그 이유는 시험 시간의 시간당 더 많은 질문과 답변을 할 수 있고 이로 인해 시험 점수의 신뢰도가 향상되기 때문이다. 그러나 시험의 목적이 좁은 영역의 지식을 깊이 있게 평가하는 것이라면 장문형 에세이가 가장 적절하다. 에세이 형식으로 응시자에게 단일 주제 또는 내용 영역에 대한 지식의 깊이를 평가하기 위해서 매우 상세한 답변을 요구할 수 있어 절충안을 고려한다. 장문형 에세이 문항을 잘 작성하고 정확하게 채점하더라도, 제한된 평가 시간 동안 사용할 수 있는 문항 수가 줄어들면 출제되는 구인의 수가 줄어들고, 이는 결국 점수로 더 광범위한 교육 영역을 일반화하는데 상당히 부정적인 영향을 미칠 수 있다.

5. 구성형 문항: 채점

CR 문항을 채점하는 것은 방법에 따라 채점하는 것과, 최종 점수를 적절한 추론이 가능하도록 피드백을 제공하는 것 모두 주요한 도전 과제이다. CR 과제의 경우 에세이처럼 장문이든 단답형이든, 채점 절차는 인간 평정자의 주관적인 채점으로 발생하는 일반적인 부정적 영향을 줄이기 위해 세심한 주의가 필요하다. 채점 절차, 평정자 훈련 및 채점 방법을 선택할 때는 특정한 CR 문항과 해당 문항이 평가하고자 하는 영역에 적합하도록 하는 것이 중요하다(Chapter 2; Lane & Stone, 2006; Messick, 1994).

여기에서는 CR 문항 점수 해석의 채점 정확도와 타당도를 높이기 위한 (루브릭이라고 알려진) 채점의 절차, 일반적인 유형의 채점 척도, 그리고 인간 평정자 훈련의 중요성을 다룬다. 또한 컴퓨터바탕 채점 방법의 사용에 대해 간략하게 설명하는데, 이는 채점 시간과 평정자의 작업량을 줄일 수 있지만 여전히 사람의 전문성에 크게 의존한다.

6. 채점 루브릭

채점 루브릭은 채점을 표준화하고 평정자의 고유한 주관성을 줄이는 것을 목표로 CR 채점 작업 시 어떻게 숫자로 점수를 할당하는지에 대한 자세한 가이드이다. 채점 루브릭은 특정 채점 작업에 대한 기준 및 세부 사항을 제공하는 방법에서 다양한 형태를 취할 수 있지만 단답형 또는 에세이형에 대한 대부분의 기준표는 **평정척도**(rating scale)의 형태이다. 평정척도가 체크리스트보다 실제 수행평가에 더 많이 사용된다. 지필 CR 문항에 대해 적절한 등급 척도를 부여하는 것은 응시자가 제출한 서면 응답의 질을 명확하게 구분하고, 필요한 경우 보다 자세한 등급을 설정하여 평정자가 더 전문적이거나 훈련된 판단을 할 수 있도록 한다. 척도는 하나의 CR 문항 응답에서 단일 또는 다중 등급이 생성될 가능성을 열어 두어야 한다(Kobrin & Kimmel, 2006; Welch, 2006). 평정척도는 하나의 점수로 문항의 전반적인 수행을 나타내는 한개의 **총괄적**(global) 또는 **총체적**(holistic) 점수를 만들기 위해 사용되기도 하고, 또는 여러개의 척도가 **분석적**(analytic) 점수의 형태로 사용되기도 한다. 총체적 점수는 단일하게 전체적으로 등급을 매길 때 유용하고, 척도의 수준은 문항의 질이 높거나 낮음을 표현한다. 대조적으로, 분석적 방법은 결과를 여러 개의 다른 범주 또는 특성으로 평가한다. 예를 들어, 하나의 에세이에 대한 분석적 채점기준표는 답변의 정확성, 답변의 특이성, 답변의 구성, 그리고 철자나 문법과 같이 문장의 질을 평가하는 기타 요소들로 나눌 수 있다.

평정 척도의 더 일반적인 두 가지 유형은 리커트 유형 척도와 행동 기반 평정척도(behaviorally anchored rating scales)이다(수행 평가에 대해서는 9장에서 더 자세히 논의하였다). 리커트 유형 척도에서 총체적 채점은 하나로 판단한다(예를 들어, 역량평가 시 일반적으로 "동의함-동의하지 않음"으로 채점한다). 지필 CR 작업에 더 많이 사용되는 행동 기반 평정척도는 각 척도에 대한 전체적인 판단이 필요하지만, 채점기준표는 각 척도에 맞는 수행에 대해 행동들을 자세하게 기술한다. 추가로 심사 위원들에게, 예를 들어 "대부분", "가끔", "다수", "소수"와 같은 척도의 상대적인 의미를 알려주기 위해 정량적 지침을 제공하는 것을 고려한다. Table 7-3은 행동 기반 척도 채점의 간단한 예로, 에세이를 여러 개의 요소들로 분석적 채점하고 있다.

점수 척도와 채점 방법의 가장 좋은 점수 조합은 무엇일까? 수행에 대해 전문가가 총체적으로 판단하는 것은 면허 및 인증을 포함한 의료 전문가 교육 분야에서 오랜 역사를 지닌 방식이다(Holmboe & Hawkins, 2008; Yudkowsky, Downing, & Sandlow, 2006). 분석적 채점을 할지 총체적 채점을 할지 여부는 궁극

Table 7-3 내이 해부학의 에세이에 대한 분석적 채점을 위한 행동 기반 척도 사례

척도	척도 기술	사실의 정확성	구조적 관계	문장력
5	탁월 (Excellent)	모든(100%) 사실이 완전히 정확하게 제시됨	모든 구조적 관계가 정확하게 설명됨	문장이 잘 정리되고, 명확하고, 문법이 올바름
4	우수 (Good)	대부분(>75%) 사실이 정확함	대부분의 구조적 관계가 정확함	문장이 상당히 잘 조직되고 명확하며 대부분 문법이 올바름
3	만족 (Satisfactory)	많은(>50%) 사실은 정확하고 일부는 정확하지 않음	많은 구조적 관계가 정확함	문장이 보통으로 조직되고 명확함. 약간의 문법적 오류가 있음
2	경계 (Marginal)	몇 가지(<50%) 사실이 정확함	몇 가지 구조적 관계가 정확함	문장 구성이나 명확성이 부족하고 문법적 오류가 많음
1	불만족 (Unsatisfactory)	정확한 사실이 없음	구조적 관계가 올바르지 않음	문장이 조직적이지 않거나 명확하지 않음. 심각한 문법적 오류가 많음.

적으로 CR 채점 결과를 사용하고자 하는 의도가 주요한 요소가 된다. 수행에 대해 총체적 채점을 하면 수험생에 대한 자세한 피드백은 제공하기 어렵다. 분석적 채점 방법은 총괄적 방법보다 응시자에게 성과 측면에서 피드백을 할 수 있다. 그러나 특성들을 나누어서 분석적 채점을 했지만 이러한 결과들이 매우 상관이 높다면 이는 분석적으로 채점하는 것의 이점이 줄어드는 것이다. 분석적 방법은 일반적으로 총괄적 방법보다 채점 시간이 더 많이 필요하므로, 이 방법을 선택할 때는 실행가능성과 실용성을 고려해야 한다. 분석적 방법은 부분 점수에 대해 가중치나 차별적인 배점을 부여할 수 있어서 총괄적 방법보다는 더 쉽거나 논리적이다. 여러 다른 특성을 포함하는 에세이 문항을 평가할 경우 총점을 평가 범주에 따라 차등적으로 할당할 수 있다. 예를 들어, 에세이의 내용과 구조를 문장력이나 구성력보다 더 높게 가중치를 부여할 수 있다.

어떤 채점 방법을 사용하든 검사개발자는 평가받는 각 에세이 문항에 대한 모범답안을 먼저 만들어야 하고, 모범답안에는 채점 루브릭의 시작점 역할을 하기 위해 답변에서 요구하는 모든 구성 요소들을 포함하고 있어야 한다(Lane & Iwatani, 2015). 모범 답안은 SR 검사의 정답과 유사하므로 내용전문가가 정확성과 완전성을 검토해야 한다. 모범답안은 채점자의 주관성을 최소화하기 위해 충분히 객관적이고 표준화된 채점 루브릭과 함께 기술되어야 한다(Lane & Stone, 2006; Shumate, Surles, Johnson, & Penny, 2007). 예를 들어, 행동에 기반한 평정척도를 사용하는 경우, 모범답안은 각 척도의 유용한 예가 될 수 있다. 수행에 대한 평가를 정확하게 하기 위해서는 평정척도의 길이와 각 척도에 대한 설명이 역시 중요하다. 평정자를 안내하기 위해는 척도를 잘 설명해야 하고, 척도 점수의 수가 충분해서 평정자가 성과에서 의미 없는 차이가 아닌 의미 있는 차이를 확인할 수 있도록 해야 한다. 각 점수에 해당하는 수행 수준을 기술하는 예시에는 해당 점수에 정확하게 맞는 반응과 함께 두 점수 사이의 경계선에 있는 반응들도 함께 기술해야 한다.

7. 구성형 문항의 사람 채점자

채점을 하는 평정자의 전문성과 판단은 CR문항의 질과 제공하는 정보에 크게 영향을 준다. 그러나 이전에 언급했듯이 사람이 채점한 동일한 점수라도 거기에는 평정자의 주관성과 "오차(noise)"가 개입될 수 있는데, 이것은 문항이 평가하고자 의도한 구인과는 관계가 없는 것들이다. 평정척도의 유형과 평정 지침의 명확하게 하는 것은 CR 문항 평정자의 신중한 모집 및 교육과 마찬가지로 이러한 주관성을 줄이는 데 중요한 역할을 한다. 최선의 평정자 훈련을 하기 위해서는 (1) 평정자를 그들의 전문성에 기반하여 적절하게 모집하고, (2) 평정자 자격과 당면한 CR 작업을 명확하게 연결하고, (3) 명확한 교육 절차를 밟는 것이다(Educational Testing Service, 2009). 평정자 훈련 과정에는 응시자가 수행해야 할 정확한 과제에 대해 소개하고, 채점 방법을 충분히 설명하며, 채점하는 시간을 주고, 응시자의 답에 채점 질 관리를 해서 채점자 신뢰도가 유지되도록 피드백을 하고, 특히 평정척도에서 고려하지 못한 응시자의 예상치 못한 응답에 대해 논의한다. 한 채점자가 응시자 전체를 채점하는 경우 이러한 지침 가이드가 엄격히 적용되지 않을 수 있으나, 이러한 논리는 여전히 고려해야 한다.

CR 채점을 한 명의 교수가 하든지 훈련된 팀이 하든지 관계없이 **평정자 편향**의 가능성은 항상 존재한다. 여기서 편향이란 좁은 의미로 채점기준표와 평가하는 구인에 대해 평정자가 체계적으로(systematically) 다르게 평가하는 것을 의미한다(Feldman, Lazzara, Vanderbilt, & DiazGranados, 2012). 채점자 오류로 잘 알려진 것들이 있는데, 이것들은 잘 훈련받은 이후에도 종종 남아있으므로, 평정자 훈련을 할 때는 이러한 오류들을 인지하고 교정하도록 해야 한다. 서면화된 공식 채점 루브릭과 같이 서면화된 공식 모범답안은 편향을 줄이기는 하지만, 평정자 편향이 훈련 후에도 지속될 수 있음을 명심해야 한다. 가장 일반적인 편향은 **후광 효과**(*halo effect*), **관대함/엄격함 오류**(*leniency/severity bias*), **집중 경향/범위 제한 오류**(*central tendency/restriction of range bias*), 그리고 **초두 효과**(*primacy effect*)이다(Iramaneerat & Yudkowsky, 2007). 후광 효과는 평정자가 참가자의 측정해야 할 대상 능력이나 특성 보다는 다른 특성을 평가할 때 발생한다. 예를 들어, 채점 루브릭에 명시적으로 포함되지 **않은** 경우에도 채점자는 필체나 문법이 뛰어난 에세이에 너 높은 점수를 줄 수 있다. 엄격함 또는 관대함은 평정자가 "매" 또는 "비둘기"와 같이 되는 것으로, 평정자는 극단적인 평가를 하지 않고 수용 가능한 수준에서 엄격함(또는 관대함)을 공유하도록 교육을 받아야 한다. 집중경향이나 범위 제한 오류는 사용 가능한 극단적인 답지에 관계없이 평정자가 척도의 중간에서 모든 성과를 평가하는 가능성을 말한다(예를 들어, 모든 응시자에게 "5"점을 준다.). 마지막으로 초두 효과는 평정자가 방금 평가한 응시자들과 그 다음 응시자들은 유사할 것이라고 가정하는 것으로, 이는 개인을 채점 루브릭이 아니라 집단과 비교하는 것에서 기인한다. 이러한 오류때문에 평정자가 여러 개의 우수한 에세이를 본 다음에 중간 수준의 에세이를 채점할 때는 다른 동료에 비해 채점 루브릭이 요구하는 것보다 낮은 점수를 받는 경향이 있다.

이러한 편향은 매우 일반적이기 때문에 평정자가 채점한 것을 추적하여 동료 평정자들의 채점과 비교하고, 실제 응답과 모범 응답에 대해 피드백을 자주 주는 것이 이러한 오류들을 줄이는데 도움이 된다. 또 다른 방법은 여러 명의 평정자가 독립적으로 CR 문항을 채점하고 이에 대한 평균값을 사용하는 것이다. 이러한 방법은 평정자들이 서로 다른 오류를 가지고 있더라도 이러한 오류들의 부정적인 영향을 감소시킬 수 있다. 예를 들어, 한 평정자가 "매"와 같이 엄격한 경향이 있고, 다른 평정자는 "비둘기"와 같이 관대한 경향이 있는 경우에 두 평정자의 평균 점수는 엄격함과 관대한 편향을 모두 상쇄할 수 있다. 기타 권장 사항으로는 평정자들이 단일 응시자의 모든 문항을 채점하도록 하는 것이 아니라, 평정자들에게 단일 문항만 평가하도록 교육하여, 평정자들마다 모든 응시자들의 특정 문항을 평가토록 하는 것이다. 평정자들이 응답 샘플을 검토하고 채점해 보는 것이 질관리에 도움이 되는데, 이때 채점 시 샘플에 지나치게 의존해서는 안 된다. 또한 평정자들에게 채점에 적절한 시간을 주고, 피로하지 않도록 적절한 조치를 해야 한다.

8. 구성형 문항의 컴퓨터 기반 채점

GRE®(Graduate Record Exam) 및 AP®(Advanced Placement) 시험과 같은 일부 대규모 검사에서 구성형 문항을 사용하고 있으며, 채점을 위해 컴퓨터바탕 CR 작업 채점 모델 및 소프트웨어를 개발했다. 대규모 시험을 위해 출시된 최초의 전자 채점 시스템은 ETS (Educational Testing Service)의 *e-rater*®였고, 이 시스템에 대해서는 옹호와 회의가 뒤섞여 있었으며(Powers, Burstein, Chodorow, Fowles, & Kukich, 2001), *e-rater*의 정확성과 최선의 활용방법에 대한 연구는 현재까지 계속되고 있다. Haberman(2007)은 여러 전자 에세이 채점 시스템들을 개관하고, 전자채점시스템들이 비록 빠른 채점을 하지만 일부는 사람의 평가와 동등한 결과를 생성했다는 점을 강조했다. 전자 평가 시스템의 사용을 고려하는 교육자는 몇 가지 주의 사항을 염두에 두어야 한다. 첫째, 전자 채점 방식은 학습자에게 설명하기 용이한지, 다른 유형의 에세이가 적절한지, 기대만큼 효율적인지에 따라 다양하다. 둘째, 컴퓨터바탕 채점프로그램의 타당도와 신뢰도를 높이기 위해서 다양한 사람들이 개입하고 있는데, 이는 채점자를 교육하고, 채점자들에게 보다 자세하게 작업을 할당하고, 채점자 오류를 교정하는 것이다. 마지막으로 기억해야 할 가장 중요한 것은 전자 CR 작업 평가 시스템이 마술 지팡이가 아니라는 것이다. 에세이 컴퓨터 채점이 마법과 같더라도 사람이 구성형 과제를 구성해야 하고 채점 루브릭을 개발해야 하며, 학습자들이 시스템을 악용하여 CR 작업 점수를 인위적으로 부풀리려는 노력을 방지해야 한다. 어쨌든 인간 평정자와 달리 컴퓨터는 이러한 영역의 결함을 보완하기 위해 사실을 판단하고 조정할 수가 없다.

9. 구성형 문항: 점수의 타당도에 대한 위협

CR 검사 점수로 구인타당도를 검증할 때 구인타당도를 저해하는 두 가지 요소에 대해 본 장에서 이미 다룬 바 있다. 첫 번째는 평가하는 문항 수가 적기 때문에 관심있는 영역들을 **대표하기가 어렵다는 것**이다. 완벽하게 에세이 문항을 세트로 구성해도 문항의 수가 줄어들면 점수의 결과를 전체 관심 영역으로 일반화하는데 제한이 있기 때문에 구인타당도의 근거도 감소할 것이다. 두 번째로, **구인무관변량**(*Construct Irrelevant Variance*, CIV)이란 관심있는 구인과 관련 없는 체계적인 평가나 점수에서 나타나는 변량(variability)이라고 하였다. CR 문항 형식에서 CIV가 생기는 가장 분명한 이유로는 객관적으로 채점을 하지 않는다는 것이다. 즉 평정척도가 주관적이고, 사람 평정자(또는 사람의 판단에 의존하는 컴퓨터 평가 시스템)는 점수를 일반화하기에는 부정적인 영향을 미칠 가능성이 있다(Downing, 2002b; Downing & Haladyna, 2004; Haladyna & Downing, 2004; Messick, 1989).

CR 작업 개발자는 이미 나열된 권장 사항 외에도 추가적으로 CIV가 생길 요소가 없는지 검사 시나리오와 응시자 집단을 분석해야 한다. 분석해야 할 것으로는 부풀림과 같이 고의적이면서 시험에 맞춰 영리하게 반응하는 것이나(test-wise), 응시자가 반응 형태에 따라 부주의하게 행동하는지가 있다. 응시자가 부풀림을 하는 방법으로는, 응시자가 제시한 질문을 다시 진술함으로써 정해진분량을 채우거나, 다른 질문에 대한 정답을 쓰거나, (과제에 제시되지 않은) 다른 질문을 하고 거기에 맞는 답을 쓰거나, 에세이 평정자의 편견에 호소하는 답변을 쓰는 등의 형태로 나타난다(예: Linn & Miller, 2005). 부풀림을 한 결과로 점수를 얻게 되면, CIV가 생겨서 점수가 인위적으로 부풀려 질 수 있는데, 이는 구성형 문항에서 요구하지도 않은 특성들이 평가되어 점수를 왜곡한다. 인간 평정자의 경우에는 응시자의 응답 스타일인 글씨체, 문법, 철자, 구두점과 같은 문법에 영향을 받을 수 있고, 이럴 경우 관심있는 구인과 관련이 없지만 결과에는 긍정적 또는 부정적 편견을 초래할 수 있다.

이러한 우려에도 불구하고 CR 문항 형식은 보건의료 전문직 교육에서 계속 유용하고 타당한 형식이다. 교육자로서 당신은 CR 형식이 SR 문항으로 쉽게 측정할 수 없는 기술을 평가하고 있고, 분명하게 내용관련성이 높으며, 채점 루브릭은 포괄적이며 잘 문서화되어 있고, 채점자오류를 방지하기 위해 적절하게 조치하고 있다는 근거들을 제시해야 한다.

10. 선택형 문항

SR 문항의 가장 고전적인 예는 선다형 문항으로, 주로 MCQ라고 부른다. MCQ의 구조는 매우 단순하다. 즉 가장 기본적인 형식은 문항 줄기(stem) 또는 도입부(lead-in)가 직간접 질문에서 요구하는 답을 하기 위해 필요한 모든 정보를 포함하고, 이어서 정답으로 가능성 있는 답가지들을 나열하는 것이다. 가장 일반적인 형식은 여러개의 답지 가운데 **하나의 가장 적절한 답을 고르는 것이다**(*single-best-answer*). 이 단순함 때문에 MCQ는 널리 활용될 수 있지만, 부주의하게 문항을 작성할 경우에는 문항 형식의 오류로 다양한 함정에 빠질 수 있다. 교육 상황, 주로 형성평가에서는 다른 SR 형식인 진위형 문항(참/거짓), 단순 암기형 문항, 연결형 문항들을 사용하는데, 이러한 형태들은 입학 및 면허 시험과 같은 고부담 시험에서 덜 일반적으로 사용되지만, 저부담 시험과 강의실 환경에서는 가치가 있다. 이 장에서는 주로 MCQ 문항 유형에 중점을 두지만 적용 가능한 다른 형식도 참조할 것이다. 본 절은 효과적인 MCQ 작성을 위한 몇 가지 기본 원칙, 알려진 MCQ 결함을 감지하고 제거하는 방법, SR 문항 사용의 신뢰도 및 타당도에 영향을 미치는 요소를 다룬다.

11. 선택형 문항 형식: MCQ 작성을 위한 일반 지침

효과적이고 방어가능한(defensible) SR 문항 형식을 만들기 위해 수년간의 연구 개발 및 광범위한 활용을 통해 다양한 원칙들을 만들었다(Haladyna & Downing, 1989a, 1989b; Haladyna 등, 2002). *Writing Test Items to Evaluate Higher Order Thinking*과 같이 사용자에게 친숙하고 상세한 문항 작성 가이드가 있다(Haladyna, 1997). 특히 보건의료 전문직 교육자를 대상으로 하는 가이드에는 최근 업데이트된 **기초 및 임상 과학을 위한 지필시험 문제 개발**(*Constructing Written Test Questions for the Basic and Clinical Sciences*)이 있다(Paniagua & Swygert, 2017). Table 7-4는 효과적인 MCQ 작성을 위한 모범 사례 또는 원칙을 선별한 가이드라인이다.

SR 문항을 작성할 때 첫 번째이자 가장 중요한 목표는 문항 내용이 평가 목적에 관련성이 있고 중요하며 적절한지 확인하는 것이다. 질문에 의해 제기된 인지 수준과 교육 목표가 잘 일치되어야 한다. 본질적으로, 주어진 내용 영역을 숙달한 응시자는 거의 무의식적으로 답을 기억할 수 있는 반면에, 다른 사람들은 기본 원칙에서 추론해서 답을 할 수 있다. 질문에 응답하는 것과 관련된 인지 과정은 학습자 별로 다르기 때문에 분류학적 접근 방식을 사용하기 어렵다. 한 가지 제안된 접근 방식은 SR 문항을 **지식의 적용**(*application of knowledge*) 대 사실 **회상**(recall of a fact)이라는 두 가지 범주로 나누는 것이다(Table 7-5).

지식을 적용하는 문항(application of knowledge)은 수험생이 결론을 내리거나, 예측을 하거나, 행동을 선택하는 것이고, 암기형 문항(recall)은 사실의 단기적 기억만을 평가하는 것이다. 보건의료 전문직 교육 프로그램에서 지식의 적용을 평가하기 위해 SR 문항 줄기의 일부로 임상 증례(Clinical Vignettes)를 사용하는

Table 7-4 질 높은 MCQ 작성을 위한 지침

일반적인 사항

- 단편적인 지식의 단순한 기억과는 대조적인 고등 사고 능력을 검사하기 위해서는 임상 또는 실험 바탕 증례를 사용하는 것이 적절하다는 것을 고려한다.
- 문항에 (추가 정보와 같은) 불필요한 정보를 포함하지 않는다. 이상적으로는 모든 문항에는 그 문항을 푸는데 필요한 내용만 포함한다.
- 가르침을 위한 진술들은 피한다(중심적인 아이디어는 답가지가 아니라 문항 줄기에 포함한다).
- 전체 문항에 걸쳐 구성과 언어는 유사하게 사용한다.
- 올바른 문법, 구두점, 대문자 및 철자를 사용한다(각 문항을 주의 깊게 검토한다).

문항줄기/도입부

- 응시자를 혼란스럽게 하지 않도록 긍정형으로 시작한다("다음 중 옳지 않은 것은 무엇입니까?"보다 "다음 중 옳은 것은 무엇입니까?" 를 사용한다).
- 정답의 단서를 주지 않도록 문항줄기나 답가지에서 단어를 반복하지 않는다.
- 잘못된 해석을 피하기 위해 도입부에서 절대적인 진술을 하지 않는다("다음 중 절대 해당되지 않는 것은?"은 사용하지 않는다).
- 문법적 단서를 피하기 위해 (물음표로 끝나는 것과 같이) 폐쇄형 도입부를 사용한다.

답가지

- 가능한 한 많은 매력적인 오답을 개발한다. 전체 답가지는 MCQ당 3~5개를 목표로 한다. (최선답형 문항의 경우)
- 정답이 하나만 있는지 확인하고, 답가지들은 겹치지 않고, 답가지의 길이와 문법 스타일이 비슷한지 확인한다(예를 들어 모든 답가지들은 진단이거나 복수형으로 제시되어야 한다).
- 답가지들은 가능한 한 길이, 구조 및 형식을 유사하게 구성한다(정답을 가장 길거나 가장 복잡하게 만들지 않는다).
- "정답 없음" 또는 "모두 정답"과 같은 답가지는 ("조치할 필요 없음" 또는 "안심만 시키기"와 같은) 구체적인 조치로 대체한다.
- 응시자가 혼동하지 않도록 가능한 한 답가지에 하나의 사항만 사용한다(single options).

Table 7-5 형성평가 대 총괄평가에서 암기형 문항 대 응용형 문항의 비교

문항 유형	형성평가	총괄평가
암기형 (임상증례 없는 짧은 문항)	• 교실 수업의 효율성을 평가하는 데 유용할 수 있다. • 학습의 "급속한 발사" 자극을 허용한다. • 응시자가 학습 사실에 집중하는 데 도움이 될 수 있다.	• 문항의 양을 늘릴 수 있다(작성 및 답변이 빠름). • 단일 단계 질문 및 단일 개념/사실에 적합하다.
응용형 (임상 증례 이용)	• 응시자가 환자 시나리오에 익숙해지도록 가르친다. • 문제 바탕 학습에 대한 더 나은 평가를 허용한다. • 팀 바탕 학습에 대한 더 나은 평가가 가능하다. • 교육 중 임상 또는 실험 시나리오에 더 잘 연결할 수 있다.	• 고차원적 사고 능력 평가 가능하다. • 실제 사례와 더 유사할 수 있다. • 통합 및 차별화 가능하다. • 다단계 질문 형식에 적합하다.

것이 좋다(Paniagua & Swygert, 2017). 임상 증례는 일반적으로 시험 응시자가 평가해야 하는 가상의 환자에 대한 정보들의 모음으로 정의한다. 고등 사고 능력, 임상추론을 통해 사실들을 통합하는 것, 기타 고급

지식과 기술을 평가할 때는 가능한 증례를 사용하는 것을 권장한다. 증례는 (하나의 증례에 여러 개의 SR 문항을 첨부해서) 다단계 문항 형식으로 작성할 수 있는데, 이러한 형식은 응시자나 다른 점수 활용자들이 실제 보건 의료전문직의 임상 상황을 더 진실되게 대표하는 것으로 자주 인식한다. 이미지, 사진, 방사선 사진과 같은 매체물과 기타 다른 미디어를 증례의 일부로 활용하는 것은 실제성을 높이고 읽어야 하는 양을 늘리지 않으면서 정보를 제공하는 유용한 방법이다.

일단 MCQ 문항이 작성되면 문항의 스타일과 형식을 평가해야 한다. 형식이 잘못된 MCQ는 문항의 내용이 관련이 있더라도 시험 점수에 CIV가 포함될 수 있다. MCQ의 문구는 언어의 모호함이 없도록 매우 명확해야 한다. 많이 알고 있는 응시자를 의도적으로 속여 잘못된 답을 하도록 유도해서는 안 된다. 문항 줄기는 응시자가 답가지 세트를 보기 전에 정답을 파악할 수 있을 만큼 명확하고 완전해야 한다. 응시자에게 정답에 대한 힌트를 주지 않기 위해 가능한 모든 답가지들이 동일한 수준과 그럴듯한 정답 같도록 균일하게 해야 한다. 답가지 중 하나는 줄기에 제기된 질문에 대한 올바른 (또는 최선의) 답변이어야 한다. 이상적으로 MCQ의 작성자는 문항 내용의 전문가로서 문항 내용의 관련성을 보증하고, 충분한 시간동안 문항을 검토하고 결함을 제거할 수 있어야 하는데, 이와 관련해서는 다음 절에서 더 자세히 다루겠다.

12. 선택형 문항 형식: 흔한 MCQ 결함 제거하기

결함이 있는 시험 문항은 시험 점수를 한 방향 이상으로 편향시킬 가능성이 있다. 어떤 결함은 응시자가 답을 알지 못하더라도 시험 문항을 쉽게 추측할 수 있게 하는 반면, 어떤 결함은 자료를 숙달한 사람이라도 잘못된 선택을 할 정도로 응시자를 혼란스럽게 할 수 있다. 교육자로서 MCQ에 결함이 없다고 가정할 수 없으며 결함으로 인해 형성된 CIV가 한 방향으로만 점수에 영향을 미친다고 가정할 수 없다. 결함의 발생은 점수의 해석과 관련 있는 타당도 근거에 부정적인 영향을 크게 미칠 수 있다. 그래서 MCQ의 잠재적인 결함을 줄이기 위해서는 신중하게 문항의 질 관리 과정을 가져야 한다. 가장 일반적인 MCQ 결함은 세 가지 영역으로 내용 결함, 문체 결함 및 형식 결함이다. 앞서 언급한 내용 결함은 치명적일 수 있다. 즉 낮은 인지 영역의 사소한 내용을 평가하는 잘못 제작되거나 결함이 있는 MCQ는 일반화 가능성이 제한적이고 검사 개발자가 응시자의 수행과 같은 중요한 정보를 얻지 못할 수 있다. 내용 전문 지식이 있는 문항 작성자는 응시자의 입장에서 응시자의 사고 방식을 유추하는 데 어려움을 겪을 수 있으며, 응시자가 반드시 알아야 하는 것 (또는 전문가 수준에 있었다면 알 수 있었던 것)이 아닌 응시자가 알 가능성이 높은 것으로 잘못 추정할 수 있다. MCQ를 사용하는 이점 중 하나는 비교적 짧은 시간에 많은 문항을 시험 볼 수 있다는 것이지만, 사소하거나 중요하지 않은 내용 영역에 초점을 맞추어 MCQ를 작성한다면 평가의 기회를 놓치는 것과 같다. 문항 작성을 시작하기 전에 검사 개발자는 시험의 출제 기준을 주의 깊게 검토하여 MCQ가 관심 영역의 구인을 적절한 문항 수로 배분했는지 검토하고, 각 문항에 대한 정확한 검사 배점을 나열해야 한다.

문체와 형식의 결함은 비교적 쉽게 발견하고 수정할 수 있지만, 발견하지 못하면 매우 큰 문제가 될 수 있다. 일반적인 문체 및 형식 결함에는 초점이 맞지 않거나 불완전한 문장으로 구성되어 문항 줄기가 완성되지 않은 것으로, 여기서 질문의 초점이 명확하지 않거나 모호하게 작성되면 응시자가 제기된 질문을 혼란스러워한다. “다음 중 옳지 않은 것은?”과 같은 부정적인 단어가 포함된 문항 줄기는 부정적인 단어를 강조되더라도 응시자가 잘못 읽을 수 있다. 부주의하게 문항줄기에 정답에 대한 단서를 포함할 경우, “시험보는 요령이 있는(testwise)” 수험자라고 불리는 정통한 응시자는 내용을 모르지만 문항을 맞힐 수 있고, 또는 문항이 너무 모호해서 문항 내용을 아는 응시자가 틀릴 수도 있다. 문체와 길이가 다른 MCQ 답가지를 작성하지 않는 것이 가장 좋다. 일반적으로 문항 작성자가 정답인 답가지에 가장 중점을 두기 때문에 정답의 길이가 가장 길게 되는데, 이는 시험 보는 요령이 있는 응시자가 가장 길거나 가장 복잡한 답지를 선택하도록 유도할 수 있다. 만일 오답지들이 (증례로 볼 때 비현실적인 답가지여서) 그럴듯하지 않은 경우, 응시자들은 이러한 일부 답가지를 배제해서 답을 더 쉽게 추측할 수 있게 된다. 알려진 문체 및 형식의 결함에 대한 보다 포괄적인 설명은 Downing(2002a, 2002b, 2005), Rodriguez(2015) 및 Paniagua 및 Swygert(2017)를 참고할 수 있다.

문항 결함은 교수진과 교육자가 인식하는 것보다 더 일반적이며, 그 영향은 문제가 될 수 있다. 한 연구에 의하면, 결함이 있는 문항으로 평가받은 의대생들은 시험을 더 어려워했으며, 동일한 내용을 결함이 없는 MCQ 문항으로 평가받았을 때보다 14%의 학생이 더 실패한 것으로 분류되었다(Downing, 2005). 33개의 MCQ가 있는 연말 기초 과학 시험에 대한 연구에 따르면 문항의 1/3에 결함이 있는 것으로 나타났고, 문항 결함을 수정하니 합격률이 20% 이상 증가했다(Downing, 2002b). 의과대학에 대한 또 다른 연구에 따르면 교직원의 인식과 문항 결함에 대한 우려에도 불구하고 다양한 교수들이 개발한 대부분의 MCQ는 간단한 암기력만 검사한 평가 도구를 개발했으며 거의 절반의 MCQ가 그럴듯하지 않은 오답 또는 초점이 맞지 않는 문항줄기와 같은 스타일 또는 형식에 결함이 있었다. 이러한 결과는 일반적으로 교실에서 시행하는 시험의 문제은행을 검토하면 MCQ의 1/4에서 3/4이 결함이 있었다는 다른 연구결과와도 일치했다(Ellsworth, Dunnel, & Duell, 1990; Tarrant, Knierim, Hayes, & Ware, 2006; Khan, Danish, Awan, & Anwar, 2013).

다행히 문항 결함을 제거하기 위한 수정 행위가 상당한 긍정적인 효과를 가질 수 있다는 연구 결과가 있다. Downing(2005)의 연구에 따르면 MCQ의 5가지 일반적인 결함, 즉 초점이 맞지 않는 문항줄기, 부정적인 문항줄기, “모두 정답” 및 “정답 없음” 답가지, 소위 부분-K 유형이라 불리는 유형의 문항만 제거하면 제대로 제작되지 않은 MCQ의 악영향을 크게 줄일 수 있다. 학급에서 MCQ에 대한 문항 답지를 기반으로 한 연구에 따르면 (어떤 이유로든 주로 그럴듯하지 않은 것이 이유인) 작동하지 않는 오답을 제거하면 문항이 더 어렵겠지만 변별력이 향상되어 측정의 질이 향상되었다(Tarrant, Ware, & Mohammed, 2009). 다른 연구에서는 여러 의과대학이 함께 구축한 문제은행에서 전문적인 문항 작성자 훈련을 받은 교수진이 작성한 문항이, 이러한 훈련을 받지 않은 교수진이 작성한 문항보다 결함이 훨씬 낮을 가능성이 높다고 결론지었다(Jozefowicz 등, 2002). 전문적인 훈련이 비록 비용이 많이 들거나 지나치게 시간이 많이 소요된다고 볼 수 있지만, 단 하루짜리 훈련으로도 문항의 질을 향상시키는데 상당히 긍정적인 영향을 미칠 수 있다는 근거가 있다(AlFaris 등, 2015).

MCQ 결함에 대한 문헌은 몇 가지 주목할 만한 결론을 제시한다. 첫째, 비록 문항 내용이 명확하더라도 MCQ에서 여러 유형의 결함이 발생할 수 있다. 다음으로, 보건의료 전문직 교실에서 시행되는 성취도 시험과 때로는 고부담 시험에서도 결함이 있는 문항이 여러 개 포함될 수 있으며, 이러한 결함은 학습자 성취도 측정에 부정적인 영향을 미쳐서 합격-불합격 결정을 왜곡시킬 수 있다. 마지막으로, 한정된 시간과 자원으로 수행하더라도 전문적인 문항 작성 훈련은 결함을 예방하고 문항 생산의 질을 향상시키는 데 도움이 될 것이다. 결론적으로 효과적인 MCQ를 작성하는 것은 예술이자 과학이다. 여기서 최종적인 문항의 질은 다양한 변수들에 의해 영향을 받는데, 이러한 변수들로는 효과적인 문항 작성자 훈련, 효과적인 교육 자료 사용, 연습, 피드백, 동기 부여 및 쓰기 능력이 있다. 효과적인 문항 작성자의 가장 필수적인 단일 특성은 내용 전문성이지만 이것 만으로는 충분하지 않으며, 자료에 대한 뛰어난 이해를 가진 내용 전문가는 문항의 결함을 검토하고 제거하기 위한 수업이나 외부의 지원을 통해 더 나아질 수 있다. 문항 작성은 전문 기술이며, 모든 기술과 마찬가지로 잘 지도받고 수행에 대한 피드백을 통해서 향상될 수 있다.

13. 선택형 문항 형식: MCQ 답가지 수

전통적으로 MCQ에는 4개 또는 5개의 답가지가 있지만 그럴듯한 오답을 만드는 것이 어려울 수 있다는 점을 감안할 때 최적의 MCQ 답가지 수, 네 번째 또는 다섯 번째 답가지가 실제로 필요한지 여부에 대한 다수의 연구들이 존재한다. 최적의 답가지 수에 대한 Rodriguez(2005)의 메타 분석연구에서는 대부분의 MCQ가 세 개의 답가지와 하나의 정답을 함께 사용하는 것이 가장 좋다고 제안했다. 선행 연구에 따르면 4개 또는 5개 답가지 MCQ에는 약 3개의 답가지만 기능하는 경향이 있으며, 응시자의 5% 또는 그 이상이 이것들을 선택하여 부적 변별을 보이고 있다(Haladyna & Downing, 1993). 일반적인 문항 작성에서는 "가능한 한 많은 효과적인 답가지 개발을 권장하지만 연구에 따르면 세 개가 적절하다고 제안하고 있다(Haladyna, Downing, & Rodriguez, 2002, p. 312)". 세 가지 이상의 답가지를 사용하면 시험에 큰 해를 끼치지 않을 수는 있지만, 이는 문항 작성자와 응시자에게 더 비효율적이며, 읽기 시간과 문항 응답 시간을 증가시켜 시간당 사용할 수 있는 총 문제수가 줄어들게 된다(Schneid, Armour, Park, Yudkowsky, & Bordage, 2014).

답가지가 줄어들수록 정보없이 추측만으로 정답을 맞힐 확률이 높아진다는데, 이러한 확률은 답가지가 5개이면 .20이지만 3개이면 .33으로 증가한다. 만일 문항에 결함이 있는 경우 추측으로 시험치는 요령에 익숙한 응시자들이라면 확률이 크게 증가할 수 있다. 또한, 선택지의 수를 줄이면 주어진 문항의 변별력을 감소시킬 수 있는 가능성이 있으며, 이는 차례로 시험 점수의 일반화 가능성에 영향을 미칠 수 있다(Rodriguez, 2005). 충분한 문항 수, 적절한 난이도로 잘 작성된 MCQ가 추측 확률과 문항 변별도에 영향을 주어 점수에 의미 있는 영향을 미치지 않을 수도 있지만, 이러한 영역은 연구가 더 필요하다. 오답이 적은 시험(예: 2016년 3월에 시행된 개정된 SAT에서 모든 MCQ의 답가지 수가 5개에서 4개로 감소)에서 신뢰도의 변화가 관찰되는지 확인하는 것은 흥미로울 것이다. 내용 전문가인 문항 작성자에게 전달해야 하는 합리적인 지침은 오답을 모두 임상증례 내용에 연결시켜 그럴듯하게 보이도록 해야 하다는 것이다.

14. 선택형 문항 형식: MCQ 채점 방법

MCQ의 하나인 SR문항의 주요 장점 중 하나는 채점 방법이 명확하고 객관적이다. 이는 응시자에게 설명하고 정당화되기 쉽다는 것이다. SR 문항으로 이루어진 검사를 채점하는 데 사용되는 두 가지 기본 방법이 있는데, 즉 (일명 **정답 수 채점**으로) 정답 수를 합산하는 것, 또는 (일명 **공식 사용 채점**으로) 공식을 사용하여 정답 수 점수에서 가정한 추측을 "교정"하는 것이다. 정답 수를 단순히 세는 것이 일반적으로 특히 교실 상황에서 사용하기에 가장 좋은 점수이다. 이러한 유형의 원점수는 필요한 경우 정답 비율 점수, 변환 점수, 표준 점수 및 기타 선형 변환과 같은 다른 여러 척도로 변환될 수 있다(5장 참조).

SR 문항을 무작위 추측(random guessing)해서 답하는 것을 줄이거나 없애기 위한 시도로 점수에서 추측을 교정하는 공식이 있다. 이러한 공식은 두 가지 방법 중 하나로, 응시자가 추측하려는 유혹에 저항한 것을 보상해 주거나, 추측한 경우 이를 적극적으로 처벌하는 것이다(Downing, 2003). 추측을 교정하는 것이 직관적으로 매력적으로 보일 수 있지만, 문헌에 따르면 절대적인 점수가 서로 다른 응시자가 두 방법을 사용하면 유사한 등수를 보일 수 있다고 한다. 또한, 응시자들에게 모든 질문에 답하도록 하거나, 아니면 그들이 확실히 알고 있는 질문에만 답하도록 지시하여도, 즉 추측하게 하거나 추측을 하지 못하게 해도 시험 요령에 익숙한 응시자들은 시험에서 지시하는 일반적인 지침이나 점수를 공식으로 조정하는 것과 상관없이 모든 시험문제에 답해서 최대 점수를 받으려고 할 것이다. 궁극적으로 점수에서 추측을 교정하는 것은 점수에 오차가 발생되고(사례는 Muijtjens, van Mameren, Hoogenboom, Evers, & van der Vleuten, 1999 참조), 이는 점수에 CIV가 추가되어 이러한 점수를 사용하는 것은 타당도에 부정적인 영향을 미칠 수 있다.

자주 발생하는 MCQ 점수에 대한 또 다른 질문은 내용에 따라 차등으로 가중치를 부여하는 것이다. 즉 문항의 주제에 따라 MCQ당 1점 이상의 점수를 할당하면 더 신뢰성 있거나 타당한 점수를 얻을 수 있다. MCQ로 평가할 경우 때때로 "킬러 문항(killer items)"이 있을 수 있는데, 이는 내용상 굉장히 중요한 문제로 이 문제를 틀리면 최종 점수 또는 합격 결과에 큰 지장을 줄 수 있다. 심리측정학적 관점에서 교실상황에서 이러한 배점 방법을 사용하는 것은 권장하지 않는다. 각 MCQ는 단일한 평가점수(single assessment point)를 가지고, 출제 계획에 따라 체계적으로 문항을 선정할 때 MCQ 바탕 시험의 장점이 많아진다. 주어진 영역 중에 하나 또는 두 개의 특정 주제 영역이 다른 주제 영역보다 더 중요한 경우, 이를 해결하는 가장 좋은 방법은 MCQ 수를 동일하게 유지하고 가중치를 변경하는 것보다 중요한 주제 영역에서 더 많은 MCQ를 개발하는 것이다. 응시자는 MCQ에서 정답을 추측하거나 실수로 잘못된 답을 선택할 수 있기 때문에 가중치를 달리하는 것은 총점에 구인무관변량을 부풀려서 포함시킬 수 있다. 일부 문항반응이론 모델(19장 참조)은 채점에서 MCQ를 다르게 가중치를 부여하는데, 이때 가중치는 주관적이지 않으며 내용보다는 각 문항의 추정된 변별도와 직접 관련이 있다. 중요한 내용에 대해서는 MCQ 문항 수를 늘리라는 조언은 고전검사이론이나 문항반응이론을 사용하여 채점하는 방식 모두 동일하게 적용된다. 실제로 교육자는 시험의 전반적인 내용 균형과 출제 계획을 고려하고, 출제 계획을 완전히 대표할 수 있게 MCQ 문항 수를 개발하는 것이 중요하다.

15. 선택형 문항 형식: 비MCQ 형식

많은 교육자들이 내용을 독립적으로 평가하는 단일정답형 MCQ를 기본적으로 사용하지만 교실에서 사용할 수 있는 다른 유형의 MCQ가 있다. SR형태 중 가장 일반적으로 사용되는 문항형식은 **진위형**(true-false, TF)이다. 이 형식은 문항줄기와 답가지 목록이 있는 단일정답형문항과 유사하지만, 응시자는 각 답가지가 참 또는 거짓인지를 판단하고 식별해야 한다(예: Ebel & Frisbie, 1991). TF 문항을 구성하는 데 있어 한 가지 어려운 점은 답가지들이 단일정답형 문항과는 다르게 연속성을 띄지 않는다는 것이다. 즉 TF 형식에서는 각 답가지가 거짓보다는 더 참인지, 참보다는 더 거짓인지를 독립적으로 판단해야 한다(Paniagua & Swygert, 2017). 이 때문에 많은 교육자들은 TF 문항 형식이 직접적인 사실의 기억과 같은 낮은 수준의 인지 지식만 평가하거나, 형성평가 또는 교실 환경에서 사용하는 것이 가장 적합하다고 생각한다. TF 문항을 무작위 추측으로 답할 때 발생하는 측정 오류의 문제도 흔히 문제가 된다. 다만, 참-거짓 문항을 잘 작성하여 시험 양식에 충분한 수(예: 50개 이상 문항)로 사용하면 맹목적인 추측으로 인한 측정 오차를 최소화할 수 있다. 단일 정답형 MCQ와 마찬가지로 TF 문항도 추측을 교정하기 위해 변환공식으로 채점하지 않고 "옳고/그름"으로 채점하는 것이 최선이다.

모든 형식의 SR 문항에 사용할 수 있는 또 다른 변형은 **하부검사**(*testlet*) 또는 내용 종속적 문항 집합(context dependent item set)이다(Wainer & Lewis, 1989; Haladyna, 1992). 하부검사는 2개 또는 그 이상의 독립적인 문항들이 세트로 제공되는데, 이때 단일정답형, 진위형(TF) 등과 같은 SR의 변형 문항형식을 사용할 수 있다. 예를 들어, 하부검사는 환자에 관한 자세한 정보를 하나 또는 두개의 단락으로 기술하는데, 이렇게 자세하게 기술하는 것은 사례중심평가에서 동일한 임상정보를 바탕으로 여러 개의 질문에 답하도록 하기 위함이다. 하부검사에서는 어떤 문항은 가장 가능성 있는 진단을, 어떤 문항은 검사결과에 관한 질문을, 어떤 문항은 치료법을, 어떤 문항은 합병증을, 어떤 문항은 예후를 물어볼 수 있다. 하부검사의 주요 장점은 효율적이라는 것이다. 하나의 도입부와 문항줄기로 구성된 도입문, 긴 임상증례 또는 읽기 구절을 여러 문항에 적용할 수 있기 때문이다. 하부검사를 사용할 때 몇 가지 기본 원칙에 유의해야 한다. 공통된 문항줄기를 사용하는 모든 문항들은 서로 합리적으로 독립적이어야 한다. 이는 문항 중 하나가 틀려도 반드시 다른 문항이 틀리게 되는 것은 아니다. 이상적으로는 한 문항의 문항줄기 또는 답가지에 제공된 정보가 다른 세트의 다른 문항에 단서를 주지 않아야 한다. 컴퓨터바탕시험(CBT)으로 시험을 치를 경우 하부검사를 이용하면 뒤 시험문제가 앞 문제의 단서를 제공할 수 있는데, 이를 방지하기 위해서는 앞으로 되돌아가서 답을 변경하는 것을 차단하는 것이 필요하다. 지필 시험과 응시자의 탐색에 제한을 두지 않는 일부 기본 수준의 컴퓨터바탕시험은 이러한 것이 실현 불가능하다. 하부검사 각 문항은 독립적인 MCQ로 채점할 수 있지만, 특히 신뢰도를 분석할 경우 적절한 분석 단위는 하부검사 점수이지 문항 점수가 아니다(Thissen & Wainer, 2001; Wainer & Thissen, 1996). 이러한 모든 조건이 충족되면 하부검사는 인지 지식을 평가하는 몇 가지 방법 중 훌륭한 방법이 될 수 있다. 하지만 이때 주의해야 하는 것으로 내용 영역을 과도하게 대표하지 않아야 한다는 것이다. 즉 동일한 주제에 대해 여러 문항이 출제되면, 이것이 필요한 모든 내용 영역을 대표하는 균형 잡힌 평가 형태가 되기는 더 어려워질 수 있다.

16. 요약 및 결론

보건의료 전문직 교육에서 구성형 문항(CR)과 선택형 문항(SR)형식은 인지 지식 및 술기를 평가하는데 널리 사용되며 교실내 수업 평가에 필수적이다. 이 장에 요약된 대로 각 형식에는 장점과 한계가 있다. 전반적으로 전형적인 형태가 선다형 문항인 SR 형식은 대부분의 보건의료 전문직 교육의 성취도 평가 상황에 가장 적합하다. 적절하게 구성된다면, SR형식은 더 높은 수준의 인지 지식을 평가하는 데 매우 유용하고, 타당도를 지지하는 심층 연구들이 있고, 효율적이며, 지필시험과 컴퓨터바탕시험 모두에서 적절하게 질 관리를 할 수 있다. 반면에 단답형 에세이 형식과 같은 CR 문항은 정답의 단서 없이 서면 응답을 평가하는 데 적합하지만, 문항 작성자는 이러한 문항 유형에 대한 채점이 본질적으로 주관적이라는 점을 인식해야 하며 평정자 편향을 제어하거나 줄이는 방법을 적극적으로 사용해야 한다. 평가 방법론을 선택하는 목적은 각 문항 유형의 장단점을 자세하게 판단하고, 관심 있는 인지 지식과 기술에 가장 적합한 문항 형식을 신중하게 개발하는 것이다.

* 참고: 추가 자료 및 출처는 UIC AHPE 웹사이트(https://go.uic.edu/AHPE)에서 확인할 수 있다.

REFERENCES

AlFaris, E., Naeem, N., Irfan, F., Qureshi, R., Saad, H., Al Sadhan, R., Abdulghani, H.M., & van der Vleuten, C. (2015). A one-day dental faculty workshop in writing multiple-choice questions: An impact evaluation. *Journal of Dental Education, 79*(11), 1305–1313.

American Educational Research Association, American Psychological Association, National Council on Measurement in Education, Joint Committee for the Revision of the Standards for Educational, & Psychological Testing (US). (2014). *Standards for educational and psychological testing.* Washington, DC: American Educational Research Assn.

Baig, M., Ali, S.K., Ali, S., & Huda, N. (2014). Evaluation of multiple choice and short essay question items in basic medical sciences. *Pakistani Journal of Medical Sciences, 30,* 3–6.

Baranowski, R.A. (2006). Item editing and item review. In S.M. Downing & T.M. Haladyna (Eds.), *Handbook of test development* (pp. 349–357). Mahwah, NJ: Lawrence Erlbaum Associates.

Downing, S.M. (2002a). Assessment of knowledge with written test forms. In G.R. Norman, C.P.M. van der Vleuten, & D.I. Newble (Eds.), *International handbook for research in medical education* (pp. 647–672). Dordrecht, The Netherlands: Kluwer Academic Publishers.

Downing, S.M. (2002b). Construct-irrelevant variance and flawed test questions: Do multiple-choice item-writing principles make any difference? *Academic Medicine, 77*(10), s103–104.

Downing, S.M. (2003). Guessing on selected-response examinations. *Medical Education, 37,* 670–671.

Downing, S.M. (2005). The effects of violating standard item writing principles on tests and students: The consequences of using flawed test items on achievement examinations in medical education. *Advances in Health Sciences Education, 10,* 133–143.

Downing, S.M., & Haladyna, T.M. (1997). Test item development: Validity evidence from quality assurance procedures. *Applied Measurement in Education, 10,* 61–82.

Downing, S.M., & Haladyna, T.M. (2004). Validity threats: Overcoming interference with proposed interpretations of assessment data. *Medical Education, 38,* 327–333.

Educational Testing Service. (2009). *Guidelines for constructed-response and other performance assessments.* Princeton, NJ: ETS.

Ebel, R.L., & Frisbie, D.A. (1991). *Essentials of educational measurement.* Englewood Cliffs, NJ: Prentice Hall.

Ellsworth, R.A., Dunnel, P., & Duell, O.K. (1990). Multiple-choice test items: What are textbook authors telling teachers? *Journal of Educational Research, 83*(5), 289–293.

Feldman, M., Lazzara, E.H., Vanderbilt, A.A., & DiazGranados, D. (2012). Rater training to support high-stakes simulation-based assessments. *The Journal of Continuing Education in the Health Professions, 32*(4), 279–286.

Fitzpatrick, S., & Dunleavy, D. (2016). *Exploring a situational judgment test for use in medical school admissions.* Retrieved October 2017 from www.aamc.org/download/462754/data/sjtupdatefor2016pdc.pdf.

Haberman, S.J. (2007). Electronic essay grading. In C.R. Rao & S. Sinrahay (Eds.), *Handbook of statistics 26: Psychometrics* (pp. 205–233). New York: Elsevier.

Haladyna, T.M. (1992). Context-dependent item sets. *Educational Measurement: Issues and Practice, 11,* 21–25.

Haladyna, T.M. (1997). *Writing test items to evaluate higher-order thinking.* Needham Heights, MA: Allyn & Bacon.

Haladyna, T.M., & Downing, S.M. (1989a). A taxonomy of multiple-choice item-writing rules. *Applied Measurement in Education, 1*, 37–50.

Haladyna, T.M., & Downing, S.M. (1989b). Validity of a taxonomy of multiple-choice item-writing rules. *Applied Measurement in Education, 1*, 51–78.

Haladyna, T.M., & Downing, S.M. (1993). How many options is enough for a multiple-choice test item. *Educational and Psychological Measurement, 53*, 999–1010.

Haladyna, T.M., & Downing, S.M. (2004). Construct-irrelevant variance in high-stakes testing. *Educational Measurement: Issues and Practice, 23*(1), 17–27.

Haladyna, T.M., Downing, S.M., & Rodriguez, M.C. (2002). A review of multiple-choice item-writing guidelines for classroom assessment. *Applied Measurement in Education, 15*(3), 309–334.

Holmboe, E.S., & Hawkins, R.E. (2008). *Practical guide to the evaluation of clinical competence.* Philadelphia, PA: Mosby/Elsevier.

Iramaneerat, C., & Yudkowsky, R. (2007). Rater errors in a clinical skills assessment of medical students. *Evaluation in the Health Professions, 30*(3), 266–283.

Jozefowicz, R.F., Koeppen, B.M., Case, S., Galbraith, R., Swanson, D., & Glew, R.H. (2002). The quality of in-house medical school examinations. *Academic Medicine, 77*(2), 156–161.

Khan, H.F., Danish, K.F., Awan, A.S., & Anwar, M. (2013). Identification of technical item flaws leads to improvement of the quality of single best multiple choice questions. *Pakistani Journal of Medical Science, 29*(3), 715–718.

Kobrin, J.L., & Kimmel, E.W. (2006). Test development and technical information on the writing section of the SAT Reasoning Test™. *College Board Research Notes, 25.*

Kyllonen, P.C. (2015). Designing tests to measure personal attributes and noncognitive skills. In M. Raymond, S. Lane, & T. Haladyna (Eds.), *Handbook of test development* (2nd ed., pp. 190–211). New York: Routledge.

Lane, S., & Iwatani, E. (2015). Design of performance assessments in education. In M. Raymond, S. Lane, & T. Haladyna (Eds.), *Handbook of test development* (2nd ed., pp. 274–293). New York: Routledge.

Lane, S., & Stone, C.A. (2006). Performance assessment. In R.L. Brennan (Ed.), *Educational measurement* (4th ed., pp. 387–432). Westport, CT: Praeger Publishers.

Linn, R.L., & Miller, M.D. (2005). *Measurement and assessment in teaching* (9th ed.). Upper Saddle River, NJ: Pearson/Merrill Prentice Hall.

Lockyer, J., Carraccio, C., Chan, M., Hart, D., Smee, S., Touchie, C., . . . & ICBME Collaborators (2017). Core principles of assessment in competency-based medical education. *Medical Teacher, 38*(6), 609–616.

Messick, S. (1989). Validity. In R.L. Linn (Ed.), *Educational measurement* (3rd ed., pp. 13–104). New York: American Council on Education and Macmillan.

Messick, S. (1994). The interplay of evidence and consequences in the validation of performance assessments. *Educational Researcher, 23*, 13–23.

Miller, G.E. (1990). The assessment of clinical skills/competence/performance. *Academic Medicine, 65*, S63–67.

Muijtjens, A.M.M., van Mameren, H., Hoogenboom, R.J.I., Evers, J.L.H., & van der Vleuten, C.P.M. (1999). The effect of a 'don't know' option on test scores: Number-right and formula scoring compared. *Medical Education, 33*, 267–275.

Nyquist, J.G. (2014). *Techniques for assessment of learner performance in teaching and assessing the competencies* (10th ed.). Los Angeles: University of Southern California.

Paniagua, M., & Swygert, K.A. (Eds.). (2017). *Constructing written test questions for the basic and clinical sciences.* Philadelphia: National Board of Medical Examiners.

Powers, D.E., Burstein, J.C., Chodorow, M., Fowles, M.E., & Kukich, K. (2001). Stumping *e-rater*: Challenging the validity of automated essay scoring. *ETS Research Report 01-03.* Princeton, NJ: Educational Testing Service.

Rodriguez, M.C. (2005). Three options are optimal for multiple-choice items: A meta-analysis of 80 years of research. *Educational Measurement: Issues and Practice, 24*(2), 3–13.

Rodriguez, M.C. (2015). Selected-response item development. In S. Lane., M.R. Raymond, & T.M. Haladyna (Eds.), *Handbook of test development* (2nd ed., pp. 259–273). New York: Routledge.

Rush, B.R., Rankin, D.C., & White, B.J. (2016). The impact of item-writing flaws and item complexity on examination item difficulty and discrimination value. *BMC Medical Education, 16*, 250.

Schneid, S., Armour, C., Park, Y.S., Yudkowsky, R., & Bordage, G. (2014). Reducing the number of options on multiple-choice questions. *Medical Education, 48*, 1020–1027.

Shumate, S.R., Surles, J., Johnson, R.L., & Penny, J. (2007). The effects of the number of scale points and non-normality on the generalizability coefficient: A Monte Carlo study. *Applied Measurement in Education, 20*, 357–376.

Swygert, K.A., & Williamson, D.M. (2015). Using performance tasks in credentialing tests. In M. Raymond, S. Lane, & T. Haladyna (Eds.), *Handbook of test development* (2nd ed., pp. 294–312). New York: Routledge.

Tarrant, M.M., Knierim, A., Hayes, S.K., & Ware, J. (2006). The frequency of item writing flaws in multiple-choice questions use in high stakes nursing assessments. *Nursing Education Today, 26*(8), 662–671.

Tarrant, M.M., Ware, J., & Mohammed, A.M. (2009). An assessment of functioning and non-functioning distractors in multiple-choice questions: A descriptive analysis. *BMC Medical Education*, *9*(40).

Thissen, D., & Wainer, H. (Eds.). (2001). *Test scoring*. Mahwah, NJ: Lawrence Erlbaum Associates.

Wainer, H., & Lewis, C. (1989). *RR-89-29: Toward a psychometrics for testlets*. Princeton, NJ: Educational Testing Services.

Wainer, H., & Thissen, D. (1996). How is reliability related to the quality of test scores? What is the effect of local dependence on reliability? *Educational Measurement: Issues and Practice*, *15*(1), 22–29.

Welch, C. (2006). Item and prompt development in performance testing. In S.M. Downing & T.M. Haladyna (Eds.), *Handbook of test development* (pp. 303–327). Mahwah, NJ: Lawrence Erlbaum Associates.

Yudkowsky, R., Downing, S.M., & Sandlow, L.J. (2006). Developing an institution-based assessment of resident communication and interpersonal skills. *Academic Medicine*, *81*, 1115–1122.

8

구술평가

Dorthea Juul, Rachel Yudkowsky, and Ara Tekian

구술평가(oral examination, *viva voce*)는 한 명의 수험생을 대상으로 한 명 혹은 그 이상의 평가자(examiner)가 대면으로 평가를 진행하는 평가 형식이다. 평가 질문은 환자 사례, 임상 의무기록, 또는 다른 임상 자료와 연계되며, 시험 시간은 집중적으로 5분 동안 진행하는 경우에서부터 긴 사례에 대한 이해를 확인하기 위하여 한 시간 정도 진행하는 경우까지 다양하게 진행할 수 있다.

구술평가의 명시적인 목적은 수험생이 자신의 생각을 표현하고, 자료를 종합하고, 즉각 대응할 수 있는 능력뿐만 아니라 비판적 추론능력, 문제해결능력, 판단력과 윤리적 능력을 평가하기 위하여 수험생의 사고를 탐색하는 것이다. 구성형 지필시험(construct-response written examination)과 비교해 봤을 때 구술평가의 잠재적 이점은 평가자가 수험생의 반응을 탐색하기 위해 이어서 부가적인 질문을 하고 수험생의 능력의 한계를 더 잘 확인하기 위하여 수험생에게 심화하고 확장된 도전의 기회를 줄 수 있는 평가자의 능력에 달려있다. 필기시험으로 더 잘 평가할 수 있는 지식평가나 시뮬레이션, 수행평가 또는 직접 관찰하는 방법(direct observational methods)으로 더 잘 평가할 수 있는 환자 면담의 요소들을 평가하기 위해 구술평가를 사용하는 것은 적절하지 않다(Figure 8-1).

구술평가는 역사가 오래되었고 광범위하게 사용되고 있지만 타당도(validity)와 관련하여 많은 제한점이 존재하여(비교적 많은 비용이 소모되기도 하며), 평가(assessment) 전략으로서 효용성에 대한 우려와 논쟁이 지속되고 있다(see, for example, Hutchinson, Aitken, & Hayes, 2002; Yudkowsky, 2002; Wass, Wakeford, Neighbour, & van der Vleuten, 2003; Davis & Karunathilake, 2005; Burch, Norman, Schmidt, & van der Vleuten, 2008; Memon, Joughin, & Memon, 2010). 이 장에서는 먼저 전 세계적으로 활용되고 있는 구술평가의 몇 사례를 살펴본 후 앞서 얘기한 구술평가와 관련된 제한점을 검토하고, 주로 **구조화된** 구술평가(*structured* oral examination)를 이용하여 이 제한점을 극복할 수 있는 몇 가지 해결 방법을 제안하고자 한다.

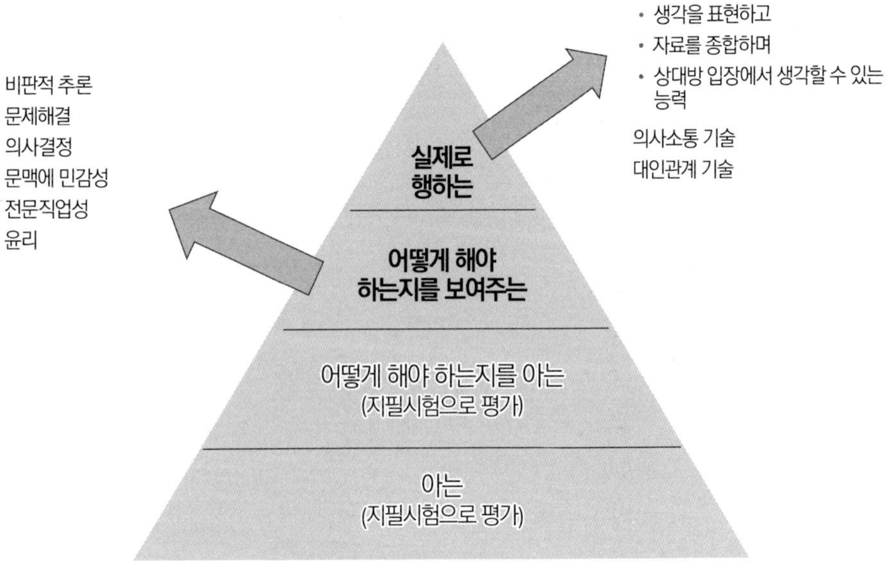

Figure 8-1 구술시험으로 평가하는 밀러 피라미드 역량들

출처: Miller (1990)

1. 전 세계의 구술평가 활용 현황

구술평가는 면허와 자격증을 위한 시험뿐만 아니라 학부와 대학원 수준의 시험에서도 사용된다. Arabian Gulf 대학에서 의과대학생을 평가하기 위하여 사용한 임상면담직접관찰시험(Direct Observation Clinical Encounter Examination, DOCEE)을 예로 들 수 있다(Hamdy, Prasad, Williams, and Salih, 2003). 여러 명의 평가자들이 학생이 실제 환자와 면담하는 것을 직접 관찰한 후, 이 학생의 수행에 대해 함께 논의를 진행하고 4개의 영역(자료 수집 기술, 추론과 분석 기술, 의사결정 기술과 전문직업인으로서 태도)으로 나누어 평가한다. 이 평가방법은 신뢰도와 두 명의 평가자 간의 동의 정도에서 높은 수준을 보였으며, 이를 통하여 임상 역량을 나타내는 다른 지표들과 전혀 중복되지 않은 정보를 제공하였다.

CanMEDS Assessment Tools Handbook의 평가 도구 리스트 중에 구술평가가 포함되어 있어 이 평가 형식이 의료전문가의 역할에 필요한 다양한 주요 역량을 평가하는데 적합한 방법임을 보여주고 있다(Bandiera, Sherbino, & Frank, 2006). Chou, Lockyer, Cole과 McLaughlin(2009)은 캐나다의 전공의 프로그램 담당자들을 대상으로 진행한 설문에서 응답자의 86%가 교육생들을 위하여 구술평가를 활용하고 있으며, 이는 다른 어떤 수련중평가보고서[in-training evaluation report(ITER)]보다 가장 많이 사용하는 형식이라고 응답하였다고 보고하였다. Jefferies, Simmons와 Skidmore(2011)는 세부전공(신생아/주산기의학) 수련 프로그램에서 7가지 CanMEDS 역할을 모두 평가하기 위한 구조화된 구술평가를 개발하였다. 이들은 이 평가가 7가지 역할 중 6개에 타당한 심리측정학적 속성을 가지며 실현 가능성이 있고 경제적이어서 교육생들과 임상교육자들에게 잘 받아들여지고 있다고 하였다.

의무기록자극회상(Chart-Simulated Recall, CSR)은 전통적인 구술평가와 같이 평가자간 그리고 평가자와 수험생 간의 상호작용을 포함하는 평가 형식이다. 평가자의 질문은 수험생의 환자 면담 기록 자료에 기초하며, 임상 추론 능력, 의사결정능력, 문서화 기술, 환자와 보호자와의 의사소통 능력, 진료 체계에 대한 이해와 같은 광범위한 역량을 다룰 수 있다(Philibert, 2018). 실제로 평가자는 수험생에게 본인의 생각을 입 밖에 내어 말하도록 그리고 자신의 행동의 근거를 분명하게 설명하도록 요구한다. CSR은 교육생뿐만 아니라 진료의를 평가하고 피드백을 제공하기 위해서도 사용되고 있다(Al-Wassia, Al-Wassia, Shihata, Park, & Tekian, 2015; Goulet, Jacques, Gagnon, Racette, & Sieber, 2007; Reddy, Endo, Gupta, Tekian, & Park, 2015).

미국에서 구술평가는 의료전문의위원회(medical specialty board) 설립과 함께 1917년 초반부터 사용되었다(Mancall, 1995). 캐나다전문의협회(Royal College of Physicians and Surgeons of Canada), 미국과 캐나다의 치과의학 위원회(dentistry boards), 영국왕실협회(Royal College in Great Britain)를 비롯한 대부분의 전문의와 전 세계의 다른 자격증 인증기관과 마찬가지로 미국에서도 2018년 현재 의학전문의협회의 약 반에 해당하는 24개의 협회가 자격증 획득 과정에 구술평가를 포함하고 있다.

미국 전문의 자격증 시험에서 구술평가를 사용하고 있으므로 많은 전공의 프로그램에서 구술평가 연습 혹은 "모의" 구술평가를 시행하고 있다. 이는 전공의의 발달을 평가하기 위해서만이 아니라 수험생이 이 평가 형식에 노출될 기회를 제공하여 통과율을 높이려는 2차적인 목적도 가지고 있다. 이와 관련된 사례들은 응급의학(Schwaab 등, 2011), 안과학(Wiggins, Harper, Landes, & O'Sullivan, 2008), 물리치료의학과 재활의학(Engel, Pai, & Walker, 2014), 방사선과학(Strickland, Jensen, & McArthur, 2017), 그리고 외과학(Fingeret 등, 2016) 문헌에서 확인할 수 있다.

자격증 획득 과정에서의 구술평가의 "부가 가치"에 대해 직접적으로 언급했던 연구에서 마취학 전문의협회(American Board of Anesthesiology) 연구자들은 자격증 시험의 MCQ와 구술평가의 요소 모두를 통과한 사람들과 둘 중 한 가지만 통과하거나 둘 다 통과하지 못한 사람들을 비교하여 두 요소를 모두 통과한 경우 의사 면허를 가진 사람으로서 자격에 반하는 징계성 행위를 할 위험정도가 더 낮았음을 보고하였다(Zhou 등, 2017). 그들은 이러한 결과가 "구술평가는 지필시험에서 충분히 평가하기 어려운 마취학전문의로서 행위의 중요한 영역을 평가한다"라는 가설을 지지하는 것이라고 결론을 지었다(Zhou 등, 2017, p. 1178).

2. 구술평가의 타당도에 대한 위협

전통적인 비구조화된 구술평가의 타당도에 대한 우려로 인해 특히 고부담 평가의 경우 구술평가를 점점 지필시험, 시뮬레이션, 표준화환자를 활용한 수행평가 그리고 구조화된 구술평가로 대치하고 있다. 이러한 움직임을 이해하기 위해 2장에서 논의했던 타당도에 대한 두 가지 주요한 제한점[구인과소대표성(construct underrepresentation, CU), 구인무관변량(construct-irrelevant variance, CIV)]의 측면에서 구술평가의 취약점을 살펴보려 한다.

구인과소 대표성 혹은 과소표집은 구술평가에서 극복해야 하는 주요 요소이다. 다른 평가방식과 마찬가지로 구술평가도 평가할 영역을 체계적으로 표본화한 측정점을 제공하여야 한다. 임상술기를 평가하는 다른 평가처럼 구술평가의 내용 특이성(Elstein, Shulman, & Sprafka, 1978)은 하나의 주제로 평가 가능한 역량으로 다른 주제의 역량까지 평가하도록 일반화하기에는 한계가 있다. 두 세 개의 주제나 임상 시나리오와 관련된 질문으로 구성된 구술평가는 특정 내용 영역과 관련하여 폭넓고 체계화된 표본을 제공하지는 않을 것이며(Turnball, Danoff, & Norman, 1996; Norcini, 2002); 단 하나나 두 개 정도의 시나리오로 문제해결능력이나 임상추론능력을 평가하는 시험은 특정 술기 능력에 대한 자료를 수집하는 데 충분하지 않다. 게다가 만일 구술평가를 실제 환자와의 면담에 적용한다면, 평가할 수 있는 내용은 환자 상태, 환자의 협조 정도와 환자가 평가에 동의하는 수준에 따른 차이가 있을 수 있다(Yudkowsky, 2002). 만일 수험생들이 각 다른 환자와의 면담에 대하여 평가를 받을 경우, 그 평가의 난이도나 내용이 동일하지 않아 공정성을 담보하고 학습자들 간의 평가 점수를 비교하는데 어려운 상황이 될 것이다.

이 문제와 관련하여 초기 연구(Evans, Ingersoll, & Smith, 1966; McGuire, 1966)에서는 구술시험의 질문은 지필시험의 질문과 비교하여 크게 다르지 않았다고 하였다. Jayawickramarajah(1985)도 비구조화된 구술평가에서 대략 3분의 2정도의 질문이 단순한 회상 수준을 요구하는 것이라고 보고하였다. 평가에서 활용하는 주제의 수에 관계없이 구술평가의 질문들은 구술평가가 추구하는 목적인 높은 수준의 사고를 유발하지 못하는 것으로 보인다.

구인무관변량(*CIV*)은 평가할 역량에 적절하지 않은 요소들로 인한 점수의 차이를 말한다; 임상추론능력 평가에 영향을 줄 수 있는 공손함, 품행과 옷차림과 같은 특성이 평가될 때를 예로 들 수 있다(Williams, Klamen, & McGaghie, 2003). CIV는 학습자 당 소수의 평가자를 활용하는 전통적인 구술평가에서 상당한 취약점인데, 적은 수의 평가자로는 엄격함(매/비둘기)과 바이어스(bias) 효과를 보완하기 힘들기 때문이다(Linn & Zeppa, 1976; Schwiebert & Davis, 1993; Weingarten, Polliack, Tabenkin, & Kahan, 2000; Wass 등, 2003; Houston & Myford, 2009).

구술평가에서 점수에 영향을 미칠 수 있는 구인무관변량에는 타성과 행동거지, 언어와 유창함, 용모와 매력(즉 전문적인 옷차림과 비전문적인 옷차림), 육체적 이상/기이하거나 별남, 불안/스트레스 수준과 정서적 상태 등이 포함된다(Pokorny & Frazier, 1966; Yaphe & Street, 2003; Lunz & Bashook, 2008). 수험생의 자신감 수준은 실제로 말한 것보다 평가자가 부여하는 점수에 더 많은 영향을 줄 수 있다(Thomas 등, 1993).

의사소통 스타일의 효과에 대한 흥미로운 실험에서 Rowland-Morin, Burchard, Grab, Coe(1991)는 5명의 남, 여 배우를 직접 눈맞춤 대 간접 눈 맞춤, 보통 속도의 응답률 대 느린 응답률과 같은 다른 특징을 가진 학생들과 똑같이 행동하도록 훈련시켰다. 평가자는 이 배우들의 수행 정도를 10가지 범주로 평가하였다(사실 인지, 개념 이해, 문제 식별, 관련 자료 통합, 적절한 의사결정, 동기 부여 정도, 효과적 의사소통, 임기응변 능력, 성실함, 매력적 외모). 이 연구에서 평가자가 학생들의 의사소통 능력에 강하게 영향을 받는다는 것을 발견했다. 반대로, 평가자가 좋다고 여기거나 못마땅하게 여기는 표정은 수험생의 응답을 장려하거나 의욕을 상실하게 하여 평가에 부가적인 CIV가 섞일 수 있다.

3. 구조화 구술평가

위에서 설명한 구인과소대표성과 구인무관변량의 문제로 인해 많은 교육자들은 구술평가를 표준화환자와 기타 시뮬레이션을 활용한 지필시험이나 수행평가와 같은 보다 객관적이고 제어 가능한 방법으로 대체하고 있다. 그럼에도 불구하고 아래에 설명된 대로 통제되고 표준화된 조건하에서라면 구술평가는 포괄적인 평가 접근 방식 안에서 부가적 가치를 제공할 수 있다. 구조화 구술평가는 CU 및 CIV를 방지하는 데 상당한 이점을 제공한다.

구조화 구술평가에서 각 수험생은 **동일한 조건, 동일한 시간**, 가능한 한 **객관적인 채점**이 진행되는 **동일**하거나 **동등한 과제**에 노출된다(Guerin, 1995). CU 및 CIV와 관련된 문제는 일련의 구술시험의 조합, 세심하게 구성된 시험 스테이션의 출제계획표, 문제 표준화 및 답변 채점 기준표 준비; 체계적인 훈련을 받은 다수의 평가자의 활용; 공식적인 준거 설정; 그리고 체계적인 품질 보증 노력에 의해 해결 가능하다(Table 8-1).

Table 8-1 구조화 구술평가의 특징

- 여러 평가 "스테이션"
- 내용 출제계획표
- 초기 질문의 표준화
- 답변 채점을 돕는 채점 루브릭
- 여러 명의 평가자
- 평가자 훈련
- 공식 준거 설정
- 질 보증 노력

구조화 구술평가는 표준화환자 평가 및 객관적구조화 진료시험(OSCEs)과 같은 수행평가와 특성이 비슷하다(9장 참조). 수행평가와 마찬가지로 구술평가에서도 평가 횟수 또는 스테이션의 수를 늘리는 것이 내용과 평가자 간의 표본 수를 늘리고, CU를 줄이고, 평가/평가자 간에 상쇄가 가능하도록 CIV를 허용하여 신뢰도/일반화에 큰 영향을 미칠 수 있다. Daelmans, Schepbier, van der Vleuten, and Donker(2001)는 5일 동안 하루에 2번 30분간 환자 바탕 구술시험 진행을 목표로 내과 임상실습에서 더 수의 구술평가의 효과를 조사했다. 그들은 0.80의 일반화 가능성에 도달하는데 30분 시험 10회 또는 약 5시간의 평가가 필요하다고 하였다(van der Vleuten & Swanson, 1990). 이는 신뢰할 수 있는 OSCE에 필요한 사례의 수 및 평가 시간 조건과 비슷하다. OSCE 에서와 마찬가지로 각 "스테이션"에서 한 명의 평가자가 평가하는 시험의 횟수를 늘리는 것은 평가자를 두 배로 늘리는 것보다 신뢰도를 더 향상시킨다(Swanson, Norman, & Linn, 1995; Norman, 2000; Wass 등, 2003).

아래의 **사례 8-1**에 묘사된 다중 미니 면접(multiple mini interview, MMI)은 OSCE와 유사한 짧게 구성된 일련의 면접으로 구조화된 구술평가와 비슷하고 의과대학생 선발을 위하여 비구조화된 긴 면접으로 바꾼 것이다. 여러 연구에서 신입생 선발과정의 MMI의 타당도를 확인된 바 있다(Eva 등, 2009; Eva 등, 2012; Knorr & Hissbach, 2014). Eva 등(2012)은 "MMI 평가를 적용한 선발 과정에서 미통과된 학생과 비교했을 때, 통과한 학생의 캐나다 국가의사 자격 시험 성적이 더 높았다"고 보고하였다(p. 2233).

출제계획표를 작성하면 체계적으로 대표성을 띤 관심 영역 표본을 추출할 수 있다(2장 참조; Haladyna, 2004; Lane, Raymond, & Haladyna, 2015). 평가할 내용 영역과 술기를 확인하기 위하여 분류표를 활용하고 평가받아야 하는 술기를 이끌어내기 위한 질문의 예를 제공할 수 있다(Table 8-2).

평가의 목적에 따라 다양한 촉발 자료를 사용하여 평가 질문에 대한 임상적 맥락을 제공할 수 있다. 서면/비디오 사례 외에도 구술 평가는 실제 또는 모의환자와 면담을 바탕으로 할 수 있으며 OSCE 스테이션을 위한 탐색 도구로 역할을 할 수 있다. 때때로, 평가자는 학습자의 정보 수집 또는 의사소통능력을 평가하기 위하여 환자 역할을 시뮬레이션 할 수 있다. 미국응급의학전문의인증위원회(American Board of Emergency Medicine)는 엑스레이 및 ECG와 같은 컴퓨터바탕 그래픽과 이미지를 구술평가에 통합시키고 있다(Kowalenko 등, 2017). 최근 미국마취과학전문의 인증위원회(American Board of Anesthesiology)는 미

사례 8-1 구술평가"OSCE"

다중 미니 면접

다중미니면접(MMI)는 McMaster 대학의 Michael G. DeGroote 의과대학에서 의과대학 지원자의 비인지적 자질에 대한 보다 타당한 평가를 위해 개발한 구조화된 구술평가의 창의적인 예이다(Eva, Reiter 등, 2004, Eva, Rosenfeld 2004). 보건의료 전문직 프로그램에 입학하기 위한 전통적인 면접은 면접관과 지원자 간의 고부담 대화 형태인 "구술 시험"으로 쉽게 개념화될 수 있다. McMaster MMI는 윤리적 문제, 의사소통 기술, 협업 능력 또는 기타 비인지적 자질과 관련된 시나리오를 바탕으로 하는 일련의 OSCE와 유사한 간략히 구조화된 사례로 구성되어 있다. 어떤 스테이션에서는 평가자가 지원자와 특정 주제에 대해 논의할 수 있고, 다른 스테이션에서는 지원자가 모의 "환자" 또는 "동료"와 상호 작용하는 것을 평가자가 관찰할 수 있다. MMI 방법은 치과대학, 의과대학, 간호대학, 약학대학, 수의학대학 등과 대학원 수준의 의학 및 치의학 프로그램의 학생 선발에서 활용되고 있다(Reiter & Eva, 2017).

MMI 유형 질문(8분) 예

당신과 친한 이웃은 그녀의 위암을 치료하기 위해 대체의학 방법만을 사용할 계획이라고 한다. 당신은 그녀에게 어떤 말을 하겠는가?
만일 이것이 당신 여동생의 경우라면 당신의 대답은 달라질까?

Table 8-2 출제 계획표 및 실행 상의 결정

- 표집할 내용 영역 및 하위 영역
- 평가할 술기/역량
  - 의사결정
  - 환자관리
  - 진단적 해석
  - 맥락적 주제에 대한 민감도
  - 의사소통 및 대인관계 기술
  - 기타
- 촉발 자료(있는 경우)
  - 실제 환자
  - 모의환자
  - 특정상황을 서술한 짧은 증례
  - 학습자 자신의 환자 의무기록
  - 검사 결과
  - 평가자 역할극
- 원하는 질문의 폭과 깊이

실행을 위한 기타 조건 결정:
- 구술시험스테이션 수
- 각 스테이션당 시간/소요시간
- 스테이션당 질문/사례 수
- 스테이션당 평가자 수

국 전문의인증위원회 중 최초로 일부 구술평가 스테이션을 표준화환자를 바탕으로 진행하기 시작했다(American Board of Anesthesiology, 2018).

또 다른 선택은 환자에게 제공되는 진료의 맥락에서 학습자의 임상추론 및 의사결정 근거를 깊이 있게 조사할 수 있도록 평가자가 의무기록자극회상(CSR)의 촉발자료로 학습자의 사례를 사용하는 것이다(Maatsch, 1981). 미국산부인과전문의인증위원회(American Board of Obstetrics and Gynecology, 2018)는 구술평가의 6개 섹션 중 3개 섹션을 평가 대상자가 제출한 사례 목록을 바탕으로 진행한다. **사례 8-2**는 CSR 바탕 평가를 위해 미리 지정될 수 있는 초기 질문의 예를 제공하고 있다; 후속 질문은 심사자의 재량에 따른다.

사례 8-2 의무기록자극회상(Chart-Stimulated Recal, CSR)

Philibert(2018)는 CSR 세션을 개발하는 데 이용할 수 있는 워크시트를 제공하고 있다. 그녀는 사례 선택 및 의무기록 감사에 약 5분, 토론 및 피드백에 10~15분 정도가 소요될 것으로 예상한다. 섹션들은 의무기록검토 수행, 사례 토론 수행, 구두 피드백 제공과 피드백에 대한 이해를 확인하는 것으로 구성된다. 사례 토론 섹션에서 그녀는 환자 진료에 대한 생각을 확인하는 데 사용할 수 있는 초기 질문을 제시하고 있다. 예를 들어:

- 환자가 보여주는 어떠한 모습으로 가장 가능성 높은 두 가지 진단을 했습니까? 그 과정에서 모호함이나 불확실성이 있었습니까? 그렇다면 당신은 그것을 어떻게 해결하였습니까?
- 당신이 검사실 검사나 테스트를 요청한 근거는 무엇입니까? 생각하였으나 시행하지 않은 다른 테스트가 있었나요? 이유는 무엇인가요?
- 질병과 진료(느낌, 아이디어, 기능과 기대에 미치는 효과)에 대한 환자의 경험에 대해 질문했습니까? 그것으로 무엇을 알게 되었습니까?

Reddy 등(2018)은 미국졸업후교육인증위원회(Accreditation Council for Graduate Medical Education, ACGME) 마일스톤에 작성된 CSR 평정척도를 개발했으며, 구조화된 CSR 세션을 개발하는 데 사용할 수 있는 예제 질문도 제공하였다. 예를 들어:

- 환자가 퇴원할 준비가 되었다고 어떻게 결정했습니까?
- 이 환자를 진료하면서 무엇을 배웠습니까?
- 무엇이든 당신이 지금 알게 된 것을 알았더라면, 당신 자신의 진료를 더 잘 향상시킬 수 있었을까요?

다음은 의무기록자극회상에 대한 마일스톤바탕 평정척도의 예이다. 이 업무를 수행할 수 있는 전공의의 능력을 표시 하시오.
문항 3: 자문의사를 적절히 활용하시오

1 단계: 매우 부족	2 단계	3단계	4 단계: 감독 없이 진료 가능	5 단계: 능숙
환자진료에 필요할 때 자문을 활용하지 않음	자문요청 이유와 명분을 정당화하지 못함	자문의가 적절하게 개입할 수 있도록 의미 있는 임상관련 질문을 함	효과적인 환자관리를 위해 자문의의 조언에 무게를 실음	여러 자문의의 서로 다른 조언을 조율

출처: Reddy, S.T., Tekian, A., Durning, S.J., Gupta, S., Endo, J., Affinati, B., & Park, Y.S. (2018). Preliminary Validity Evidence for a Milestones-Based Rating Scale for Chart-Stimulated Recall. *Journal of Graduate Medical Education, 10*(3), 269-275

4. 채점 및 준거 설정

구술평가의 채점 이슈는 수행을 포착하고 점수를 매기고 점수를 통합하는 절차를 위한 도구가 포함된 수행평가의 경우와 비슷하다(9장 참조). 체크리스트와 평정척도는 평가자가 시험의 중요한 구성 요소에 집중하도록 도와주며 행동기준 평정 루브릭은 평가를 표준화하는 데 도움이 될 수 있다. 수행평가와 마찬가지로 구술평가에서도 총괄평정을 포함하는 것이 전문 평가자의 고유한 판단과 경험을 활용하는 것을 도울 수 있다.

준거 설정은 구술평가에서 특히 어려운 문제이다. 개별 심사자의 단독 판단에 맡기면 통과/미통과 판정이 자의적이거나 쉽게 변할 수 있다고 정당한 공격을 받을 수 있다. 공식 준거 설정 작업을 통해 여러 전문가의 판단을 통합하면 분할 점수에 대한 방어가 가능하고 공정하다는 것을 보장할 수 있다.

OSCE와 같은 수행평가에 사용되는 어떠한 준거 설정 방법도 여러 스테이션과 여러 명의 평가자가 참여하는 구조화된 구술시험에 적용할 수 있다. 경계선 집단 방법과 같은 수험생중심 방법은 서로 다른 학습자가 각각 다른 평가자로부터 질문을 받는 구술시험에 특히 적합할 수 있다. 이 방법에서는, 평가자가 채점기준 당 몇 가지 연관된 문항에 대하여 수험생 점수를 매기거나 평가할 수 있으며, 또한 확실한 통과에서부터 경계선 통과와 확실한 미통과까지의 총괄평정을 제공하게 된다. 최종 통과/미통과 기준 점수는 "경계선" 등급을 가진 모든 응시자의 평균 문항 점수로 결정된다.

Angoff 방법에서, 준거는 개별 구술시험 스테이션 수준 또는 시험 수준에 따라 설정할 수 있다. 엄선된 평가단이 각 문항 또는 시험 스테이션을 검토하고, 각 평가자는 실패 직전의 경계선 수험생이 성공적으로 이에 이를 수 있는 확률을 제시하게 된다. 스테이션 또는 평가의 최종 분할 점수는 문항 또는 스테이션 간의 확률의 합이다. 준거 설정 문제에 대한 보다 완벽한 논의를 위해서 6장을 참고하고 수행평가 맥락에서의 채점과 준거 설정에 대한 논의를 위해서는 9장을 참고하면 된다.

5. 수험생의 준비

수험생은 사전에 목표, 세팅, 진행시간, 평가자 수와 전반적인 절차에 대해 알고 있어야 하며 질문의 유형과 통과기준에 대하여 숙지하고 있어야 한다. 가능하면 연습 기회(특히 고부담 시험의 경우)가 제공되어야 한다. 평가 기관은 대부분 웹사이트에서 이 정보를 제공한다. 예를 들어, 미국응급의학전문의인증위원회(2018)는 자세한 서면 정보 외에도 "구술평가 응시자 오리엔테이션" 비디오를, 미국외과전문의인증위원회(2018)는 "성공적인 구술평가 가이드"라는 제목의 비디오를 제공하고 있다.

6. 평가자 선발, 훈련 및 평가

Wakeford, Southgate, 및 Wass(1995)는 평가자 선발 기준으로 관련 주제 "전반적으로 수험생에게 받아들여질 한계내에서 의학 실습과 의료전달에 접근"에 대한 적절한 지식과 술기, 효과적인 대인 관계 기술, 좋은 팀원으로서의 능력과 일차 진료에서의 적극성을 포함할 것을 제안하였다.

적절한 평가자를 선발하는 것이 모든 구술시험에서 중요한 단계이므로 기관이 체계적인 평가자 훈련의 기회를 갖게 되는 것이 구조화된 구술시험의 이점 중 하나이기도 하다. 사용할 사례를 검토하는 것 외에도, 평가자는 지원자의 문제해결능력에 대한 더 나은 평가를 제공하기 위해 더 높은 분류 수준에서 개방형 질문을 하도록 훈련받을 수 있다(Des Marchais & Jean, 1993). 평가자가 다양한 수준의 응답에 대해 평가하는 것을 연습하는 준거틀훈련(Frame-of-reference training)은 평가자가 평정척도에 맞추어 보정하는 데 특별히 효과적인 방법이다(Bernardin & Buckley, 1981, 9장 참조).

Newble, Hoare, and Sheldrake (1980)는 일관성이 부족한 평가자에게는 이 훈련이 비효과적인 경향이 있어 일관성이 없는 평가자와 너무 엄격하거나 관대한 평가자는 평가자 공동체에서 제외하는 것을 제안하였다. Jones (2016)는 미국외과전문의인증위원회에서 평가자에게 제공하는 평가 행동에 대한 피드백 유형에 대하여 설명하였다.

체계적인 엄격함과 관대함(비일관성은 아님) 또한 통계적으로 점수를 조정하여 수정할 수 있다. Raymond, Webb, and Houston (1991)과 Raymond, Harik, and Clauser (2011)는 관대함과 엄격함의 오류를 식별하고 교정하기 위해 일반최소자승(OLS) 회귀에 기초한 비교적 간단한 통계 절차를 사용하여 통과율에 6%의 변화가 있었음을 보고하였다. 고부담 평가에서는 다차원 Rasch 측정(many-facet Rasch measurement)과 같은 보다 복잡한 통계 방법을 활용하는 것이 평가자 오류를 식별하고 수정하는 데 도움이 될 수 있다(Myford & Wolfe, 2003; Jones, 2012; 19장 참조, Item Response Theory).

심사자의 채점 행동을 추적하는 것 외에도 경험이 많은 고참 평가자가 동료를 멘토링하고 평가하는 역할을 수행하는 경우가 많다. Chiodo (2016)와 Harman (2016)은 위원회에서 심사자를 모니터링하는 데 사용하는 형식의 예를 제공하였다.

다음 **사례 8-3**은 미국응급의학전문의인증위원회의 자격인증 구술시험에서 활용하는 평가자 훈련에 대한 설명이며, Table 8-3은 평가자 훈련 단계에 대한 요약이다.

7. 질 보장

질 보장(QA) 노력을 통해 시험의 타당도(Table 8-4)에 대한 위협을 예방, 확인 및 해결할 수 있고, 2장에서 설명된 5가지 유형의 타당도 근거를 얻는 데 주안점을 둘 수 있다. 여기에는 내용 타당도를 위한 출제계획표 검토; 평가자가 질문하고 채점하고 시험 관리를 하는 것에 대한 시행 지침을 준수하도록 보장; 평가자 간 신뢰도 또는 일반화 가능성 추정치와 같은 신뢰도 지표 획득; 구술평가 점수와 다른 평가 간의 관계 조사, 그리고 시험을 위해 설정된 분할 점수 기준의 결과를 평가하는 것과 같은 활동이 포함될 수 있다.

8. 평가 후

구술평가 계획에는 모든 평가 방법에 공통적인 시험 후 이슈들에 대한 고려가 포함된다. 여기에는 수험생 및 기타 이해 관계자에게 결과를 배포하기 위한 방법, 미통과 또는 경계선 점수 획득 응시자 처리, 그

사례 8-3 평가자 훈련 및 평가

미국응급의학전문의인증위원회(ABEM) 자격인증 구술평가

ABEM 자격인증 구술시험(2018년 기준)은 실제 사례를 바탕으로 하는 7개의 구조화된 구술 시뮬레이션으로 구성된다: 5개의 단일 환자 시나리오와 응시자가 여러 환자를 동시에 관리해야 하는 2개의 시나리오이다. 한 평가자가 각 시뮬레이션에 점수를 매기고 해당 사례와 관련된 중요한 조치를 바탕으로 8가지 수행 기준에 따라 수험생을 평가한다. 평가 출제계획표(내용 설명서) 및 통과/미통과 기준은 ABEM 웹사이트(www.abem.org)에서 확인할 수 있다.

ABEM은 평가자들이 사례 관리 및 채점에 대한 6시간의 교육을 거쳐 높은 수준의 평가자 간 동의를 얻을 것으로 기대한다. 이들 평가자들은 각 시험에서 17가지 기준에 따라 모니터링되고 평가되며 이들 중 일부 기준을 아래에 나열하였다.

- 지원자와 상호 작용을 위한 편안한 분위기 수립
- 정시에 사례 시작
- 사례 시간의 조절 유지
- 정시에 사례 종료
- 가이드라인에 따른 사례 소개
- 사례 자료를 적절하게 관리
- 합의된 기준에 따라 사례 적용
- 역할을 적절하게 수행
- 적절하게 단서 제공
- 이해하기 쉽고 읽을 수 있도록 메모 작성

평가자들은 평가 방을 순환하는 고참 평가자에 의해 평가된다. 반복적으로 교육 지침에 벗어나는 행동을 하는 평가자는 평가에 다시 초청하지 않는다.

참고: 미국응급의학전문의인증위원회의 평가와 관련된 자세한 내용은 Reinhart(1995) 및 Bianchi(2003)를 참조

Table 8-3 구조화된 구술평가를 위한 평가자 훈련의 단계

1. 평가 영역에 대한 지식이 풍부하고, 평가 대상 학습자(예: 간호 2학년 학생)의 수준에 대해 잘 알고 있으며, 의사소통 능력이 우수한 평가자를 선발한다.
2. 평가자들에게 평가의 목적, 절차 및 결과(부담)에 대해 안내한다.
3. 평가할 역량, 질문 유형 및 촉발자료를 사용하는 방법을 설명하고 평가자들이 고차원적인 질문을 하는 연습을 하게 한다.
4. 평정하고 문서화하는 절차를 검토하고 연습한다.
5. 가능하면 평가자들이 다른 수준의 응답에 대한 채점을 조정해 보도록 준거 틀 훈련의 기회를 제공한다.
6. 새로운 평가자는 숙련된 평가자를 관찰하고/또는 모의 구술시험에 참여하여 연습하게 한다.
7. 새로운 평가자를 관찰하고 피드백을 제공한 후 평가에 초대하거나 초대하지 않는다. 일관성이 없거나 명백하게 일탈적인 등급 패턴(매우 관대하거나 매우 심한)을 가진 평가자는 평가자 역할을 해서는 안 된다.
8. 특히 고부담 시험에서는 평가자의 지속적인 교정/미세 조정을 계속하도록 한다.

Table 8-4 타당도에 대한 위협*: 구술시험

	문제	해결책
구인과소대표성 (CU)	- 영역을 적절하게 표집하기에는 질문이 너무 적음	- 여러 가지 사례/스테이션 사용
	- 비대표적인 영역 표집	- 검사가 체계적으로 영역을 표집하는 지 확인하기 위한 출제계획표
	- 하위 수준의 질문(역량과 질문 간의 불일치)	- 평가자가 높은 수준의 질문을 사용하도록 훈련 - 질문 표준화
	- 독립 평가자 수가 너무 적음	- 여러 평가자 사용 - 스테이션당 1명의 평가자 사용
구인무관변량 (CIV)	- 결함이 있거나 부적절한 질문	- 평가자 훈련 - 질문 표준화
	- 결함이 있거나 부적절한 사례 시나리오 또는 기타 유도 질문	- 시범 시험 사례 및 유도질문
	- 평가자의 편향	- 채점 기준표 제공 - 루브릭을 사용하도록 평가자 훈련
	- 체계적인 평가자 오류: 배경, 심각성, 관대함, 중심성 경향	- 평가자를 위한 준거 틀 교육
	- 질문 난이도 부적절성 (너무 쉽다/너무 어렵다)	- 평가자 훈련 - 질문 표준화
	- 수험생의 허세	- 평가자 훈련
	- 언어/문화적 편견	- 평가자 훈련 - 질문의 검토와 개정
	- 방어할 수 없는 통과점수 방법	- 공식적인 준거 설정 절차 사용
신뢰도 지표	- 일반화 가능성	
	- 평가자 간 신뢰도	
	- 평가자 일관성	

* 타당도에 대한 CU와 CIV 위협의 자세한 내용은 2장을 참고

리고 분쟁의 여지가 있는 점수를 검토하기 위한 분쟁처리과정의 개발과 같은 문제들이 포함된다.

9. 비용

구술평가에는 많은 비용이 소요된다: 시험 준비 및 제작(문항/사례 개발 및 채점 포함); 평가자 훈련과 이동; 특히 표준화환자나 실제 환자가 활용되는 경우 기타 비용; 그리고 장소/현장 사용 비용. 구조화된 구술평가 과정은 특히 복잡하지만 "측정하려는 것을 측정하고 있는가?", "결과를 신뢰할 수 있는가?" 그리고 "시험이 시간과 돈을 투자할 가치가 있는가?"와 같은 질문에 긍정적으로 응답할 수 있어 추가 비용과 노력의 가치가 있다.

10. 요약

구술평가는 여전히 논란과 논쟁의 대상이지만 적절하게 시행된다면 구술은 평가 도구 상자의 신뢰할 수 있는 구성 요소가 될 수 있다. 부담이 적은 형성평가의 맥락에서, 구조화되지 않은 구술시험은 교수진이 학습자와 대화에 참여하고, 그들의 생각을 이해하고, 면담을 바탕으로 즉각적인 피드백을 제공할 수 있는 귀중한 기회가 될 수 있다. 고부담 평가의 경우 객관구조화진료시험(OSCE)와 유사한 구조화 구술평가는 의사 결정, 윤리적 추론 및 기타 "숨겨진" 기술을 심층적으로 확인할 수 있는 유일무이한 기회를 제공할 수 있다.

구조화된 구술평가를 계획할 때 다음의 근거 바탕 권장사항을 따르는 것이 좋다:

- 여러 평가자와 함께 많은 수의 사례/스테이션을 사용한다.
- 출제계획표를 사용하여 질문 개발을 안내한다.
- 구조화된 채점 시스템을 사용한다.
- 일관되고 잘 훈련된 평가자를 선발한다.
- 평가과정의 준비, 생산, 훈련, 실행, 평가(evaluation) 및 피드백 단계를 모니터링 한다.
- 종합 평가 시스템의 하나의 구성 요소로 구술평가를 사용한다.

* 참고: 추가 자료 및 출처는 UIC AHPE 웹사이트(https://go.uic.edu/AHPE)에서 확인할 수 있다.

REFERENCES

Al-Wassia, H., Al-Wassia, R., Shihata, S., Park, Y.S., & Tekian, A. (2015). Using patients' charts to assess medical trainees in the workplace: a systematic review. *Medical Teacher, 37*, S82–S87.

American Board of Anesthesiology. (2018). Staged examinations policy book. Retrieved from www.theaba.org/PDFs/BOI/StagedExaminations-BOI. Accessed 23 January 2018.

American Board of Emergency Medicine. (2018). Oral examination candidate orientation. Available at www.abem.org/public/emergency-medicine-(em)-initial-certification/oral-examnation/familiarize-yourself-with-the-oral-examination/candidate-video-and-sample-cases. Accessed January 24, 2018.

American Board of Obstetrics and Gynecology. (2018). 2018 bulletin for the certifying examination for basic certification in obstetrics and gynecology. Retrieved from www.abog.org/Bulletins/2018%20Basic%20Certifying%20Bulletin.pdf. Accessed August 31, 2018.

American Board of Surgery. (2018). General surgery certifying exam. Retrieved from www.absurgery.org/default.jsp?certcehomewebsite. Accessed January 23, 2018.

Bandiera, G., Sherbino, J., & Frank, J.R. (2006). *The CanMEDS assessment tools handbook: An introductory guide to assessment methods for the CanMEDS competencies*. Ottawa, ON: The Royal College of Physicians and Surgeons of Canada.

Bernardin, H.J., & Buckley, M.R. (1981). Strategies in rater training. *Academy of Management Review, 6*(2), 205–212.

Bianchi, L., Gallagher, E.J., Korte, R., & Ham, H.P. (2003). Interexaminer agreement on the American Board of Emergency Medicine oral certification examination. *Annals of Emergency Medicine, 41*, 859–864.

Burch, V.C., Norman, G.R., Schmidt, H.G., & van der Vleuten, C.P.M. (2008). Are specialist certification examinations a reliable measure of physician competence? *Advances in Health Sciences Education, 13*, 521–533.

Chiodo, A. ABPMR Part II examiner training. (2016). Retrieved from www.abms.org/media/119998/tues_2_chiodo_oralexams.pdf. Accessed January 23, 2018.

Chou, S., Lockyer, J., Cole, G., & McLaughlin, K. (2009). Assessing postgraduate trainees in Canada: Are we achieving diversity in methods. *Medical Teacher, 31*(2), e58–63.

Daelmans, H.E.M., Scherpbier, A.J.J.A., van der Vleuten, C.P.M., & Donker, A.J.M. (2001). Reliability of clinical oral examinations re-examined. *Medical Teacher, 23*, 422–424.

Davis, M.H., & Karunathilake, I. (2005). The place of the oral examination in today's assessment systems. *Medical Teacher, 27*(4), 294–297.

Des Marchais, J.E., & Jean, P. (1993). Effects of examiner training on open-ended, higher taxonomic level questioning in oral certification examinations. *Teaching and Learning in Medicine, 5*, 24–28.

Elstein, A.S., Shulman, L.S., & Sprafka, S.A. (1978). *Medical problem solving: An analysis of clinical reasoning*. Cambridge, MA: Harvard University Press.

Engel, J., Pai, A.B., & Walker, W.C. (2014). Can American Board of Physical Medicine and Rehabilitation Part 2 board examination scores be predicted from rotation evaluations or mock oral examinations? *American Journal of Physical Medicine and Rehabilitation, 93*, 1051–1056.

Eva, K.W., Reiter, H.I., Rosenfeld, J., & Norman, G.R. (2004). The ability of the multiple mini-interview to predict preclerkship performance in medical school. *Academic Medicine, 79*(10 Suppl), S40–42.

Eva, K.W, Rosenfeld, J., Reiter, H.I., & Norman, G.R. (2004). An admissions OSCE: The multiple mini-interview. *Medical Education, 38*(3), 314–326.

Eva, K.W., Reiter, H.I., Rosenfeld, J., Trinh, K., Wood, T.J., & Norman, G.R. (2012). Association between a medical school admission process using the multiple mini-interview and national medical licensing examination scores. *JAMA, 308*, 2233–2240.

Eva, K.W., Reiter, H.I., Trinh, K., Wasi, P., Rosenfeld, J., & Norman, G.R. (2009). Predictive validity of the multiple mini-interview for selecting medical trainees. *Medical Education, 43*, 767–775.

Evans, L.R., Ingersoll, R.W., & Smith, E.J. (1966). The reliability, validity, and taxonomic structure of the oral examination. *Journal of Medical Education, 41*, 651–657.

Fingeret, A.L., Arnell, T., McNelis, J., Statter, M., Dresner, L., & Widmann, W. (2016). Sequential participation in a multi-institutional mock oral examination is associated with improved American Board of Surgery certifying examination first-time pass rate. *Journal of Surgical Education, 73*, e95–e103.

Goulet, F., Jacques, A., Gagnon, R., Racette, P., & Sieber, W. (2007). Assessment of family physicians' performance using patient charts: Interrater reliability and concordance with chart-stimulated recall interview. *Evaluation in the Health Professions, 30*(4), 376–392.

Guerin, R.O. (1995). Disadvantages to using the oral examination. In E.L. Mancall & P.G. Bashook (Eds.), *Assessing clinical reasoning: The oral examination and alternative methods* (pp. 41–48). Evanston, IL: American Board of Medical Specialties.

Haladyna, T. (2004). *Developing and validating multiple-choice test items* (3rd ed.). Mahwah, NJ: Lawrence Erlbaum Associates.

Hamdy, H., Prasad, K., Williams, R., & Salih, F.A. (2003). Reliability and validity of the direct observation clinical encounter examination (DOCEE). *Medical Education, 37*, 205–212.

Harman, A.E. (2016). American Board of Anesthesiology oral examiner management. Retrieved from www.abms.org/media/120002/tues_2_harman_oralexams.pdf. Accessed January 23, 2018.

Houston, J.E., & Myford, C.M. (2009). Judges' perception of candidates' organization and communication, in relation to oral certification examination ratings. *Academic Medicine, 84*, 1603–1609.

Hutchinson, L., Aitken, P., & Hayes, T. (2002). Are medical postgraduate certification processes valid? A systematic review of the published evidence. *Medical Education, 36*, 73–91.

Jayawickramarajah, P.T. (1985). Oral examinations in medical education. *Medical Education, 19*, 290–293.

Jefferies, A., Simmons, B., Ng, E., & Skidmore, M. (2011). Assessment of multiple physician competencies in postgraduate training: Utility of the structured oral examination. *Advances in Health Sciences Education, 16*, 569–577.

Jones, A. (2016). Examiner management. Retrieved from www.abms.org/media/120005/tues_2_jones_oralexams.pdf. Accessed January 23, 2018.

Jones, A.T. (April 2012). Leveling the field in performance assessment: A deviation model for adjusting rater leniency. Paper presented at the annual meeting of the American education Research Association, Vancouver, BC, Canada.

Knorr, M., & Hissbach, J. (2014). Multiple mini-interviews: Same concept, different approaches. *Medical Education, 48*(12), 1157–1175.

Kowalenko, T., Heller, B.N., Strauss, R.W., Counselman, F.L., Mallory, M.N.S., Joldersma, K.B., et al. (2017). Initial validity analysis of the American Board of Emergency Medicine enhanced oral examination. *Academic Emergency Medicine, 24*(1), 125–129.

Lane, S., Raymond, M.R., & Haladyna, T.M. (2015). *Handbook of test development* (2nd ed.). New York: Routledge.

Linn, B.S., & Zeppa, R. (1976). Team testing: One component in evaluating surgical clerks. *Journal of Medical Education, 51*, 672–674.

Lunz, J.E., & Bashook, P.G. (2008). Relationship between candidate communication ability and oral certification examination scores. *Medical Education, 42*, 1227–1233.

Maatsch, JL. (1981). Assessment of clinical competence on the Emergency Medicine Specialty Certification Examination: The validity of examiner ratings of simulated clinical encounters. *Annals of Emergency Medicine, 10,* 504–507.

Mancall, E.L. (1995). The oral examination: An historic perspective. In E.L. Mancall & P.G. Bashook (Eds.), *Assessing clinical reasoning: The oral examination and alternative methods* (pp. 3–7). Evanston, IL: American Board of Medical Specialties.

McGuire, C.H. (1966). The oral examination as a measure of professional competence. *Journal of Medical Education, 41,* 267–274.

Memon, M.A., Joughin, G.R., & Memon, B. (2010). Oral assessment and postgraduate medical examinations: Establishing conditions for validity, reliability and fairness. *Advances in Health Sciences Education, 15,* 277–289.

Miller, G.E. (1990). The assessment of clinical skills/competence/performance. *Academic Medicine, 65,* S63–S67.

Myford, C.M., & Wolfe, E.W. (2003). Detecting and measuring rater effects using many-facet Rasch measurement: Part I. *Journal of Applied Measurement, 4*(4), 386–422.

Newble, D.I., Hoare, J., & Sheldrake, P.F. (1980). The selection and training of examiners for clinical examinations. *Medical Education, 14,* 345–349.

Norcini, J.J. (2002). The death of the long case? *British Medical Journal, 324,* 408–409.

Norman, G. (2000). Examining the examination: Canadian versus US certification exam. *Canadian Association of Radiologists Journal, 51,* 208–209.

Philibert, I. (2018). Using chart review and chart-stimulated recall for resident assessment. *Journal of Graduate Medical Education, 10*(1), 95–96.

Pokorny, A.D., & Frazier, S.H. (1966). An evaluation of oral examinations. *Journal of Medical Education, 41,* 28–40.

Raymond, M.R., Harik, P., & Clauser, B.E. (2011). The impact of statistically adjusting for rater effects on conditional standard errors of performance ratings. *Applied Psychological Measurement, 35,* 235–246.

Raymond, M.R., Webb, L.C., & Houston, W.M. (1991). Correcting performance-rating errors in oral examinations. *Evaluation and the Health Professions, 14,* 100–122.

Reddy, S.T., Endo, J., Gupta, S., Tekian, A., & Park, Y.S. (2015). A case for caution: Chart-stimulated recall. *Journal of Graduate Medical Education, 7*(4), 531–535.

Reddy, S.T., Tekian, A., Durning, S.J., Gupta, S., Endo, J., Affinati, B., & Park, Y.S. (2018). Preliminary validity evidence for a milestones-based rating scale for chart-stimulated recall. *Journal of Graduate Medical Education, 10*(3), 269–275.

Reinhart, M.A. (1995). Advantages to using the oral examination. In E.L. Mancall & P.G. Bashook (Eds.), *Assessing clinical reasoning: The oral examination and alternative methods* (pp. 31–39). Evanston, IL: American Board of Medical Specialties.

Reiter, H., & Eva, K. (2017). Vive la difference: The freedom and inherent responsibilities when designing and implementing multiple mini-interviews. *Academic Medicine, 93*(7), 969–971.

Rowland-Morin, P.A., Burchard, K.W., Garb, J.L., & Coe, N.P. (1991). Influence of effective communication by surgery students on their oral examination scores. *Academic Medicine, 66,* 169–171.

Schwaab, J., Kman, N., Nagel, R., Bahner, D., Martin, D.R., Khandelwal, S., et al. (2011). Using second life virtual simulation environment for mock oral emergency medicine examination. *Academic Emergency Medicine, 18,* 559–562.

Schwiebert, P., & Davis, A. (1993). Increasing inter-rater agreement on a family medicine clerkship oral examination—A pilot study. *Family Medicine, 25,* 182–185.

Strickland, C., Jensen, A., & McArthur, T. (2017). Does the oral "mock board" examination still have a role as a training tool? *Academic Radiology, 24,* 1463–1467.

Swanson, D.B., Norman, G.R., & Linn, R.L. (1995). Performance-based assessment: Lessons from the health professions. *Educational Researcher, 24,* 5–11.

Thomas, C.S., Mellsop, G., Callender, K., Crawshaw, J., Ellis, P.M., Hall, A., et al. (1993). The oral examination: A study of academic and non-academic factors. *Medical Education, 27,* 433–439.

Turnball, J., Danoff, D., & Norman, G. (1996). Content specificity and oral certification exams. *Medical Education, 30,* 56–59.

van der Vleuten, C.P.M., & Swanson, D.B. (1990). Assessment of clinical skills with standardized patients: State of the art. *Teaching and Learning in Medicine, 2,* 58–76.

Wakeford, R., Southgate, L., & Wass, V. (1995). Improving oral examinations: selecting, training, and monitoring examiners for the MRCGP. *British Medical Journal, 311,* 931–935.

Wass, V., Wakeford, R., Neighbour, R., & van der Vleuten, C. (2003). Achieving acceptable reliability in oral examinations: An analysis of the Royal College of General Practitioners membership examination's oral component. *Medical Education, 37,* 126–131.

Weingarten, M.A., Polliack, M.R., Tabenkin, H., & Kahan, E. (2000). Variations among examiners in family medicine residency board oral examinations. *Medical Education, 34,* 13–17.

Wiggins, M.N., Harper, R.A., Landes, R.D., & O'Sullivan, P.S. (2008). Effects of repeated oral examinations on ophthalmology residents. *British Journal of Ophthalmology, 92*, 530–533.

Williams, R.G., Klamen, D.A., & McGaghie, W.C. (2003). Cognitive, social and environmental sources of bias in clinical performance ratings. *Teaching and Learning in Medicine, 15*, 270–292.

Yaphe, J., & Street, S. (2003). How do examiners decide? A qualitative study of the process of decision making in the oral examination component of the MRCGP examination. *Medical Education, 37*, 764–771.

Yudkowsky, R. (2002). Should we use standardized patients instead of real patients for high-stakes exams in psychiatry? *Academic Psychiatry, 26*(3), 187–192.

Zhou, Y., Sun, H., Culley, D.J., Young, A., Harman, A.E., & Warner, D.O. (2017). Effectiveness of written and oral specialty certification examinations to predict actions against the medical licenses of anesthesiologists. *Anesthesiology, 126*, 1171–1179.

9

수행평가

Rachel Yudkowsky

수행평가(performance test)는 실제 또는 모의 현실 업무에서의 수행을 이끌어내기 위해 고안된 검사이다. "생체 내(in vivo)"에서 자연적으로 발생하는 행동을 관찰하는 것과 달리, 이 작업은 검사를 목적으로 하고 평가될 행동을 시연하기 위해 수험생을 명시적으로 초대한다. 따라서 수행평가는 Miller의 "어떻게"를 보여주는 "체외(in vitro)" 평가이다(Figure 9-1). 수험생들은 자신이 평가받는 것을 알고 있기 때문에, 그들의 수행은 일반적인 수행보다는 개인 최고 또는 최대 수행 능력을 나타낼 가능성이 높다. 수행평가의 예로는 운전면허 취득을 위한 도로 주행 시험, 해저 잠수 시험, 미국 의료면허시험(USMLE) 2단계 임상술기평가[the Unites States Medical Licensing Exam(USMLE) Step 2 Clinical Skills Assessment] 등이 있다. 이 장에서는 일부 목적, 장점 및 한계를 검토한다.

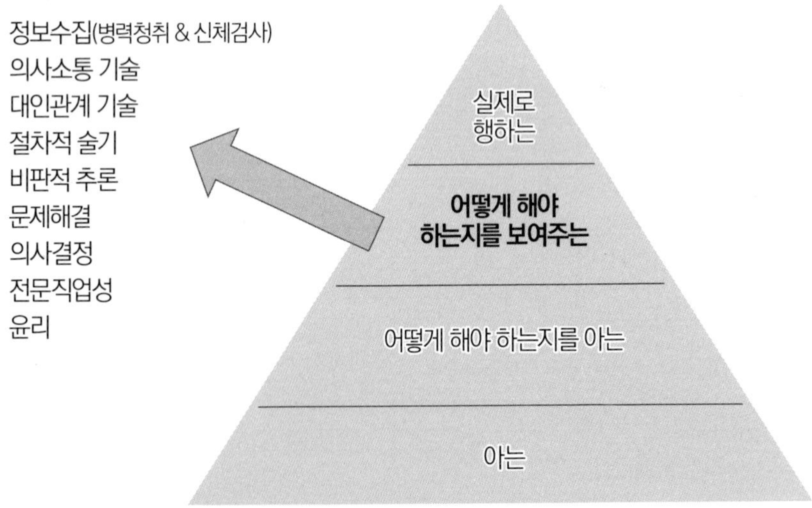

Figure 9-1 밀러의 피라미드 모형: 수행평가로 평가하는 역량

보건의료 전문직 교육에 일반적으로 사용되는 시뮬레이션 양식인 표준화환자(Standardized patient, SP)의 사용에 대한 실질적인 지침을 제공한다. 지침보다는 평가에 SP를 사용하는 것에 중점을 두고, 우리는 점수 옵션, 다중 스테이션 객관구조화진료시험(objective structured clinical exams, OSCEs), 준거 설정 및 SP 시험의 맥락에서 타당도에 대한 위협에 대해 논의한다. 동일한 원칙이 다른 양식을 사용하는 수행평가에도 적용된다. 벤치 모형, 가상(컴퓨터 기반) 모형, 마네킹과 같은 다른 유형의 시뮬레이션이 현재 사용되고 있다. 여기서 다루는 많은 평가 현안은 이러한 형태의 시뮬레이션에도 적용되며, 이러한 시뮬레이션은 14장에서 더 자세히 논의된다.

1. 수행평가의 강점

수행평가를 통해 학습자가 복잡한 과제에 반응할 때 행동을 관찰할 수 있는 기회를 제공하는 동시에 시험 시기, 장소, 방법 및 대상을 통제할 수 있다. 수행평가는 특정 기간 동안 임상 환경에서 나타날 가능성이 있는 환자와 문제에 국한되지 않는다. 시뮬레이션 옵션은 수험생 전반의 표준화, 평정자의 사전 교육, 체계적인 영역 표집이 가능하도록 시험 세트에 대한 높은 수준의 통제를 제공한다. 수행평가는 피드백, 코칭 및 보고를 위한 고유한 기회를 제공하므로 의도적 연습(deliberate practice, Ericsson, Krampe, & Tesch-Romer, 1993; Ericsson, 2004)과 기술 및 경험 개발을 촉진한다. 환자 안전 관점에서 수행평가를 통해 교육자는 학습자가 실제 환자와 함께 작업하기 전에 최소한의 역량과 기술에 도달했는지 확인할 수 있다.

수행평가의 단점은 복잡한 절차와 임상 업무를 현실적으로 구현하는 관련이 있다; 시뮬레이션은 비용이 많이 들 수 있으며, 복수의 스테이션이나 사례의 필요성(이 장의 뒷부분에 있는 "다중 스테이션 수행평가" 참조)은 비용과 시간 측면에서 자원 비용을 증가시킨다.

2. 시험의 목적 정의

모든 평가와 마찬가지로 교수진은 시험의 목적에 대해 명확해야 한다. 평가해야 할 기초적인 구인(역량 또는 기술)은 무엇인가?

수행평가는 시간이 많이 걸리고 비용이 많이 들기 때문에, 다른 곳이나 다른 방법으로 효과적으로 관찰하거나 평가할 수 없는 기술 평가에 가장 적합하다. 환자와의 상호작용을 수반하는 기술은 특히 수행평가에 적합하다. 환자, 가족, 직원 및 동료와의 의사소통 및 대인관계 기술, 병력청취 및 신체검사를 통한 정보 수집, 임상 추론 및 의사결정, 환자 차트 문서화, 윤리적, 전문가적 행동, 절차적 기술 모두를 시뮬레이션 환경에서 효과적으로 도출하고 평가할 수 있다.

개개의 기술을 평가할 것인지 아니면 완전한 임상 진료를 평가할 것인지의 선택은 부분적으로 학습자 수준에 달려 있다(Petrusa, 2002). 훈련 초기에 학생들은 종종 "어깨 진찰"이나 "성 관련 병력청취"과 같은 별개의 기술을 배운다. 이러한 기술은 "이 환자의 어깨를 진찰하시오."라는 특별한 기술을 시연하도록 지시된 5~7분 정도의 짧은 스테이션을 통해 평가할 수 있다. 중급 학습자가 환자를 접했을 때 핵심적인 병력청취 및 신체검사 항목을 스스로 선택하고 감별 진단 및 관리 계획을 수립해야 한다. 이러한 학습자는 주어진 주소(complaint)의 맥락에서 이러한 역량을 이끌어내는 더 길고 통합된 환자 진료에서 보다 적절하게 평가된다. 좀 더 발전된 학습자의 경우, 직원의 실수, 비작동 장비, 가족 구성원의 주의를 산만하게 하는 특징이 있는 "오류 발생 가능성이 높은" 환경에서 복잡한 중요 상황을 처리하는 능력을 평가할 수 있다.

(시뮬레이션되지 않은) 실제 임상적 만남의 관찰은 평가의 목적으로 만남이 이루어지는 경우 수행평가의 일부가 될 수 있다: 예를 들어, 미니임상평가연습(mini-CEX) (제10장), 미국정신의학 전문의 시험(the US Psychiatry Board exam)의 실기간 면담, 또는 알려지지 않은 환자에 대한 병력청취와 신체검사의 성과를 지도전문의(preceptor)가 평가하는 전통적인 "viva"의 첫 번째 부분이다. 수행평가는 환자의 후속 구강 진찰나 환자의 진단이 필요하지 않으며, 만남 자체가 평가의 대상이다. 출제 계획 작성, 진료 점수 매기기 및 준거 설정과 같은 이 장에서 논의된 모든 원칙은 실제 환자에 기초한 수행평가와 시뮬레이션에 동일하게 적용된다.

3. 표준화환자

표준화환자(SP)는 환자와의 진료를 사실적으로 시뮬레이션할 수 있도록 일관되고 신뢰할 수 있는 방식으로 주어진 환자 표현을 묘사하도록 훈련된 사람들이다(Barrows & Abrahamson, 1964; Barrows, 1993). SP는 전문 배우, 은퇴한 교사, 지역사회 자원봉사자, 안정적인 신체 소견을 가진 환자, 간호사, 전공의 및 학생 등 다양한 배경에서 할 수 있다. "하이브리드" 또는 멀티모달(Multimodal) 시뮬레이션은 SP를 벤치 모형 및/또는 마네킹과 함께 사용하여 절차적 기술에 대한 환자 중심 접근방식을 장려하고 집중 치료 및 팀 시나리오의 현실성과 도전을 강화한다(Kneebone 등, 2005; Black 등, 2006; Nestel, Mobley, Hunt, & Eppich, 2014). 공지되지 않은 SP (Unannounced SPs)는 실제 실무에서의 성과를 평가하기 위해 임상 의사의 사무실 및 진료실에 익명으로 보내 질 수 있다(Rethans, Drop, Sturmans, & van der Vleuten, 1991; Rethans, Gorter, Bokken, & Morrison, 2007; Weiner 등, 2010; Schwartz, Weiner, & Binns-Calvey, 2013). SP 방법론은 또한 교수 개발(Gelula & Yudkowsky, 2003)을 위한 표준화 학생들과 표준화 가족 구성원, 동료들(Gangopadhyaya, Kamin, Kiser, Shadrake, & Yudkowsky, 2013) 및 직원들로 확장되었다. SP는 의학, 간호학, 약학, 치의학, 물리치료학, 작업치료학, 영양학, 수의학 등 보건의료 직종에 걸쳐 배치된다.

"시뮬레이션된 환자(simulated patient)"는 예를 들어 소규모 그룹 도구를 목적으로 하는 환자 시뮬레이션과 같이 진료 전반에 걸쳐 높은 일관성을 가질 필요가 없는 묘사를 포함하는 일반적인 용어이다. 반대로 SP의 "표준화된" 측면은 SP를 평가에 사용하는 데 매우 중요하다. 고부담 시험 환경에서 SP는 다수의 수험생에 걸쳐 묘사를 일관되게 유지할 수 있어야 하며, 각각 자신의 독특한 질문과 행동을 만남에 가져올 수 있어야 한다. 일관된 묘사는 고도로 지정된 대본 SP에 대한 엄격한 훈련이라는 두 가지 요소를 필요로 한다.

SP **대본**에는 설명에 대한 세부 정보가 포함되어 있다. 이 대본은 환자의 나이, 성별 및 기타 두드러진 특성을 규정하고 환자의 병력과 신체검사 결과, 배경(가족, 직업, 삶의 상황), 성격 및 영향을 기술한다. 이 대본은 개방형 질문에 대한 응답으로 제공되는 정보, 수험자가 특별히 도출한 경우에만 제공되는 정보, 수험생을 위한 SP 즉각 대처(예: "지금 집에 가도 되나요?"와 같은 질문), 그리고 다양한 수험생의 행동에 대한 원하는 SP 응답을 명시한다. 대본의 범위와 풍부함은 부분적으로 예상되는 상호 작용의 길이와 특성에 따라 달라진다. 학생이 병력청취 정보를 수집하지 않고 SP의 어깨를 진찰하는 5분 간의 만남은 시뮬레이션해야 할 신체검사 결과의 설명만 필요할 수 있다(있는 경우). 우울증에 걸린 노인에 대한 감별 진단 및 치료 계획을 수립해 달라는 의뢰를 받는 30분간의 만남은 고도로 자세하고 정교한 대본을 요구한다.

SP 대본은 경험이 풍부한 임상의사의 팀이 작성해야 하며, 가급적이면 실제 환자와의 경험을 바탕으로 환자의 기밀성을 유지하기 위해 수정해야 한다. 실제 환자를 바탕으로 대본을 작성하면 풍부한 배경 이야기가 나올 수 있는 토대가 마련되고, 검사 결과 등 디테일이 뒷받침되며, 대본이 '함께 매달려' 그럴듯하고 현실적인 환자를 제시할 수 있다는 확신이 든다. Box 9-1은 효과적인 대본 제안된 요소들을 나열한다. SP 대본은 또한 출판된 사례집(예: Macy Initiative, 2003)과 MedEd Portal (www.aamc.org/mededportal) 및 표준화환자 교육자 협회(the Association of Standardized Patient) (www.aspeducators.org)와 같은 온라인 자료 은행에서 볼 수 있다.

SP **훈련**: 일단 대본이 사용 가능해지면, SP는 환자를 정확하고 일관되게 그리고 믿을 수 있게 묘사하도록 훈련될 수 있다. 훈련에는 사례 자료의 검토, 설명 및 암기가 포함되며, 이후 강사 및/또는 모의 수험생과의 모의 만남에서 자료의 리허설이 이어진다. SP는 수험자의 예상치 못한 질문에 직면했을 때 적절하게 그리고 성격적으로 즉흥적으로 대처할 수 있어야 한다. 둘 이상의 SP가 동일한 사례를 묘사하는 경우, 이들을 함께 교육하면 서로 다른 SP 간의 일관성을 촉진할 수 있다. 사례를 묘사한 이전 SP의 비디오 녹화는 시험의 여러 관리에 걸쳐 일관성을 제공하는 데 도움이 된다(Schlegel, Bonvin, Rethans, & van der Vleuten, 2015). SP가 수험생에게 구두 또는 서면 피드백을 제공할 경우, 효과적으로 피드백을 제공하도록 교육해야 한다(예: Howley, 2007). SP가 등급을 매길 경우, 역시 훈련을 받아야 한다(나중에 평정자 훈련 참조). 전체 교육 과정은 대본의 복잡성, SP의 책임, 필요한 표준화 정도에 따라 30분에서 8시간 이상 소요될 수 있다. SP가 원하는 수준에서 수행되면 주기적인 평가와 피드백을 통해 시험의 질을 유지할 수 있다(Wind, Van Dalen, Muijtjens, & Rethans, 2004).

4. 수행 채점하기

체크리스트 및 등급 척도는 SP 만남 중(또는 기타 관찰된 수행) 수험생의 행동을 점수 매기기에 사용할 수 있는 숫자로 변환하는 데 사용된다. **체크리스트** 항목은 "시행함" 또는 "시행하지 않음"로 이분법적으로 채점될 수 있는 진술 또는 질문이다. 예를 들어, "수험생은 폐를 청진했다." **평정척도**는 수행의 질을 나타내기 위해 다양한 응답 옵션을 사용한다. 또한 "수험생이 얼마나 존중하였습니까?"는 "매우 존중함"에서 "전혀 존중하지 않음"까지의 4점 척도로 평가될 수 있다.

사례별 체크리스트는 주어진 임상 사례에 필수적인 조치를 식별하며, 일반적으로 내용 전문가 또는 지역 교수로 구성된 패널에 의해 개발된다(Gorter 등, 2000). 체크리스트 항목은 경험이 풍부한 임상의가 SP에 직면할 때 행동을 관찰함으로써 도출할 수도 있다(Nendaz 등, 2004). 이상적으로 항목은 근거에 기반해야 하며 모범 사례 지침을 반영해야 한다. 체크리스트는 단순히 만남에서 일어난 일을 기록하기 위한 것이기 때문에 체크리스트를 완성하는 데 반드시 전문가의 판단이 필요한 것은 아니다. 그럼에도 불구하고

Box 9.1 표준화환자 사례의 예제 요소

일반 사례 정보

- □ 현재의 불편함
- □ 진단
- □ 사례 작성자 연락처 정보
- □ 사례에 제시된 학습 목표, 역량
- □ 학습자 그룹(예: 의대생, 전공의, 간호학과 학생, 간호사 실습생 등)
- □ 학습자 수준(수련 기간, 전문의 등)
- □ 환자를 만나는 시간

사례 요약 및 SP 훈련 노트

- □ SP 인적 사항: 이름, 성별, 연령 범위, 민족
- □ 설정(외래클리닉, 응급실 등)
- □ 현 병력
- □ 과거력
- □ 가족력
- □ 사회력과 배경
- □ 계통별 문진
- □ 신체검사 소견(표시된 경우)
- □ SP에 대한 특별 지침:
    - □ 환자 표현(진료 초기 환자의 감정, 외모, 자세 등)
    - □ 첫 대사
    - □ 내재된 의사소통 과제
    - □ 개방형 질문에 대한 응답
    - □ 특정한 면담 기법 또는 오류에 대한 대응
- □ 특별한 사례 고려사항/즉각 대처
    - □ 특정 체형/신체적 요구 사항
    - □ 소품(예: 임신 베개)
    - □ 분장(가능한 경우 분장 지침을 포함하십시오.)

추가 자료

- □ 입구 의무기록 정보(door chart information)
- □ 혈액 검사 결과, 영상의학적 검사 사진(표시된 경우)
- □ 학생 지침
- □ 학생 사전 또는 사후 면담 업무
- □ 진료 점수를 매기기 위한 SP 체크리스트 또는 등급 척도
- □ 관찰자 체크리스트 또는 등급 척도
- □ SP 피드백 지침
- □ 기타 다른 서류(교수 지침 등)

출처: Adapted with permission from the Association of Standardized Patient Educators (ASPE) Copyright 2008

평정자 간의 불일치를 최소화하기 위해 점검 항목은 매우 잘 명시되어야 하며, 평정자는 특정 행동에 대해 "시행함" 점수를 얻을 수 있는 수험생 행동의 한도를 인식하도록 훈련되어야 한다. 예를 들어, "수험생은 폐를 청진했다" 위에 언급된 체크리스트 항목은 "수험생은 환자에게 입을 통해 깊게 호흡하도록 요청하면서 후방, 양측으로 세 가지 수준으로 피부에 폐를 청진했다"로 더 완전하게 명시될 수 있다. 이러한 조건 중 하나라도 충족되지 않으면 해당 항목은 "시행하지 않음" 또는 "제대로 시행하지 않음"으로 점수가 매겨진다. 더 자세한 피드백이 필요한 경우 항목을 각각의 필수 조건(피부, 양쪽, 세 가지 수준 등)에 따라 개별 항목으로 나눌 수 있다. 체크리스트는 만남 중에 관찰자가 작성하거나 만남 직후 SP가 작성할 수 있다. 잘 훈련된 SP에 의해 12~15개 항목의 점검 목록을 꽤 정확하게 완료할 수 있다(Vu 등, 1992). 광범위하게 훈련된 일부 SP는 머리부터 발끝까지 전체 선별 신체검사에 필요한 목록과 같은 훨씬 긴 체크리스트를 완료할 수 있다. SPs, SP가 아닌 일반인(non-SP lay persons), 의대생과 같은 훈련된 비전문가는 체크리스트 및 체크리스트 보정 등급 척도를 사용할 때 전문가 관찰자(예: 의사)만큼 신뢰할 수 있다(Swanson & van der Vleuten, 2013).

체크리스트는 초보 학습자가 의료 절차의 모든 단계를 따랐는지 또는 철저한 의료 기록을 도출했는지 확인하는 데 효과적으로 사용될 수 있지만, 포괄적인 체크리스트가 고급 수험생에게 항상 적합한 것은 아니다(Hodges, Regehr, McNaughton, Tiberius, & Hanson, 1999; Swanson & van der Vleuten, 2013). 전문 임상의는 종종 철저함을 보상하는 병력청취 및 신체검사(H&P) 체크리스트에서 상대적으로 낮은 점수를 받는다; 그들은 패턴 매칭(pattern matching) 그래서 매우 축약된 H&P를 수행하는 것과 같이 진단 기반 비분석적 과정을 거치는 경향이 있다. 임상 구별 항목(경쟁 진단 사이에 구별하는 항목)(Yudkowsky, Park, Riddle, Palladino, & Bordage, 2014) 및 주요 특징 항목(13장 참조)에 초점을 맞춘 체크리스트는 상급 학습자를 더 잘 식별할 수 있다. 가중치를 둔 체크리스트 항목은 일반적으로 유용하지 않다(Sandilands, Gotzmann, Roy, Zumbo, & de Champlain, 2014). 더 복잡한 수행 및/또는 상급 임상의사를 평가할 때, 전문가가 작성한 평정척도가 더 적절한 도구가 될 수 있다(Swanson & van der Vleuten, 2013).

평정 척도는 관찰자들이 전문적인 판단을 하고 행동의 질을 평가할 수 있는 기회를 제공한다. **총괄 척도**(Global scale) 항목은 수행을 통합된 전체로 평가한다; 예를 들어, "전반적으로, 이 수행은 탁월, 매우 우수, 우수, 경계, 불만족." **분석적** 척도 항목은 업무에 두드러진 특정 행동의 상세 목록의 다종성(여러 수준) 등급(체크리스트와 유사)을 허용한다. 예를 들어, 한 항목은 "학생이 환자의 비언어적 신호를 추적했다: 빈번하게, 드물게, 결코."로 평가될 수 있다. **주요 특성** 척도 항목은 전체적인 수행의 소수의 두드러진 특징 또는 특성을 평가하는 데 사용되므로, 의사소통 능력을 평가할 때 구두 의사소통, 비언어 의사소통, 영어 능력을 평가하도록 요청받을 수 있다. 체크리스트는 일반적으로 사례별로 다르지만, 등급 척도는 정보 수집, 의사소통 기술 또는 전문성과 같은 서로 다른 사례에 걸쳐 입증된 행동이나 기술을 점수화하는 데 사용될 수 있다. 의사소통과 대인관계 기술을 평가하는 다양한 도구가 출판되었다. 예를 들어 Stillman, Brown, Redfield, and Sabers (1977); Makoul (2001a, 2001b); Kurtz, Silverman, Benson, and Draper (2003); Irameneerat, Myford, Yudkowsky, and Lowenstein (2009)이다. 등급 척도 및 설문 항목 개발에 대한 우수한 지침은 Artino, La Rochelle, Dezee, Gehlbach (2014)에서 확인할 수 있다.

평정 척도는 판단의 연습이 필요하기 때문에 본질적으로 체크리스트보다 더 주관적이다. 다른 평가 선

Box 9.2 평정 척도 기준

A. 리커트 척도 항목*

그 학생은 나의 상태와 치료 계획에 대해 명확하게 설명했다. 학생의 설명은 얼마나 명료했는가?

1	2	3	4
매우 반대	반대	동의	매우 동의

* 중간 앵커를 포함할 수 있다. "동의하지도 않고 반대하지도 않음."

B. 선형 척도("리커트 유형") 항목

학생의 설명은 얼마나 명료했는가?

1	2	3	4	5
전혀 명확하지 않음	약간 명확	명확	매우 명확	최고로 명확

C. 행동 기준 평정척도(BARS) 항목

학생이 당신의 상태에 대해 명확하게 설명했습니까?

1	2	3	4
내 상태에 대한 설명을 거의 제공하지 않음	내 상태에 대한 간략하거나 불분명한 설명 제공함	내 상태에 대해 충분히 이해할 수 있는 설명을 제공함	내 상태에 대해 충분히 이해할 수 있는 설명을 제공하고 관련 정보를 요약하여 이해도를 조사함

택 기준을 제공하면, 특히 이러한 기준이 행동적으로 정착된 경우, 평정자 간의 합의(평정자 간 신뢰도)를 개선할 수 있다(Bernardin & Smith, 1981a). 미국졸업후교육인증위원회(Accreditation Council for Graduate Medical Education, ACGME) 마일스톤(Holmboe, Edgar, & Hamstra, 2016)은 발달 지향 행동 기준 평정척도(behaviorally anchored rating scales, BARS)의 예이다. 다양한 평정척도 앵커 유형의 예는 Box 9-2를 참조해라. **루브릭**은 SP 면담 후 완료된 의무기록 노트와 같이 작성된 자료의 등급을 매기는 데 사용할 수 있다. 루브릭은 사실상 각 점수 수준에서 예상되는 수행에 대한 자세한 정보를 제공하는 행동 앵커 등급 척도이다(지필 시험의 맥락에서 루브릭에 대한 자세한 내용은 7장 참조). 의무기록 노트 점수를 매기기 위한 예제 루브릭은 Box 9-3에 나와 있다.

5. 훈련

평정자들은 체크리스트와 평정척도를 정확하고 일관성 있게 사용할 수 있도록 훈련받아야 한다. 훈련은 합의와 교차 교정(cross-calibration)을 용이하게 하기 위해 한 그룹의 모든 평정자와 함께 수행하는 것

Box 9.3 환자 면담 후 환자 노트 점수 루브릭 예제

업무	점수 수준
문서화: 병력청취(Hx) 및 신체검사(PE) 소견의 기록 총점 30점	1. 대부분의 주요 Hx 및 PE 소견이 누락되었거나 정확하지 않음(7점) 2. 주요 양성 및 음성 소견의 약 절반이 존재한다; 또는 대부분의 소견이 존재하지만 제대로 기록되지 않았거나 조직되지 않음(15점) 3. 대부분의 주요 양성 및 음성 소견이 존재하고, 잘 기록되고 조직되어있으나, 일부 관련 양성 또는 음성 소견을 놓칠 수 있음(23점) 4. 모든 핵심 정보가 존재하고, 무관한 정보는 거의 없이 간결하고 잘 조직되어 있음(30점)
감별 진단: 감별 진단 총점 30점	1. 나열된 올바른 진단의 [0-1/3] 또는 [0/2] (7점) 2. 나열된 올바른 진단의 [2/3] 또는 [1/2], 순위 무관(15점) 3. 모든 진단이 나열되었으며, 잘못된 순위 순서(23점) 4. 모든 진단이 나열되고 올바른 순위 순서(30점)
정당화: 감별 진단의 정당화 총점 30점	1. 타당화 없음 또는 많은 누락 또는 소견과 진단 사이에 틀린 연결(7점) 2. 소견과 진단 사이에 주요 연결의 절반을 누락 또는 틀림(15 포인트) 3. 일부 누락되거나 잘못된 진단 연결(23점) 4. 진단에 대한 연결이 바르고 완전함(30점)
진단 계획: 즉각적인 진단 계획 총점 10점	1. 진단 검사 지시 또는 누락으로 환자를 불필요한 위험에 처하게 함(2점) 2. 가장 중요한 검사가 누락된 비효과적인 계획 및/또는 관련 없는 검사가 많은 비효율적인 계획(5점) 3. 진단 검사를 위한 합리적인 계획. 불필요한 검사가 있거나 몇 가지 필수 검사(8점)가 누락되었을 수 있음 4. 진단 검사를 위한 계획이 효과적이고 효율적이며, 모든 필수 테스트를 포함하고 불필요한 테스트가 거의 또는 전혀 없음(10점)

출처: Reprinted with permission from Park, Y.S., Hyderi, A., Heine, N., May, W., Nevins, A., Lee, M., Bordage, G., & Yudkowsky, R. (2017): Validity Evidence and Scoring Guidelines for Standardized Patient Encounters and Patient Notes From a Multisite Study of Clinical Performance Examinations in Seven Medical Schools. *Academic Medicine, 92*, S12-S20.

Academic Medicine is the journal of the Association of American Medical Colleges, https://journals.lww.com/academicmedicine

이 최선이다. 시험의 목적과 각 항목을 검토한 후, 기준 훈련 틀(Bernardin & Buckley, 1981b; Newman 등, 2016)은 모든 평정자가 동일한 방식으로 교정되고 척도를 사용하도록 보장할 수 있다. 평정자는 SP 만남이나 차트 노트와 같은 실시간 또는 녹음된 수행을 관찰하고 점수를 매긴 다음, 함께 등급을 논의하고 체크리스트 항목 및 등급 앵커에 해당하는 관찰된 행동에 대한 합의에 도달한다. 이상적으로 평정자는 숙련도가 높은 수준, 중간 수준, 낮은 수준에서 수행을 관찰하고 각 수준의 특징적인 행동을 식별해야 한다.

수행평가의 개발자와 평정자가 직면하는 많은 난제는 지필 구성형 문항의 난제와 유사하다. 문항 개발과 평정자 선택 및 훈련에 대한 추가 통찰력은 7장을 참조하시오.

6. 사례의 시범 시험

평가에 사례를 배치하기 전에, 스테이션 및 평정 측정 도구를 몇 명의 대표 평정자와 수험생으로 시범 운영하여 시험이 의도한 대로 기능할 수 있도록 해야 한다. 시범 시험을 통해 수험생 지침이 변경되고, 이전에 예상치 못한 물음에 대한 SP 반응이 구체화되며, 체크리스트 항목 및 평가 기준이 명확해진다.

7. 다중 스테이션 수행평가: 객관구조화진료시험

한 임상 사례 또는 도전에 대한 수행은 다른 사례의 수행을 예측하는 좋은 예측 변수가 아니다. 이 현상은 "사례 특이성"으로 알려져 있다(Elstein, Shuman, & Sprafka, 1978). 급성 맹장염 환자를 관리하는 능력은 우울증을 진단하는 능력을 예측하는 것이 아니며, 만성 당뇨병 환자에게 적절한 병력청취와 신체검사(H&P)를 보여주는 것은 급성 흉통 환자의 적절한 H&P 수행 능력을 예측하는 것이 아니다. 객관식 단일 문항으로 학생의 지식을 평가하지 않듯이, 한 번의 관찰로 역량을 평가할 수는 없다. 한 가지 해결책은 일련의 또는 회로로 구성된 수행평가 형식인 객관구조화진료시험 또는 OSCE이다(Harden, Stevenson, Downie, & Wilson, 1975). OSCE 내에서 각 시험은 "스테이션"이라고 불리는데, 학생들은 회로의 다른 지점에서 시작하여 OSCE가 완료될 때까지 차례로 스테이션을 만난다. 주어진 OSCE에는 SP 바탕 환자 진료, 정맥주사 삽관과 같은 절차, 처방전이나 의무기록 노트 작성과 같은 서면 과제, 검사 결과 해석, 심전도 또는 방사선 영상 및 검사자에 대한 구두 발표(Figure 9-2)이 포함될 수 있다. 더 많은 수의 스테이션을 사용하면 영역의 표본을 더 잘 평가할 수 있으므로 시험의 신뢰도와 타당도를 개선할 수 있다(나중에 타당도에 대한 위협 논의 참조).

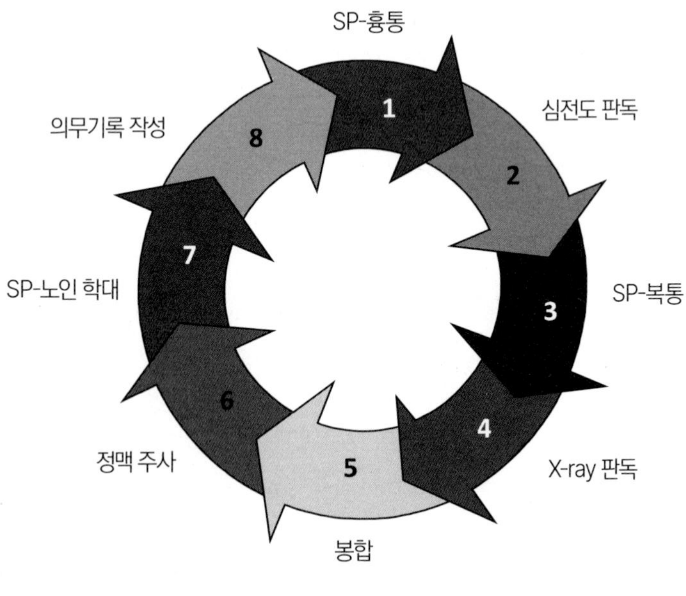

Figure 9-2 내과 임상실습에 대한 8개 스테이션 OSCE

OSCE 스테이션의 지속 시간은 시험의 목적에 따라 5분에서 30분 또는 그 이상이다(Petrusa, 2002). 짧은 스테이션은 반사 신경을 유도하는 것과 같은 별개의 술기를 검사할 수 있고, 긴 스테이션은 현실적인 맥락에서 복잡한 업무를 평가할 수 있다. 예를 들어 대장 검사를 꺼리는 환자에게 상담을 한다. 집중력 있는 병력청취와 신체검사에 보통 10분에서 20분이면 충분하다(Petrusa, 2002). 절차 편의를 위해, 주어진 OSCE의 모든 스테이션은 동일한 기간이어야 한다. "짝을 이룬(Couplet)" 스테이션은 두 가지 연결된 도전 과제로 구성된다. 예를 들어, 이전 스테이션에서 방금 본 환자에 대한 차트 노트를 작성하는 것이다. 짝을 이룬 스테이션의 지속 시간-SP 면담 및 노트-은 두 스테이션의 합계와 같다.

고부담 면허 OSCE는 전 세계에서 시행된다. Boulet, Smee, Dillon 및 Gimpbel(2009)은 미국과 캐나다의 면허 시험에서 표준화환자 평가의 사용에 대한 설명을 제공한다. 고부담 OSCE의 예로서, Box 9-4는 미국 의사 면허 시험 2단계 임상 술기 평가(the United States Medical Licensing Exam Step 2 Clinical Skills Assessment, USMLE Step 2CS)에 대한 요약 설명을 제공한다. 이 프로그램에 대한 추가 정보는 USMLE 웹사이트에서 확인할 수 있다.

Box 9.4 OSCE 사례 예시: 미국 의료 면허 시험(USMLE) 2단계 임상 술기 시험(The United States Medical Licensing Examination (USMLE) Step 2 Clinical Skills Exam)

시험 목적	새로운 전공의가 감독 하에 환자 관리를 제공하는 데 필요한 지식과 기술을 갖출 수 있도록 보장
내용 영역	미국에서 의료 행위를 하는 동안 일반적으로 직면하는 환자 및 문제
평가된 술기 수준 (별개의 술기 vs 완전한 면담)	완전한 진료 면담: 환자로부터 정보를 수집하고, 신체검사을 수행하고, 환자 및 동료에게 결과를 전달하는 능력
형식	(1) 표준화환자(SP) 면담(각 15분) (2) 면담 후 환자 노트 작성(10분)
스테이션 수 (면담)	12개
보고되는 술기 영역 점수	(1) 통합된 임상 진료(Integrated clinical encounter, ICE): 정보 수집 및 정보 해석 (신체검사 체크리스트 및 환자 노트로부터) (2) 의사소통 및 대인관계 기술(Communication and interpersonal skills, CIS) (3) 영어 구사 능력(Spoken English proficiency, SEP)
평가 도구	• 신체검사 및 CIS 체크리스트 • 환자 노트 및 SEP에 대한 전반적 등급 척도
평정자	• 신체검사 체크리스트, CIS 및 SEP는 SPs 채점 • 환자 노트를 위한 훈련된 의사
사례 간 점수 합산, 기준 점수	술기 영역 내 보상(ICE, CIS, SEP) 술기 간 결합 - 각 영역을 개별적으로 통과해야 함

출처: www.usmle.org/step-2-cs/

8. OSCE 채점하기: 여러 스테이션의 점수 합산

OSCE에서 분석 단위는 체크리스트 항목이 아닌 스테이션 또는 사례로, 사례 내 항목이 상호 의존적이기 때문이다. 즉, 전공의가 심장을 검사하는지 여부는 가슴 통증 이력을 도출했는지 여부에 따라 달라진다. 마찬가지로, 짝을 이룬 스테이션은 분석의 단일 단위이다. 체크리스트 또는 척도 항목을 집계하여 스테이션 점수를 생성해야 한다. 체크리스트 항목의 하위 집합은 예를 들어, 병력청취 대 신체검사와 같은 업무의 다양한 측면에서 수행에 대한 정보를 제공할 수 있지만, 이러한 하위 항목에는 신뢰할 수 있는 척도로 자립할 수 있는 항목이 거의 없다. 그러나 여러 경우에 공통적인 술기의 하위척도 또는 기본 특성 평정(primary-trait ratings)은 여러 사례에 걸쳐 평균화하여 해당 술기에 대한 시험 수준 점수를 얻을 수 있다. 예를 들어 의사소통 및 대인관계 능력(CIS) 점수는 사례 간 중간 상관관계를 나타내므로 시험 수준 점수를 얻기 위해서는 사례 간 CIS 등급 배점 점수를 평균하는 것이 타당하다.

보상성 대 비보상성 또는 결합성 채점 문제는 6장에서 논의되었다. 하나의 사례 또는 업무에서 좋은 수행이 다른 경우에서의 저조한 수행을 보상해야 하는가? 이것은 정책 차원의 결정이다. 기술 바탕 보상 접근법은 한 경우에 좋은 의사소통 기술이 다른 경우에 부족한 의사소통 기술을 합리적으로 보상할 수 있다는 것을 의미한다. 반면에, 의사결정자는 수험생이 흉통, 복부 통증 또는 호흡곤란과 같은 절대 다수의 중요한 임상 상황에서 역량을 입증해야 한다고 느낄 수 있다. 정맥 주사를 삽관하는 수행이 좋다고 해서 EKG를 획득하는 수행이 저하되는 것을 보상하지는 않는다.

9. 준거 설정

6장에 기술된 준거 설정 방법 중 다수는 원래 지필시험을 위해 개발되었으며 수행평가에 사용하도록 개조되었다(Downing, Tekian, & Yudkowsky, 2006). 체크리스트에 대한 분할 점수를 설정하기 위해 Angoff와 같은 문항 바탕 방법이 일반적으로 그리고 쉽게 사용된다. 그러나 체크리스트의 항목이 상호 독립적이지 않기 때문에 수행평가에 문항 바탕 방법을 사용하는 것은 도전받았다(Ross, Clauser, Margolis, Orr, & Klass, 1996; Boulet, de Champlain, & McKinley, 2003). 또한 모든 체크리스트 항목이 동일한 임상적 중요도를 가지는 것은 아니다. 한 항목을 생략하면 환자의 생명이 위험에 처할 수 있는 반면 다른 문항을 생략하는 것은 임상 사례의 결과에 거의 중요하지 않을 수 있다. 경계선군(borderline group, BG), 대조군(contrasting groups, CG) 등 수험생들의 수행능력을 직접 관찰하는 것에 기반한 준거 설정방식이 이러한 문제를 피한다. SP 면담을 관찰하고 채점하기 위해 전문 평가자(교수)를 사용하는 프로그램은 평가자이 각 수험생에 대한 체크리스트를 작성하는 것 외에도 미통과, 한계 통과(marginal pass) 또는 통과의 전반적 등급을 할당하도록 함으로써 이러한 평가자 바탕 방법을 쉽게 사용할 수 있다. 한계 통과 등급을 받은 수험생의 평균 또는 중위 체크리스트 점수는 경계선 그룹 방식에서 분할 점수로 설정되며, 통과와 미통과 그룹의 교차점은 대조군 방식에서 분할 점수의 근거를 제공한다(자세한 내용은 6장 참조). SP와 같은 일반인을 사용하여 체크리스트를 완료하는 프로그램은 교수 전문가들이 SP 점수 체크리스트를 수험생 수행의 대리로 평가하거나, Hofstee와 같은 전체 시험 방법을 사용하거나, 한계를 인정하면서도 Angoff 또는

Ebel과 같은 문항바탕 방법으로 되돌리도록 선택할 수 있다. 사례 수준 분할 점수는 사례 간 합산하여 전체 시험에 대한 보상형 표준을 제공할 수 있다. 결합 표준은 특정한 수의 사례가 통과되거나 둘 이상의 하위등급이 통과될 것을 요구한다(예: 정보 수집과 의사소통 기술). 각 장애물이 자체의 실패 확률을 추가하므로, 결합 표준은 항상 보상 표준보다 더 높은 실패율을 초래한다. 준거 설정과 위에서 언급한 방법에 대한 자세한 설명은 6장을 참조하시오.

절차적 기술 평가는 준거 설정에 다른 문제를 야기한다. 숙달 접근법(mastery approach)은 체크리스트가 공개되고 잘못된 준수 여부가 환자 안전 또는 절차의 성공적인 결과에 대한 위협으로 구성되는 상황에서 특히 적절하다. 자세한 내용은 18장(완전 학습) 및 6장(준거 설정)을 참조하시오.

10. 실행 계획

OSCE를 수행하는 것은 어려울 수 있다. 많은 학교에는 SP 트레이너, 유료 전문 배우 또는 SP 역할을 하는 다른 사람들이 있으며, 시청각 녹화 기능이 있는 여러 진료실 형태의 방이 포함된 전용 시설이 있어 SP 진료에 대한 원격 관찰 및 점수를 제공한다. 온라인 정보 관리 시스템은 체크리스트 자료 수집 및 보고를 용이하게 하고 학습자와 교수진 모두가 원격지에서 면담 디지털 영상을 보고 의견을 제시할 수 있도록 한다. 반면 OSCE는 교직원을 트레이너와 평정자로 활용하고 학생, 전공이, 지역사회 봉사자들 SP로 모집하며 저녁이나 주말에 기존 진료공간을 활용하는 방식으로 보다 제한된 예산으로 진행할 수도 있다. 면담을 비디오로 녹화하는 것은 유용하지만 필수적인 것은 아니다.

11. 수행평가의 타당도에 대한 위협

수행평가의 타당도에 대한 위협은 Table 9-1에 요약되어 있다. 우리의 논의는 2장에서 논의된 두 가지 주요 위협: 표집 부족(구인 과소 대표성)과 잡음(구인무관변량)에 초점을 맞출 것이다.

스테이션마다 수행이 달라지지만("사례 특이성") 소수의 스테이션이나 수행만 관찰될 수 있기 때문에, 표집 부족 또는 **구인 과소 대표성**은 수행평가의 타당도에 특별한 위협이 될 수 있다. 따라서 다중 스테이션 수행평가(OSCE)는 수백 개의 객관식 문항이 있는 지필시험과 단일 환자 사례에 대한 단일 관찰 또는 질

Table 9-1 수행평가의 타당도에 대한 위협

위협	문제	해결 방법
구인 과소 대표성 (Construct Under-representation, CU) **"표집 부족"**	영역을 적절하게 표집할 수 있는 사례 또는 스테이션이 충분하지 않음	여러 스테이션 사용(최소 8~10개)
	문항이 부족하여 특정 사례의 수행을 반영할 수 없음	여러 체크리스트 또는 등급 척도 항목을 사용하여 각 사례의 수행을 파악
	영역의 대표적이지 않은 표집	영역을 체계적으로 표집하는지 확인하는 출제 계획

위협	문제	해결 방법
구인무관변량 (Construct Irrelevant Variance, CIV) "**잡음**"	불분명하거나 서투르게 기술된 문항	시범 스테이션 및 등급 도구 문항에 대한 평정자 교육
	스테이션 또는 문항의 난이도가 부적절함 (너무 쉽거나 너무 어려움)	적절한 수준의 학습자가 있는 시범 스테이션 및 평가 도구
	체크리스트 문항이 전문가의 추론을 포착하지 못함(문항과 역량의 불일치)	수험생 수준에 맞는 체크리스트 및 등급 척도 문항의 신중한 설계 응답의 질(완료/미완료)을 평가할 수 있는 내용 전문가 평정자 사용
	평정자 편향	행동적으로 고정된 채점 루브릭 제공 루브릭를 사용하도록 평정자 교육. 스테이션 마다 여러 평정자 사용
	체계적인 평정자 오류: 후광, 심각도, 관용, 중심 경향	평정자를 위한 기준 교육의 틀
	일관되지 않은 채점	평정자 제외시킴
	언어/문화적 편향	평정자 훈련 스테이션 시범 시험 및 수정
	방어할 수 없는 통과점수 방법	공식적인 준거 설정 연습
안정성 지표	일반화 가능도 평정자 간 신뢰도 평정자 일관성 등급 척도의 내적 일관성 신뢰도	

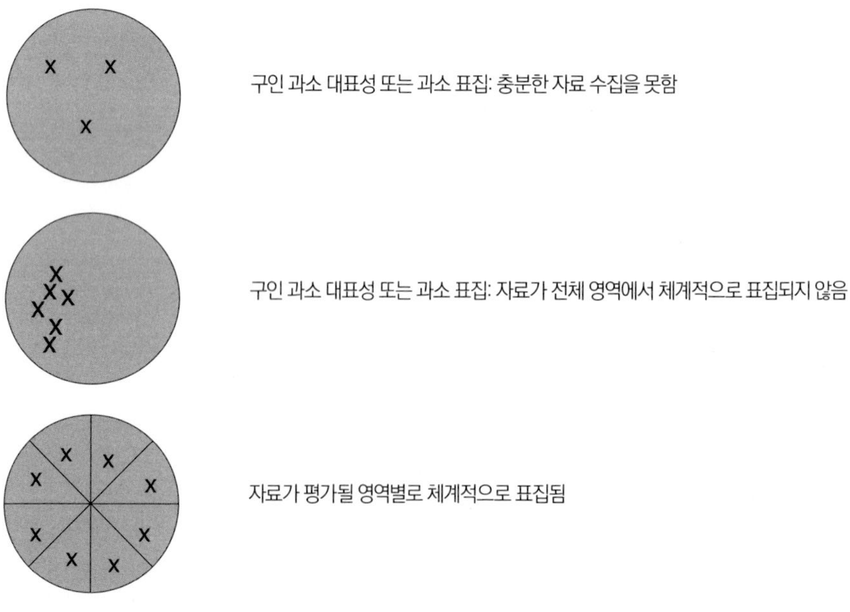

Figure 9-3 구인 과소 대표성

문만 포함할 수 있는 전통적인 viva 또는 구술시험 사이에 포함된다.

OSCE의 타당도는 주로 평가할 영역을 충분히 체계적으로 표집하는 능력에 달려 있다(Figure 9-3). 체계적인 시험 출제 계획과 시험 사양 표를 작성하고 설계함으로써 지원된다(2장 참조). SP 바탕 OSCE의 경우, 출제 계획에는 **내용** 하위 영역(content subdomains), **평가할 역량**(competencies) 및 환자 **특성**(patient characteristics)이라는 세 가지 C가 명시되어야 한다; OSCE에는 이러한 요소의 체계적인 표집을 구성하는 사례가 포함되어야 한다. Box 9-5는 입원 재활 순환실습에서 작업 치료사의 SP 바탕 평가를 위한 출제 계획 요소의 예를 제공한다. 개념적 틀은 표집 및 평가될 주요 요소를 식별하는 데 도움을 줄 수 있다. 그러한 틀의 예로는 전문가 간 협력 사례 역량 영역(Interprofessional Education Collaborative Expert Panel,

Box 9.5 OSCE의 출제 계획 사양 생성—작업 치료사 입원환자 재활 실습

내용: 평가할 내용 하위 영역을 식별한다. 입원환자 재활 OT 실습을 위해 다음이 포함될 수 있다. 예를 들면:

- 뇌졸중, 뇌손상, 척수손상
- 기타 신경 질환(파킨슨병, 다발성 경화증 등)
- 절단 및 기타 정형외과적 상태
- 다발성 외상
- 암

역량: 평가해야 할 과제, 역량, 기술을 파악한다. 예를 들어, 다음을 수행할 수 있는 능력:

- 의무기록 검토 실시
- 병력 및 직업력 확인
- 상지(운동 범위, 감각, 톤) 평가
- 인지 및 의사소통 기술 평가
- 시각 및 시각 인지 기술 평가
- 균형 기술 평가
- 일상 생활 활동(activities of daily living, ADL)과 일상 생활 도구 활동(instrumental ADL, IADL) 평가
- 의무기록지에 모두 문서화

특성: 표집할 환자 인구학적 특성 및 기타 두드러진 영역 식별. 예를 들면:

- 연령, 성별, 민족성
- 만성 및 급성 증상
- 가정 환경, 사회적 지지
- 기능의 이전 수준

나열된 내용, 역량 및 특성에 걸쳐 표집을 추출하는 일련의 사례 또는 과제를 모으시오. OT 입원 환자 재활 OSCE의 예제 스테이션:

- 새로운 뇌졸중을 가진 40대 여성에 대한 직업 개요 작성.
- 교통사고로 인한 뇌손상 후 사랑하는 사람의 신체변화에 대처하기 어려운 배우자/보호자에게 상담
- 환자, 그의 간호사, 그리고 그의 어머니와 함께 완전한 C8 척수 손상을 가진 20세 남성을 위한 장 프로그램 시행 논의; 의무기록지에 기록

2011)(Interprofessional Education Collaborative Expert Panel, 2011), 미국임상약학대학 임상 약사 역량(the American College of Clinical Pharmacy Clinical Pharmacist Competencies)(Saseen 등, 2017), 미국 전공의를 위한 ACGME 역량과 마일스톤(Batalden, Leach, Swing, Dreyfus, & Dreyfus, 2002; Holmboe 등, 2016), 환자 중심 의사소통에 대한 Kalamazoo 합의 성명(Makoul, 2001a)이 있다(Box 9-6). 8장에 기술된 다중 미니 면접(The multiple mini-interview, MMI) (Eva, Rosenfeld, Reiter, & Norman, 2004, and many subsequent papers)는 입학 면접의 맥락에서 출제 계획 및 표본 추출의 원칙을 적용하여 면접을 사실상 수행평가로 간주한다.

타당한 추론을 산출하기 위해서는 OSCE 스테이션이 관심 있는 동작을 관찰할 수 있을 만큼 충분히 길어야 한다. 만약 관심이 있는 행동이 집중된 병력청취와 신체검사를 수행하고, 그 H&P를 기반으로 한 감

Box 9.6 OSCE 출제 계획을 지원하는 예제 틀

전문직 간 협업 사례 역량 영역

- 전문직 간 실무에 대한 가치/윤리
- 역할/책임
- 전문직 간 의사소통
- 팀 및 팀워크

출처: Interprofessional Education Collaborative Expert Panel (2011). *Core Competencies for Interprofessional Collaborative Practice: Report of an Expert Panel.* Washington, DC: Interprofessional Education Collaborative.

미국임상약학대학 임상 약사 역량

- 직접 환자 관리
- 약물치료 지식
- 시스템 기반 관리 및 집단 건강
- 의사소통
- 전문직업성
- 지속적인 전문성 개발

출처: Saseen, J.J. et al. (2017). ACCP Clinical Pharmacist Competencies. *Pharmacotherapy, 37*(5), 630-636, doi: 10.1002/phar.1923

칼라마주 합의문

의학적 만남에서 의사소통의 필수 요소:
- 의사와 환자 간의 관계 구축
- 면담의 시작
- 정보 수집
- 환자의 관점 이해
- 정보 공유
- 문제 및 계획에 대한 합의에 도달
- 진료 종료

출처: Makoul, G. (2001). Essential Elements of Communication in Medical Encounters: The Kalamazoo Consensus Statement. *Academic Medicine, 76*(4), 390-393.

별 진단과 치료 계획을 생성하는 능력이라면, OSCE는 충분한 횟수의 면담을 위해 더 긴(10~20분) 스테이션을 활용하고 시험 시간을 연장해야 할 것이다. 최소한으로 신뢰성 있는 점수를 얻기 위해서는 보통 4~8시간의 시험 시간이 필요하다(van der Vleuten & Swanson, 1990).

시험과 임상 교육과정 사이의 잦은 분리는 시험의 내용 타당도에 대한 추가적인 도전을 만들며 사례 특이성에 기여할 수 있다(Williams 등, 2014). OSCE 출제 계획표에서는 시험장을 교육과정 내용과 목표에 체계적으로 매핑한다. 그러나 교육생들의 임상 경험은 기회인 경우가 많다. 특정 학생이 보는 환자 문제의 특정 세트는 임상실습 동안 병원에 입원하거나 외래 클리닉에 있는 환자에 따라 달라진다. OSCE에 포함된 임상적 난제에 직면하지 않았다는 학생들의 의견이나 특정 스테이션의 비정상적으로 낮은 평균 점수는 교육과정 격차에 관한 귀중한 정보를 제공할 수 있다.

타당도에 대한 또 다른 위협 유형은 **구인무관변량**(*construct-irrelevant variance*)으로, 학생 간 점수 변량은 학생 능력의 차이 이외의 것을 반영한다. 학생 간의 실제 능력 차이로 인한 변량 이외의 다른 변량 요인은 오차 변량("잡음")이다. SP 바탕 수행평가에서는 항목, 사례, SP, 평정자 및 경우가 모두 측정 오차의 잠재적인 원인이다. 일반화 계수 G (generalizability coefficient G)는 전체 시험의 신뢰도를 측정하는 것이다(4장 참조). 일반화 분석은 주어진 OSCE의 주요 오류 원인을 식별하는 데 도움이 될 수 있다. 일반화 분석, 문항 반응 이론 및 다면 라쉬 측정(MFRM) 분석(제19장)은 문제가 되는 개별 항목, 사례 및 평정자와 관련된 특정 유형의 오류를 식별할 수 있다(Iramaneerat & Yudkowsky, 2007; Iramaneerat, Yudkowsky, Myford, & Downing, 2008; Pell, Fuller, Homer, & Roberts, 2010). 사례 특이성, 사례와 사람 사이의 상호작용으로 인한 변량은 일반적으로 수행평가에서 가장 큰 변량 요인이며 평정자 간의 차이보다 훨씬 큰 오류 원인이다. 따라서 스테이션 수가 적으면서 스테이션 당 두 명 이상의 평정자를 두는 것보다 스테이션당 한 명의 평정자를 사용하고 스테이션 수를 늘리는 것이 훨씬 효과적이다(van der Vleuten & Swanson, 1990; Swanson, Clauser, & Case, 1999). 적절한 훈련으로 SP는 오류 변량에 거의 기여하지 않는다. 반복된 연구는 SP가 사례를 묘사하고 높은 수준의 정확성과 일관성으로 체크리스트를 완성하도록 훈련될 수 있다는 것을 보여주었다(van der Vleuten & Swanson, 1990; Colliver & Williams, 1993). 일반적으로 사례 또는 스테이션의 충분한 표집을 통해 충분한 내용 표집이 있고, 여러 스테이션에서 서로 다른 평정자와 SP를 사용하는 경우, 평정자와 SP에 걸친 표집은 재현 가능한 결과를 제공하기에 충분할 것이다.

Table 9-2는 일반적인 오류 및 가능한 해결책과 함께 일반적인 OSCE의 변량 원인을 설명한다.

12. 결과적 타당도: 교육적 영향

평가의 한 가지 중요한 측면은 학습에 미치는 영향이다(van der Vleuten & Schuwirth, 2005; Swanson & van der Vleuten, 2013; 17장 참조). MCQ 필기 시험의 일반적인 많은 질문에 SP 바탕 OSCE를 추가하는 것은 임상 경험과 직접적인 관찰 및 피드백에 대한 학생들의 요청에 대한 관심을 증가시키는 것으로 밝혀졌다(Newble & Jaeger, 1983; Newble, 1988); 시술 기술 시험은 유사하게 학생들이 이러한 기술을 연습할 기회를 모색하도록 유도한다. 그러나 SP 바탕 평가에 체크리스트를 사용하면 의도하지 않은 결과가 발생할 수 있다. 예를 들어, 체크리스트가 학생들에게 병력청취 항목의 목록을 도출하도록 요구하고 SP가 특별히 요

Table 9-2 OSCE의 오류 원인

변량 원인	이유	결과	해결 방법
사람	사람마다 평가할 행동을 할 수 있는 능력이 다름	사람 간의 능력 차이로 인한 점수 차이	해결 방법이 필요하지 않음-(오직 이것) 원하는 점수 정보 제공
문항	체크리스트 또는 평정척도 항목 또는 기준이 명확하지 않음	평정자에 따라 문항에 대한 이해가 다르므로 동일한 수행을 다르게 평가함.	문항을 주의 깊게 작성 문항을 시범 적용함 평정자 훈련
	문항 특이 변량	학생 개개인은 한 사례의 일부 문항이 다른 문항보다 더 어렵다고 생각함(수행은 사례 내 항목마다 다름).	사례당 여러 문항 사용
사례	학생들은 SP에 따라 다르게 반응함	학생 개개인은 한 사례의 일부 문항이 다른 문항보다 더 어렵다고 생각함(수행은 사례 내 항목마다 다름).	시험 당 많은 사례 사용
	상황이나 과제가 불분명하거나 애매함	학생들은 사례에 대한 해석에 따라 다르게 반응함	사례가 명확하고 모호하지 않은지 확인하기 위해 사례를 시범 적용함
표준화환자	SP가 사례를 잘못 묘사함	학생들은 저자가 의도한 것과는 다른 사례에 반응함	SP 훈련, 품질 보증
	SP마다 사례를 묘사하는 방법이 다름	학생들은 SP에 따라 다르게 반응함	
평정자	체계적 평정자 오류: 후광, 심각도, 관용, 중심 경향	체계적으로 편향된 평정-예: 개별 평정자가 일관되게 높거나 낮은 평정	행동기준평정 루브릭 제공 평정자를 위한 기준 교육의 틀 스테이션에서 서로 다른 평정자 사용 체계적 오류에 대한 통계 수정
	평정자 편향	등급은 성별 또는 인종과 같은 관련 없는 특성에 따라 달라짐	평정자 훈련 평정자 제외시킴
	일관되지 않은 채점	주어진 평정자는 무작위로 일관되지 않은 등급을 부여함-시스템에 무작위 잡음 더함.	평정자 훈련 평정자 제외시킴
사건	사건별 특이요인: 잡음, 온도와 같은 환경적 요인; 질병 또는 수면 부족과 같은 개별 요인	수행은 사건별 특이요인에 영향을 받음.	환경 요인 통제 여러 가지 사건에 대해 테스트함

청하지 않는 한 정보를 공개하지 않도록 훈련한다면, 학생들은 환자 중심의 접근 대신 산탄총 방식으로 폐쇄형 질문을 하는 법을 배울 것이다. SP가 개방형 질문에 더 정교하고 유익한 답변을 제공하도록 훈련하면 이러한 효과를 줄일 수 있다. 마찬가지로, 머리부터 발끝까지 선별 검사를 통해 신체검사를 평가하는 것(Yudkowsky 등, 2004)은 학생들이 신체검사 방법의 목록을 습득하도록 보장하지만, 학생들이 진단 가설이나 잠재적인 신체 소견을 고려하지 않고 암기적으로 이러한 진찰을 배우도록 장려한다. 평가에 가설 중심 신체검사 접근법을 사용하면(Yudkowsky 등, 2009; Nishigori 등, 2011) 암기 학습 대신 임상 추론 개발을 촉진할 수 있다. 교육자는 평가 방법의 긍정적인 결과와 부정적인 결과 모두에 대한 가능성을 경계해야 하며, 평가 경험이 학습과 실습의 좋은 습관을 장려하도록 해야 한다.

13. 결론

수행평가는 수험생들이 통제된 조건에서 특정한 능력이나 기술을 증명할 수 있는 기회를 제공한다. 표준화환자 및 기타 시뮬레이션을 활용한 수행평가는 실제 환자 환경에서 예측할 수 없는 많은 요소를 제어하거나 관리할 수 있다. 수행평가에서 사례, 항목 및 평정자에 걸친 체계적인 표본 추출은 오류 원인을 최소화하고 점수의 일반화 및 타당도를 최대화하는 데 필수적이다. 수행평가를 통해 제공되는 체계적인 표집, 통제 및 표준화의 조합은 임상 술기에 대한 타당하고 공정하며 방어 가능한 평가를 가능하게 한다.

추천 읽기 및 자원

- 표준화환자에 대한 연구 요약은 Van der Vleuten & Swanson, 1990; Colliver & Williams, 1993; Petrusa, 2002의 고찰을 참조하시오. Swanson & van der Blouten, 2013은 보다 최근의 문제에 대한 훌륭한 토론을 제공한다.
- 표준화환자의 이력에 대한 흥미로운 설명은 Wallace, 1997을 참조하시오.
- MedEdPortal, www.mededportal.org은 PubMed로 색인화된 동료 검토 SP 사례의 모음을 포함한다. SP 사례를 게시하는 것을 고려해 보시오!
- 추가 자원과 전 세계 표준화환자 및 시뮬레이션 관련 보건의료 전문직 교육자와의 네트워크를 구축하려면 www.aspeducators.org/의 표준화환자 교육자 협회(the Assciation of Standardized Patient Educators) 및 의료 시뮬레이션 학회 웹사이트(the Society for Simulation in Healthcare) www.ssih.org/를 방문하시오.

* 참고: 추가 자료 및 출처는 UIC AHPE 웹사이트(https://go.uic.edu/AHPE)에서 확인할 수 있다.

REFERENCES

Artino, A.R., La Rochelle, J.S., Dezee, K.J., & Gehlbach, H. (2014). Developing questionnaires for educational research: AMEE Guide No. 87. *Medical Teacher, 36*, 463–474.

Barrows, H.S. (1993). An overview of the uses of standardized patients for teaching and evaluating clinical skills. *Academic Medicine, 68*, 443–451.

Barrows, H.S., & Abrahamson, S. (1964). The programmed patient: A technique for appraising student performance in clinical neurology. *Journal of Medical Education, 39*, 802–805.

Batalden, P., Leach, D., Swing, S., Dreyfus, H., & Dreyfus, S. (2002). General competencies and accreditation in graduate medical education. An antidote to over specification in the education of medical specialists. *Health Affairs, 21*, 103–111.

Bernardin, H.J., & Smith, P.C. (1981a). A clarification of some issues regarding the development and use of behaviorally anchored rating scales (BARS). *Journal of Applied Psychology, 66*, 458–463.

Bernardin, H.J., & Buckley, M.R. (1981b). Strategies in rater training. *The Academy of Management Review, 6*(2), 205–212.

Black, S., Nestel, D., Horrocks, E., Harrison, R., Jones, N., Wetzel, C., Wolfe, J., et al. (2006). Evaluation of a framework for case development and simulated patient training for complex procedures. *Simulation in Healthcare, 1*(2), 66–71.

Boulet, J.R., de Champlain, A.F., & McKinley, D.W. (2003). Setting defensible performance standards on OSCEs and standardized patient examinations. *Medical Teacher, 25*(3), 245–249.

Boulet, J.R., Smee, S.M., Dillon, G.F., & Gimpbel, J.R. (2009). The use of standardized patient assessments for certification and licensure decisions. *Sim Healthcare, 4*, 35–42.

Colliver, J.A., & Williams, R.G. (1993). Technical issues: Test application. *Academic Medicine, 68*, 454–460.

Downing, S., Tekian, A., & Yudkowsky, R. (2006). Procedures for establishing defensible absolute passing scores on performance examinations in health professions education. *Teaching and Learning in Medicine, 18*(1), 50–57.

Elstein, A.S., Shuman, L.S., & Sprafka, S.A. (1978). *Medical problem solving: An analysis of clinical reasoning.* Cambridge, MA: Harvard University Press.

Ericsson, K.A. (2004). Deliberate practice and the acquisition and maintenance of expert performance in medicine and related domains. *Academic Medicine, 79*(10 Suppl), S70–S81.

Ericsson, K.A., Krampe, R.T., & Tesch-Römer, C. (1993). The role of deliberate practice in the acquisition of expert performance. *Psychological Review, 100,* 363–406.

Errichetti, A., & Boulet, J.R. (2006). Comparing traditional and computer-based training methods for standardized patients. *Academic Medicine, 81*(10 Suppl), S91–S94.

Eva, K.W., Rosenfeld, J., Reiter, H.I., & Norman, G.R. (2004). An admissions OSCE: The multiple mini-interview. *Medical Education, 38,* 314–326.

Gangopadhyaya, A., Kamin, C., Kiser, R., Shadrake, L., & Yudkowsky, R. (2013). Assessing residents' interprofessional conflict negotiations skills. *Medical Education, 47,* 1139–1140.

Gelula, M., & Yudkowsky, R. (2003). Using standardized students in faculty development workshops to improve clinical teaching skills. *Medical Education, 37,* 621–629.

Gorter, S., Rethans, J.J., Scherpbier, A., van der Heijde, D., van der Vleuten, C., & van der Linden, S. (2000). Developing case-specific checklists for standardized-patient-based assessments internal medicine: A review of the literature. *Academic Medicine, 75*(11), 1130–1137.

Harden, R., Stevenson, M., Downie, W., & Wilson, M. (1975). Assessment of clinical competence using objective structured examinations. *British Medical Journal, 1,* 447–451.

Hodges, B., Regehr, G., McNaughton, N., Tiberius, R., & Hanson, M. (1999). OSCE checklists do not capture increasing levels of expertise. *Academic Medicine, 74,* 1129–1134.

Holmboe, E.S., Edgar, L., Hamstra, S. (2016). *The milestones guidebook.* Chicago, IL: Accreditation Council for Graduate Medical Education. Retrieved from www.acgme.org/What-We-Do/Accreditation/Milestones/Resources. Accessed July 2, 2019.

Howley, L. (2007). Focusing feedback on interpersonal skills: A workshop for standardized patients. MedEdPORTAL. Retrieved from www.mededportal.org/publication/339/

Interprofessional Education Collaborative Expert Panel. (2011). *Core competencies for interprofessional collaborative practice: Report of an expert panel.* Washington, DC: Interprofessional Education Collaborative.

Irameneerat, C., Myford, C.M., Yudkowsky, R., & Lowenstein, T. (2009). Evaluating the effectiveness of rating instruments for a communication skills assessment of medical residents. *Advances in Health Sciences Education, 14,* 575–594.

Iramaneerat, C., & Yudkowsky, R. (2007). Rater errors in a clinical skills assessment of medical students. *Evaluation & the Health Professions, 30*(3), 266–283.

Iramaneerat, C., Yudkowsky, R., Myford, C.M., & Downing, S. (2008). Quality control of an OSCE using generalizability theory and many-faceted Rasch measurement. *Advances in Health Sciences Education, 13*(4), 479–493.

Kneebone, R.L., Kidd, J., Nestel, D., Barnet, A., Lo, B., King, R., Yang, G.Z., & Brown, R. (2005). Blurring the boundaries: Scenario-based simulation in a clinical setting. *Medical Education, 39,* 580–587.

Kurtz, S.M., Silverman, J.D., Benson, J., & Draper, J. (2003). Marrying content and process in clinical method teaching: Enhancing the Calgary-Cambridge guides. *Academic Medicine, 78*(8), 802–809.

The Macy Initiative in Health Communication Casebook, 2003. Referenced in and available from the authors: Yedidia, M.J., Gillespie, C.C., Kachur, E., Schwartz, M.D., Ockene, J., Chepaitis, A.E., Snyder, C.W., Lazare, A., & Lipkin, M. (2003). Effect of communications training on medical student performance. *The Journal of the American Medical Association, 290,* 1157–1165.

Makoul, G. (2001a). Essential elements of communication in medical encounters: The Kalamazoo consensus statement. *Academic Medicine, 76*(4), 390–393.

Makoul, G. (2001b). The SEGUE Framework for teaching and assessing communication skills. *Patient Education and Counseling, 45,* 23–34.

Miller, G. (1990). The assessment of clinical skills/competence/performance. *Academic Medicine* (65 supplement), S63–67.

Nendaz, M.R., Gut, A.M., Perrier, A., Reuille, O., Louis-Simonet, M., Junod, A.F., & Vu, N.V. (2004). Degree of concurrency among experts in data collection and diagnostic hypothesis generation during clinical encounters. *Medical Education, 38*(1), 25–31.

Nestel, D., Mobley, B.L., Hunt, W.A., & Eppich, W.J. (2014). Confederates in health care simulations: Not as simple as it seems. *Clinical Simulation in Nursing, 10*(12),611–616.

Newble, D.I. (1988). Eight years' experience with a structured clinical examination. *Medical Education, 22,* 200–204.

Newble, D., & Jaeger, K. (1983). The effects of assessments and examinations on the learning of medical students. *Medical Education, 17,* 165–171.

Newman, L.R., Brodsky, D., Jones, R.N., Schwartzstein, R.M., Atkins, K.M., & Roberts, D.H. (2016). Frame-of-reference training: Establishing reliable assessment of teaching effectiveness. *The Journal of Continuing Education in the Health Professions, 36*(3), 206–210.

Nishigori, H., Masuda, K., Kikukawa, M., Kawashima, A., Yudkowsky, R., Bordage, G., & Otaki, J. (2011). A model teaching session for the hypothesis-driven physical examination. *Medical Teacher, 33*(5), 410–417.

Park, Y.S., Hyderi, A., Heine, N., May, W., Nevins, A., Lee, M., Bordage, G., Yudkowsky, R. (2017). Validity evidence and scoring guidelines for standardized patient encounters and patient notes from a multisite study of clinical performance examinations in seven medical schools. *Academic Medicine, 92*, S12–S20.

Pell, G., Fuller, F., Homer, M., & Roberts, T. (2010). How to measure the quality of the OSCE: A review of metrics—AMEE guide no. 49. *Medical Teacher, 32*, 802–811.

Petrusa, E. (2002). Clinical performance assessments. In G.R. Norman, C.P.M. van der Vleuten, & D.I. Newble (Eds.), *International handbook of research in medical education* (pp. 647–672). Dordrecht, The Netherlands: Kluwer Academic Publishers.

Rethans, J.J., Drop, R., Sturmans, F., & van der Vleuten, C. (1991). A method for introducing standardized (simulated) patients into general practice consultations. *British Journal of General Practice, 41*, 94–96.

Rethans, J.J., Gorter, S., Bokken, L., & Morrison, L. (2007). Unannounced standardized patients in real practice: A systematic literature review. *Medical Education, 41*(6), 537–549.

Ross, L.P., Clauser, B.E., Margolis, M.J., Orr, N.A., & Klass, D.J. (1996). An expert-judgment approach to setting standards for a standardized-patient examination. *Academic Medicine, 71*, S4–S6.

Sandilands, D.D., Gotzmann, A., Roy, M., Zumbo, B.D., de Champlain, A. (2014). Weighting checklist items and station components on a large-scale OSCE: Is it worth the effort? *Medical Teacher, 36*, 585–590.

Saseen, J.J., Ripley, T.L., Bondi, D., Burke, J.M., Cohen, L.J., McBane, S., McConnell, K.J., et al. (2017). ACCP clinical pharmacist competencies. *Pharmacotherapy, 37*(5), 630–636).

Schlegel, C., Bonvin, R., Rethans, J.J., & van der Vleuten, C. (2015). The use of video in standardized patient training to improve portrayal accuracy: A randomized post-test control group study. *Medical Teacher, 37*(8), 730–737.

Schwartz, A., Weiner, S.J., Binns-Calvey, A. (2013). Comparing announced with unannounced standardized patients in performance assessment. *Joint Commission Journal on Quality and Patient Safety, 39*, 83–88.

Stillman, P., Brown, D., Redfield, D., & Sabers, D. (1977). Construct validation of the Arizona clinical interview rating scale. *Educational and Psychological Measurement, 77*, 1031–1038.

Swanson, D.B., Clauser, B.E., & Case, S.M. (1999). Clinical skills assessment with standardized patients in high-stakes tests: A framework for thinking about score precision, equating, and security. *Advances in Health Sciences Education, 4*, 67–106.

Swanson, D.B., & van der Vleuten, C.P.M. (2013): Assessment of clinical skills with standardized patients: State of the art revisited. *Teaching and Learning in Medicine, 25*(sup1), S17–S25.

Tamblyn, R.M., Klass, D.J., Schnabl, G.K., & Kopelow, M.L. (1991). The accuracy of standardized patient presentation. *Medical Education, 25*, 100–109.

van der Vleuten, C.P., & Schuwirth, L.W. (2005). Assessing professional competence: From methods to programmes. *Medical Education, 39*, 309–317.

van der Vleuten, C.P., & Swanson, D.B. (1990). Assessment of clinical skills with standardized patients: state of the art. *Teaching and Learning in Medicine, 2*, 58–76.

Vu, N.V., Marcy, M.M., Colliver, J.A., Verhulst, S.J., Travis, T.A., & Barrows, H.S. (1992). Standardized (simulated) patients' accuracy in recording clinical performance check-list items. *Medical Education, 26*, 99–104.

Wallace, P. (1997). Following the threads of an innovation: the history of standardized patients in medical education. *CADUCEUS, 13*(2), 5–28.

Wallace, P. (2007). Coaching standardized patients: For use in the assessment of clinical competence. New York City, NY: Springer Publishing Company.

Weiner, S.J., Schwartz, A., Weaver, F., Goldberg, J., Yudkowsky, R., Sharma, G., Binns-Calvey, A., Preyss, G., Schapira, M.M., Persell, S.D., Jacobs, E., & Abrams, R.I. (2010). Contextual errors and failures in individualizing patient care: A multicenter study. *Annals of Internal Medicine, 153*, 69–75.

Williams, R.G., Klamen, D.L., Markwell, S.J., Cianciolo, A.T., Colliver, J.A., & Verhuls, S.J. (2014). Variations in senior medical student diagnostic justification ability. *Academic Medicine, 89*(5), 790–798.

Wind, L.A., Van Dalen, J., Muijtjens, A.M., & Rethans, J.J. (2004). Assessing simulated patients in an educational setting: the MaSP (Maastricht assessment of simulated patients). *Medical Education, 38*(1), 39–44.

Yudkowsky, R., Downing, S., Klamen, D., Valaski, M., Eulenberg, B., & Popa, M. (2004). Assessing the head-to-toe physical examination skills of medical students. *Medical Teacher, 26*, 415–419.

Yudkowsky, R., Otaki, J., Lowenstein, T., Riddle, J., Nishigori, H., & Bordage, G. (2009). A hypothesis-driven physical exam for medical students: Initial validity evidence. *Medical Education, 43*, 729–740.

Yudkowsky, R., Park, Y.S., Riddle, J., Palladino, C., & Bordage, G. (2014). Clinically discriminating checklists versus thoroughness checklists: Improving the validity of performance test scores. *Academic Medicine, 89*(7), 1057–1062.

10

현장바탕평가

Mary E. McBride, Mark D. Adler, and William C. McGaghie

이 장은 7개의 섹션으로 구성되어 있다. 첫 번째 섹션에서는 현장바탕평가(workplace-based assessment, WBA)의 개념을 소개하는 것으로 시작한다. 두 번째 섹션에서는 현장바탕평가를 역량바탕의학교육(CBME)의 더 큰 맥락에서 배치한다. 세 번째 섹션에서는 교육과정 목표에 대한 역량의 출제계획 또는 맵핑의 중요성에 대해 설명한다. 네 번째 섹션에서는 현장바탕평가에 대해 더 자세히 논의하고 기존 현장바탕평가 도구를 검토한다. 다섯 번째 섹션에서는 현장바탕평가 프로그램이 성공하기 위해 따라야 하는 평가 관리 및 전략을 다룬다. 여섯 번째 섹션에서는 심리측정학적 및 사회 문화적이라는 두 가지 관점에서 자료를 이해하고 사용하는 방법에 대해 설명한다. 그리고 요약과 앞으로의 전망으로 마무리한다.

1. 현장바탕평가

Singh and Norcini (2013)는 현장바탕평가는 역량바탕의학교육 모형 내에서 형성적 피드백 또는 총괄평가를 위해 직장에서 학습자를 직접 관찰하는 것을 포함한다고 주장한다. 지식, 행동, 수행, 술기 및 자기성찰은 모두 평가 대상이다(Govaerts & van der Vleuten, 2013). 현장바탕평가 노력 만이 학습자 평가의 유일한 원천은 아니다. 현장바탕평가는 서면 평가, 표준화된 시험, 객관구조화진료시험(OSCEs) 및 시뮬레이션바탕평가를 포함하여 잘 고려되고 광범위하게 수집된 **평가 프로그램**의 일부가 되도록 의도되었다(van der Vleuten, 2016; van der Vleuten & Schuwirth, 2005).

현장바탕평가의 목적은 잘 훈련된 평정자의 손에 잘 고려된 평가를 사용하여 직접적인 관찰을 통해 학습자의 발전과 일치하는 술기, 태도 및 행동을 관찰하는 것이다. 현장바탕평가 과정의 목표는 Miller의 분류 체계 측면에서 학습자가 실무에서 **무엇을 할 수 있을 것인지 또는 무엇을 할 것인지**(Figure 10-1) 평가하는 것이다(Govaerts, 2015; Miller, 1990). 교육의 질을 가늠하는 최종 척도는 학습자뿐만 아니라 양질의 의료 혜택을 받을 수 있는 환자와 사회이다(Kogan & Holmboe, 2013).

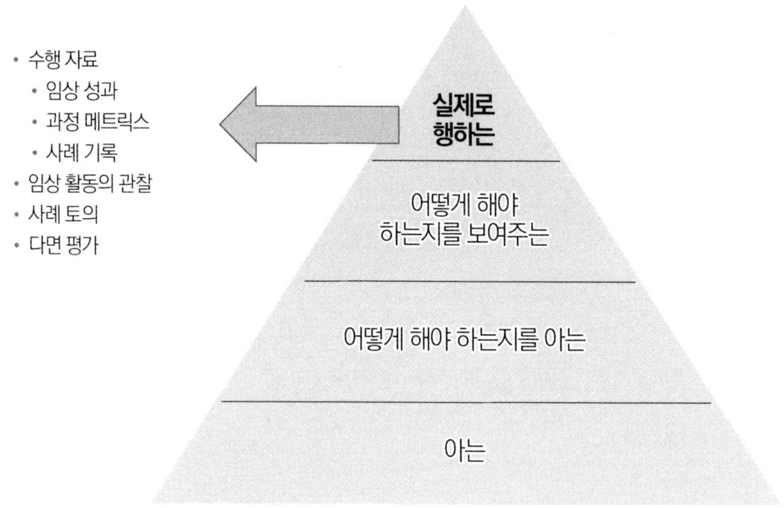

Figure 10-1 밀러의 피라미드: 현장바탕평가를 위한 자료의 근원

역량 틀 내에서 현장바탕평가에 대한 개념적 모형은 시간이 지남에 따라 발전해 왔다. 다양한 평가 도구, 환자 로그, 포트폴리오 및 기타 관찰 측정에서 파생된 자료 기반 결과는 학습결과에 대한 평가(assessment-of-learning, AOL) 모형을 선호하는 시스템에 기여한다. 학습자는 평정자에 의해 평가되고 개별 자료는 더 큰 자료 편집을 생성하기 위해 평가 체인으로 전달된다. 학습자 피드백은 종종 그 과정의 핵심 기능이 된다. 그러나 학습자는 관찰 평가를 주로 학습 경험으로 경험하지 않는 경우가 많다. 현장바탕평가가 형성적이라기보다 총괄적이라는 감각에 반응하여 학습자는 다양한 인상 관리 전략을 통해 '게임 시스템'을 빠르게 파악한다(McGaghie, 2018).

현장바탕평가 프로그램은 학습자가 달성할 수 있고 수행 기준에 대해 동일한 정신 모형을 공유하는 평정자가 오류 없이 평가할 수 있는 이상적인 임상 수행이 있다고 가정한다(Govaerts, 2015). 수십 년에 걸쳐 발표된 연구의 대부분은 다양한 용도와 학습자 그룹에 대한 현장바탕평가 도구의 타당도 근거를 설명하고 보고하는 데 초점을 맞추고 있다(Kogan, Holmboe, & Hauer, 2009). 그러나 기존 평가 도구는 적절한 재현성을 달성하기 위해 시간, 환경 및 평정자에 대한 광범위한 평가 자료 없이는 강력한 타당도 근거를 생성하지 못한다(Crossley & Jolly, 2012).

현장바탕평가는 사회문화적 측면에서 학습자 중심의 평가 프로그램의 초석으로 평가되며, 우수한 의료 제공자를 개발한다는 목표를 향한 학습의 맥락을 제공하고자 한다. 사회문화적 관점에서 현장바탕평가는 주로 숫자 점수보다 내러티브 피드백을 선호하는 학습 평가 모형에 초점을 맞추고 있다. 이 관점에서는 임상 적합성을 파악하는 단일 "진정한" 점수가 아니다. 훈련된 교수 평정자가 사물을 다르게 볼 때, 이 변동성은 평정자 오류로 간주되어서는 안 되며 수행 표준에 대한 다른 관점이어야 한다(Govaerts & van der Vleuten, 2013). 이것은 단순히 대부분의 임상 문제에 하나 이상의 정답이 있고 교수진 전문가가 최선의 조치에 대해 동의하지 않을 수 있다는 이해를 반영한다. 학습자와 교수진에 대한 임상적인 요구의 현실, 의료 교육의 재정 동인, 보다 질적인 현장바탕평가를 지원하기 위한 학습 문화 조성의 과제 등이 이러한 인식을 가로막고 있다.

2. 역량바탕의학교육

McGaghie, Miller, Sajid 및 Telder(1978)는 역량바탕의학교육 프로그램의 의도된 결과물이 "지역 사회의 조건에 따라 지역 사회의 요구를 충족하기 위해 정의된 수준의 숙련도로 의술을 수행할 수 있는 보건 전문가"라고 명시하고 있다. McGaghie 외 연구진(1978)이 언급하는 숙련도 또는 역량 표준은 미국졸업후교육인증위원회(Accreditation Council for Graduate Medical Education, ACGME) 및 미국의과대학협회(Association of American Medical Colleges, AAMC), 캐나다왕립의학회(Royal College of Physician and Surgeons of Canada)의 CanMEDS, 영국의료위원회(the General Medical Council) 외 전세계의 기타 기관과 같은 국가 수준 기관이 공표한다. 이러한 표준은 학부 및 대학원 수준의 의학 학습자를 위한 광범위한 교육 목표를 형성한다.

이 장에서는 현장바탕평가에 대해 설명한다. 평가 자료의 다른 자료는 필기 및 구술시험, 수행 평가, 내러티브 평가 및 포트폴리오에 대한 장에 설명되어 있다. 이들 모두를 통해 집계된 자료는 교육 및 임상 졸업 책임의 후속 단계로 진행하기 위한 학습자 준비 상태를 보여준다. 총합은 활동, 평정자 및 시간 전반에 걸쳐 학습자 평가를 제공하도록 설계되었다. 교육자들은 우리가 환자 안전의 목표에 충실하고 양질의 치료를 제공하면서 적은 감독하에 일하는 학습자를 **신뢰**할 수 있다고 주장한다. Ten Cate 및 Schele(2007)는 이러한 선택을 **위임** 결정이라고 언급한다.

위임 및 위임 가능한 진료활동(Entrustable professional activities, EPA)은 의료 평가의 언어가 되었다. EPA는 위임 기준을 명시한다. 게슈탈트 또는 이분법적 신뢰 결정이 아니라 EPA는 학습자 (a) 임상 업무 관찰; (b) 직접적인 감독하에 행동; (c) 간접적인 감독하에 행동; (d) 원격 임상 감독하에 행동; (e) 타인을 감독하는 것에 이르는 고정된 평정척도 구조이다. 앵커(anchor)는 신뢰 진행의 등급 틀 내에서 달라질 수 있다. Figure 10-2는 CanMEDs 프로그램의 보완 앵커(anchor) 구조를 제시한다(Gofton, Dudek, Wood,

수준	기술어
1	**"내가 해야 했다"** 즉, 완전한 지도가 필요하거나 하지 않았거나 할 기회가 주어지지 않음
2	**"나는 끊임없이 그들에게 지시 해야 했다"** 즉, 업무를 수행할 수 있지만 지속적인 지시가 필요함
3	**"나는 때때로 그들에게 재촉해야 했다"** 즉, 어느 정도 독립성을 나타내지만 간헐적인 지시가 필요함
4	**"나는 만약에 대비해서 현장에 있어야 했다"** 즉, 독립적이지만 위험을 인식하지 못하고 여전히 안전한 임상 수행을 위한 감독이 필요함
5	**"나는 거기에 있을 필요가 없었다"** 즉, 완전한 독립, 위험을 이해하고 안전하게 수행할 준비가 됨

Figure 10-2 O-SCORE 위임 계수

출처: Gofton, W.T., Dudek, N.L., Wood, T.J., Balaa, F., & Hamstra, S.J. (2012). The Ottawa Surgical Competency Operating Room Evaluation (O-SCORE): A Tool to Assess Surgical Competence. Academic Medicine, 87(10), 1401-1407. Academic Medicine is the journal of the Association of American Medical Colleges, http://journals.lww.com/academicmedicine

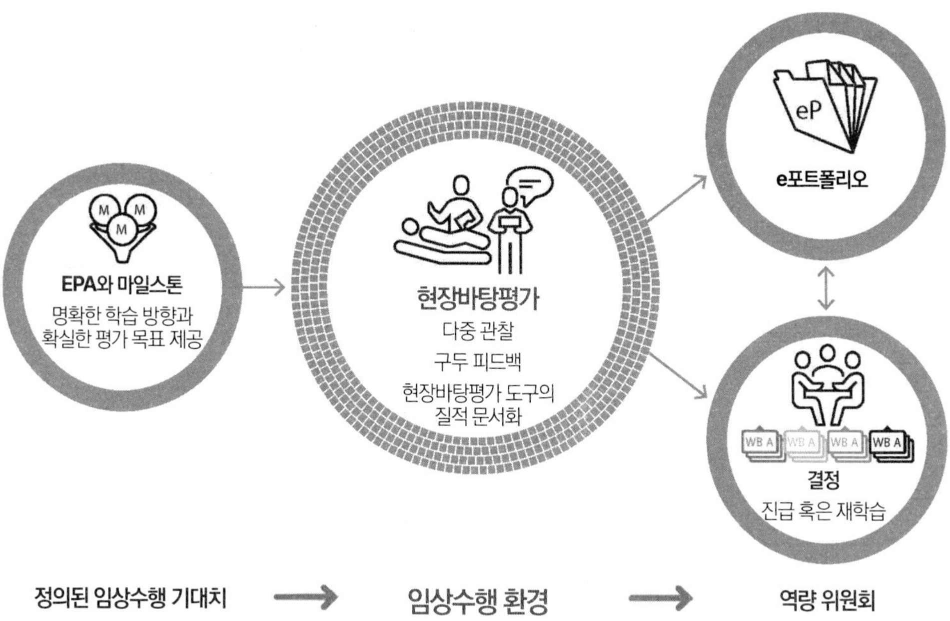

Figure 10-3 역량바탕평가 틀에서 현장바탕평가 배치

출처: Gofton, W., Dudek, N., Barton, G., and Bhanji, F. (2017) Workplace-Based Assessment Implementation Guide: Formative Tips for Medical Teaching Practice (1st ed.). (PDF) Ottawa: The Royal College of Physicians and Surgeons of Canada, pp. 1-12. Available at Royal College of Physicians and Surgeons, www.royalcollege.ca/rcsite/documents/cbd/work-based-assessment-practical-implications-implementation-guide-e.pdf. Reproduced with permission of the RCPSC.

Balaa, & Hamstra, 2012).

역량, 위임, 현장바탕평가 및 수행 결정 간의 관계는 Figure 10-3에 나와 있다. 특정 역량과 EPA는 "그 순간의" 스냅샷을 위해 태어난 운명은 아니다(Gofton, Dudek, Barton, & Bhanji, 2017). 집합적(aggregate)보다 이산적(discrete) 평가가 그 역할을 담당한다(Holmboe, 2015). 현장바탕평가는 위임 결정을 허용하고 발달 마일스톤을 향한 진행 상황을 도표로 표시할 수 있는 자료 흐름과 함께 양방향 피드백을 위한 중요한 자료원을 제공한다.

3. 출제 계획

현장바탕평가를 더 깊이 조사하기 전에, 광범위한 교육 목표를 평가에 연결하는 과정에 대해 알아보자. **출제 계획** 또는 내용 맵핑은 평가를 학습 목표에 명시적으로 연결하는 방법이다(Coderre, Woloschuk, & McLaughlin, 2009; Swanwick & Chana, 2009). 그 목적은 도구와 설정, 교육과정 목표를 포함한 평가 방법 간의 일치를 보장하는 것이다. 그 의도는 특정 내용을 지나치게 표현하거나 너무 적게 표현하지 않고 균형 잡힌 양식으로 임상 영역 전반에서 학습자를 평가하는 것이다. Figure 10-4는 역량 영역에 걸친 적절한 출제를 보장하기 위해 특정 EPA를 교육과정 마일스톤에 맵핑하는 방법을 보여준다(ten Cate, 2014). 출제 계획 작성은 높은 수준의 교육과정 설계 단계와 개별 현장바탕평가를 작성할 때 모두 적용할 수 있다.

역량영역 → EPA 예시 ↓	의학 지식	환자 치료	대인관계기술 및 의사소통	전문직업성	진료바탕학습 및 개선	시스템 바탕진료
새로운 외래 환자 상담	●	●	●		●	
경한 외상 환자의 초기 치료 제공		●	●			
입원 병동 인도	●	●	●	●		●
심폐소생술 시작	●	●				
의료오류에 대해 환자와 논의			●	●	●	●

Figure 10-4 대부분의 활동에는 여러 역량이 포함된다. 점은 각 예시 EPA에 대해 가장 관련성이 높은 역량 영역을 보여준다. EPA는 역량을 업무와 연결한다. EPA는 역량바탕 수련의 주요 초점 역할을 할 수 있다. : 임상지도의사는 EPA를 실행하는 전공의를, 역량의 렌즈를 통해 관찰할 수 있다.

출처: ten Cate, O. (2014). AM Last Page: What Entrustable Professional Activities Add to a Competency-Based Curriculum, Academic Medicine, 89(4), 691. Academic Medicine is the journal of the Association of American Medical Colleges, https://journals.lww.com/academicmedicine.

출제 계획 작성은 종종 임기응변의 임상 상황 대면을 강조하는 평가 프로그램에서 의도적인 내용 선정에 대한 우려를 해결한다.

4. 현장바탕평가

의미 있는 피드백과 점진적인 개선 기회를 가진 학습자를 직접 임상적으로 관찰하는 것이 현장바탕평가의 핵심 신조이다. Watling and Ginsburg (2019)는 “피드백이 효과적이기 위해서는 시기적절하고 구체적이며 실행 가능하고 사람 지향적이기 보다는 업무 지향적이어야 한다”고 지적했다. 이는 시간이 지남에 따라 학습자가 전문가 피드백을 통해 지속적이고 목적이 있는 연습을 수행하는 **의도적인 연습**(deliberate practice) 개념 모델에 적용된다. 의도적인 연습은 의학 교육에서 학습자가 기술을 개선하는 데 효과적인 것으로 나타났다(Ericsson, 2004, 2015).

현장바탕평가 프로그램은 부분적으로 학습 평가에 초점을 맞춘 평가 자료를 수집하고 사용하는 것을 추구한다. 이 모형을 따르는 현장바탕평가에 대한 연구는 다양한 평가의 사용을 지원하기 위해 심리측정학 근거를 사용하려는 시도로 표시된다. Schuwirth와 Van der Vleuten (2006)은 심리측정학적 주도 접근법이 현재 현장바탕평가 방법과 맞지 않는다고 주장한다. 그들은 현장바탕평가 성과를 평가하기 위해 정량적 측정을 사용하는 것에 대한 몇 가지 가정들을 지적한다. (a) 수치 점수로 측정된 학습이 점수를 획득한 맥락과 무관하게 의미를 갖는다는 것, (b) 수치 점수로 판단한 역량이 안정적인 특성이라는 것, (c) 평정자가 더 나은 수행을 할 경우에 점수를 매길 수 있는 “진정한” 수준의 수행이 있을 수 있다는 것이다.

그들은 이러한 가정은 정당화될 수 없다고 주장한다(Govaerts & van der Vleuten, 2013). 맥락이 중요한 것이다. 주요 현장바탕평가 요인의 상호작용 모형은 Figure 10-5에 나와 있다(Durning 등, 2012). 현장바탕

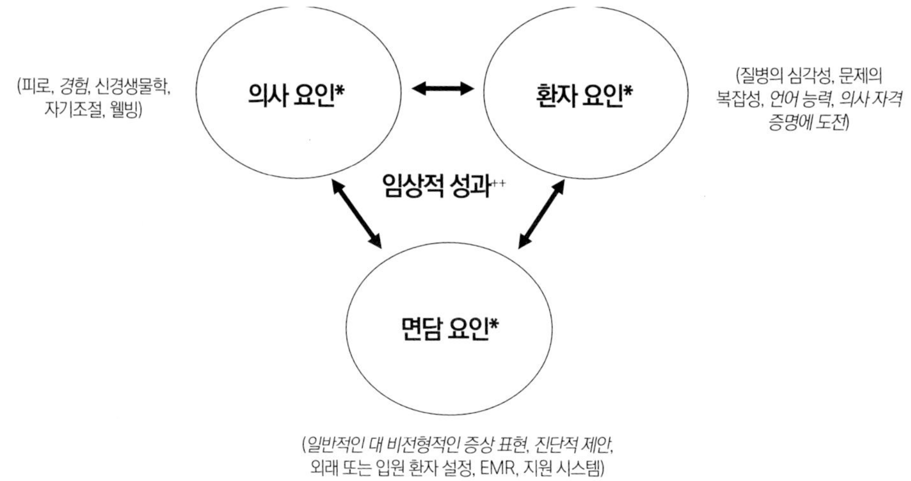

Figure 10-5 상황 인지와 임상적 면담의 맥락+,^

+ 각 요인(의사, 환자, 면담)의 예는 각 요인 옆의 괄호 안에 표시된다(요인 요소라고도 함). 본 연구에서 구체적으로 살펴본 요인 요소는 기울임꼴로 표시하였다.
^ 맥락은 이 그림에 표시된 세 가지 요소(환자, 의사 및 설정)와 이들의 상호 작용을 나타낸다.
* 화살표로 표시된 것과 같이 상호 작용하는 요소; 각 요인 옆의 괄호는 예(요인 요소)이다.
++ 임상 성과는 이 세 가지 요소, 상호 작용 및 기타 투입에 따라 달라진다. 상황 인지는 개인과 환경의 접근 방식을 취하고 위의 모든 상호 작용은 그러한 모형에서 성과(환자 치료)에 영향을 미칠 수 있고 실제로도 영향을 미친다.

출처: Durning, S.J., Artino, A.R., Boulet, J.R., Dorrance, K., van der Vleuten, C., & Schuwirth, L. (2012). The Impact of Selected Contextual Factors on Experts' Clinical Reasoning Performance (Does Context Impact Clinical Reasoning Performance in Experts?). Advances in Health Sciences Education: Theory and Practice, 17, 65. Reprinted by permission from Springer Nature.

평가 프로그램은 평가를 위한 자료를 제공하지만, 우리는 현장바탕평가를 피드백의 기회로 명확하고 명시적으로 사용한다. 일대일 교수-학습자 상호 작용은 학습의 주요 동인으로 간주된다. 이 모형에는 긴장감이 있다. 오늘날의 역량바탕의학교육 모형에는 시스템 수준의 자료가 필요하며 이러한 자료의 주요 부분은 학습자와 교수진 간의 현장 상호 작용에서 발생한다. 현장바탕평가의 이중 사용은 학습자와 평정자 모두에 대한 형성평가와 총괄평가 사이의 경계를 흐리게 한다(Govaerts, 2015). Bok은 "형성평가와 총괄평가를 결합하는 것은 매우 어렵다. 일부는 달성하기가 거의 불가능하다고 말할 것이다."라고 지적했다. Bok은 채점을 위해 자료를 수집할 때 형성평가가 어떻게 높은 이해관계로 인식되었는지 설명한다(Bok 등, 2013). 평가 목적에 대한 혼동이 있는 경우 기본 자세는 학습에 유리하지 않다. 학습자는 모든 현장바탕평가 방법의 과정과 목표, 그리고 이 과정이 전체 평가 프로그램 내에서 어떻게 적합한지 파악해야 한다. 학습자는 의료팀이나 환자와 함께 관찰하는 것과 같이 무엇을 어떤 도구로 어떤 조건에서 평가할 것인지 알려야 한다.

현장바탕평가가 전체 평가 프로그램의 초석을 나타내는 경우, 평가는 정기적으로 목적을 가지고 수행되어야 한다. 이를 위해서는 적절한 평가 도구, 자격을 갖춘 평정자, 학습에 개방적인 학습자 및 도움이 되는 환경이 필요하다. 우리는 이것을 순서대로 다룰 것이다.

1) 평가 도구들

출판된 현장바탕평가 도구는 체크리스트에서 기준 및 전반적 수행평가, 서술적 피드백 및 포트폴리오 기여에 이르기까지 다양하다. 평가 선택은 때때로 쉽게 포착할 수 있는 기술이나 행동과 사용하기 쉬운 도구에 의해 결정된다. Crossley는 이것을 "중요한 것이 아니라 측정할 수 있는 것을 측정하는 것"이라고 묘사한다. Crossley는 이 사고 과정을 다음과 같이 간결하게 요약한다." [평가]는 적절한 질문을 적절한 방식으로 적절한 대상에 대해 적절한 사람들에게 질문할 때 더 효과적이다."(Crossley & Jolly, 2012)

출판된 현장바탕평가 도구는 충분하다. 현장바탕평가 도구의 Swanwick 분류는 유용한 구조이다(Swanwick & Chana, 2009).

(1) 수행 자료 분석

이러한 자료는 임상 성과(예: 시술 성공률), 과정 매트릭스(예: 특정 개입까지의 시간) 및 환자 수 자료(환자 사례 로그, 전자 의무 기록의 환자 자료)일 수 있다. 이 자료원의 원래 용도는 학습자 피드백을 제공하는 것이었다. 또한 이 자료 수준을 안전성 및 품질 측면에서 환자에게 가치의 근거를 제공하는 수단으로 고려할 수 있다. 수행 자료는 피드백을 제공하고 프로그램 결과를 조사하는 데 사용될 수 있고 또한 사용되어 왔다. 발표된 두 개의 연구에서 환자 성과 자료는 훈련 프로그램을 평가하는 데 사용되었다. Smirnova 등(2019)은 산부인과 수련 프로그램 내에서 반직관적인 연관성을 입증했다. 전공의가 더 나은 학습 문화를 가지고 있다고 생각하는 프로그램은 주산기 합병증 비율이 더 높았다. 또 다른 연구에서 산부인과 의사의 주산기 합병증 발생률은 그들이 수련을 받은 곳과 관련이 있었다(Asch, Nicholson, Srinivas, Herrin, & Epstein, 2009). Smirnova와 동료들은 임상 자료 사용이 교육 평가와 환자 치료 성과를 더 잘 일치시키는 목적으로 개인, 수련 프로그램, 시스템 및 졸업후의학 교육의 집단 수준을 목표로 해야 한다고 주장한다(Smirnova 등, 2019).

(2) 임상활동 관찰

아래에서 논의한 관찰 도구의 예는 Norcini와 Burch(2007)에서 찾을 수 있다. 이 목록은 전체 목록이 아니라 대표적인 것이다.

① 미니 임상평가연습(Mini-clinical evaluation exercise, Mini-CEX) 학습자가 환자를 직접 진료하는 동안 평정자에 의해 관찰되고 평가된다. 각 학습자는 여러 사례에 걸쳐 여러 평정자가 평가할 것으로 예상된다(Norcini, 2003). 발표된 연구는 미니임상평가연습의 타당도 근거를 제공한다(Durning, Cation, Markert, & Pangaro, 2002; Holmboe, Yepes, Williams, & Huot, 2004; Kogan, Bellini, & Shea, 2003). 2013년 메타 분석은 11개의 미니임상평가연습 연구에서 교육생 성취와 수행 사이의 "소규모" 효과 크기를 입증했다(Al Ansari, Ali, & Donnon, 2013). 이 근거의 대부분은 내과 프로그램에서 나온 것이다. Humphrey-Murto, Cotte, Pugh 및 Wood(2018)는 필기 시험이 아닌 미니임상평가연습과 OSCE 사이의 상관관계를 입증한 다원적 미니임상평가연습에 대한 타당도 근거를 보고한다.

② 미니카드(MiniCard) 평가 도구는 단일 연구에서 의대생을 위한 사용을 뒷받침하는 타당도 있는 근거가 있는 것으로 나타났다(Donato, Park, George, Schwartz, & Yudkowsky, 2015).

③ 술기직접관찰(Direct observation of procedural skills, DOPS)은 미니임상평가연습의 변형이다. 외과 교육생의 평가와 관련해 술기직접관찰을 지지하는 근거가 있다(Goff 등, 2002; Larson, Williams, Ketchum, Boehler, & Dunnington, 2005). 술기직접관찰 평가 모형과 일치하는 수술 현장바탕평가도구인 시술 학습 향상 및 측정 시스템(System for Improving and Measuring Procedural Learning, SIMPL)은 스마트폰 바탕 자료 수집을 사용한다(Bohnen 등, 2016). 객관구조화술기평가(Objective Structured Assessment of Technical Skill, OSATS)(Martin 등, 1997) 및 비기술적 술기(Non-Technical Skills, NOTECHS)(Flin, 2004)는 임상 술기에 대한 직접관찰 평가의 추가적인 예이다. 둘 다 다양한 용도로 수정되어 사용되고 있다.

(3) 증례를 통한 토론

증례바탕 토론(Cased-based discussion, CbD) 또는 의무기록 자극 회상(Chart-stimulated recall, CSR)은 학습자가 해결한 기존 사례를 바탕으로 주도되는 집중 토론이다. 학습 토론은 학습자가 임상 사례에서 수행한 일에 초점을 맞춘다.

(4) 다면평가:

① 미니동료평가도구(Mini-Peer Assessment Tool, Mini-PAT)는 동료 학습자 간의 익명 피드백 과정이다(Abdulla, 2008),

② 포트폴리오- 여러 출처(자가, 동료, 감독자)로부터 다양한 방식을 통해 시간에 따른 학습자 별 평가를 수집하는 것을 의미한다. 미국(O'Brien, Sanguino, Thomas, & Green, 2016), 스코틀랜드(Davis 등, 2001), 네덜란드(Driessen, van Tartwijk, Vermunt, & van der Vleuten, 2003), 호주(O'Sulvan 등, 2012), 캐나다(Hall, Byszewski, Sutherland, & Stodel, 2012)에서 포트폴리오 사용에 대한 긍정적인 근거가 있다. 포트폴리오들은 학습자 성과에 대한 광범위하고 종단적인 그림을 제공하기 위해 다양한 평가 자료를 이용한다. 12장에서는 포트폴리오에 대해 더 자세히 설명한다.

Kogan과 Holmboe(2013)는 기존 평가 도구의 풍부함에 주목하고 새로운 평가를 작성할 필요가 거의 없다고 말한다. 대신 그들은 기존 도구를 사용하여 피드백을 제공할 수 있도록 더 나은 교육을 제공하고 평정자를 준비하는 방향으로 초점을 바꿔야 한다고 주장한다.

2) 평정자와 학습자의 양자 관계

잘 훈련된 교수 평정자는 학습자와 상호작용하여 종단적 개선 목표를 향한 식별된 격차를 목표로 하는 교육 기회를 만든다. 이 노력의 성공은 각 구성원과 그들의 관계에 의해 영향을 받는다. 고려해야 할 요소는 다음과 같다.

- 학습자 중심성 - 학습자는 자신이 해결하고자 하는 격차, 학습하고자 하는 대상, 장소 및 임상 조건에 대한 기대치를 가지고 있다. 평가 기대치는 표본 추출 계획을 따르는 동안 학습자에 초점을 맞춰야 한다.
- 평정자의 신임도 - 학습자는 신뢰할 수 있는 평정자의 피드백을 받아들인다. 신뢰할 수 있는 피드

백은 **행동을 직접 관찰**하고 변화에 대한 실행 가능한 권장 사항을 제공하는 신뢰할 수 있는 출처에서 제공된다. 변화할 수 없는 내재적 특성에 대한 비판은 피드백 수용을 나쁘게 만든다. Veloski, Boex, Grasberger, Evans 및 Wolfson(2006)은 체계적 문헌고찰에서 권위 있는 종적 임상 피드백이 짧은 노력보다 우수하다는 것을 발견했다.

피드백은 신뢰할 수 있는 관찰된 행동을 기반으로 해야 한다. 당연히 순환근무 종료 평가(end-of-rotation assessment)는 회상 바이어스에 취약하다(Govaerts, 2015). 발표된 근거에 따르면 환자 이력 수집 및 신체검사 수행과 같은 업무가 자주 관찰되지 않는다는 것을 시사한다(Holmboe 등, 2004). 미국의과대학협회의 연례 학생 설문 조사의 최신 자료에 따르면 점진적 변화의 근거가 되는 학생 임상 관찰 기록은 꾸준한 증가 추세를 보여주었다. 질문에 80% 이상의 학생들이 병력을 수집하고 신체 검사를 수행하는 것을 관찰했다고 말했다. 외과 진료실에 있는 학생들은 70% 이상의 시간 동안의 병력 관찰을 보고했다.

또한 신임도는 평정자의 임상적 역량에서 발생한다. 졸업생들(그리고 현재 평정자들)이 자신의 기술과 지식에 차이가 있을 수 있다는 근거가 있다. 일부 결함은 수련과 관련되어 실제 진료로 이월될 수 있으며, 다른 결함은 훈련되지 않았을 수 있는 시스템과 전문 역량에 속하는 기술과 관련이 있다(Holmboe 등, 2011).

- 오늘날 임상의는 시간을 소요하는 일이 많아지고 더 많은 문서 작업을 하고 있으며 학습자 관찰을 위한 시간은 부족하다. 모든 평가 방법의 성공은 시간과 인적 자원의 투자에 달려 있다. 평정자는 평가 도구를 포함한 평가 방법에 대한 교육을 받아야 한다. 학습자-교수 양자관계의 연속성은 개발에 충분한 시간이 허용되는 경우에만 발생할 수 있다.
- 학습자와 평정자는 평가 목적과 운영 기준 및 목표에 대해 공통된 기대치를 가져야 한다. 학습자와 평정자는 평가 목적에 대한 합의된 이해가 필요하다. 이러한 노력은 학습자 피드백을 제공하기 위한 것인가, 아니면 종합적인 목적으로 자료를 수집하기 위한 것인가? Bok은 학생들이 형성평가와 총괄평가를 분리하는 것이 어렵다는 것을 보고했다(Bok 등, 2013). 평가가 요약적인 것으로 간주되는 경우, "더 쉬운" 사례를 제외한 관찰을 피하거나 덜 비판적인 평정자를 찾기 위해 학습자의 행동이 변화될 수 있다(Roberts, 2013). Haas와 Shaffir(1982)는 이것을 "인상 관리"라고 언급한다. McGaghie는 "잘 보이기 위한" 노력에서, 학습자들은 그들이 어떻게 인식되는지에 중점을 둔다고 지적한다. 그들은 모든 상황에서 자신감을 보이고 도움을 요청하는 것을 피하고 정밀 조사를 피하려고 한다(McGaghie, 2018). Patel은 외과 전공의 감독자에게 어떻게 보이는지에 초점을 맞추는지를 조사했다(Patel 등, 2018). 한 교육생은 인상 관리의 동기를 다음과 같이 언급한다. "이 프로그램에서 그들이 당신을 바보라고 낙인 찍으면... 당신은 끝난 것이다"(Patel 등, 2018).
- 현장바탕평가에는 훈련되고 동기 부여가 되어 있으며 시간이 되는 평정자가 필요하다. 다년간의 경험, 교수의 직급 또는 임상적 통찰력이 자동으로 개인을 "좋은" 평정자로 만드는 것은 아니다(Herbers 등, 1989; Noel 등, 1992). 신뢰할 수 있는 평가 자료를 얻으려면 평정자를 개발하고 기술을 유지해야 한다. 목표는 현장바탕평가 프로그램이 타당한 결정과 유용한 피드백으로 이어지는 신뢰할 수 있는 자료를 생성할 수 있도록 잠재적인 편견의 원인을 줄이는 것이다.

- 평정자 배경은 그들이 제공하는 자료의 구별되는 요인이다. 의사 평정자는 다양하며 경력이 쌓임에 따라 엄격함이 증가한다.

Holmboe의 연구진(2011)은 교수진 및 프로그램 평가를 개선하기 위한 5가지 핵심 방법을 제공한다:

1. 참조틀 훈련을 실시한다. - 예를 들어 비디오 녹화 임상사례(video-recorded vignettes)를 통해 일반적으로 다양한 수준의 수행 사례를 사용하여 수행의 표준 영역에서 평정자를 훈련한다. 이 훈련은 프로그램 리더십으로 확장되어야 한다.
2. 평정자에게 직접 피드백을 제공한다. - 다른 평정자와 연관해서 본인의 채점 범위에 대해 피드백을 제공한다. 프로그램은 이러한 자료를 사용하여 평정자에게 피드백을 제공해야 한다.
3. 도구 사용에 대한 훈련을 시행한다. - 도구와 일반적인 심리측정학적 원칙 모두에 특화된 훈련을 시행한다.
4. 공통 자원을 사용한다. - 지역 기관에 교육과 자원을 제공하는 국가 웹 기반 자원 사용
5. 학습자 중심이어야 한다. - 학습자가 평가에 적극적으로 참여하고 자기 주도적 개선 작업을 수행한다.

그러나 관찰을 통해 생성된 평정자 및 평가 자료는 결코 바이어스에서 완전히 자유로울 수는 없다. Tonesk와 Buchanan(1987)은 임상 교수진과 임상실습 코디네이터를 인터뷰하여 많은 교수진이 부정적인 평가를 기록하는 것을 꺼린다는 사실을 발견했다. Yepes-Rio 등(2016)은 무엇이 교육생의 낙제를 가능하게 하고 무엇이 장벽으로 작용했는지에 관한 문헌을 검토했다. 그들은 평정자의 전문적 고려사항(누군가를 불합격시키기 위해서는 더 많은 시간과 노력이 필요함), 평정자의 개인적 고려사항(자신에 대한 실패감), 교육생 관련 고려사항(교육생의 목표에 미치는 영향), 불만족스러운 평정자 개발 및 평가 도구의 장벽을 발견했다(자신의 판단력을 의심함). 부정적이거나 실패한 평가를 가능하게 한 요인에는 환자, 사회 및 문직에 대한 의무감. 기관의 지원(예: 실패한 평가 지원) 동료의 지원; 평정자 개발; 강력한 평가 시스템; 그리고 실패 후 학생들을 위한 기회가 포함되었다.

3) 환경

구체적인 고려사항은 학습을 위한 피드백을 제공하는 수단으로 임상적 맥락에서 관찰(observation)을 사용할 때 적용된다. 임상 환경을 통해 실제 환경에서 작업을 수행하는 학습자를 직접 평가할 수 있다. 주의 분산과 경쟁적인 진료 요구는 현실 세계의 진료 환경을 조성하며 평가 기회를 방해한다. 그러나 현장바탕평가에서 가장 보편적이고 만연한 장벽은 시간이다. 환자, 평정자 및 학습자의 가용성은 다양하며 종종 일치하지 않는다.

5. 평가 관리

현장 평가의 맥락에서, 우리는 환경이 만들어내는 제약조건을 인식하면서 일관성과 공정성의 균형을

추구한다. 고품질 실행의 주요 특징은 학습자가 어떻게 평가되는지, 어떤 도구가 사용되는지, 어떤 영역이 평가되는지, 평정자가 어떻게 훈련되는지에 관한 일관성이다. 이러한 조건이 표준 조건과 다를수록 평가의 의미는 줄어든다. 이를 위해서는 평가 설계 단계부터 시작해서 평가 일정 수립이 완료되고 평가 장소를 설정하는 지속적인 노력이 필요하다.

자료 품질 보증을 위해서는 동등한 주의가 필요하다. 종이로 작성하든 전자 매체를 사용하든 자료 수집 계획은 엄격하게 시험되어야 한다. 단순한 텍스트 오류로 인해 시범 시험을 수행했다면 발생하지 않았을 자료 손실이 발생할 수도 있다. 자료 수집이 즉각적인 피드백을 제공하도록 설계된 경우에도 범 시험이 필요하다. 평가 과정 및 표시에 대한 학습자의 느낌은 어떠한가? 평정자는 평가 과정이 효과적이고 형성적 피드백과 일치한다고 생각하는가?

6. 평가 자료의 이해

현장바탕평가 프로그램의 최종 산물은 해석이 필요한 자료 모음이다. 이러한 자료 수집, 사용 및 이해 방법과 현장바탕평가의 주요 목적에 대한 두 가지 관점이 있다.

1) 심리측정학적

이 관점에서는 주로 숫자 점수 바탕 자료를 의사 결정의 주요 기반으로 사용한다. 이 관점은 앞서 언급한 바와 같이 실제적이고 객관적인 표준이 있으며 수치 자료는 이 구인의 근위 측정값이라고 주장한다. 또한 측정된 구인이 시간이 지남에 따라 안정적이며 맥락과 독립적으로 볼 수 있다는 가정도 있다. 이 가정은 다양한 출처의 자료를 합성물로 "묶으려면" 필요하다(Govaerts & van der Vleuten, 2013).

이 견해는 교육자가 평가 자료가 신뢰할 수 있고 학습자에 대한 타당하고 정확한 결정을 할 수 있다는 근거가 필요하다고 가정한다. 그러한 근거가 없다면 의사결정의 정확성에 의문이 제기될 수 있고 또 제기되어야 한다. 자료의 의미는 전체적으로 다음과 같은 여러 요인에 따라 달라진다.

- 자료 전반에 대하여, 유사한 환경, 유사한 학습자에게 이전에 사용된 평가방법이 성공적으로 적용되었다는 근거가 있는가?
- 도구가 어떻게 사용되었는지에 대한 자료가 있는가? 평가가 의도한 대로 실행되고 자료가 일관되게 수집되도록 보장하기 위해 어떤 질관리 조치를 사용하였는가?
- 어떤 평정자 훈련을 위한 노력이 시행되었는가? 평정자가 실제로 참석했는가? 교육이 수동적인 경우(예: 웹 기반) 훈련이 완료되었다는 근거가 있는가?
- 평정자는 채점에 대해 얼마나 동의하는가? 시간이 지남에 따라 평정자를 보정하려는 노력이 있었는가?
- 수집된 자료가 의도한 대상 구인을 측정하는가?

2) 사회-문화적

사회 문화 이론에서는 "학습 성과는 공동체 활동에 대한 적극적인 참여와 업무 환경의 복잡하고 역동적인 시스템과의 상호 작용을 통해 나타난다"고 주장한다. 이 틀에서 현장바탕평가의 관점은 점수 중심 접근 방식에서 학습자의 진행 상황을 이해하는 방향으로 이동한다. 심리측정학적 관점에서의 출발은 극명하다. 현장바탕평가 자료는 Crossley와 Jolly(2012)가 총괄 평가보다 변별력이 낮다고 주장하는 프로세스 측정에 주로 초점을 맞춘 것으로 간주된다. 우리는 수행보다는 과정에 관심이 적다. 평정자는 과정보다 수행을 더 일관적으로 그리고 더 잘 변별할 수 있다(Crossley & Jolly, 2012).

이 관점은 숫자 점수보다 내러티브 피드백을 주장한다(Govaerts & van der Vleuten, 2013; Hanson, Rosenberg, & Lane, 2013). 숫자(점수)는 본질적인 의미가 없는 반면 내러티브는 실행 가능한 피드백의 원천을 제공한다고 주장한다. "수행은 결코 '객관적'일 수 없으며, 항상 개별 평정자의 관점과 가치에 따라 개념화되고 구성되며, 평가 과제와 맥락에서 고유한 경험과 사회 구조의 영향을 받는다."(Gipps, 1999; Govaerts & van der Vleuten, 2013).

학습자의 수행은 고정적이거나 안정적이지 않다. 학습의 성과로서 시간이 지남에 따라 변화가 예상되는 것은 사실이다. 그러나 서로 다른 수행 영역(예: 다른 영역보다 이 작업에서 더 우수함)과 사건(예: 하루 동안 동일한 작업에서 다른 영역보다 더 우수함) 간에도 개인 간 변동성이 크다.

사회문화적 관점은 평가와 평가 자료의 본질에 의문을 제기한다. 앞에서 설명한 의도적인 표집에는 모든 학습 기회가 포함되지 않는다. 의도적인 표집은 "아직 도달하지 않은 배워야 할 것"을 다룰 수 없다(Govaerts & van der Vleuten, 2013).

심리측정학적 모형에서 평정자는 측정 오차의 원인이다(Downing, 2005). 사회 문화적 접근 방식에서, 심리측정학적 접근 방식에서 통제하고자 하는 평정자 간의 동일한 점수 차이는 이제 의미가 있는 것으로 간주된다. 이 변화는 "**오류**"가 아니라 수용 가능한 수행에 대한 평정자의 개념의 정당한 차이이다(Govaerts & van der Vleuten, 2013).

이러한 현장바탕평가 개념의 근간에는 학습을 **위한** 평가로의 현저한 전환이 있다. 평가의 최종 목표는 학습을 위한 촉매제가 되어야 한다는 것이다. 학습을 위한 평가는 17장(학습에 영향을 미치는 평가)에서 자세히 설명되어 있다.

7. 요약 그리고 전망

우리는 이 장의 앞부분에서 현장바탕평가에 대한 하나의 정의를 제시하고 마무리할 때 다른 버전을 제시했다. 2010년 이전 문헌에 대한 체계적 문헌고찰 다음과 같은 종합의견을 제시한다:

> 역량바탕교육(CBE)은 기본적으로 졸업 성과 능력을 지향하고 사회적 및 환자 요구 분석에서 파생된 역량을 중심으로 조직된 실무를 수행하기 위한 의사를 준비시키는 접근 방식이다. 시간 바탕 수련을 강조하지 않고 책무성 , 유연성 및 학습자 중심성을 중요시 여긴다. (Frank 등, 2010)

이 진술은 우리의 출발점과 종결점 사이의 대조를 요약한다. 한 가지 관점에서, 현장바탕평가는 주로 자료 기반의 심리측정학적 정보에 기반한 학습의 평가 모형이다. 다른 관점에서는, 학습자, 평정자 및 현장바탕평가가 학습 문화 내에서 어떻게 위치하는지에 대한 광범위한 개념을 고려하는 사회적 경험이다. 한 견해는 평정자와 학습자의 특성을 시간이 지남에 따라 그리고 맥락에 따라 고정된 것으로 취급하는 반면, 다른 견해는 그러한 가정에 의문을 제기한다. 사실, 두 개념 모두 실제로 실행되고 있다. 두 모형 모두 실행 및 유지 관리를 위한 지속적인 노력이 필요하며, 두 모형 모두 강력한 평정자의 지원과 기관 차원에서의 자원이 필요하다. 현장바탕평가는 학습, 발달적 마일스톤 및 역량바탕의학교육이 환자와 사회에 미치는 영향에 대한 광범위한 논의를 통해 확고히 자리 잡고 있다.

* 참고: 추가 자료 및 출처는 UIC AHPE 웹사이트(https://go.uic.edu/AHPE)에서 확인할 수 있다.

REFERENCES

Abdulla, A. (2008). A critical analysis of mini peer assessment tool (mini-PAT). *Journal of the Royal Society of Medicine, 101*, 22–26.

Al Ansari, A., Ali, S.K., & Donnon, T. (2013). The construct and criterion validity of the mini-CEX: a meta-analysis of the published research. *Academic Medicine, 88*, 413–420.

Asch, D.A., Nicholson, S., Srinivas, S., Herrin, J., & Epstein, A.J. (2009). Evaluating obstetrical residency programs using patient outcomes. *The Journal of the American Medical Association, 302*, 1277–1283.

Bohnen, J.D., George, B.C., Williams, R.G., Schuller, M.C., DaRosa, D.A., Torbeck, L., . . . Procedural Learning and Safety Collaborative (PLSC). (2016). The feasibility of real-time intraoperative performance assessment with SIMPL (System for Improving and Measuring Procedural Learning): Early experience from a multi-institutional trial. *Journal of Surgical Education, 73*, e118–e130.

Bok, H.G.J., Teunissen, P.W., Favier, R.P., Rietbroek, N.J., Theyse, L.F.H., Brommer, H., . . . Jaarsma, D.A.D.C. (2013). Programmatic assessment of competency-based workplace learning: When theory meets practice. *BMC Medical Education, 13*, 123.

Coderre, S., Woloschuk, W., & McLaughlin, K. (2009). Twelve tips for blueprinting. *Medical Teacher, 31*, 322–324.

Crossley, J., & Jolly, B. (2012). Making sense of work-based assessment: Ask the right questions, in the right way, about the right things, of the right people. *Medical Education, 46*, 28–37.

Davis, M.H., Friedman Ben-David, M., Harden, R.M., Howie, P., Ker, J., McGhee, C., . . . Snadden, D. (2001). Portfolio assessment in medical students' final examinations. *Medical Teacher, 23*, 357–366.

Donato, A.A., Park, Y.S., George, D.L., Schwartz, A., & Yudkowsky, R. (2015). Validity and feasibility of the mini-card direct observation tool in 1 training program. *The Journal of Graduate Medical Education, 7*, 225–229.

Downing, S.M. (2005). Threats to the validity of clinical teaching assessments: What about rater error? *Medical Education, 39*, 353–355.

Driessen, E., van Tartwijk, J., Vermunt, J.D., & van der Vleuten, C.P.M. (2003). Use of portfolios in early undergraduate medical training. *Medical Teacher, 25*, 18–23.

Durning, S.J., Artino, A.R., Boulet, J.R., Dorrance, K., van der Vleuten, C., & Schuwirth, L. (2012). The impact of selected contextual factors on experts' clinical reasoning performance (does context impact clinical reasoning performance in experts?). *Advances in Health Sciences Education : Theory and Practice, 17*, 65–79.

Durning, S.J., Cation, L.J., Markert, R.J., & Pangaro, L.N. (2002). Assessing the reliability and validity of the mini-clinical evaluation exercise for internal medicine residency training. *Academic Medicine, 77*, 900–904.

Ericsson, K.A. (2004). Deliberate practice and the acquisition and maintenance of expert performance in medicine and related domains. *Academic Medicine : Journal of the Association of American Medical Colleges, 79*, S70–81.

Ericsson, K.A. (2015). Acquisition and maintenance of medical expertise: A perspective from the expert-performance approach with deliberate practice. *Academic Medicine, 90*, 1471–1486.

Flin, R. (2004). Identifying and training non-technical skills for teams in acute medicine. *Quality and Safety in Health Care, 13*, i80–i84.

Frank, J.R., Mungroo, R., Ahmad, Y., Wang, M., De Rossi, S., & Horsley, T. (2010). Toward a definition of competency-based education in medicine: A systematic review of published definitions. *Medical Teacher, 32*, 631–637.

Gipps, C. (1999). Socio-cultural aspects of assessment. *Review of Research in Education, 24*, 355.

Goff, B.A., Nielsen, P.E., Lentz, G.M., Chow, G.E., Chalmers, R.W., Fenner, D., & Mandel, L.S. (2002). Surgical skills assessment: A blinded examination of obstetrics and gynecology residents. *American Journal of Obstetrics and Gynecology, 186*, 613–617.

Gofton, W., Dudek, N., Barton, G., & Bhanji, F. (2017). *Workplace-based assessment implementation guide: Formative tips for medical teaching practice* (1st ed.). Ottawa, ON: The Royal College of Physicians and Surgeons of Canada. Retrieved from www.royalcollege.ca/rcsite/documents/cbd/wba-implementation-guide-tips-medical-teaching-practice-e.pdf.

Gofton, W.T., Dudek, N.L., Wood, T.J., Balaa, F., & Hamstra, S.J. (2012). The Ottawa surgical Competency Operating Room Evaluation (O-SCORE): A tool to assess surgical competence. *Academic Medicine, 87*, 1401–1407.

Govaerts, M. (2015). Workplace-based assessment and assessment for learning: Threats to validity. *The Journal of Graduate Medical Education, 7*, 265–267.

Govaerts, M., & van der Vleuten, C.P.M. (2013). Validity in work-based assessment: Expanding our horizons. *Medical Education, 47*, 1164–1174.

Haas, J., & Shaffir, W. (1982). Ritual evaluation of competence: The hidden curriculum of professionalization in an innovative medical school program. *Work and Occupations, 9*, 131–154.

Hall, P., Byszewski, A., Sutherland, S., & Stodel, E.J. (2012). Developing a sustainable electronic portfolio (ePortfolio) program that fosters reflective practice and incorporates CanMEDS competencies into the undergraduate medical curriculum. *Academic Medicine, 87*, 744–751.

Hanson, J.L., Rosenberg, A.A., & Lane, J.L. (2013). Narrative descriptions should replace grades and numerical ratings for clinical performance in medical education in the United States. *Frontiers in Psychology, 4*, 668.

Herbers, J.E., Noel, G.L., Cooper, G.S., Harvey, J., Pangaro, L.N., & Weaver, M.J. (1989). How accurate are faculty evaluations of clinical competence? *Journal of General Internal Medicine, 4*, 202–208.

Holmboe, E.S. (2015). Realizing the promise of competency-based medical education. *Academic Medicine, 90*, 411–413.

Holmboe, E.S., Ward, D.S., Reznick, R.K., Katsufrakis, P.J., Leslie, K.M., Patel, V.L., . . . Nelson, E.A. (2011). Faculty development in assessment: The missing link in competency-based medical education. *Academic Medicine, 86*, 460–467.

Holmboe, E.S., Yepes, M., Williams, F., & Huot, S.J. (2004). Feedback and the mini clinical evaluation exercise. *Journal of General Internal Medicine, 19*, 558–561.

Humphrey-Murto, S., Côté, M., Pugh, D., & Wood, T.J. (2018). Assessing the validity of a multidisciplinary mini-clinical evaluation exercise. *Teaching and Learning in Medicine, 30*, 152–161.

Kogan, J.R., Bellini, L.M., & Shea, J.A. (2003). Feasibility, reliability, and validity of the mini-clinical evaluation exercise (mCEX) in a medicine core clerkship. *Academic Medicine, 78*, S33–S335.

Kogan, J.R., & Holmboe, E. (2013). Realizing the promise and importance of performance-based assessment. *Teaching and Learning in Medicine, 25*(Suppl 1), S68–74.

Kogan, J.R., Holmboe, E.S., & Hauer, K.E. (2009). Tools for direct observation and assessment of clinical skills of medical trainees: A systematic review. *The Journal of the American Medical Association, 302*, 1316–1326.

Larson, J.L., Williams, R.G., Ketchum, J., Boehler, M.L., & Dunnington, G.L. (2005). Feasibility, reliability and validity of an operative performance rating system for evaluating surgery residents. *Surgery, 138*, 640–647; discussion 647.

Martin, J.A., Regehr, G., Reznick, R., MacRae, H., Murnaghan, J., Hutchison, C., & Brown, M. (1997). Objective structured assessment of technical skill (OSATS) for surgical residents. *The British Journal of Surgery, 84*, 273–278.

McGaghie, William C. (2018). Evaluation apprehension and impression management in clinical medical education. *Academic Medicine, 93*, 685–686.

McGaghie, W.C., Miller, G.E., Sajid, A.W., & Telder, T.V. (1978). Competency-based curriculum development on medical education: an introduction. *Public Health Papers*, 11–91.

Miller, G.E. (1990). The assessment of clinical skills/competence/performance. *Academic Medicine: Journal of the Association of American Medical Colleges, 65*, S63–S67.

Noel, G.L., Herbers, J.E., Caplow, M.P., Cooper, G.S., Pangaro, L.N., & Harvey, J. (1992). How well do internal medicine faculty members evaluate the clinical skills of residents? *Annals of Internal Medicine, 117*, 757–765.

Norcini, J., & Burch, V. (2007). Workplace-based assessment as an educational tool: AMEE Guide No. 31. *Medical Teacher, 29*, 855–871.

Norcini, J.J. (2003). Work based assessment. *British Medical Journal (Clinical Research Ed.), 326*, 753–755.

O'Brien, C.L., Sanguino, S.M., Thomas, J.X., & Green, M.M. (2016). Feasibility and outcomes of implementing a portfolio assessment system alongside a traditional grading system. *Academic Medicine, 91*, 1554–1560.

O'Sullivan, A.J., Harris, P., Hughes, C.S., Toohey, S.M., Balasooriya, C., Velan, G., . . . McNeil, H.P. (2012). Linking assessment to undergraduate student capabilities through portfolio examination. *Assessment & Evaluation in Higher Education, 37*, 379–391.

Patel, P., Martimianakis, M.A., Zilbert, N.R., Mui, C., Hammond Mobilio, M., Kitto, S., & Moulton, C.-A. (2018). Fake it 'til you make it: pressures to measure up in surgical training. *Academic Medicine, 93*, 769–774.

Roberts, T.E. (2013). Assessment est mort, vive assessment. *Medical Teacher, 35*, 535–536.

Schuwirth, L.W.T., & van der Vleuten, C.P.M. (2006). A plea for new psychometric models in educational assessment. *Medical Education, 40*, 296–300.

Singh, T., & Norcini, J.J. (2013). Workplace-based assessment. In William C. McGaghie (Ed.), *International best practices for evaluation in the health professions* (pp. 257–279). London: Radcliffe Publishing.

Smirnova, A., Sebok-Syer, S.S., Chahine, S., Kalet, A.L., Tamblyn, R., Lombarts, K.M.J.M.H., . . . Schumacher, D.J. (2019). Defining and adopting clinical performance measures in graduate medical education: Where are we now and where are we going? *Academic Medicine, 94*, 671–677.

Swanwick, T., & Chana, N. (2009). Workplace-based assessment. *British Journal of Hospital Medicine, 70*, 290–293.

ten Cate, O. (2014). AM last page: What entrustable professional activities add to a competency-based curriculum. *Academic Medicine, 89*, 691.

ten Cate, O., & Scheele, F. (2007). Competency-based postgraduate training: Can we bridge the gap between theory and clinical practice? *Academic Medicine, 82*, 542–547.

Tonesk, X., & Buchanan, R.G. (1987). An AAMC pilot study by 10 medical schools of clinical evaluation of students. *Journal of Medical Education, 62*, 707–718.

van der Vleuten, C.P.M. (2016). Revisiting "Assessing professional competence: From methods to programmes." *Medical Education, 50*, 885–888.

van der Vleuten, C.P.M., & Schuwirth, L.W.T. (2005). Assessing professional competence: From methods to programmes. *Medical Education, 39*, 309–317.

Veloski, J., Boex, J.R., Grasberger, M.J., Evans, A., & Wolfson, D.B. (2006). Systematic review of the literature on assessment, feedback and physicians' clinical performance: BEME guide no. 7. *Medical Teacher, 28*, 117–128.

Watling, C.J., & Ginsburg, S. (2019). Assessment, feedback and the alchemy of learning. *Medical Education, 53*, 76–85.

Yepes-Rios, M., Dudek, N., Duboyce, R., Curtis, J., Allard, R.J., & Varpio, L. (2016). The failure to fail underperforming trainees in health professions education: A BEME systematic review: BEME Guide No. 42. *Medical Teacher, 38*, 1092–1099.

11

내러티브 평가

Nancy Dudek and David Cook

교육생 수행의 많은 측면을 숫자로만 쉽게 측정할 수 없다는 것에 대한 교육자들과 교육분야 연구자들의 인식이 점점 더 증가하고 있다. 예를 들어 숫자로 표현된 점수는 교육생의 낮은(또는 높은) 수행 정도의 이유를 설명하지 못하거나, 숫자로 평가하는 점수카드의 미리 결정된 문항으로는 전체 수행에서 중요한 요소를 포착하지 못할 수 있다. 따라서 단지 숫자로 표시하는 수행평가 점수에 문자 형태로 문서화한 자료를 추가하거나 가끔은 숫자를 문자 형태로 대치할 수 있거나 대치되어야 한다는 인식이 증가하고 있다(Hanson, Rosenberg, & Lane, 2013; Hodges, 2013; Holmboe, Sherbino, Long, Swing, & Frank, 2010; McConnell, Harms, & Saperson, 2016). 이러한 내러티브 평가는 교육생의 학습을 지원하고, 양적 척도의 격차를 메우고, 역량 위원회에 교육생의 성취와 관련하여 고지된 결정을 내리기 위해 필요한 "왜"라고 하는 정보를 줄 수 있는 구체적인 피드백을 제공할 수 있다. 이런 이유로 내러티브 평가는 임상수행평가 분야에서도 인기를 얻고 있다.

1. 내러티브 평가 도구

다양한 형태와 여러 명칭으로 불리는 내러티브 평가 도구들이 있다. 예를 들어, 완전히 서술로 구성된(즉, 숫자 또는 체크리스트 평가가 없음) 일부 현장 노트와 일일 면담 카드가 내러티브 보고서로 간주된다. 전형적인 수련중평가 보고서(in-training evaluation report, ITER) 또는 순환근무 종료 평가와 같은 다른 도구들은 숫자로 평가하는 척도와 서술형으로 자유롭게 의견을 제시하는 것을 조합한 형태이다. 학습 포트폴리오는 전형적으로 교육생의 서술형 제출 자료(예: 에세이, 연구 보고서 및 임상기록 작성물)와 감독자의 다양한 평가 도구의 서술형 부분과 숫자 부분(시험 점수, 감독자 평정 등)을 혼합한 것이다. 이 장의 목적에 따라, 이 장에서는 이러한 혼합형 방법들의 내러티브 구성 요소에만 초점을 맞추고자 한다. 대부분의 내러티브 평가는 다른 사람들이 작성한 문자로 구성되지만, 때로는 교육생들 자신이 직접 작성한 글도 평가에 포함되기도 하여 개인적인 에세이(즉, 수련 경험에 대한 성찰)를 실습자의 성취 정도와 수행 수준을 판단할 때 사용하기도 한다.

내러티브 평가 도구는 단순히 "의견(comments)"이라고 적혀 있는 빈 칸 일수도 있고 임상 수행성과의 긍정적인 측면, 부족함이 있는 영역과 개선을 위한 구체적인 권고 등에 대한 특별한 정보를 요청하는 한가지 혹은 그 이상의 유도질문이 포함될 수 있다.

2. 강점

내러티브 평가는 평가의 질적 측면 특유의 여러 강점을 가진다. 잘 진행된 내러티브 평가는 수행에 대해 풍부한 설명을 제공하여 교육생의 학습을 촉진한다(즉, 임상 수행평가의 형성적 측면)(Govaerts & van der Vleuten, 2013; McConnell 등, 2016). 이는 역량바탕교육의 초석인 '학습을 위한 평가'의 필수 요소로, 교육생들이 개선해야 할 필요가 있는 부분, 역량을 달성하기 위한 업무, 독립적으로 진료하는 것과 관련된 정보를 제공한다. 내러티브 평가는 관찰자에게 교육생의 현재 수행성과에 대해 설명하는 것 이외에 일반적으로 교육생이 더 높은 수준의 수행도를 달성할 수 있는 방법에 대한 권고사항을 제시하도록 요청한다(즉, 형성적 피드백). 이러한 지침은 교육생이 어떻게 개선해야 하는지에 대해 매우 필요한 정보를 제공한다.

내러티브 평가는 관찰자가 수행의 어떤 측면에 대해 논평할 것인지 결정할 수 있는 유연성이 많은 평가 방식이다. 이러한 특성이 평가를 보다 개별화하고 유연하게 만들 수 있다. 또한 복잡한 상황을 설명하기 위해 더 자세한 정보를 제공한다. 맥락에 대한 이러한 유형의 정보를 제공하면 교육생은 수행에 대해 내려질 결정을 더 잘 이해할 수 있다.

내러티브 평가는 일반적으로 수치적 평가보다 더 주관적인 것으로 특징지어지지만, 근거에 따르면 내러티브 평가는 방어 가능한, 즉 타당한 결정을 지지할 수 있다. 내러티브 평가는 교육생의 수행에 대해 강력한 정보를 제공하는 것으로 보고되었다(Bartels, Mooney, & Stone, 2017; Driessen, van der Vleuten, Schuwirth, van Tartwijk, & Vermunt, 2005; Ginsburg, van der Vleuten, & Eva, 2017). 내러티브 자료로 어려움에 처한 학생을 성공적으로 식별하고, 교육생의 순위를 매기고, 교육생의 성공 대 실패를 예측할 수 있다(Cohen, Blumberg, Ryan, & Sullivan, 1993; Ginsburg, Eva, & Regehr, 2013; Guerrasio 등, 2012).

3. 내러티브 평가 사용의 실용적인 이슈들

다음의 섹션에서는 내러티브 평가를 사용할 때 해결해야 하는 몇 가지 이슈들에 대해 간략히 설명하고자 한다.

1) 내러티브 평가 목적의 정의

모든 평가의 궁극적인 목적은 평가 대상자에게 의미 있는 결정을 알리는 것이다. 이 결정은 이분법적(예: 통과/미통과 또는 선발/탈락), 세부적(등급 순위 또는 등급) 또는 정성적(구체적인 피드백)일 수 있다. 내러티브 평가는 이 모든 것을 충족시킬 수 있는 방법이다.

특정 프로그램에서 교육생 포트폴리오 평가, 소그룹 수행평가 및 현장바탕평가 등이 포함된다. 현장바탕평가는 교육생이 신체검사 또는 시술 수행을 지켜보는 것과 같은 수행을 실시간으로 직접 관찰하거나, 다른 시간에 행해진 진료의뢰서 또는 피부 봉합과 같은 업무 결과를 평가하는 것이 포함될 수 있다. 내러티브 평가는 다른 정량적 평가를 지지하거나 형성적 피드백을 제공하기 위해 사용된다. 그러나 교육생 수행에 대한 총괄평가를 위해서는 이러한 모든 자료가 종합적으로 사용될 수 있다(즉, 역량 위원회에 평가를 위한 근거자료로 제공)(Dudek 등, 2012; Hanson 등, 2013; Govaerts & van der Vleuten, 2013).

2) 수행 문서화

높은 품질의 평가-그리고 궁극적으로 높은 품질의 결정-는 질 좋은 원 자료를 바탕으로 한다. 수치적 평가의 경우 원 자료는 점수이다. 내러티브 평가의 경우 원 자료는 교육생의 수행을 설명하는 내러티브(즉, 서면 의견 및 기타 문서들)이다. 높은 품질("풍부한")의 내러티브는 강점과 약점에 대한 명확하고 상세한 설명뿐만 아니라 부족한 부분을 개선할 수 있는 방법에 대한 구체적인 권고사항을 제공한다(Dudek, Marks, Lee, & Wood, 2008). 평가자는 교육생이 수행한 특정 사례를 제시하며 이와 관련하여 강점과 약점에 대해 논평을 한다. 내러티브 평가의 설명과 사례는 평가 자체와는 관련 없는 독립적인 분석가(즉, 역량 위원회 구성원)가 정확한 설명이나 해명을 위하여 관찰자와 연락할 필요가 없이 수행을 이해할 수 있도록 세부적인 내용을 충분히 포함하여야 한다. 관찰자는 문제가 되는 행동에 대한 특정 설명없이 태노 분제에 대해 언급하는 것을 지양하며 교육생의 학습을 지지하는 어조를 사용하여 의견을 작성해야 한다. 예를 들어, 전공의가 "게으르다" 거나 "수술에 관심이 없는 것 같다" 라고 말하는 것보다 "교육생이 자주 지각하고 할당된 업무를 완료하지 않았다"와 같은 추론을 이끌어낼 수 있도록 관찰된 행동에 대하여 기술하는 것이 더 유용하다(높은 수준의 추론을 하지 않은 의견임). 결국, 교육생의 미래 학습의 필요성에 대한 통찰력을 제공할 수 있으므로 평가자가 제공한 구두 피드백에 대한 교육생의 반응을 문서화하는 것이 도움이 된다(Dudek 등, 2008; Dudek & Dojeiji, 2014).

내러티브 평가가 수치 평가와 함께 사용될 때 내러티브 평가는 할당된 평정 등급을 정당화해야 한다. 즉, 등급이 우수한 수행성과로 평가된 경우 의견은 이를 더 자세히 설명해야 한다. 수적 평정과 서술형 의견의 설명이 일치하지 않으면 교육생과 학습 계획 담당자에게 혼란을 야기한다(Dudek 등, 2008; Dudek & Dojeiji, 2014).

3) 관찰자 훈련

다른 형태의 현장바탕평가와 마찬가지로 내러티브 평가는 이상적으로는 감독자가 교육생을 관찰할 것을 요구한다. 이것은 환자 치료에 대한 책임도 지고 있는 감독자의 입장에서 시간이 걸리는 일이다. 교육생을 직접 관찰하기 위한 훌륭한 지침서가 출판되어 있으므로, 교육생을 직접 관찰해야 하는 교수진을 교육하는 데 이 지침서를 사용하는 것이 필요하다(Kogan, Hatala, Hauer, & Holmboe, 2017).

내러티브 평가에서 위에서 언급한 잠재적인 강점을 실현하기 위해 풍부하고 상세한 설명이 필요하지만 연구에 따르면 일반적으로 내러티브 보고서의 교수진 의견은 대부분 최소 수준이며 구체적이지 않다(Dudek 등, 2012; Dudek, Marks, Bandiera, White, & Wood, 2013; Littlefield 등, 2005). 평가자는 수행을 잘하지 못하는 교육생에게 미통과등급을 준 경우 이에 대해 무엇이라고 기술해야 할지 모르기 때문에 종종 통과 점수를 주어 버린다(Dudek, Marks, & Regehr, 2005). 교육생 평가에 참여하는 의학 교육자는 대개 "좋은 팀원" 라던가 "더 읽어야 함"이라는 일반적인 전혀 도움이 되지 않는 의견을 주는 것에 너무 익숙하다. 따라서 관찰자로서 내러티브 평가에서 더 많은 의견과 높은 수준의 의견(상세한, 구체적인, 행동적)을 작성할 수 있도록 도와주는 교수개발전략이 필수적이다. 그러한 몇 시도가 성공하고 있지만 여전히 더 많은 교수개발전략이 필요하다(Dudek 등, 2012; Dudek 등, 2013; Littlefield 등, 2005).

4) 수집된 자료 관리

내러티브 평가가 잘 진행되면 많은 자료를 생산한다. 이러한 자료를 사용하려면(즉, 분석, 합성 및 교육생에게 피드백 제공을 위해) 자료 저장, 검색, 회수 및 보고를 위한 강력한 시스템이 필요하다. 종이 아카이브로 충분할 수 있지만 교육자들은 좀 더 나은 유연성을 가진 전자 자료 시스템으로 점점 더 눈을 돌리고 있다. 이 시스템의 유용한 기능은 다음과 같다: 다양한 교육생 및 순환근무에 대한 맞춤 자료 수집; 미완성 양식을 제출한 것에 대한 상기; 제출된 자료 보관; 자료 검색 및 회수; 서로 다른 완성된 양식의 자료와 대조(다른 감독자들에 의한 또는 다른 순환 근무에 대한 평가); 자료에 주석 달기(즉, 역량 위원회의 의견에 대한); 종합 보고서와 요약 작성; 교육생에게 피드백 제공(즉, 원본 및 종합 보고서).

5) 관찰자 간 내러티브 통합(정성적 종합)

여러 관찰자의 평가를 분석하고 통합하는 것은 수치(정량) 자료보다 내러티브(정성) 자료에서 더 어렵다. 양적 평가의 경우, 예를 들어 평균 혹은 중간 응답을 식별하고 점수의 신뢰도을 추정하기 위해 대규모 자료 세트에 심리측정학적 접근 방식을 적용할 수 있다. 대조적으로, 내러티브 평가는 여러 관찰 및 관찰자에 걸쳐 생성된 자료를 종합하기 위해 주제 분석과 같은 질적 연구 접근 방식을 사용해야 한다. 정성적으로 종합하는 것은 정량적인 종합에 비해 더 많은 시간과 고유한 기술이 필요할 수 있지만 제대로 수행되면 방어 가능하고 통찰력 있는 결과를 얻을 수 있다.

내러티브를 통합하려면 분석가가 서로 다른 맥락에서 서로 다른 관찰자가 표현한 공통 주제를 찾아야 한다. 예를 들어, 의사소통 기술이 여러 관찰자에 의해 간단한 그리고 어려운 환자 면담의 맥락에서 모두 효과적인 것으로 언급된 경우, "효과적인 의사소통 기술"이라는 주제를 확인할 수 있다. 분석가는 또한 이러한 주제를 지원하지 않는 자료(즉, 대조적인 관점)도 찾아야 한다. 특히 자료가 일치하지 않을 경우 종합하는 과정 중에 자료의 질(세부 사항 및 특이성)과 맥락이 명시적으로 고려되어야 한다(예를 들어 "훌륭한 팀원"에 대한 몇 가지 일반적인 진술보다는 낮은 수준의 수행에 대한 하나의 상세한 예가 더 큰 영향을 미칠 수 있다.).

원 자료의 일관된 해석을 보장하기 위해 두 명 이상이 주제 결정을 위한 검토과정에 참여해야 한다. 자료를 개별적으로 고려한 후 주제에 대한 의견 차이는 그룹 토론을 통해 해결해야 한다. 이것은 내러티브 평가가 더 높은 부담의 의사결정을 해야 할 때 특히 중요하다.

6) 교육생에게 피드백 제공

마지막으로 내러티브 평가 자료가 교육생에게 제공되는 방식에 대한 고려가 필요하다. 형성적 피드백을 위해 사용될 때는, 교육생이 정보에 대해 명확히 이해하고 앞으로의 수행과정에 통합할 수 있는 방법에 대해 숙고하도록 하는 것이 유용할 수 있다. 이것은 조언자와의 일대일 면담, 비밀이 보장된 이메일 또는 대화형 학습 포트폴리오 시스템을 통해 진행될 수 있다. 또한 총괄적인 목적으로 사용할 때 교육생은 종합된 내러티브 자료를 해석하고 사용하는 방법에 대한 지침이 필요할 수 있다. 대부분의 교육생은 숫자 자료를 바탕으로 총괄적 통과/미통과 결정을 지원하는 방법은 이해하고 있지만(즉, 통과 역치가 시험 전에 설정되는 것), 종합된 서술 자료를 사용하여 통과/ 미통과 결정을 내리는 방법(즉, 역량 위원회의 심의)에 익숙하지 않다. 이는 수치와 내러티브 자료가 서로 다른 결정을 제안할 때 특히 문제가 될 수 있다. 교육생에게 원래의 내러티브 자료와 종합 자료에 대한 접근 권한을 제공하고 의사 결정을 위해 숫자와 내러티브 자료를 함께 사용하는 방법을 명시적으로 설명하면 도움이 될 수 있다.

4. 내러티브 평가의 타당도 평가

결정을 내리기 위해 어떤 평가방식(수치 또는 내러티브)에 의존하기 전에 먼저 제안된 결정이 방어 가능하다는 것을 수립해야 한다. 이러한 결정은 일반적으로 타당도라는 용어로 기술되며, 이는 "제안된 평가 사용에 대한 시험 점수의 해석을 지지하는 근거와 이론의 정도"로 정의된다(AERA, APA, & NCME, 2014). 대부분 숫자로 표현된 점수에 가장 자주 적용되지만 이 정의는 내러티브 평가에도 적절하게 적용된다. 저자 중 한 명은 최근에 현대적인 평가 검증 모델을 내러티브 평가에 적용하는 방법을 보고하였다(Cook, Kuper, Hatala, & Ginsburg, 2016). 아래에서 이 접근 방식을 간략하게 검토하고 독자에게 추가적 세부 정보에 대한 보다 완벽한 설명을 제공하려 한다.

검증(Validation)은 평가 해석 혹은 해석을 바탕으로한 결정의 방어 가능성을 시험(지지 또는 반박)하기 위해 근거를 수집 하는 것이다. 그러한 해석(및 결정)은 원 점수 또는 관찰에 바탕한다. 사람들은 종종 도구의 검증이나 타당도의 인과성으로 쉽게 말하지만 점수, 관찰, 해석 및 결정의 검증 또는 타당성이라고 말하는 것이 더 정확하다. 타당도는 제안된 해석(결정)에 대한 명확한 설명으로 시작된다. 그런 다음 근거를 신중하게 계획, 수집, 평가하고 평가자들이 제안된 결정을 방어할 수 있도록 "논거(argument)"로 조직화된다. 조직화된 근거와 함께 제안된 해석의 진술을 해석/사용 논거라고 하며, 수집된 근거에 대한 평가와 판단을 타당도 논거(validity argument)이라고 한다(2장 참조).

이러한 주장을 뒷받침하는 근거는 다양한 출처에서 얻을 수 있다. 이 근거를 계획, 평가 및 구성할 때 포괄적인 검증 틀을 사용하는 것이 도움이 된다. 현재 널리 인정되는 두 가지 틀이 있다. 하나는 Messick(1989)이 제안한 "다섯가지 근거 자료"틀로 현재 미국 교육연구협회, 미국심리측정학회 및 국가 교육측정위원회(2014)에서 승인한 것이고, 다른 하나는 Kane(2013)이 제안한 것이다(두 틀에 대한 논의는 2장 참조). 이 장에서는 전자에 대해 간략히 살펴보겠다. Cook, Brydges, Ginsburg, & Hatala(2015)는 Kane의 의학 교육평가 틀에 대해 쉽게 접근할 수 있는 검토자료를 제공하였고, Cook & Lineberry 등(2016)의 논문에서는 특별히 내러티브 평가와 관련된 내용을 확인할 수 있다.

다섯가지 근거 자료 틀은 근거를 **내용, 응답 과정, 내적 구조, 다른 변수와의 관계** 또는 **영향**을 나타내는 것으로 구성된다. 우리는 이것이 다른 유형의 타당도가 아니라 오히려 다른 유형의 근거임을 강조하고자 한다. 어떤 주어진 해석이든 이를 뒷받침하기 위해 일반적으로 여러(드물기는 하지만 있다면 모두) 자료에서 근거를 찾는다. 아래에서 내러티브 평가와 관련하여 각 근거의 자료를 간략하게 설명하겠다.

내용 근거는 "시험 내용과 측정하려는 구인 간의 관계"를 조사한다(AERA 등, 2014). 서술적 평가를 위한 내용 근거에는 특정 질문이나 유도질문을 선택하는 방법, 유도질문의 특정 표현, 특정 관찰 기회(즉, 표집)의 선택이 포함될 수 있다. 표집은 종종 목적적이거나 전략적으로, 특정 상황이나 관찰자를 대상으로 하여 교육생 수행의 특정 측면을 탐색하고 추가 관찰로 새로운 주제가 나타나지 않을 때까지 자료 수집을 계속하는 것을 목표로 한다("포화"); 내용 근거는 이와 같은 목적을 가진 표집을 위한 전략을 개략적으로 설명한다.

응답 과정은 "실제로 참여하는 수행의 세부적 특성과 구인간의 적합성"으로 정의된다(AERA 등, 2014). 이것을 다르게 생각하면 관찰 자체와 관찰을 문서화하는 기록(예: 답변, 수치 평가 또는 이 사례 내러티브) 사이에서 어떤 일이 일어났는가이다. 여기에는 사건에 대한 관찰자의 해석에 영향을 줄 수 있는 정신적 과정, 관찰에 영향을 미치는 맥락의 특징(즉, 시야각 또는 배경 소음) 또는 관찰자의 평가 및 설명을 문서화하는 데 사용되는 컴퓨터 시스템이 포함될 수 있다. 응답 과정의 **근거**는 관찰자가 보고서를 완료하면서 지시를 따랐는지, 서술이 교육생의 평판보다는 관찰된 수행에 기초하고 있는지, 또는 컴퓨터 인터페이스를 확장하여 서술이 가능했는지를 보여줄 수 있다.

내적 구조는 동일 평가의 자료 요소들 간의 일관성과 이러한 요소를 의미 있는 메시지로 통합하는 데 사용된 접근 방식의 적절성을 반영한다. 정량적 평가에서는 일반적으로 신뢰도 분석 및 요인 분석이 포함된다. 정성적 평가의 경우 주어진 평가 내의 다양한 자료 요소(예: 다른 관찰자들 또는 다른 시점) 간의 삼각측량, 반복적인 자료 수집 및 이상치 자료 점수 처리(즉, 일치하지 않는 주제를 추가로 탐색하기 위해 찾아야 하는 추가적인 자료가 있는지?)를 위한 계획을 포함하여 분석 방식에 대한 자세한 설명, 또는 분석가의 배경과 훈련 정도에 대한 고려를 포함할 수 있다.

내적 구조가 평가 내 요소들 간의 **연관성**을 살펴보는 반면, 다른 변수와의 관계는 이 평가 **외부**의 정보 출처와 최종 종합 결과 간의 연관성을 조사한다. 근거의 주요 출처는 다른 동시대, 과거 또는 미래의 학습 평가, 다른 맥락의 평가 간의 일관성(혹은 일관성의 부족), 다양한 맥락(예: 다른 임상 순환), 접근 방식(예: 정량적 또는 내러티브적) 또는 훈련 단계(즉, 더 높은 수준의 교육생이 대부분의 평가에서 더 나은 수행을 해야 한다는 가정 하에)를 포함한다.

예상되는 관계의 방향과 정도에 대한 사전 정의된 개념을 갖는 것(그리고 이것을 해석-논쟁 이용에서 명확히 표현)은 다른 변수와의 관계를 조사할 때 특히 중요하다. 왜냐하면 이것이 없으면 어떤 관계를 호의적으로 소급하여 해석할 수도 있기 때문이다. 예를 들어, 내러티브 평가가 양적 평가와 강한 상관관계를 보인다면, 두 평가가 동일한 교육생의 수행의 특성을 측정했을 경우 유리한 타당도 근거로 해석될 수 있다; 또는 두 평가가 수행의 다른 측면을 포착한 경우 바람직하지 않다.

과학적 무결성은 사전에 예상된 관계를 지킴으로써 보존된다. 일부 교차평가 연관성(동일한 임상 순환근무 평가 양식에 대한 정량적 점수 및 내러티브 의견, 또는 외과 및 내과 임상실습의 내러티브 의견과 같은)은 평가가 "같은지" 또는 "다른지"로 보이는 것에 따라 내적 구조 또는 다른 변수와의 관계로 간주될 수 있다.

마지막으로 영향의 근거는 평가 자체(그리고 뒤 이은 결정)에 영향을 본다(Cook & Lineberry, 2016, and see

Table 11-1 타당도에 대한 위협*: 내러티브 평가

	문제	해결방안
구인 과소 대표성 (Construct Under-represen-tation, CU)	관찰 내용(내러티브)이 너무 적은 경우	관찰자 훈련(관찰의 중요성과 풍부하고 상세한 내러티브 필요) 불완전한 평가 제출을 촉진하는 시스템 숫자로 된 등급에 내러티브 의견을 더하는 것을 장려하는 유도질문
	맥락이나 관찰자가 다양하지 않은 상황의 내러티브	의도적으로 영역(다른 맥락)을 표집하기 위한 출제계획 다수의 다양한 관찰자
	내러티브에 세부 사항에 대한 내용이 부족함	내러티브 의견을 장려하는 유도질문
	내러티브가 수행의 피상적인 부분에 초점을 맞추고 있음	
구인무관변량 (Construct-Irrelevant Variance, CIV)	내러티브가 수행과는 관련이 없는 측면을 다루고 있음	관찰자 훈련(관련된 수행과 적절한 측면에 집중; 완곡어법을 피하라) 관련 이슈에 주의를 기울일 수 있는 유도질문 사용
	부적절한 수행에 바탕하여 관찰함	관련된 수행을 관찰할 수 있는 시스템(예: "방에 들어가다")
	관찰자의 특이성이 내러티브에 영향을 미침 수행의 분석/종합에 대한 특이한 방식의 사용 분석/종합 과정에서 내러티브에 반영되지 않은 아이디어를 소개	다수의 다양한 관찰자 풍부한 내러티브 방어 가능한 분석/종합 단계 다수의, 다양한, 훈련된 분석가 집단 계획되고, 방어 가능한 분석/종합 절차
	내러티브에 완곡한 어법과 진부한 표현을 사용 ("훌륭한 팀 원")	완곡법을 인식하도록 훈련된 분석가 활용

* 타당도에 대한 CU와 CIV 위협요인에 대한 자세한 내용은 2장 참조

Chapter 17). 위에서 언급했듯이 평가의 궁극적인 목적은 의미 있는 결정을 알리는 것이다; 영향 근거는 이 목적이 달성되었는지 여부를 찾으려고 한다. 그러한 근거로 의도되거나 의도되지 않은 영향의 객관적 근거, 최종 해석과 결정에 대한 다른 사람의 동의, 또는 평가 절차에 대한 의견을 탐색할 수 있다. 이 근거는 정성적이거나 정량적일 수 있으며 교육생, 강사, 기관 또는 기타 이해 관계자의 믿음 또는 그들에 대한 영향에 초점을 맞출 수 있다.

Table 11-1에 내러티브 평가의 타당도에 대한 일반적인 위협과 잠재적 해결방안을 요약하였다.

5. 요약

임상 수련에서 내러티브 평가의 사용이 증가하고 있다. 내러티브 평가는 현재 수행에 대한 풍부한 설명을 제공하고 개선을 위한 특정 기회를 확인하는 것으로 숫자로 된 점수를 보완한다. 내러티브 평가는 형성적 피드백과 총괄적 결정을 모두를 지원할 수 있다. 근거는 내러티브 평가로 방어가 가능한 결정(즉, 타당한)을 할 수 있음을 뒷받침한다. Table 11-2는 내러티브 평가의 최선의 실행방법을 요약하고 있다.

Table 11-2 내러티브 평가-최선의 실행방법

- 내러티브 평가의 목적을 정의하라
- 자세한 설명을 사용하여 수행을 문서화하라
- 관찰자를 훈련하라
- 자료 저장 및 관리를 위한 시스템을 개발하라
- 훈련된 분석가를 활용하여 내러티브 자료 분석을 위한 견고한 절차를 따르라
- 교육생에게 종합적인 피드백을 제공하고 이 정보를 사용하여 앞으로의 수행을 개선할 수 있도록 지원하라

* 참고: 추가 자료 및 출처는 UIC AHPE 웹사이트(https://go.uic.edu/AHPE)에서 확인할 수 있다.

REFERENCES

American Educational Research Association, American Psychological Association, National Council on Measurement in Education. (2014). *Validity. Standards for educational and psychological testing* (pp. 11–31). Washington, DC: American Educational Research Association.

Bartels, J., Mooney, C.J., & Stone, R.T. (2017). Numerical versus narrative: A comparison between methods to measure medical student performance during clinical clerkships. *Medical Teacher, 39*(11), 1154–1158.

Cohen, G., Blumberg, P., Ryan, N., & Sullivan, P. (1993). Do final grades reflect written qualitative evaluations of student performance? *Teaching and Learning in Medicine, 5*(1), 10–15.

Cook, D.A., Brydges, R., Ginsburg, S., & Hatala, R. (2015). A contemporary approach to validity arguments: A practical guide to Kane's framework. *Medical Education, 49*, 560–575.

Cook, D.A., Kuper, A., Hatala, R., & Ginsburg, S. (2016). When assessment data are words: Validity evidence for qualitative educational assessments. *Academic Medicine 91*, 1359–1369.

Cook, D.A., & Lineberry, M. (2016). Consequences validity evidence: Evaluating the impact of educational assessments. *Academic Medicine, 91*, 785–795.

Driessen, E., van der Vleuten, C., Schuwirth, L., van Tartwijk, J., & Vermunt, J. (2005). The use of qualitative research criteria for portfolio assessment as an alternative to reliability evaluation: A case study. *Medical Education, 39*, 214–220.

Dudek, N.L., & Dojeiji, S. (2014). Twelve tips for completing quality in-training evaluation reports. *Medical Teacher, 36*(12), 1038–1042.

Dudek, N.L., Marks, M.B., Bandiera, G., White, J., & Wood, T.J. (2013). Quality in-training evaluation reports—Does feedback drive faculty performance? *Academic Medicine, 88*(8), 1129–1134.

Dudek, N., Marks, M., Lee, C., & Wood, T. (2008). Assessing the quality of supervisors' completed clinical evaluation reports. *Medical Education, 42*, 816–822.

Dudek, N.L., Marks, M.B., & Regehr, G. (2005). Failure to fail—The perspectives of clinical supervisors. *Academic Medicine, 80*(10), S84–S87.

Dudek, N.L., Marks, M.B., Wood, T.J., Dojeiji, S., Bandiera, G., Hatala, R., Cooke, L., & Sadownik, L. (2012). Quality evaluation reports: Can a faculty development program make a difference? *Medical Teacher, 34*(11), e725–e731.

Ginsburg, S., Eva, K.W., & Regehr, G. (2013). Do in-training evaluation reports deserve their bad reputations? A study of the reliability and predictive ability of ITER scores and narrative comments. *Academic Medicine, 88*(10), 1539–1544.

Ginsburg, S., van der Vleuten, C., & Eva, K. (2017). The hidden value of narrative comments for assessment: A quantitative reliability analysis of qualitative data. *Academic Medicine, 92*(11), 1617–1621.

Govaerts, M., & van der Vleuten, C.P.M. (2013). Validity in work-based assessment: Expanding our horizons. *Medical Education, 47*, 1164–1174.

Guerrasio, J., Cumbler, E., Trosterman, A., Wald, H., Brandenburg, S., & Aagaard, E. (2012). Determining need for remediation through postrotation evaluations. *Journal of Graduate Medical Education, 4*(1), 47–51.

Hanson, J.L., Rosenberg, A.A., & Lane, J.L. (2013). Narrative descriptions should replace grades and numerical ratings for clinical performance in medical education in the United States. *Frontiers in Psychology, 4*, 1–10.

Hodges, B. (2013). Assessment in the post-psychometric era: Learning to love the subjective and collective. *Medical Teacher, 35*, 564–568.

Holmboe, E.S., Sherbino, J., Long, D.M., Swing, W.R., & Frank, J.R. (2010). The role of assessment in competency-based medical education. *Medical Teacher, 32*, 676–682.

Kane, M.T. (2013). Validating the interpretations and uses of test scores. *Journal of Educational Measurement, 50*(1), 1–73.

Kogan, J.R., Hatala, R., Hauer, K.E., & Holmboe, E. (2017). Guidelines: The do's, don'ts and don't knows of direct observation of clinical skills in medical education. *Perspectives on Medical Education, 6*, 286–305.

Littlefield, J.H., DaRosa, D.A., Paukert, J., Williams, R.G., Klamen, D.L., & Schoolfield, J.D. (2005). Improving resident performance assessment data: Numeric precision and narrative specificity. *Academic Medicine, 80*(5), 489–495.

McConnell, M.M., Harms, S., & Saperson, K. (2016). Meaningful feedback in medical education: Challenging the "failure to fail" using narrative methodology. *Academic Psychiatry, 40*, 377–379.

Messick, S. (1989). Validity. In R.L. Linn (Ed.), *Educational measurement* (3rd ed., pp. 13–103). New York: American Council on Education and Macmillan.

12

평가 포트폴리오

Daniel J. Schumacher, Ara Tekian, and Rachel Yudkowsky

> 적절히 시행될 때, 포트폴리오는 이론과 실무를 통합하는 학생들의 능력을 향상시키고, 자기 인식과 성찰을 장려할 수 있으며, 어려운 정서적 상황에 직면한 학생들을 지원할 수 있다. 포트폴리오는 또한 학생-교수 (튜터) 관계를 강화하고 학생들이 엄격한 훈련을 준비할 수 있게 한다.
>
> (Buckley, Coleman, & Khan, 2010)

포트폴리오라는 단어는 라틴어 portare(나르다)와 folium(잎, 시트)에서 유래하였다. 보건의료 전문직 교육에서, 평가 포트폴리오는 시간 경과에 따른 발달, 성취, 성찰적 사고를 문서화한 근거의 모음이다. 포트폴리오는 학습자 발달의 장기적, 여러 방법과 여러 자료의 평가를 위한 수단이다. 포트폴리오는 형성적, 총괄적 목적으로 모두 사용할 수 있으며, 우리는 이 두 가지 모두에 중점을 둘 것이다. 우리는 또한 포트폴리오 사용의 몇 가지 문제를 탐구할 것이다.

1. 포트폴리오 설계

> 포트폴리오는 사실 형식과 용도가 너무 다양해서 일반적인 설명을 하는 것이 거의 불가능하다.
>
> (Driessen, 2017)

포트폴리오가 발달하면서, Erik Driessen의 이 인용문이 점점 사실이 되고 있다. 개별 포트폴리오 작업의 목적에 따라, 포트폴리오에 시간에 따른 학습과 발달의 근거를 제공하는 모든 결과물(문서, 오디오 또는 비디오)을 포함할 수 있다(Friedman Ben David 등, 2001). 포트폴리오 내용과 구조에 대해 생각해 볼 수 있는 두 가지 틀을 Table 12-1에서 제시하고 있다. (1) McEwen, Griffiths, Schultz(2015)는 가정의학 전공의를 위한 포트폴리오에 포함된 내용 요소를 설명하고 (2) Webb 등(2002)은 간호학 포트폴리오에 대한 다양한 구조 모델을 제공한다.

Table 12-1 포트폴리오 내용과 구조의 2가지 모델

포트폴리오 평가 지원 시스템(McEwen 등, 2015)	간호학 프로그램 모델(Webb 등, 2002)
• 성찰 요소(예: 개별 학습 계획, 치료에 대한 성찰, 주요 사건) • 학습 모듈 요소(예: 자기-진도에 맞춘 학습 활동, 웹 기반 학습 활동) • 평가 요소(예: 다면 피드백, 객관구조화진료시험 결과, 직무바탕평가, 수련 중 시험 결과, 의무기록 감사, 진료 질 측정 항목) • 문서 요소(예: 학회 참석, 평생 의학교육 활동, 시술 일지, 이력서, 출판된 논문)	• "쇼핑 수레": 학생은 학습 및 발달 과정을 보여줄 수 있는 모든 관련 자료를 수집 • "토스트기 홈": 지정된 기간(예: 한 학기 또는 수련 연도) 동안 포트폴리오 완료를 위해 채워야 하는 여러 "빈 홈(slots)"으로 구성; 각 "빈 홈"은 자료 유형임(예: 중대한 사건의 성찰, 다양한 영역의 수행평가) • "척추": 평가해야 하는 역량 (척추를 이루는 각 척추골에 비유) 목록을 포함. 학생들은 이러한 각 요소를 다루기 위해 자료 수집 • "케이크 믹스": 포트폴리오의 개별 요소를 혼합하여 부분의 합보다는 결과 포트폴리오로 전체 포트폴리오를 구성(예: 수행평가에 대한 서면 성찰)

모델은 여러 가능성을 알려줄 수 있지만, 포트폴리오의 내용은 포트폴리오의 목적에 따라 달라진다. Roberts, Shadbolt, Clark, Simpson(2014)과 Driessen(2017)은 포트폴리오가 교육과정과 구분되는 형성적 요소로 **성찰적** 목적이 있거나 교육과정 전반에 걸쳐 평가의 수단으로 **종합적** 목적이 있다고 하였다. 성찰을 촉진하는 수단으로서, 형성적 또는 학습 포트폴리오에는 오류 및 실수에 대한 성찰을 포함하여 학습 경험에 대한 개인적이고, 성찰적 반응을 포함할 수 있다. 이러한 형성평가와 피드백을 위해 멘토, 튜터 또는 동료와 함께 성찰을 검토하고 논의할 수 있다. 반면에 총괄적, 평가 또는 종합 포트폴리오는 학습과/또는 학업활동들에 대한 근거의 공개 모음으로 구성되며, 때로는 학습자의 우수 활동, 가장 전형적인 활동 또는 주제별 활동을 포함한다(Paulson, Paulson, & Meyer, 1991; Davis 등, 2001; Rees, 2005; O'Sullivan, Reckase, McClain, Savidge, & Clardy, 2004). 평가 포트폴리오에는 내용에 대한 성찰, 성찰 포트폴리오의 선별한 항목을 포함할 수 있지만, 그 다양한 목적이 명확해야 하며, 공개할 성찰 항목의 선택은 학습자에게 맡겨야 한다(Pinsky & Fryer-Edwards, 2004; Pitts, 2007).

포트폴리오는 자기주도학습과 같은 단일 교육과정의 목표 또는 역량의 달성을 문서화하는 역할을 할 수 있다. 포트폴리오는 특히 통제된 상황의 한 시점에서 직접 관찰하기 어려운 역량의 달성에 대한 근거를 제공하는 데 적합하다. 포트폴리오에는 시간 경과에 따른 활동에 대한 주석이 달린 성찰적 기록을 제공함으로써 실무 바탕 학습과 개선 또는 시스템 바탕 실무와 같은 복잡한 역량을 간접적으로 관찰할 수 있다. 또한 평가 포트폴리오를 위한 "최고의 활동"을 선택하고 정당화하는 과정을 통해 학습자는 자신의 활동을 성찰하고 스스로 평가하는 능력과 같은 전문직업성의 측면과 활동의 질을 결정하는 특성 및 기준에 대한 깊은 이해를 보여준다(Pinsky & Fryer-Edwards, 2004).

또한 포트폴리오는 시간 경과에 따른 학습자 성취도에 대한 풍부한 다차원적 설명을 제공하고 복합적이고 복잡한 학습목표의 달성을 검증함으로써 단일 자료, 단일 역량 평가를 보완할 수 있다. "옴니버스" 또는 종합적인 평가 포트폴리오는 다양한 방법과 출처에서 나온 근거 모음이다. 옴니버스 포트폴리오에는 "아는(knows)"에서 "실제로 행하는(does)"까지 Miller의 피라미드 스펙트럼 전반에 걸친 항목을 포함할 수 있다(1장과 Figure 12-1). 의사 결정에 필요한 근거가 충분할 때까지 항목을 포트폴리오에 계속 누적할

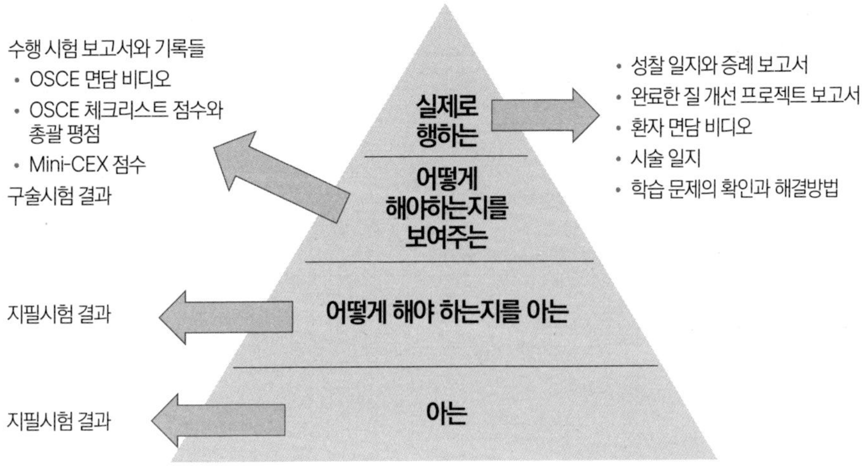

Figure 12-1 밀러의 피라미드 모형의 포트폴리오 구성요소

수 있다. 교수진이 평가 포트폴리오에 대한 경험을 쌓으면, "성장 기록"과 같이 학습 및 수행이 급속하게 향상되거나 지연되는 패턴을 파악하여 조기 개입 및 교정할 기회를 제공할 수 있다. 종합적인 평가 포트폴리오는 계획적 평가 시스템의 중요한 구성 요소가 될 수 있다(16장 참조).

2. 포트폴리오의 형성적 목적: 학습자 주도, 멘토 지지

보건의료 전문직 교육에서 요즘 보편적인 접근 방식인 역량바탕 보건의료 전문직 교육에서는 학습자가 학습의 원동력이며, 멘토는 학습목표를 달성할 수 있도록 학습자와 그 책임을 공유하고 학습자를 지원해야 한다고 주장한다(Carraccio, Wolfsthal, Englander, Ferentz, & Martin, 2002). 통제 소재(locus of control)를 가진 학습자에 중점을 두는 것이 포트폴리오의 형성적 목적의 바탕이다. 이를 촉진하기 위해, 포트폴리오를 학습자 중심 방식으로 설계해야 하며, 포트폴리오의 명시된 목표의 달성뿐만 아니라 평생학습기술의 개발을 촉진하는 설계와 기능을 보장해야 한다(Gordon & Campbell, 2013; Tochel 등, 2009). 예를 들어, 전자 포트폴리오(비전자 포트폴리오에 비해)는 성찰을 촉진하는 데 더 나을 수 있다(Tochel 등, 2009). 또한, 포트폴리오 디자인의 구조가 너무 많거나 너무 적으면 학습자를 이탈하게 한다(Van Tartwijk & Driessen, 2009). 이상적으로 포트폴리오는 학습자가 자신의 발달에 중요한 영역에 대한 목표와 성찰에 초점을 맞출 수 있는 틀을 제공하지만, 해당 영역에서 학습과 발달을 문서화할 수 있는 방법에 유연성을 제공한다(Driessen, van der Vleuten, Schuwirth, Van Tartwijk, & Vermont, 2005; Moores & Parks, 2010). 예를 들어, 전문직업성은 포트폴리오에서 필수가 될 수 있지만, 이 영역의 개발을 위해 환자 또는 다른 전문직 동료의 다면 피드백 평가, 폭력적인 환자 또는 동료와의 면담에 대한 서면 성찰, 또는 어려운 면담 중 효과적이고 전문적인 의사소통을 위한 통찰을 얻기 위해 갈등 방식 목록 시행한 결과 등과 같은 다양한 방법을 통해 문서화 될 수 있다.

평생 학습 기술 개발을 촉진하는 학습자 중심 접근 방식과 마찬가지로, 포트폴리오의 특별한 측면은

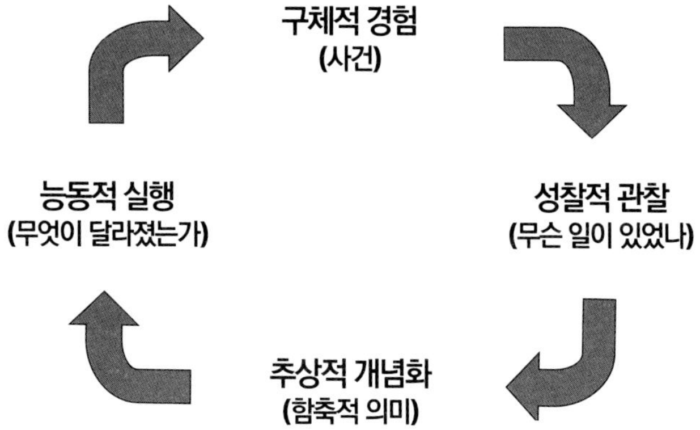

Figure 12-2 Kolb의 경험 학습 주기

성찰적 요소, 즉 학습자에게 포트폴리오 항목에 대한 설명을 제공하고, 그 의미를 독자에게 설명할 수 있는 기회가 있다는 것이다. 따라서 포트폴리오는 독특하고 개별적인 창조물이며 개인 및 전문직업적 성장의 역동적 기록이다. 포트폴리오는 성찰 학습을 촉진하는 **수단**이자 그 성찰과 기타 학습의 **근거** 역할을 할 수 있다. 학습을 촉진하기 위한 포트폴리오의 사용은 Kolb(1984)와 Schon(1987)의 경험적/성찰적 학습 모델에 기초한다(Figure 12-2). 이러한 모델은 경험을 새로운 학습으로 효과적으로 통합하기 위해 종종 코치나 멘토와 함께 경험을 성찰할 필요성을 강조한다. 포트폴리오 개발 과정은 이러한 성찰을 촉진한다: 경험에 대한 글쓰기는 그 자체로 사고, 사고 구조화와 성찰을 강화하는 도구이기 때문에 전문직 발달을 지원한다(Pitkala & Mantyranta, 2004).

3. 포트폴리오에서 멘토의 중요성-평생학습 촉진

> 자기주도학습은 일반적으로 교사, 튜터, 멘토, 인적 자원, 동료와 같은 다양한 종류의 조력자와 관련되어 이루어진다.
> (Knowles, 1975)

인간은 지식과 수행의 격차를 구별하고 해결하는 능력에 한계가 있다(Eva & Regehr, 2008; Regehr, 2006). 따라서 멘토, 동료 및 기타 인적 자원으로부터 외부 평가는 자기-평가와 정의된 학습목표를 제공할 수 있으며, 또 그래야 한다. Eva와 Regehr(2008)는 학습자가 운전석에서 이러한 정보를 찾고 수집하는 과정을 **자기 주도 평가 탐색**이라고 하였다. 포트폴리오를 고려할 때, 멘토 또는 코치는 학습자의 외부 교정, 수행에 대한 자기 평가, 학습목표의 정의, 성찰의 중심 자원이 된다. 학습자와 함께 작업할 때, 멘토는 학습자, 유능감(senses of competence), 관계성(relatedness) 및 자율성(autonomy, 자신의 의지에 따라 행동하는 능력)에 주의를 기울여야 한다. 이러한 요소는 학습자, 학습 욕구에 중요한 역할을 하기 때문이다(Ryan, 2000). 학습자에게 멘토와의 관계성(sense of relatedness)에 관심을 갖는 것은 외부인으로서 "방어 모드"가 아닌 동료로서 "학습 모드"에서 계속 열려 있도록 촉진한다(Ryan, 2000). 학습자는 자기-평가와 일치하지 않는 외부 정보를 두려워하고 심지어 감독자의 피드백을 무시하는 경향이 있다(Epstein, Siegel, &

Silberman, 2008; Mann 등, 2011; Sargeant 등, 2010; Watling, van der Vleuten, & Lingard, 2012). 이 점을 고려해 봤을 때, 학습자와 멘토를 같은 수준에 두는 지지적이고 협력적인 관계는 아무리 강조해도 지나치지 않다. 필요한 균형은 학습자-멘토 관계를 위협하는 취약 지점과 학습자-멘토 참여를 향상시키는 적응 지점 간의 춤에 비유할 수 있다(Arntfield, Parlett, Meston, Apramian, & Lingard, 2016).

4. 포트폴리오의 총괄적 목적: 학습자 주도, 감독자 평가

평가 포트폴리오의 주요 과제는 근거 수집에서 단일 총괄 결정으로 어떻게 전환하는가이다. 예를 들어, 연간 지필 시험 점수, 연간 수행 시험(OSCE) 점수, 양적(예: 등급) 및 질적(예: 서면 의견) 평가 자료를 포함한 월별 순환 실습 종료 임상 평가 결과, 학습자의 학기 별 성찰 자료 등 네 가지 요소로 구성된 옴니버스 포트폴리오를 상상해 보라. 포트폴리오를 점수화할 수 있는 몇 가지 가능한 예는 다음과 같다.

- 각 구성 요소를 개별로 평가하고, 각각에 대해 등급을 매기고, 최종 포트폴리오 점수(**보상 채점**)는 구성 요소 전체 점수의 평균을 낸다. 이 상황에서, 하나 이상의 요소에서 우수한 수행을 보이면 다른 요소에서 저조한 수행이 보상될 것이다. 예를 들어, 한 학생이 월별 순환 실습 종료 임상 평가에서 저조한 수행을 했다면, 다른 세 요소에서 우수한 수행이 저조한 수행을 보상할 것이다. 보상 시스템에서, 점수는 여러 요소의 집합이기 때문에 각 요소에 대한 피드백을 제공하기는 어렵다.
- 각 요소를 개별로 평가하고 각각에 대해 등급을 매긴다; 학습자는 합격을 위해 각 요소에서 최소 기준에 도달해야 한다(**결합 채점**). 예를 들어, 학생이 월별 순환실습 종료 임상 평가에서 저조한 수행을 하면 다른 세 요소에서 우수하였다고 하더라도, 각 요소에 대한 평가로 서로 보상되지 않기 때문에 합격 등급을 받지 못한다.
- 분석적 또는 기본적인 특성-평가 루브릭을 사용하여 포트폴리오 전체를 평가한다(9장 참조). 예를 들어, 포트폴리오 전체를 조직화, 완전성 또는 성찰의 질과 같은 특성에 따라 평가할 수 있다. 대안으로, 포트폴리오 전체를 의사소통, 지식 또는 전문직업성과 같은 개별 역량 각각에 대해 제공된 근거의 질에 따라 평가할 수 있다.
- 단일 총괄 평정 루브릭을 사용하여 포트폴리오를 전체적으로 평가한다; 예를 들어, 확실한 합격에서 확실한 불합격까지의 5점 척도로 평가한다.

포트폴리오 평가에 내재한 과제 중 하나는 양적 및 질적 평가 자료를 통합하는 방법이다. 역사적으로 심리 측정학적 자료는 자료의 타당도와 신뢰도를 뒷받침할 수 없으므로 질적 평가 자료는 과소평가되었다. 그러나 최근 연구에서 자료의 신뢰성과 의존할 수 있음을 보장하기 위해 질적 연구 접근법을 적용하는 것이 가치가 있음이 보고되었다(Driessen 등, 2005). Ginsburg와 동료들의 연구는 평가 양식에 따른 서면 평가의 평가자 간 신뢰도를 입증하였다(Ginsburg, van der Vleuten, & Eva, 2017). 질적 평가 자료의 근거가 늘어남에 따라 근거의 총괄평가 결정의 가치를 설명하는 연구도 늘어났다(Govaerts, van der Vleuten, Schuwirth, & Muijtjens, 2007; Oudkerk Pool, Govaerts, Jaarsma, & Driessen, 2017; Schumacher, Michelson 등, 2018). 핵심적으로 양적 및 질적 평가자료의 가치는 수행과 발달에 대한 총체적인 그림을 제공하기 위해

"숫자"와 "단어"를 통합하는 총괄평가 결정을 내릴 때 전문가의 인간적인 판단의 가치를 강조한다.

5. 타당도 위협 해결하기

포트폴리오도 다른 평가방법과 동일한 타당도 위협에 직면한다(2장과 Table 12-2). 이러한 문제 때문에 포트폴리오가 학습자 역량을 삼각측정할 수 있는 종합 평가 시스템의 일부로 가장 잘 사용된다(Melville, Rees, Brookfield, & Anderson, 2004; Webb 등, 2002; Tochel 등, 2009)(16장). 포트폴리오 내용은 평가할 학습목표를 체계적으로 표집해야 한다. 임상 간호사의 자기 주도적 학습을 평가하기 위한 포트폴리오 항목에 교과서 읽기 기록지만 포함하는 것은, **구인 과소 대표성**(construct underrepresentation, CU) 또는 과소 표집 타당도에 문제가 있는 예이다(2장 참조). 구인 과소 대표성은 문서화할 학습목표, 바람직한 근거 유형, 필요한 근거의 분량, 시간과 직무에 따른 표집 과제 등을 명시한 포트폴리오 구조와 지침을 학습자에게 제공함으로써 피할 수 있다. 예를 들어 자기 주도적 학습 평가를 위한 포트폴리오 지침에 다음을 지정할 수 있다:

- 중대한 사건에 의해 시작된 두 가지 새로운 학습목표에 대한 설명;

Table 12-2 타당도 위협· 포트폴리오

	문제점	해결방법
구인 과소대표성 (Construct Under-representation, CU)	• 학습의 근거가 충분히 제시되지 않음	• 학습자에게 필요한 근거의 유형과 분량에 대한 지침 제공 • 지도 의사와 함께 형성적 검토
	• 모든 학습목표에 대한 근거가 제시되지 않음	• 학습목표의 출제계획표를 바탕으로 포트폴리오 구조를 구체화 하기 • 지도 의사와 함께 형성적 검토
구인-무관 변량 (Construct-Irrelevant Variance, CIV)	• 평가자 편향	• 채점 루브릭 제공 • 평가자에게 루브릭 사용에 대해 교육 • 평정자 합의 논의
	• 구조적인 평가자 오류: 후광 효과, 심각성, 관대함, 중심 경향성	• 기준, 평가자를 위한 평가기준 훈련 • 평정자 합의 논의
	• 성찰 능력은 쓰기 능력과 혼동될 수 있음	• 포트폴리오에 대한 구두 논의/방어 • 공식 제출 전 올바른 작성 및 발표를 위해 포트폴리오의 형성적 검토
	• 기밀 및 개인정보보호 문제로 인해 성실하지 않은 성찰 항목	• 포트폴리오의 형성적 기능과 총괄적 기능 구분 • 어떤 성찰 항목을 포함할지 학습자에게 권한 부여
신뢰도 지표 (Reliability Indicators)	• 일반화가능도 • 평정자 간 신뢰도 또는 일치도 • 합격/불합격 결정의 재현성 • 신뢰성(credibility) • 의존가능성(dependability)	

- 이러한 목표 달성을 위한 학습 계획;
- 수행한 교육 활동에 대한 설명; 또는
- 성장과 전문직업성 발달이 이루어지고 있음을 보여주는 학습에 대한 성찰적 자기 평가

구인–무관 변량(Construct-irrelevant variance, CIV)은 학습자 또는 평정자 요인 때문일 수 있다. 학습자는 오류를 정직하게 성찰하거나 평가의 맥락에서 자신의 약점을 드러내는 것을 꺼릴 수 있다. 포트폴리오의 형성적 기능과 총괄적 기능을 분리하고 학습자가 평가 포트폴리오에 공개하기 위한 "최고의 활동" 또는 "최상의 근거" 항목을 선택하도록 하면 이 문제를 최소화하는 데 도움이 될 수 있다(Pinsky & Fryer-Edwards, 2004).

포트폴리오 평정자는 구술 시험 및 수행 시험의 평가자와 동일한 편견과 오류의 대상이 된다(**Table 12-2**, 8장과 9장 참조)(Ward, Gruppen, & Regehr, 2002; Roberts, Newble, & O'Rourke, 2002). 평가자 (불)일치 문제에 대한 한 가지 접근 방식은 포트폴리오의 내용을 표준화하고 가능할 때마다 여러 평정자를 사용하는 것이다. 이는 구술 및 수행 시험을 표준화하는 접근 방식과 유사하다. 예를 들어 다양한 평정자가 다양한 포트폴리오 항목을 채점하는 것으로, 결과적으로 여러 평정자가 여러 "관찰"을 한다. 다른 주관적인 판단과 마찬가지로, 허용 가능한 항목에 대한 기준, 기준에 대한 평정자 훈련, 토론을 통한 평정자 합의는 평정자 일치도를 향상시킬 수 있다(Chapter 9; O'Sullivan, Cogbill, McClain, Reckase, & Clardy, 2002; O'Sullivan 등, 2004; Rees & Sheard, 2004; Pitts, Coles, Thomas, & Smith, 2002). Roberts 등(2014)은 임상실습에서 프로그램 평가 포트폴리오의 신뢰도와 타당도에 대한 연구의 좋은 예를 제공한다.

질적 평가 자료 추가로 제기된 타당도 위협을 다룰 때, 질적 연구 방법을 적용하는 것은 적합한 것 같다(Driessen 등, 2005). 평가의 **신뢰성**(*credibility*)은 삼각 측정(여러 평가자와 유사한 다양한 정보 출처 결합), 장기적 참여(예: 여러 번의 관찰과 비슷한 시간 경과에 따른 포트폴리오의 여러 형성적 검토), 구성원 확인(학습자와 함께 평가 검토 및 논의)을 통해 향상될 수 있다. **의존가능성**(*dependability*)은 감사(외부 감사자와의 질 보증 절차) 및 감사 추적(외부 확인이 가능한 평가 과정의 문서화)으로 향상된다. 포트폴리오의 총괄평가 및 질 보장에 대한 이러한 질적 접근법은 환원주의를 피하고 시간이 지남에 따라 발전하는 고유한 개인으로서 학습자에 대한 통합적이고 전체적인 관점을 유지하는 데 도움이 될 수 있다.

포트폴리오를 사용하여 타당하고 신뢰할 수 있는 총괄평가 결정을 내리는 방법에 초점을 두는 것을 넘어 누가 이러한 결정을 내려야 하는지가 문제이다. 분명히, 이러한 결정은 궁극적으로 관심을 가진 학습자가 아닌 평가자에게 있어야 한다. 그러나 포트폴리오의 중요한 형성적 목적과 평생학습능력의 촉진 및 개발을 고려할 때, 포트폴리오의 총괄적 목적도 학습자 주도적이어야 한다고 생각한다. **사례 12-1**은 학습자 주도 포트폴리오의 예를 보여준다(O'Brien, Sanguino, Thomas, & Green, 2016; Schmitz, Whitson, Van Heest, & Maddaus, 2010; Sklansky, Frohna, & Schumacher, 2017).

Figure 12-3은 평가자가 추가 정보와 이해를 조사하고, 평가자 간 합의된 등급에 도달하도록 논의를 촉진하며, 추가 평가자가 주변부 또는 경계선 학생에 대한 추가 정보를 요청하거나 평가하기 위해 포트폴리오의 구두 "방어"가 어떤 방식으로 학습자가 포트폴리오의 내용을 모으고 제시하도록 하는지 보여준다. **Figure 12-3**의 중간은 평가자가 무엇을 어떻게 검토하는지에 중점을 둔다. 임상역량위원회(clinical competency committee, CCCs)는 평가 자료를 검토하고 총괄적 결정을 내리는 그룹이다(예를 들어, 미국졸업

사례 12.1 학습자 주도 평가 자료 종합 (Sklansky et al., 2017)

미국 졸업후교육에 관한 이 예시에서, 포트폴리오 정보를 종합하고 총괄적 결정을 권고하는 일차적인 책임은 학습자에게 있다. 평가의 주요 동인으로서 학습자의 역할을 강조한다. 외부 평가를 통해 교정해야 하는 자기-평가의 요구는 임상역량위원회(clinical competency committee, CCCs)에서 의견제시 및 논의를 통해 충족되며, 여기에서 관심 분야에 대한 최종 결정이 내려진다.

"마일스톤"은 미국졸업후교육인증위원회(Accreditation Council for Graduate Medical Education, ACGME)가 추진하는 평가에 대한 발달적, 행동 기반 접근 방식을 말한다; 1장과 Holmboe, Edgar, & Hamstra(2016) 참조.

전공의 주도 평가 프로그램의 단계:

1. 전공의는 마일스톤을 바탕으로 자기-평가를 완료한다.
2. 전공의가 프로그램의 외부 평가 자료 포트폴리오(예: 순환 근무에 따른 마일스톤 바탕 평정, 간호사 및 보호자로부터의 다면 피드백, 서면 의견)를 검토한다.
3. 전공의는 스스로 마일스톤 수준의 과제에 해당하는 평가자료를 종합(조직화, 요약)하는 형식으로 평가 자료를 수집한다.
4. 전공의는 모든 역량에 마일스톤 수준을 할당하는 데 필요한 누락된 자료를 성찰하고, 이러한 마일스톤 과제를 알릴 수 있는 자료/정보를 보유하고 있는지 판단하여 필요에 따라 포트폴리오에 이 자료를 추가한다.
5. 전공의는 전통적인 순환 근무의 과정(예: 학술 프로젝트, 질 개선 프로젝트, 옹호 활동)에 속하지 않는 프로그램 요구 사항(예: 학술 프로젝트, 질 개선 프로젝트, 옹호 활동)을 완료하는 과정을 문서화한다.
6. 전공의는 자기-평가(1단계)를 검토하고 외부 평가 자료를 바탕으로 조정한 후 미지막 검토 주기의 진행 상황, 성과, 주목할 만한 발전 영역, 향후 개발 영역, 구체적인 개선 계획을 요약한 서류를 작성한다.
7. 전공의는 자신의 종합 결과를 임상역량위원회에 제출하고 필요에 따라 추가 수정을 한다.
8. 임상역량위원회와 함께, 전공의는 현재 발달 진행 상황과 미래 목표의 전반적인 분류를 결정한다.

후교육인증위원회, 2017 참조). 최근 연구는 검토 과정과 임상역량위원회 위원이 검토에서 우선 순위를 두는 내용에 대해 제시하고 있다. 평가 시스템에서 개별 위원의 검토 과정과 역할이 총괄적 결정에 영향을 미칠 수 있다(Friedman, Raimo, Spielmann, & Chaudhry, 2016; Nabors 등, 2017; Schumacher, King 등, 2018).

더 많은 전공의를 검토하고, 더 많은 검토 주기에 참여하고, 검토 후 전공의에게 피드백을 제공하는 것이 보다 엄격한 총괄평가로 이어지는 것으로 나타났다(Schumacher, King 등, 2018). 임상역량위원회 위원들은 개인적으로 선호하는 자료를 검토의 기준으로 사용할 수 있다. 예를 들어, 질적 평가 자료는 많은 검토자들에게 높게 평가되는 것 같다(Oudkerk Pool 등, 2017; Schumacher, Michelson 등, 2018). 이를 염두에 두고 임상역량위원회 위원들이 선호하는 자료 유형을 넘어서는 자료를 고려하도록 권장하는 것이 중요하며, 총괄적 결정을 알리는 데 사용되는 자료가 다양한 출처에서 나왔는지 확인하는 것이 중요하다(Kinnear, Warm, & Hauer, 2018).

6. 포트폴리오 사용의 잠재적 문제

포트폴리오는 형성 및 총괄평가에 몇 가지 이점을 제공하지만, 문제가 될 수도 있다. 첫째, 총괄적 목적으로 사용하는 것이 형성적 목적의 사용을 방해할 수 있다(Nagler, Andolsek, & Padmore, 2009). 멘토는 학

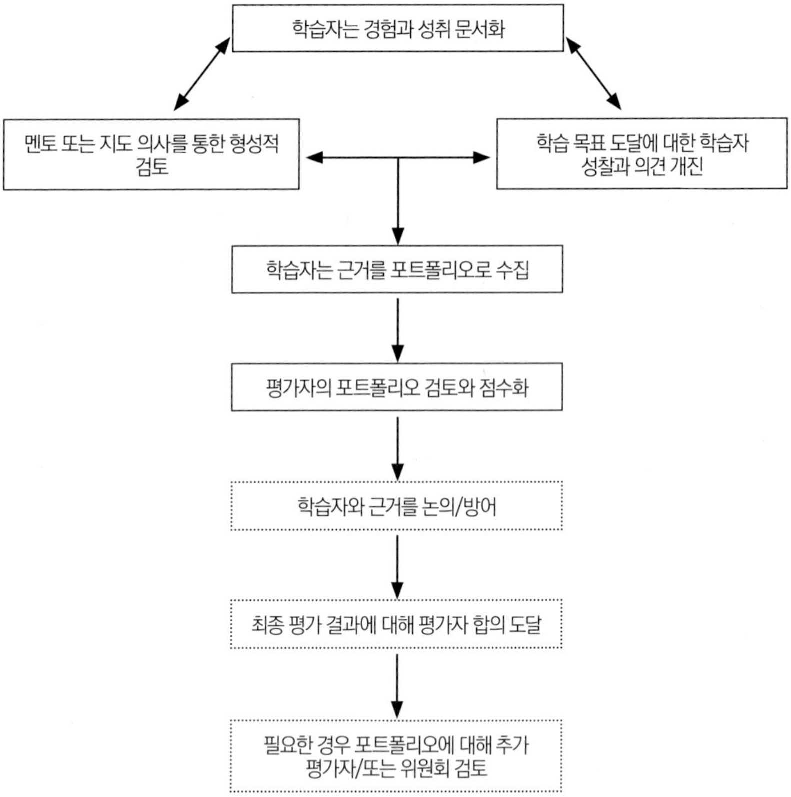

Figure 12-3 평가 포트폴리오

사례 12.2 밴더빌트 대학교(Vanderbilt University) 의대생 역량 마일스톤: 학습자 중심, 발달 중심 포트폴리오 (Lomis 등, 2017)

밴더빌트 의과대학(Vanderbilt University School of Medicine)은 2012년부터 의대생을 위한 마일스톤 바탕 포트폴리오 시스템을 개발하였다. 마일스톤은 학생이 다양한 역량 영역에서 향상을 기대하는 발달 단계이다. 밴더빌트 의과대학은 마일스톤 바탕 평가를 임상 전 단계 1학년에 도입하여 임상 단계로 지속한다. 마일스톤은 학생들을 직접 관찰할 책임 교수진이 평가한다. 마일스톤은 과정 성적과 같은 수행의 다른 근거와 함께 학생들을 위한 평가 자료 중 한 가지 자원으로 사용된다. 평가 마일스톤 바탕 프로그램의 강점은 모든 역량 영역이 동일한 메트릭스로 전체 교육과정에서 평가된다는 것이다. 이 자료를 보관하는 포트폴리오 시스템은 시간 경과에 따른 전반적인 발달뿐만 아니라 특정 영역의 발달을 시각적으로 명확하게 표시할 수 있다. 포트폴리오는 단일 시점의 점수를 계산하기 보다는 발달 경향에 초점을 맞춘다.

마일스톤 바탕 수행 자료에 대한 학생의 성찰이 밴더빌트(Vanderbilt) 시스템의 특징이다. 정의된 시점에서 학생들은 상대적 강점 영역, 향후 발전을 위해 중점을 둘 영역, 발전의 다음 단계에서 중점을 둘 개별화된 학습 계획을 알기 위해 코치와 함께 자신의 포트폴리오를 검토한다. 학생과 코치는 어떤 점이 신호를 주고 어떤 점이 소음을 주는지 결정하기 위해 각 자료의 상대적 가치와 중요성을 평가한다. 우려되는 영역이 있으면, 진급 조치는 이 검토 후에만 수행된다.

밴더빌트(Vanderbilt) 시스템에 다음의 몇 가지 주목할 만한 특성이 있다. 첫째, 판단보다는 발달에 초점을 둔다. 둘째, 고도로 학습자 중심적이지만 포트폴리오 코치 또는 멘토를 포함한다. 학생들은 자신의 자료를 검토하는 가장 중요한 자리에 있으며, 우려스러운 수행은 포트폴리오 코치와 함께 파악해야 한다.

사례 12.3 정신건강의학과 전공의: 사례 모음 또는 "모범 실무" 포트폴리오(O'Sullivan 등, 2002, 2004)

정신과 전공의들은 초기 평가 및 진단, 치료 과정, 자기주도학습, 팀 협력, 위기 관리, 법적 문제, 발표/교수 기술 등을 포함한 13개의 필수 주제 영역 중 5개 영역에서 "모범 실무"을 보여야 한다. 전공의들은 4개의 주제를 선택할 수 있다; 생물학적/정신적/사회적 영역은 필수 항목이었다. 전공의 지침에 각 주제의 의미, 항목에 포함할 내용, 항목을 평가하는 방식을 보여주는 루브릭을 명시하였다. 각 항목에 대해, 전공의들은 해당 주제에서 "모범 실무"을 선보일 사례나 경험을 선정했다. 항목은 포트폴리오를 위해 특별히 개발된 것은 아니다. 전공의들은 자신이 작성한 (식별이 안되는) 환자 문서 사본을 제출하고, 이 사례와 관련 문서가 어떻게 자신의 역량을 입증하는지를 설명하는 간단한 성찰적 자기-평가를 작성했다.

포트폴리오 평정

전공의와 환자에 대해 잘 모르는 외부 평가자 2명이 각 포트폴리오 항목을 평가했다. 프로그램 교수진은 주제별 6점 채점 기준표를 개발했다. 이 기준표에서 낮은 수준은 환자를 위험에 빠뜨릴 수 있는 지식이나 기술의 부족을 나타내고, 높은 수준은 복잡한 문제를 효과적이고 창의적으로 처리하는 능력을 나타낸다. 평정자는 기준 항목을 채점하는 교육을 받았다. 포트폴리오 항목은 주제별로 정렬되었으며, 평정자는 다음 주제로 이동하기 전에 주어진 주제(전공의 전체) 내의 모든 항목에 점수를 매겼다.

"법적 문제" 주제에 대한 표본 채점 루브릭

1. 사례를 적절하게 처리하기 위한 중요한 법률 지식이 없음
2. 법적 문제에 대해 적절한 접근을 하지만, 잠재적인 문제를 이끄는 것은 약함
3. 별도의 정보가 거의 필요 없이 표준 접근법에 따라 법적 문제를 성공적으로 처리할 수 있음
4. 상당히 복잡한 법적 문제에 표준 접근법을 적용할 수 있음
5. 정보 통합 능력을 보여주는 법적 문제에 대한 잘 통합된 지식이 있음. 필요한 법적 서류를 알고 있음.
6. 법률 문제에 대한 폭넓은 지식과 매우 복잡한 사례를 해결하기 위해 수많은 다양한 자료를 잘 통합함. 철저한 발표; 단기 성과를 인정.

전체 포트폴리오 점수는 수련 연차에 따라 증가하는 경향이 있다. 이 점수는 국가단위 수련 중 필기시험과 중등도 상관관계가 있었지만 임상 순환 근무 평정과는 상관관계가 없었다.
일반화 가능도 분석과 D 연구에 따르면, 두 평가자가 채점한 5개 항목은 G = .81로 규준 참조(상대적) 결정에 충분한 신뢰도를 제공했으며, 세 평가자가 채점한 5개 항목 또는 두 평가자가 채점한 6개 항목이 준거 참조(절대적) 결정에 충분한 신뢰도를 제공한다. 의도하지 않은 결과로, 포트폴리오에서 특정 주제 영역에서 전체 전공의의 수행이 저조함을 확인하였고, 그 결과 교육과정이 즉각적으로 변경되었다.

습자 향상을 돕는 것과 학습자의 유능감이 지나치게 위협받지 않게 하는 것 사이에서 최대한의 균형을 이루도록 피드백 방식에 주의를 기울여야 한다. 이는 포트폴리오 시스템 구축에서 교수 개발의 중요성을 강조한다(Chertoff 등, 2016). 또 다른 잠재적인 문제는 포트폴리오가 학습자와 멘토 모두에게 시간이 많이 소요될 수 있다는 것이다(Gadbury-Amyot, Bray, & Austin, 2014; Van Tartwijk & Driessen, 2009). 단순히 충분한 시간을 들여 성찰하는 것이 활동의 가치를 잃지 않고 특정 선을 넘어서는 것을 줄일 수 없다(Driessen, Van Tartwijk, van der Vleuten, & Wass, 2007; van der Vleuten, 1996; Driessen, 2017). 따라서 포트폴리오가 학습자가 극복해야 할 또 다른 관료적 장애물이 되지 않도록 실행 가능성 최적화를 포함하여 효용 극대화를 위한 조치를 취하는 것이 중요하다. 포트폴리오에 대해 학습자와 멘토의 시간 제약을 넘어, 학교와 프로그램에서 포트폴리오를 채택한 행정 지도자의 시간과 자원에도 민감하게 반응하는 것이 중요하다. 기본적 노력으로 적절한 정보 기술 지원을 보장하는 것이다(Chertoff 등, 2016). 마지막으로 의료법적 사안이

사례 12.4 실무 간호사를 위한 간호전문직 포트폴리오: 훈련 후 실무에서 보건의료 전문직의 지속적인 발전을 지원하기 위한 포트폴리오(Williams & Jordan, 2007)

포트폴리오는 단순히 교육생만을 위한 것이 아니다. 빠르게 진화하는 의료 분야에서 지속적인 전문성 개발은 필수적이다. 텍사스 어린이 병원은 간호사의 지속적인 발전을 촉진하기 위해 다음의 목적을 가진 간호 전문직 포트폴리오를 개발하였다.

1. 경력 목표를 설정한다.
2. 전문직 성취를 보여준다.
3. 특정 전문 분야를 설명한다.
4. 지식과 술기를 향상시킨다.
5. 추가 경력 기회를 계획한다.
6. 학업 준비를 앞당기기 위해 입학 허가를 얻도록 돕는다.
7. 병원 임상 경력 개발 프로그램에 참여 신청을 한다.

포트폴리오는 자격취득, 평생 교육 활동, 지도/멘토링, 위원회 참여, 환자 및 가족의 감사 메모, 모범적인 혁신 또는 실무 개선 등 공식 및 비공식 활동과 성취로 구성하고 추적하는 구조를 제공한다.

저자는 특히 비공식 활동과 성과에 대한 관심이 성장을 위한 새로운 방향을 탐색하는 데 도움이 된다고 생각한다. 종종 간과되는 이러한 성공과 간호사가 전문적인 역할에 제공하는 가치를 포착하면 간호사가 창의적 잠재력을 깨닫고 진로를 정의하는 데 도움이 될 수 있다. 각 간호사의 포트폴리오는 연례 수행평가 전에 제출된다. 감독자의 포트폴리오 검토는 위원 위촉과 리더십 직책을 포함한 미래의 성장 기회를 위한 후보자 선정에 도움이 되는 간호사의 더 포괄적인 모습을 파악하는 것을 촉진한다.

전반적으로 텍사스 어린이 병원 간호 전문직 포트폴리오는 훈련 후 지속적인 전문성 개발을 지원하고 향상하기 위해 포트폴리오를 사용한 모범 사례이다.

문제가 될 수 있다. 포트폴리오에는 실제 환자에 대한 경험이 의도한 대로 진행되지 않거나 오류가 포함된 경우를 포함하여, 실제 환자와의 경험에 대한 성찰이 포함될 수 있고 포함되어야 한다(Nagler 등, 2009). 따라서 환자의 개인 정보가 중요하다. 각자 포트폴리오를 개발할 때 제도적 및 법적 개인 정보 보호 정책을 이해하고 있는지 확인해야 한다. 법적인 검색 가능성과 전문직업적 책임 노출 가능성도 이해해야 한다(Nagler 등, 2009). 포트폴리오는 개선에 중점을 두고 검색되지 않아야 하며, 이러한 의도가 유지되도록 검색 가능성을 막는 조치(예: 병원 정책)를 취해야 한다.

7. 예시

다음 사례 연구는 보건의료 전문가의 학습자 평가를 위한 포트폴리오의 세 가지 창의적 적용 예시를 보여준다.

8. 요약

포트폴리오는 시간 경과에 따른 학습자의 성취에 대한 여러 방법, 여러 출처, 성찰의 근거를 수집하는

Table 12-3 평가 포트폴리오 실무 지침

포트폴리오 도입

- 학습자와 교수의 의견과 피드백을 받아 천천히 포트폴리오를 도입하라.
- 목적을 명확히 하라.
- 형성적, 총괄적 수행 포트폴리오의 기능을 구분하라.
- 학습자와 멘토 모두에게 포트폴리오 사용에 대한 지원과 교육을 제공하라.

포트폴리오 실행

- 학습자에게 포트폴리오에 포함할 자료의 유형과 분량에 대한 표준 구조 및 지침을 제공하라.-구조는 제공하되 지나치게 규정화 하지 마라.
- 업무 및 시간 경과에 따른 학습자의 결과물을 표집하라.
- 지지적인 교육 환경에서 자주 형성적 피드백과 멘토링을 제공하라.
- 기존 활동 구조 내에서 포트폴리오 내용을 만들 수 있는 시간을 제공하라.

포트폴리오 평가

- 평정자에게 기준과 참조할 틀에 대해 교육하라.
- 평정자가 점수를 논의하고 합의에 도달하도록 하라.
- 평가와 질 보증을 위해 질적 및 양적 접근 방식을 모두 사용하라.
- 포트폴리오 평가 결과를 다른 평가 방법을 가지고 삼각검증하라.

데 유용한 구조를 제공하며, 이는 형성적 평가와 총괄적 평가 목적 모두에 유익하다. 포트폴리오는 다른 유형의 질적 또는 총체적 평가와 동일한 타당도 위협이 따른다. 멘토링, 채점, 피드백 및 실행가능성 문제를 해결해야 한다. 포트폴리오가 관료적 걸림돌이 되지 않도록 학습자 중심 접근 방식, 학습자 조언 및 적절한 코칭이 중요하다. 종합 포트폴리오는 계획적 평가(16장)의 핵심 요소이며 단일 시점 평가에서 발달 지향적이고 총체적 접근 방식으로 전환하는 데 도움이 된다.

Table 12-3은 보건의료 전문직에서 평가 포트폴리오의 성공적 실행을 위한 지침을 요약한 것이다.

* 참고: 추가 자료 및 출처는 UIC AHPE 웹사이트(https://go.uic.edu/AHPE)에서 확인할 수 있다.

REFERENCES

Accreditation Council for Graduate Medical Education: Clinical Competency Committees: A Guidebook for Programs. (2017). Accreditation council for graduate medical education (2nd ed.), www.acgme.org/What-We-Do/Accreditation/Milestones/Resources accessed 21 Feb 2019.

Arntfield, S., Parlett, B., Meston, C.N., Apramian, T., & Lingard, L. (2016). A model of engagement in reflective writing-based portfolios: Interactions between points of vulnerability and acts of adaptability. *Medical Teacher, 38*(2), 196–205.

Buckley, S., Coleman, J., & Khan, K. (2010). Best evidence on the educational effects of undergraduate portfolios. *Clinical Teacher, 7*(3), 187–191.

Carraccio, C., Wolfsthal, S.D., Englander, R., Ferentz, K., & Martin, C. (2002). Shifting paradigms: From Flexner to competencies. *Academic Medicine, 77*(5), 361–367.

Chertoff, J., Wright, A., Novak, M., Fantone, J., Fleming, A., Ahmed, T., . . . Zaidi, Z. (2016). Status of portfolios in undergraduate medical education in the LCME accredited US medical school. *Medical Teacher, 38*(9), 886–896.

Davis, M.H., Friedman Ben-David, M., Harden, R.M., Howe, P., Ker, J., McGhee, C., Pippard, M.J., & Snadden, D. (2001). AMEE medical education guide # 24: Portfolios as a method of student assessment. *Medical Teacher, 23*, 535–551.

Driessen, E. (2017). Do portfolios have a future? *Advances in Health Sciences Education Theory and Practice, 22*(1), 221–228.

Driessen, E., van der Vleuten, C., Schuwirth, L., Van Tartwijk., J., & Vermont, J. (2005). The use of qualitative research criteria for portfolio assessment as an alternative to reliability evaluation: A case study. *Medical Education, 39*, 214–220.

Driessen, E., van Tartwijk, J., van der Vleuten, C., & Wass, V. (2007). Portfolios in medical education: Why do they meet with mixed success? A systematic review. *Medical Education, 41*(12), 1224–1233.

Epstein, R.M., Siegel, D.J., & Silberman, J. (2008). Self-monitoring in clinical practice: A challenge for medical educators. *The Journal of Continuing Education in the Health Professions, 28*(1), 5–13.

Eva, K.W., & Regehr, G. (2008). "I'll never play professional football" and other fallacies of self-assessment. *The Journal of Continuing Education in the Health Professions, 28*(1), 14–19.

Friedman Ben-David, M., Davis, M.H., Harden, R.M., Howie, P.W., Ker, J., & Pippard, M.J. (2001). AMEE medical education guide no. 24: Portfolios as a method of student assessment. *Medical Teacher, 23*(6), 535–551.

Friedman, K.A., Raimo, J., Spielmann, K., & Chaudhry, S. (2016). Resident dashboards: Helping your clinical competency committee visualize trainees' key performance indicators. *Medical Education Online, 21*, 29838.

Gadbury-Amyot, C.C., Bray, K.K., & Austin, K.J. (2014). Fifteen years of portfolio assessment of dental hygiene student competency: Lessons learned. *Journal of Dental Hygiene, 88*(5), 267–274.

Ginsburg, S., van der Vleuten, C.P., & Eva, K.W. (2017). The hidden value of narrative Comments for assessment: A quantitative reliability analysis of qualitative data. *Academic Medicine, 92*(11), 1617–1621.

Gordon, J.A., & Campbell, C.M. (2013). The role of ePortfolios in supporting continuing professional development in practice. *Medical Teacher, 35*(4), 287–294.

Govaerts, M.J., van der Vleuten, C.P., Schuwirth, L.W., & Muijtjens, A.M. (2007). Broadening perspectives on clinical performance assessment: Rethinking the nature of in-training assessment. *Advances in Health Sciences Education Theory and Practice, 12*(2), 239–260.

Holmboe, E.S., Edgar, L., & Hamstra, S. (2016). *The milestones guidebook*. Chicago, IL: Accreditation Council for Graduate Medical Education. Retrieved from www.acgme.org/What-We-Do/Accreditation/Milestones/Resources. Accessed July 2, 2019.

Kinnear, B., Warm, E.J., & Hauer, K.E. (2018). Twelve tips to maximize the value of a clinical competency committee in postgraduate medical education. *Medical Teacher, 40*(11), 1110–1115.

Knowles, M. (1975). *Self-directed learning: A guide for learners and teachers*. New York: Associated Press.

Kolb, D. (1984). *Experiential learning: Experience as a source of learning and development*. Englewood Cliffs, NJ: Prentice Hall.

Lomis, K.D, Russell, R.G., Davidson, M.A., Fleming, A.E., Pettepher, C.C., Cutrer, W.B., Fleming, G.M., & Miller, B.M. (2017). Competency milestones for medical students: Design, implementation, and analysis at one medical school. *Medical Teacher, 39*(5), 494–504.

Mann, K., van der Vleuten, C., Eva, K., Armson, H., Chesluk, B., Dornan, T., . . . Sargeant, J. (2011). Tensions in informed self-assessment: How the desire for feedback and reticence to collect and use it can conflict. *Academic Medicine, 86*(9), 1120–1127.

McEwen, L.A., Griffiths, J., & Schultz, K. (2015). Developing and successfully implementing a competency-based portfolio assessment system in a postgraduate family medicine residency program. *Academic Medicine, 90*(11), 1515–1526.

Melville, C., Rees, M., Brookfield, D., & Anderson, J. (2004). Portfolios for assessment of pediatric specialist registrars. *Medical Education, 38*, 1117–1125.

Moores, A., & Parks, M. (2010). Twelve tips for introducing e-Portfolios with undergraduate students. *Medical Teacher, 32*(1), 46–49.

Nabors, C., Forman, L., Peterson, S.J., Gennarelli, M., Aronow, W.S., DeLorenzo, L., . . . Frishman, W.H. (2017). Milestones: A rapid assessment method for the clinical competency committee. *Archives of Medical Science, 13*(1), 201–209.

Nagler, A., Andolsek, K., & Padmore, J.S. (2009). The unintended consequences of portfolios in graduate medical education. *Academic Medicine, 84*(11), 1522–1526.

O'Brien, C.L., Sanguino, S.M., Thomas, J.X., & Green, M.M. (2016). Feasibility and outcomes of implementing a portfolio assessment system alongside a traditional grading system. *Academic Medicine, 91*(11), 1554–1560.

O'Sullivan, P.S., Cogbill, K.K., McClain, T., Reckase, M.D., & Clardy, J.A. (2002). Portfolios as a novel approach for residency evaluation. *Academic Psychiatry, 26*, 173–179.

O'Sullivan, P.S., Reckase, M.D., McClain, T., Savidge, M.A., & Clardy, J.A. (2004). Demonstration of portfolios to assess competency of residents. *Advances in Health Sciences Education, 9*, 309–323.

Oudkerk Pool, A., Govaerts, M.J.B., Jaarsma, D.A.D.C., & Driessen, E.W. (2017). From aggregation to interpretation: How assessors judge complex data in a competency-based portfolio. *Advanves in Health Sciences Educaction: Theory and Practice, 23*(2), 275–287.

Paulson, F.L., Paulson, P.P., & Meyer, C.A. (1991). What makes a portfolio a portfolio? *Educational Leadership, 48*, 60–63.

Pinsky, L.E., & Fryer-Edwards, K. (2004). Diving for PERLS: Working and performance portfolios for evaluation and reflection on learning. *Journal of General Internal Medicine, 19*, 582–587.

Pitkala, K., & Mantyranta, T. (2004). Feelings related to first patient experiences in medical school: A qualitative study on students' personal portfolios. *Patient Education and Counseling, 54*, 71–177.

Pitts, J. (2007). Portfolios, personal development and reflective practice. Pages 1–24. Association for the Study of Medical Education (ASME) Edinburgh.

Pitts, J., Coles, C., Thomas, P., & Smith, F. (2002). Enhancing reliability in portfolio assessment: Discussions between assessors. *Medical Teacher, 24*(2), 197–201.

Rees, C. (2005). The use (and abuse) of the term "portfolio". *Medical Education, 39*, 436–437.

Rees, C., & Sheard, C. (2004). The reliability of assessment criteria for undergraduate medical students' communication skills portfolios: The Nottingham experience. *Medical Education, 38*, 138–144.

Regehr, G.E.K. (2006). Self-assessment, self-direction, and the self-regulating professional. *Clinical Orthopedics and Related Research, 449*, 34–38.

Roberts, C., Newble, D., & O'Rourke, A. (2002). Portfolio-based assessments in medical education: Are they valid and reliable for summative purposes? *Medical Education, 36*, 899–900.

Roberts, C., Shadbolt, N., Clark, T., & Simpson, P. (2014). The reliability and validity of a portfolio designed as a programmatic assessment of performance in an integrated clinical placement. *BMC Medical Education, 14*, 197.

Ryan, R.D.E. (2000). Self-Determination Theory and the Facilitation of Intrinsic Motivation, Social Development, and Well-Being. *American Psychologist, 55*(1), 68–78.

Sargeant, J.A.H., Chesluk, B., Dornan, T., Eva, K., Holmboe, E., Lockyer, J., Loney, E., Mann, K., & van der Vleuten, C. (2010). The processes and dimensions of informed self-assessment: A conceptual model. *Academic Medicine, 85*, 1212–1220.

Schmitz, C.C., Whitson, B.A., Van Heest, A., & Maddaus, M.A. (2010). Establishing a usable electronic portfolio for surgical residents: Trying to keep it simple. *Journal of Surgical Education, 67*(1), 14–18.

Schön, D.A. (1987). *Educating the reflective practitioner*. San Francisco: Jossey-Bass Publishers.

Schumacher, D.J., King, B., Barnes, M.M., Elliott, S.P., Gibbs, K., McGreevy, J.F., de Rey, J.G., Michelson, C., Schwartz, A., and Members of the APPD LEARN CCC Study Group. (2018). Influence of clinical competency committee review process on summative resident assessment decisions. *The Journal of Graduate Medical Education, 10*(4), 429–437.

Schumacher, D.J., Michelson, C., Poynter, S., Barnes, M.M., Li, S.T., Burman, N., . . . the APPD LEARN CCC Study Group. (2018). Thresholds and interpretations: How clinical competency committees identify pediatric residents with performance concerns. *Medical Teacher, 40*(1), 70–79.

Sklansky, D.J., Frohna, J.G., & Schumacher, D.J. (2017). Learner-driven synthesis of assessment data: Engaging and motivating residents in their milestone-based assessments. *Medical Science Educator, 27*(2), 417–421.

Tochel, C., Haig, A., Hesketh, A., Cadzow, A., Beggs, K., Colthart, I., & Peacock, H. (2009). The effectiveness of portfolios for post-graduate assessment and education: BEME guide no 12. *Medical Teacher, 31*(4), 299–318.

van der Vleuten, C. (1996). The assessment of professional competence: Developments, research and practical implications. *Advances in Health Sciences Education, 1*, 41–67.

Van Tartwijk, J., & Driessen, E.W. (2009). Portfolios for assessment and learning: AMEE guide no. 45. *Medical Teacher, 31*(9), 790–801.

Watling, C.D.E., van der Vleuten, C.P.M., & Lingard, L. (2012). Learning from clinical work: The roles of learning cues and credibility judgements. *Medical Education, 46*, 192–200.

Ward, M., Gruppen, L., & Regehr, G. (2002). Measuring self-assessment: Current state of the art. *Advances in Health Sciences Education: Theory and Practice, 7*, 63–80.

Webb, C., Endacott, R., Gray, M., Jasper, M., Miller, C., McMullan, M., & Scholes, J. (2002). Models of portfolios. *Medical Education, 36*(10), 897–898.

Williams, M., & Jordan, K. (2007). The nursing professional portfolio. *Journal for Nurses in Staff Development, 23*(3), 125–131.

PART III

특별 주제

13

주요 특징 접근 방법

Georges Bordage and Gordon Page

Elstein과 Shulman(1978)의 연구에 따르면 의학적 문제 해결은 사례별로 다르다. 주요 특징(Key Features, KF) 접근 방법은 "각 임상 상황에서 독특하고 도전적인 결정에 대한 평가에 집중"하는 수단으로 도입되었다. 주요 특징 접근 방식은 응시자의 기본 지식이나 추론 과정을 평가하는 것이 아니라 중요한 사례별 의사결정이나 조치에만 집중하기 위한 것이다(Norman 등, 1985). KF 바탕 질문의 장점에는 평가한 임상 과제의 특성에 가장 적합하도록 다양한 유형의 질문 형식을 사용하여 공식화할 수 있으며 평가 과제의 복잡성에 따라 여러 정답을 제시할 수 있다는 사실이 포함된다. 우리는 KF 사례를 개발하고 점수를 매기는 과정을 설명하는 것으로 시작하여 KF 접근 방식의 타당도에 대한 두 가지 주요 위협 인자, 즉 구인 과소 대표성(Construct underrepresentation, CUR)과 구성과 구인무관변량(Construct-irrelevant variance, CIV)을 어떻게 해결할 수 있는지 논의하는 것으로 끝난다.

KF는 일반적으로 환자의 나이와 성별, 임상 상황 등을 포함한 시나리오로 시작된다. 예를 들어 "30대 무명의 남성이 버스를 기다리다가 길에서 쓰러져 구급차로 응급실에 실려 왔다. 쓰러진 이후 그는 잠시 동안 경련을 일으키기 시작했다. . . 등등" 시나리오는 당면한 문제의 해결에서 고유한 도전적인 결정과 조치를 구체적으로 평가하기 위한 2~3개의 질문이 뒤따른다. 일반적으로 하나의 KF를 테스트하기 위해 하나의 질문이 사용된다. 때때로 하나의 질문이 두 개의 KF를 테스트할 수도 있다. 예를 들어, "다음에는 무엇을 할 것인가?"와 같은 하나의 질문이 조사 KF와 치료 KF를 동시에 테스트할 수 있다. KF 사례와 질문의 개발은 임상 문제 선택, KF 정의 및 시험 자료 준비(즉, 임상 시나리오, 테스트 질문 및 채점 키)라는 세 가지 개별적이고 순차적인 단계를 거친다.

1. KF 문제의 선택

시험을 위한 임상 문항을 선정하는 것의 목표는 응시자가 알아야 하는 내용영역에서 대표적이고 적절한 수의 문항을 선택하는 것이다(Bordage, 1987; Page & Bordage, 1995). 예를 들어, 캐나다에서 임상 진료 자격을 원하는 의대 졸업생을 위한 영역은 임상 표현으로 나열된 일련의 목표(예: 흉통, 복부-골반 종괴, 낙상, 발작, 가정 폭력 등)로 정의된다(Medical Council of Canada, 2018a). 문제의 선택은 영역에서 무작위로 또는 의료 분야나 장기 시스템, 관리 초점(Touchie & Streefkerk, 2018) 또는 환자 연령 그룹(Bordage, 1987)과 같은 하나 또는 다수의 조직 차원에 따라 문항을 선택하여 출제 계획에 의거해 출제된다.

시험에 포함될 문제의 수는 특정 수준의 신뢰도(내적 일관성)을 가장 잘 산출하는 Spearman-Brown 공식을 사용하여 추정할 수 있다. 예를 들면 지역적으로 개발된 시험의 경우 0.70 정도면 되고, 높은 이해관계가 있는 시험, 인증 또는 면허 시험의 경우 0.80 또는 0.90을 만족해야 하며 후자의 경우 평균 약 35~40개 사례가 필요하다(Bordage & Page, 2018).

2. KF 정의

KF 바탕 검사를 개발하려면 일반적으로 임상 항목 작성 위원회와 협력해야 한다. 문항 출제 계획을 기반으로 임상 문제가 선택되면 한두 명의 위원회 구성원이 문헌과 자신의 경험 및 동료의 경험을 사용하여 일련의 문제에 대한 KF를 정의하는 과제를 요청 받는다. 동일한 문제가 주어지더라도 KF는 전공의 또는 전문의 대비 의대생과 같이 시험 대상 후보자의 지식 및 경험 수준에 따라 다를 수 있다. 주어진 문제에 대한 고유한 KF는 또한 문제가 발생한 임상 상황에 따라 달라진다(Bordage, 1987). 예를 들어, 울혈성 심부전 관리를 다발성 장기 문제인지 아니면 예방적 치료와 비교하여 미분화된 증상으로 평가하는지 여부에 따라 다른 KF가 생성된다.

KF는 실제 사례의 어려운 측면이나 오류를 일으킬 가능성이 가장 높은 조치로 볼 수 있다(Page, Bordage, & Allen, 1995). 예를 들어 인턴은 이 상황에서 무엇을 잘못하는가? 이것들은 높은 역량의 수험생에서 낮은 역량의 수험생까지 다양한 수준의 능력을 가장 잘 변별할 수 있는 독특하고 중요한 결정이다(Bordage & Page, 2018). Box 13-1에는 발작 문제에 대해 정의된 KF의 예가 포함되어 있으며, 성인의 생명을 위협하는 상황으로 간주되며, 졸업 예정인 의대생을 평가하기 위한 것이다.

Box 13.1 경련 문제에 대한 KF의 예

성인이 다발성 경련을 일으키고 의식을 완전히 회복하지 못한 상태에서 응급실로 왔다. 졸업 예정 의대생(신규 인턴)은 다음을 수행하라.

1. 간질 중첩증(status epilepticus)에 대한 잠정 진단을 생성;
2. 즉각적인 초기 관리 시작: 기도 확보, 비타민 복합체, 고장성 포도당 정주 및 항간질제; 투여; 그리고
3. 경련의 잠재적으로 치료 가능한 원인을 식별하기 위해 즉각적인 조사를 지시: 알코올 농도, 동맥혈 가스, 뇌 CT 또는 MRI, 혈청 칼슘, 혈청 및 약물 검사.

참고: 전해질과 혈청 포도당은 적절하지만 이러한 상황에서 루틴(routine) 처방의 일부이고 인턴 간에 변별을 하지 못할 가능성이 있기 때문에 KF에 포함되지 않았다.
출처: Adapted, with permission, from an example from the Medical Council of Canada's *Guidelines for the Development of Key Feature Problems and Test Cases, 2012*

연구에 따르면 사례 당 2~3개 KF는 시험 점수 신뢰도를 최대화하고(Norman, Bordage, Page, & Keane, 2006); 사례 당 KF가 적으면 시험 정보가 감소하고 시험 점수 신뢰도가 낮아지는 반면, KF를 3개 이상 사용하면 중복 측정 정보만 제공하여 시험 시간을 낭비하게 된다(Page, Boulais, Blackmore, & Dauphinee, 2000; Bordage & Page, 2018).

문항 작성자는 초안 KF를 가능한 개선과 승인을 받기 위해 시험위원회 전체 또는 동료들에게 제출한다. KF는 문항 작성자가 최근에 경험하였을 수도 있는 특정 사례 하나만을 기반으로 하지 않고 선택된 임상 문제와 관련된 사례의 범위와 관련하여 정의된다. 시험 사례와 문항 작성은 문제와 평가 대상으로 선정된 KF를 고려하여 별도의 후속 단계로 수행된다.

3. KF 시험 자료 준비

KF를 손에 들고 문항 작성자는 시험 자료를 준비하도록 요청받는다. 이는 다음과 같다. (i) 시험할 KF가 지시하는 시작 임상 시나리오, (ii) KF만 평가하기 위한 시험 질문, (iii) 각 KF에 대한 채점 핵심, (iv) 시험된 KF를 뒷받침하는 문헌에서 하나 또는 두 개의 참조 문헌 문항 작성자의 선발 및 수련은 시험 자료의 품질에 핵심적인 기여를 한다. 선정 기준에는 항목 작성자의 확립된 임상 전문성과 평가 대상인 특정 유형의 후보자(예: 의대생, 전공의, 전임의, 가정의 또는 전문의)에 대한 지속적인 경험이 포함된다.

초기 시나리오는 응시자들이 의사결정을 하기 위해 정보를 해석하도록 유도하는 정보의 종류와 충분한 양을 포함해야 한다. Eva, Wood, Riddle, Touchie 및 Bordage(2010)는 시나리오에서 비전문적 용어 대 의학 용어의 효과에 대한 연구에서 시험 점수의 신뢰도와 시험 시간을 극대화하기 위해 비전문적 용어를 사용할 것을 권고한다.

4. 응답 형식

시험 문항에 대한 답은 다양한 구성형 또는 선택형, 예를 들어 단답형, 서면 또는 구두형식(**예: 이 시점에서 가장 가능성이 높은 진단(들)은 무엇인가? 두 개 이상 나열할 수 없음**), 3개 또는 4개의 답가지 답가지 또는 작업에 따라 25~30개까지의 답가지가 있는 객관식 짧은 답가지(**만약 검사를 낸다면 지금 어떠한 검사를 시행할 것인가? 6개 이상 선택할 수 없음**), 컴퓨터화된 대화 상자의 긴 메뉴 등이 있다(Rotthoff 등, 2006). 특정 응답 형식의 선택은 평가 과제의 특성에 따라 달라진다. 예를 들어, 실제로 일반적으로 발생할 수 있는 진단 검사나 영상 자료를 요청할 때 짧은 메뉴나 실제 처방 양식을 사용하거나 작업 진단을 도출할 때 기입식 형식을 사용한다. 기입식 응답은 특히 진단이나 처치 질문과 같은 짧은 답변(예: 2~3 단어)이 필요한 문항에 매우 유용하며 특히 합격-불합격 분할 점수 근처에서의 변별이 용이하다(Page, Boulais, Blackmore, & Dauphinee, 2000; Bordage & Page, 2018).

KFs 접근법은 처음에는 지필 시험을 위해 개발되었지만, 이 접근법은 선다형 문항, OSCE 또는 구조화 구술시험과 같은 다른 시험 형식에도 사용될 수 있다(Jacques, Sindon, Bourque, Bordage, & Ferland, 1995). OSCE의 경우, 그리고 임상 과제에 대한 체크리스트 항목을 선택할 때, 문항 개발자는 철저성을 추구하는 대신 OSCE에 있는 수험생의 실력 수준을 가장 잘 변별할 수 있는 문항에만 집중할 수 있다. 따라서 이러한 유형의 집중적이고 변별 가능한 체크리스트는 체크리스트 점수의 신뢰도를 개선하고 허용 가능한 신뢰도에 필요한 스테이션의 수를 감소시킨다(Daniels, Bordage, Gierl, & Yudkowsky, 2014).

5. 채점

KF는 "관련된 문제의 복잡성에 따라" 한 개 또는 복수의 정답을 가질 수 있다(Bordage & Page, 2018). 예를 들어, 초기 치료에는 삽관 및 고장성 포도당, 비타민 B 및 항간질 약물 투여가 포함될 수 있다. 각 KF는 이분법(0/1) 채점(즉, 모든 정답이 있음) 또는 부분 점수(분수) 채점(예: 4개의 정답 중 3개를 맞힐 때 0.75를 얻음)을 사용하여 채점할 수 있다. 부분 점수의 사용은 이분법 점수보다 더 많은 평가 정보를 포함하기 때문에 시험 점수 신뢰도를 극대화할 수 있다(Page & Bordage, 1995; Hrynchak, Glover Takahashi, & Nayer, 2014).

서답(Write-in) 응답은 사람이 평가하거나 자동화된 시스템에 의해 채점될 수 있다. 연구에 따르면 이러한 자동화 시스템은 인간의 평가자보다 낫지는 않더라도 그만큼 좋은 결과를 산출하는 것으로 나타났다(Gierl, Latifi, Lai, Boulais, & de Champlain, 2014; Latifi, Gierl, Boulais, & de Champlain, 2016).

6. KF 시험 점수

KF 시험의 측정 단위는 문항이나 KF가 아니라 사례이다. 왜냐하면 심리측정학적 관점에서 시험의 문항은 서로 독립적이어야 하기 때문이다(Bordage & Page, 2018). 따라서 여러 문항이 있는 KF 사례에서 주어진 문항에 대한 응답은 해당 사례의 다른 문항에 대한 응답에 영향을 미치므로 문항 독립성의 원칙을 위반할 수 있다.

각 사례 내의 KF에 대한 점수는 평균을 내고 동일한 가중치를 부여하여 사례 점수를 산출한다(예: 3개의 KF를 포함하는 사례의 경우: (1+.75+.60) / 3=0.78). 동일 가중치는 "[d]차등 가중치가 시험 점수 신뢰도를 개선시키지 않는다"(Norcini & Guille, 2002; Bordage & Page, 2018)는 근거와 비생산적인 시험 위원회 시간을 많이 소요시킨다는 근거를 바탕으로 사용된다. Schuwirth(1998)는 또한 "문항의 다양한 답가지 수에 대한 조정 또는 가중치 없이 모든 항목의 점수를 단순히 추가하는 것"(Bordage & Page, 2018)에 대한 경험적 이의를 찾지 못했다.

KF 바탕 시험 전체의 경우 사례 점수도 평균화되어 각 사례에 동일한 가중치를 부여한다[예: 36개의 사례를 포함하는 시험의 경우: (.67+.75 ...) / 36=.78, 즉, 이 응시자는 시험의 36개 사례 각각에 대해 평균 78%의 KF를 마스터했다]. KF 시험의 통과/미통과 분할 점수는 예를 들어 Angoff 방법이나 modified-Angoff 방법 또는 북마크 방법과 같은 기준, 항목 중심 방법을 사용하여 설정할 수 있다(Medical Council of Canada, 2018b).

각 KF 사례를 준비하는 마지막 단계는 KF의 적합성에 대한 근거를 제공하기 위해 문헌에서 한두 가지 참고 문헌을 포함하는 것이다. 졸업 예정 의대생을 위한 다중 부분 KF 사례의 예를 포함하는 Box 13-2

Box 13.2 다중 부분 KF와 (세 부분, 세 문항) 득점 키 예시

임상 시나리오

버스를 기다리던 30대 무명 남성이 인도에서 쓰러져 구급차를 타고 응급실로 왔다. 목격자는 즉시 구급차를 불렀으며 땅에 쓰러지기 전에 그 남자가 혼란스럽고, 흥분하고, 자신과 말다툼을 하는 것 같다고 보고했다. 넘어진 후, 그는 잠시 동안 경련을 일으키기 시작했고, 그의 얼굴색이 파랗게 변했다. 그리고 나서 그는 약 1분 동안 온몸에 갑작스런 움직임을 보이기 시작했다. 그리고 나서 그는 부분적으로 의식을 회복했지만 혼란 상태를 유지했다. 구급차를 타고 12분 동안, 그는 완전히 의식을 회복하지 못한 채 비슷한 행동을 보였고, 구급차 직원들로부터 로라제팜 2 mg IV를 투여했고, 또한 생리 식염수 IV 라인을 잡았다.

응급실에 도착하자마자, 그는 세 번째 동일한 행동을 보였고 이를 당신이 목격했다. 그의 활력징후는 다음과 같다: 맥박은 74/분, 규칙적이고 호흡수는 16/분, 정상적인 호흡이었으며, 혈압은 122/74 mmHg, 온도는 37.8°C, 산소 포화도는 89%이다. 그는 인지 부재가 있었고(neglected) 의식이 없다. 친척이나 친구도 그와 동행하지 않았다. 그의 혈중 포도당 수치는 4.6 mmol/l 이다.

Part 1

질문 1: 현재 당신이 생각하는 주요 진단은 무엇인가? 2개 이상 기재할 수 없다.

1. ______________________
2. ______________________

중지: 다음 부분으로 넘어가면 다시 돌아와 현재 부분의 답변을 변경할 수 없다.

Part 2

질문 2: 현 시점에서 당신은 어떠한 즉각적인 처치를 하겠는가?(조사 제외) 구체적으로 대답 하시오. 6개 이상을 나열할 수 없음.

1. ______________________
2. ______________________
3. ______________________
4. ______________________
5. ______________________
6. ______________________

중지: 다음 부분으로 넘어가면 다시 돌아와 현재 부분의 답변을 변경할 수 없다.

Part 3

질문 3: 환자를 알 수 있는 사람에게 연락할 수 없었다. 이 시점에서 어떤 검사를 지시할 것인가? 적절하다고 생각되는 것을 모두 선택하시오. 현재 검사를 지시하지 않으려면 35번을 선택하라.

1. 알라닌 아미노전이효소(ALT)
2. 알코올 농도
3. 혈청 알돌라제
4. 혈청 알칼리성 인산분해효소(ALP)
5. 혈청 아밀라아제

6. 동맥혈 가스(ABG)
7. 아스파르테이트 아미노전이효소(AST)
8. 뇌 CT 스캔
9. 뇌 MRI
10. 뇌 PET 스캔
11. 혈청 칼슘
12. 경동맥 도플러 초음파
13. 뇌혈관조영술
14. 뇌척수액 검사
15. 전혈구수(CBC)
16. C 반응성 단백질
17. 혈청크레아틴 포스포키나제
18. 혈청 크레아티닌
19. 혈청 약물 스크리닝
20. 소변 약물 스크리닝
21. 혈청에코바이러스검사
22. 뇌파 기록(EEG)
23. 전해질(Na, K, Cl)
24. g-글루타이밀 트랜스퍼라제(rGT)
25. 혈청 포도당
26. 혈청 젖산탈수소효소(LDH)
27. 혈청 라임병 검사
28. 혈장 단백질 전기영동
29. 자유 T4(fT4)
30. 측두동맥 생검
31. 갑상선 자극 호르몬(TSH)
32. 혈장 총 단백질
33. 혈청 요소
34. 혈청 VDRL(Vencreal Disease Research Laboratory)
35. 현재로서는 조사가 필요하지 않다.

사례 종료

득점 키

참고: 주요 기능의 각 요소에 대한 정답은 부분 점수를 받는다. 과잉 치료, 과잉 검사, 유해한 결정 또는 명시된 응답 제한 수를 초과하면 전체 주요 항목 대해 0점 처리한다.

질문 1: KF-1: 성인이 다발성 경련을 일으키고 의식이 완전히 회복되지 않은 상태에서 응급실에 왔다면, 졸업 예정의 의대생(신입 인턴)은 간질중첩증의 잠정 진단을 내릴 것이다.

점수	주요 답변
1	간질 중첩증. 참고: 두 단어 모두 필요함; 간질 단독으로는 정답 처리될 수 없음
0	2개 이상의 진단명을 작성함

참고: KF 사례가 컴퓨터를 통해 또는 구술 시험 상황에서 심사관에 의해 제시되는 경우, 컴퓨터 또는 심사관은 응시자가 허용된 수 이상의 응답을 나열하도록 허용하거나 허용하지 않을 수 있다.

질문 2: KF-2: 즉각적인 초기 관리 시작: 기도 확보, 비타민 B 복합체, 고장성 포도당 정주 및 항간질제.

점수	주요 답변
0.25	기관 삽관, 기계적 환기 또는 기도 확보. 참고: 산소 단독은 허용되지 않는다.
0.25	비타민 B, B1 또는 티아민.
0.25	포도당, 고장성 수액, 정주. 참고: 세 가지 요소가 모두 필요하다.
0.25	[lorazepam 또는 diazepam 또는 clonazepam] 및 [phenytoin 또는 valproate sodium 또는 levetiracetam]
0	5개 이상의 응답을 나열하거나 "없음"이라고 적음.

질문 3: KF-3:발작의 잠재적으로 치료 가능한 원인을 식별하기 위해 즉각적인 검사를 지시한다: 알코올 농도, 동맥혈 검사, 뇌 CT 또는 MRI, 약물 선별 검사 및 혈청 칼슘.

점수	주요 답변
0.20	2. 알코올 농도
0.20	6. 동맥혈 가스(ABG)
0.20	8. 뇌 CT 또는 9. 뇌 MRI
0.20	11. 혈청 칼슘
0.20	19. 혈청 약물 스크리닝 또는 20. 소변 약물 스크리닝
0	8개 검사 이상을(즉, 과잉 검사)을 선택하거나 35번을 선택함

Reference

Brophy, G.M., Bell, R., Claassen, J., Alldredge, B., Bleck, T.P., Glauser, T., Laroche, S.M., Riviello, J.J., Jr., Shutter, L., Sperling, M.R., Treiman, D.M., Vespa, P.M. (2012). Neurocritical Care Society Status Epilepticus Guideline Writing Committee. Guidelines for the Evaluation and Management of Status Epilepticus. *Neurocritical Care, 17*, 3-23.

출처: Adapted, with permission, from an example from the Medical Council of Canada's *Guidelines for the Development of Key Feature Problems and Test Cases, 2012*

에 득점 키(scoring key), 참고문헌(reference)도 함께 설명되어 있다. 이 경우에 제시된 질문은 이 장의 앞부분에서 예로 제시된 세 가지 KF를 평가한다.

시험 자료가 준비되면, 토론과 승인을 위해 위원회 전체 또는 동료 그룹에 제출된다. KF와 시험 자료에 대한 이러한 동료 검토 검증과 수정은 시험의 높은 품질을 보장하는 데 크게 기여할 것이다. 또한 실제로 사용하기 전에 사례를 파일럿 테스트하는 것도 적극 권장된다. 문항 분석 자료 및 신뢰도 추정치, 시범 평가에서 나온 응시자의 의견 또는 이전 행정부의 정보를 사용하여 모호하거나 변별력이 낮은 문항을 수정할 수 있다.

KF 바탕 시험은 의대생(예: Hatala & Norman, 2002), 전공의(예: Hinchy & Farmer, 2005) 및 실제 의료 전문 인력(예: Trudel, Bordage)을 포함한 다양한 수준의 교육에서 평가 목적으로 사용되어 왔으며(예: Trudel,

Bordage, & Downing, 2008), 응시자에 대한 통과/미통과 결정을 내리거나, 형성적인 피드백을 제공하거나, 선택 목적으로 후보자의 순위를 매기기 위해 사용되었다. KF 사례는 연구 및 교육 목적으로도 사용되어 왔다. KF 사례 및 시험 개발에 대한 지침도 발행되었다(예: Farmer & Page, 2005; Kopp, Moltner, & Fischer, 2006 [독일어]; MCC 지침, 2012 [프랑스어 및 영어]). 사용 및 지침에 대한 자세한 목록은 Bordage 및 페이지(2018)를 참조하라.

만약 시험 결과가 형성적인 목적으로 사용된다면, 수험생들과 그들의 지도자들에게 학습 계획서를 준비하는 것을 돕기 위해 더 상세한 시험 후 정보를 제공할 수 있다. 시험 후 정보는 득점 키에 따라 응시자가 어떤 수행(performance)을 했는지를 알려주며, 수행은 그 시험의 일련의 케이스들에서 잠재적으로 해가 되는 행위도 포함한다.

KF 접근법은 타당도에 대한 주요 위협, 즉 구인 과소 대표성(Construct underrepresentation, CUR)과 구인무관변량(Construct-irrelevant variance, CIV)을 해결하기 위해 개발되었다.

7. 구인 과소 대표성

KF 사례와 시험을 준비할 때 부족한 표현을 다루기 위해 세 가지 조치를 취할 수 있다. 첫째, KF 사례는 평가 대상을 일반적인 임상적 추론 및 문제 해결 기술에서 "각 사례에서 가장 어려운 임상 결정과 행동에만 집중하여, 결과적으로 짧고 집중적인 다수의 사례를 대상으로 하는 시험"으로 전환한다(Bordage & Page, 2018). 둘째, KF 검사는 시험의 위험도에 따라 0.7에서 0.9 범위의 신뢰도 계수를 얻기 위해 필요한 사례의 수를 포함하도록 구성할 수 있다. 따라서, KF 시험은 예를 들어 구술 시험과 비교하여 평가할 영역에서 더 대표적인 사례를 산출하기 위해 광범위하고 다양한 사례를 포함한다.

8. 구인무관변량

구인무관변량을 해결하기 위해 특별히 두 가지 조치를 취할 수 있다. 첫째, 문항 작성자는 평가된 임상 과제의 특성에 더 잘 맞도록 다양한 응답 형식을 사용할 수 있다. 또한 실제 요청 양식과 유사한 서면 응답 질문이나 짧은 메뉴를 사용하여 단서를 주는 것을 최소화할 수 있다. 둘째, 각 결정이나 조치는 사례의 KF와 관련해서만 채점되는 반면, 과거에는 완전성(thoroughness)이 수행 성과에 대한 빈약한 예측 변수라는 사실에도 불구하고 완전성에 대해 지나치게 보상하여 채점했다(Elstein & Shulman, 1978; Bordage & Page, 2018). 좀 더 일반적으로 말해서 **교육과 심리 검사를 위한 시험 표준**(*Standards for Educational and Psychological Testing*)(AERA, APA, & NCME, 2014), Bordage 및 Page(2018)에 제시된 구성 타당도의 단일 틀을 사용하여 KF 접근법과 관련하여 현재까지 수집된 타당도 근거의 상세한 분석을 제공한다. 수집된 타당도 근거는 KFs 접근방식을 강력하게 뒷받침한다.

요약하면, KF 접근 방식은 사례별 의사 결정 및 조치에 대해 Miller의 피라미드 모형에서 "어떻게 해야 하는지를 아는(know how)"인 응용 지식을 평가하는 것을 목표로 한다. 그것은 문항이나 시험 형식 그 자체 또는 임상 추론의 평가가 아니다. KF 시험에는 적절하고 대표적인 임상 문제 표본과 시험을 수행하는 응시자에 대해 중요하고 도전적인 결정이나 조치를 숙달한 것에 대해서만 보상하는 채점 절차가 포함되어 있다. KF 질문 또는 시험의 다양한 응답 형식은 평가되는 임상 과제의 특성에 가장 잘 맞도록 선택된다. 마지막으로, 문항 중심 접근법으로 설정한 준거 점수 기준은 합리적인 통과/미통과 결정으로 이어진다.

9. 감사의 글

우리는 그들의 KF 사례 중 하나를 수정하도록 허가해준 캐나다의료위원회(Medical Council of Canada)와 KF 사례의 예에 대해 공헌한 Drs. M.R. Nendaz, M.D., MHPE(Geneva, Switzerland) 및 G. Bandiera, M.D., MEd(Toronto, Canada)에게 감사를 전한다.

* 참고: 추가 자료 및 출처는 UIC AHPE 웹사이트(https://go.uic.edu/AHPE)에서 확인할 수 있다.

REFERENCES

American Educational Research Association AERA, American Psychological Association APA, Joint Committee on Standards for Educational, Psychological Testing (US), & National Council on Measurement in Education NCME. (2014). *Standards for educational and psychological testing*. Washington, DC: American Educational Research Association.

Bordage, G. (1987). An alternative approach to PMPs. The "key features" concept. In I.R. Hart & R.M. Harden (Eds.), *Further developments in assessing clinical competence* (pp. 59–75). Montreal: Can-Heal Publications.

Bordage, G., & Page, G. (2018). The key-features approach to assess clinical decisions: Validity evidence to date. *Advances in Health Sciences Education*, 1–32.

Daniels, V.J., Bordage, G., Gierl, M.J., & Yudkowsky, R. (2014). Effect of clinically discriminating, evidence-based checklist items on the reliability of scores from an Internal Medicine residency OSCE. *Advances in Health Sciences Education, 19*(4), 497–506.

Elstein, A., Shulman, L., & Sprafka, S.A. (1978). *Medical problem solving*. Cambridge, MA: Harvard University Press.

Eva, K.W., Wood, T.J., Riddle, J., Touchie, C., & Bordage, G. (2010). How clinical features are presented matters to weaker diagnosticians. *Medical Education, 44*(8), 775–785.

Farmer, E.A., & Page, G. (2005). A practical guide to assessing clinical decision-making skills using the key features approach. *Medical Education, 39*(12), 1188–1194.

Gierl, M.J., Latifi, S., Lai, H., Boulais, A.P., & de Champlain, A. (2014). Automated essay scoring and the future of educational assessment in medical education. *Medical Education, 48*(10), 950–962.

Hatala, R., & Norman, G.R. (2002). Adapting the key features examination for a clinical clerkship. *Medical Education, 36*(2), 160–165.

Hinchy, J., & Farmer, E. (2005). Assessing general practice clinical decision making skills: The key features approach. *Australian Family Physician, 34*(12), 1059.

Hrynchak, P., Glover Takahashi, S., & Nayer, M. (2014). Key-feature questions for assessment of clinical reasoning: A literature review. *Medical Education, 48*(9), 870–883.

Jacques, A., Sindon, A., Bourque, A., Bordage, G., & Ferland, J.J. (1995). Structured oral interview. One way to identify family physicians' educational needs. *Canadian Family Physician, 41*, 1346.

Kopp, V., Möltner, A., & Fischer, M.R. (2006). Key-Feature-Probleme zum Prüfen von prozeduralem Wissen: Ein Praxisleitfaden. *GMS Zeitschrift Für Medizinische Ausbildung, 23*(3), 2006–2023.

Latifi, S., Gierl, M.J., Boulais, A.P., & de Champlain, A.F. (2016). Using automated scoring to evaluate written responses in English and French on a high-stakes clinical competency examination. *Evaluation & the Health Professions, 39*(1), 100–113.

Medical Council of Canada. (2012). *Guidelines for the development of key feature problems and test cases*. Ottawa, ON: Medical Council of Canada. Retrieved from http://mcc.ca/wp-content/uploads/CDM-Guidelines.pdf.

Medical Council of Canada. (2018a). *Exam objectives overview*. Retrieved from http://mcc.ca/objectives/.

Medical Council of Canada. (2018b). *MCCQE part I annual technical report*. Canada, 2016. Retrieved from http://mcc.ca/wp-content/uploads/MCCQE-Part-I-Annual-Technical-Report-2016-EN.pdf.

Norcini, J.J., & Guille, R. (2002). Chapter 25: Combining tests and setting standards. In: G.R. Norman, C.P.M. van der Vleuten, & D.I. Newble (Eds.), *International handbook of research in medical education*. Springer International Handbooks of Education. New York: Springer-Verlag.

Norman, G., Bordage, G., Curry, L., et al. (1985). Review of recent innovations in assessment. In R. Wakeford (Ed.), *Directions in clinical assessment*. Report of the Cambridge Conference on the Assessment of Clinical Competence. Cambridge: Office of the Regius Professor of Physic.

Norman, G., Bordage, G., Page, G., & Keane, D. (2006). How specific is case specificity? *Medical Education, 40*(7), 618–623.

Page, G., & Bordage, G. (1995). The Medical Council of Canada's key features project: A more valid written examination of clinical decision-making skills. *Academic Medicine: Journal of the Association of American Medical Colleges, 70*(2), 104–110.

Page, G., Bordage, G., & Allen, T. (1995). Developing key-feature problems and examinations to assess clinical decision-making skills. *Academic Medicine, 70*(3), 194–201.

Page, G., Boulais, A.P., Blackmore, D., & Dauphinee, D. (2000). *Justifying the use of short answer questions in the KF problems of the MCCC's qualifying exam*. Proceedings of the 9th Ottawa Conference on Medical Education, Cape Town.

Rotthoff, T., Baehring, T., Dicken, H.D., Fahron, U., Richter, B., Fischer, M.R., & Scherbaum, W.A. (2006). Comparison between long-menu and open-ended questions in computerized medical assessments. A randomized controlled trial. *BMC Medical Education*, 6(1), 50.

Schuwirth, L.W.T. (1998). *An approach to the assessment of medical problem solving: Computerised Case-based Testing*. Doctoral dissertation. Maastricht, The Netherlands: Maastricht University.

Touchie, C., & Streefkerk, C. (2018). *Blueprint project—qualifying examinations blueprint and content specifications*. Ottawa, ON. Retrieved from http://mcc.ca/wp-content/uploads/Blueprint-Report.pdf.

Trudel, J.L., Bordage, G., & Downing, S.M. (2008). Reliability and validity of key feature cases for the self-assessment of colon and rectal surgeons. *Annals of Surgery, 248*(2), 252–258.

14

평가에서 시뮬레이션

Luke A. Devine, William C. McGaghie, and Barry Issenberg

1. 개요

이 장에서는 수련받고 실무를 하는 보건의료 전문직 평가에서 시뮬레이션의 역할을 다룬다. 이 장은 9장의 수행평가, 10장의 현장바탕평가 방법의 중복이 아니라 부연이다. 이 장에서는 학습자를 평가하기 위해 시뮬레이션바탕 평가(simulation-based assessments, SBA)를 설계하고 구현하는 방법에 대해 다룬다. 많은 기관과 프로그램에서, 시뮬레이션은 보건의료 전문직 교육의 필수 구성 요소가 되었다. 시뮬레이션은 "실세계(in vivo)"조건과 유사한 전문적인 상황에서 학습자를 참여시켜 평가에 맥락을 부여한다.

이 장에서는 총괄평가에서 시뮬레이션 사용에 중점을 둔다. 그러나 시뮬레이션은 형성평가에서도 흔히 사용되는 강력한 교수(teaching) 도구라는 사실을 알아야 한다. 형성평가에 사용할 때, 피드백과 디브리핑은 시뮬레이션의 필수 구성 요소이다(Issenberg, McGaghie, Petrusa, Gordon, & Scalese, 2005). 피드백은 미래의 수행을 향상시키는 것을 목표로, 원하는 수행과 관찰되는 수행 간의 격차(gaps)에 대해 학습자에게 제공되는 구체적인 정보이다(van de Ridder, McGaghie, Stokking, & ten Cate, 2015). 피드백은 시뮬레이터, 표준화환자, 동료 및 강사를 포함한 다양한 자원에서 파생되며, 시뮬레이션 활동 중 또는 후에 발생할 수 있다(Motola, Devine, Chung, Sullivan, & Issenberg, 2013). 디브리핑은 미래의 학습과 수행을 향상시키기 위해 학습자 성찰을 유도하는 상호 작용을 포함한다(Cheng 등, 2014).

이 장은 6개 부분으로 나뉜다. 처음 두 부분에서는 주요 배경 문제에 대해 설명한다: (1) 시뮬레이션이란 무엇이고 왜 사용하는가? 그리고 (2) 평가를 위해 시뮬레이션을 어제 사용하는가? 이어지는 부분에서는 교육자에게 다음과 같은 실용적인 조언을 한다; (3) 평가 목적을 달성하기 위해 평가에서 시뮬레이션을 어떻게 사용하는지, 이어서 다음 논의가 이어진다; (4) SBA의 타당도에 대한 위협, (5) SBA를 구현하는데 필요한 교수 개발, (6) SBA의 결과 및 교육적 영향. 이 장에서는 독자들이 이 책의 개요에 해당되는 장은 알고 있으며, 타당도 (2장), 신뢰도 (3장) 및 준거 설정 (6장)의 개념에 대한 기본적인 이해를 가지고 있다고 가정한다. 이 장과 다른 장에서 논의된 평가 원칙에 익숙하면 교육자가 평가 계획에서 시뮬레이션을 사용하는 방법을 쉽게 결정할 수 있을 것이다.

2. 시뮬레이션은 무엇이고 왜 사용하는가?

Gaba가 내린 시뮬레이션의 일반적인 정의는 다음과 같다(2007, p. 126). "시뮬레이션은 기술(technology)이 아니라 기법(technique)이며, 완전히 상호작용하는 방식으로 실세계를 대체하는 측면을 불러 일으키거나 복제하는 안내된 경험으로 실제 경험을 대체하거나 증폭하는 것이다." **시뮬레이션**은 실세계 조건을 진짜와 같게 표현하는 기술이고, 시뮬레이터는 시뮬레이션에 사용되는 장치라는 점에 유의해야 한다. 이 장에서 사용된 예시는 주로 부분 술기 모형(part-task trainers), 반응형 마네킹 및 가상현실 장치와 같은 기술바탕 시뮬레이션 방식에 중점을 둔다. 시뮬레이션은 종이 또는 컴퓨터바탕 환자 문제처럼 간단할 수도 있고 표준화환자 사용을 포함할 수도 있다. 시뮬레이션이 이 장 전체에서 광범위하게 논의될 때, 설명된 원칙은 표준화환자 및 기타 시뮬레이션 형식 사용에도 적용된다. 표준화환자는 9장에서 자세히 다룬다.

시뮬레이션의 사용은 여러가지 이유로 널리 보급되었다. 시뮬레이션을 통해 학습자는 환자에게 위해를 가하지 않고 훈련하고 피드백을 받고 평가받을 수 있다(Ziv, Wolpe, Small, & Glick, 2006). 시뮬레이터는 시간외라도 언제든지 자기주도학습에 사용할 수 있으며(Brydges, Nair, Ma, Shanks, & Hatala, 2012), 드물고 생명을 위협하는 상태를 포함하여 다양한 임상 상황을 나타낼 수 있다. 미국 국립 간호위원회(US National Council of State Boards of Nursing)는 대규모 연구를 실시하여, 기존 임상 시간의 최대 50%를 시뮬레이션 바탕 교육으로 대체할 수 있음을 발표하였다(Hayden, Smiley, Alexander, Kardong-Edgren, & Jeffries, 2014). 기술의 향상으로 더 많은 임상적 내용을 모방할 수 있기 때문에, 시뮬레이션 사용은 더 확장되었다. 가장 중요한 점은 시뮬레이션 바탕 보건의료 교육(simulation-based healthcare education, SBHE)이 연구에서 효과적이라고 입증된 영향력 있는 교육 도구라는 것이다(Cook, Brydges, Zendejas, Hamstra, & Hatala, 2013; McGaghie, Issenberg, Cohen, Barsuk, & Wayne, 2011).

3. 평가에서 시뮬레이션은 언제 사용하는가?

보건의료 전문직 평가에서 시뮬레이션은 장점이 많다. SBA는 (a) 절차적 술기, (b) 변화하는 환경에 대한 비판적 사고와 반응, (c) 스트레스를 받는 행동, (d) 의사소통 기술 및 (e) 팀워크를 평가하는 훌륭한 방법이다. SBA는 Miller의 피라미드 모형에서 "아는(knows)" 및 "어떻게 하는지 아는(knows how)" 수준에서 평가하는데 사용할 수 있지만, "어떻게 해야 하는지를 보여주는(shows how)"수준에서 수행을 평가하는 데 가장 적합하다. 표준화환자를 사용하는 수행평가와 비슷하게, SBA는 표준화된 방식으로 학습자에게 임상 상황을 일관되고 반복적으로 제시할 수 있다. 신뢰도를 높이려면 평가 대상 응시자의 수행보다는 그 이외의 요인(예: 환자, 시뮬레이터 또는 평가자)과 관련된 변동이나 오류를 최소화해야 하기 때문에 표준화가 중요하다. 시뮬레이터는 종종 평가 점수를 부여하기 위해 단독으로 또는 평가자 관찰과 함께 사용할 수 있는 수행 자료를 수집할 수 있다. 시뮬레이션은 이제 무수한 임상 상황을 모방할 수 있으므로, SBA 프로그램 내에서 광범위한 내용을 시도해 볼 수 있다.

SBAs는 캐나다의 내과(Hatala, Kassen, Nishikawa, Cole, & Issenberg, 2005), 이스라엘의 마취과(Berkenstadt, Ziv, Gafni, & Sidi, 2006) 및 여러 관할권의 간호사(Ziv, Berkenstadt, & Eisenberg, 2013)를 포함하여 자격증 및 면허 시험의 "고부담" 평가에 점점 더 많이 통합되고 있다. SBAs는 보건의료 전문직 교육 프로그램에 들어갈 후보자 선발(Eva et at., 2012), 다음 수준 교육으로 진급(Papadakis, 2004), 인증 프로그램 유지(Holmboe, Rizzolo 등, 2011) 및 재수련 및 재학습 활동(Levine, Schwartz, Bryson, & DeMaria Jr, 2012) 등에도 사용된다.

4. 평가에서 시뮬레이션을 사용하는 방법

SBA를 개발하는 그룹은 관련 전문 지식을 보유해야 하고, 적절하고 효과적인 평가를 설계하기 위해 협력해야 한다. 수행을 확실히 측정할 수 있도록 교육 전문가 및 심리측정학자는 내용 전문가 및 시뮬레이션 전문가와 협력해야 한다. 저자들은 평가 프로그램의 구조를 만들기 위해 여러 자료원에서 가져온 평가 설계를 위한 7단계 계획을 지지한다(Downing, 2006; Nehring & Lashley, 2010; Scalese & Issenberg, 2008). 이 계획의 단계는 항상 순차적인 것은 아니며 종종 반복적이다. 이 계획은 교육 평가 목적을 적절한 SBAs와 일치시키는 것을 목표로 하는 교수와 프로그램 책임자에게 실용적인 가이드이다. Table 14-1에는 7단계 평가 계획이 나와 있다. 다음 논의는 각 단계를 자세히 설명한다.

1) 학습 성과 결정

평가 설계에서 가장 중요한 단계는 평가할 학습 성과를 결정하고 정의하는 것이다. 성과는 성공적인 학습자가 교육 종료 시 또는 교육 중 정해진 지점에서 보여줄 수 있는 무엇을 설명하는 진술문이며, 교육 과정의 전체 목적 및 목표와 일치해야 한다(Dent, Harden, & Hunt, 2017). 보건의료 전문직 교육자는 SBA 방법을 선택하고 사용하기 전에 하나 이상의 학습 성과를 명확하게 설명해야 한다. **성과–방법 일치는 이 장에서 가장 중요한 메시지이다.** 교육자는 평가 목적과 성과, 맥락 및 결과를 이해하지 않고 학습자 평가에 시뮬레이션 양식을 사용해서는 안된다.

다른 평가와 마찬가지로, SBA의 내용은 평가에 포함할(추론을 통해 제외한) 사례, 임무 또는 기타 내용을 식별하고 이에 대한 평가할 반응을 유도하는 방법을 식별하는 출제계획표(2장)로 가장 잘 그려진다. 진단, 술기 수행, 관리 계획 수립 또는 언제 도움을 요청할 지를 아는 것이 반응에 포함될 수 있다.

내과 전공의 3년차를 대상으로 한 연말 객관구조화진료시험(OSCE, 9장 참조)에 대한 SBA 출제계획표 예시가 Table 14-2 및 Table 14-3에 나와있다. 설명을 위해, OSCE에 단지 4개의 스테이션만 포함시켰다. 그러나 평가의 목적과 이해 관계에 따라, 신뢰도를 높이고 내용의 적절한 표집을 보장하기 위해 추가 스테이션과 내용이 포함되어야 한다. Table 14-2는 캐나다왕립전문의학회 역량틀(CanMEDs) (Frank, Snell, & Sherbino, 2015)을 기반으로 전공의에게 기대하는 핵심 역량과 주어진 스테이션에서 평가할 세부 사항을 요약한 것이다. SBA 내용은 특정 과제(병력 청취, 신체 진찰, 술기 수행 등) 및 특정 내용 영역을 포함하여, 다른 기준에 따라 출제 계획을 만들 수도 있다. 출제 계획은 원하는 성과와 기존 교육과정에 따라 달라진다.

Table 14-1 시뮬레이션 바탕 평가 계획을 위한 7 단계

단계	특징
학습 성과 결정	• 무엇을 평가할 것인지 결정 • 교육과정에 일치시키기 • 적절한 출제 계획
평가 방법 선택	• 주어진 성과에 시뮬레이션이 가장 적절한 방법인지 결정 • 타당도, 신뢰도, 교육적 효과, 비용, 수용성을 고려
시뮬레이션 양식 선택	• 정상 및/ 또는 비정상 소견이 있는 부분 술기 모형 • 반응형 마네킹 • 가상 또는 증강 현실 • 표준화환자 • 다양한 양식
평가 시나리오 개발	• 필요한 장비, 환경, 시뮬레이터의 개요 서술 • 대본, 원고, 시나리오 흐름도 제작 • 예비 시험
평가 채점	• 시뮬레이션 활동에서 자료를 얻는 방법과 자료 수집 방법을 개발 • 자동으로 기록되는 과정 자료 또는 활동의 "결과물" 평가로 얻은 자료를 체크리스트나 총괄평정(global rating)자료를 사용할 수 있음
평가를 위한 준거 설정	• 평가의 부담에 적절한 준거 설정 절차를 적용(6장) • 적절한 경우 수험생-기반 준거를 고려
시험 조건 표준화	• 시뮬레이션/시나리오와 평가자 평정의 요소를 표준화 • SBA 범위 내에서 적절한 시뮬레이터와 표준화환자 반응을 계획하기 위한 수험생 행동의 가능한 범위를 결정하는 예비 시험

Table 14-2 캐나다왕립전문의학회 역량에 맞춘 OSCE의 네 개 스테이션을 매핑하는 시뮬레이션 바탕 평가 출제 계획

스테이션	의료전문가	의사소통자	협력자	관리자	건강수호자	학자	전문직업인
1	X	X			X		X
2	X	X					X
3	X	X	X				
4		X	X	X	X	X	

Table 14-3은 원하는 성과를 평가하기 위해, 7 단계 접근 방식을 사용하여, 설계된 SBA 스테이션을 요약한다.

SBA는 또한 현대 보건의료 환경에서 핵심 역량인 팀워크 기술에 대한 교육 및 평가가 가능하다(Capella 등, 2010). 역량이 뛰어난 개인으로 구성된 팀이 자동으로 유능한 팀으로 기능하지는 않는다(Lingard, 2012). 구체적인 리더십과 팀워크를 가르치고 평가해야 한다(Salas, Rosen, & King, 2007). 시뮬레이션 바탕팀 훈련 및 평가를 통해 이러한 복잡한 기술을 실제 상황에서 가능한 것보다 더 통제된 방식으로 측정하고 관찰할 수 있다. 팀과 관련된 시나리오를 설계할 때, 관심있는 성과를 결정하고 평가할 행동을 유도하도록 설계되었는지 시나리오를 확인하는 것이 중요하다. 목적은 복잡한 팀 상호작용 이외

Table 14-3 평가할 성과와 시뮬레이션 바탕 OSCE의 4 개 스테이션에 대한 설명

스테이션	성과	설명	시뮬레이션/ 시뮬레이터의 유형
1	고급 지침 및 치료 목적에 대해 급성 환자의 대리 의사 결정자와 논의를 이끈다. 대리 의사 결정자가 환자를 대신하여 결정을 내릴 때 사용해야 하는 원칙을 이해한다.	학습자에게 제공되는 환자의 배경 정보는 다음과 같다. 이 노인 환자는 진행된 치매 및 여러 의학적 합병증이 있고, 심각한 패혈증으로 입원했다. 그의 기존 삶의 질은 낮으며, 그는 이번 입원에서 살아남아 최근의 삶의 질로 돌아갈 확률이 5% 미만이다. 학습자는 환자의 배우자 (의료 관련 결정을 위한 대리 의사 결정자)와 만나 예후를 논의하고 치료 목적 및 이번 입원에 대한 사전 지시를 결정한다.	표준화환자 (이 사례에서, 표준화 보호자 또는 의사 결정자 - 환자의 파트너)
2	무릎 관절 천자술을 효과적으로 수행한다. 술기에 대한 사전 동의를 얻을 수 있다. 환자의 편안함을 인식하고 주의를 기울인다.	부분 술기 모형은 초음파가 가능한 관절 천자 무릎이다. 침대에 표준화환자가 있고 시뮬레이터가 옆에 있고, 표준화환자는 시뮬레이터가 환자의 무릎인듯 천으로 덮여있다. 표준화환자는 우측 무릎에 급성 관절염이 있는 42세 남성을 연기한다. 패혈성 관절염이 의심된다. 학습자는 술기에 대한 사전 동의를 얻고, 표준화환자와 상호 작용하면서 전체 술기를 수행해야 한다. 표준화환자는 술기에 대해 불안하다.	표준화환자와 부분 술기 모형을 포함한 다양한 양식의 시뮬레이션
3	통합적인 심장 진찰을 수행한다 비정상적인 심장 소견을 확인한다. 동료 외과 의사에게 임상 정보를 전달하고 치료 계획을 권유한다.	학습자에게 무릎 치환 수술 진에 수술 전 평가를 위해 온 환자에 대한 배경 정보를 제공한다. 학습자는 환자의 치료에 관여하는 외과 의사와 마취과 의사에게 권유 사항을 말하기 위해 주어진 정보와 심폐소생술 시뮬레이터의 신체 진찰로부터 얻은 정보를 통합해야 한다. 시뮬레이터를 진찰할 후, 학습자는 간단한 의무기록을 작성한다.	부분 술기 모형- 통합된 전흉부 진찰의 구성요소를 보여줄 수 있는 심폐소생술 시뮬레이터
4	저년차 전공의를 감독하고 당직인 전공의에게 인수인계 할 때 구조화된 인수인계 도구 사용에 대한 피드백을 제공한다.	학습자에게는 소화기내과로 입원한 환자 세 명의 임상 정보를 요약한 배경 자료를 제공한다. 학습자는 이 환자들에 대한 인수인계를 당직 전공의에게 하는 4학년 의대생을 감독해야 한다. 학습자는 이 학생에게 지역 교육 맥락에서 사용되는 틀을 사용하여 인수인계 기술에 대한 피드백과 교육을 제공하도록 요청 받았다.	표준화환자가 환자 대본에 나온 역할대로 환자를 보고하는 의대생을 하고 전공의는 표준화환자에게 인수인계를 받는다.

에서 평가되는 개인의 역량을 평가하는 것이 아니다. 대신, 평가 초점은 의사소통, 상황 인식, 리더십 등과 같은 팀워크 기술이다(Gaba, Howard, Fish, Smith, & Sowb, 2001). 개인의 팀워크 기술을 평가하는 경우, 시뮬레이션의 다른 팀원은 성과를 알고 있는 공모자(시뮬레이션에 투입된 참가자)가 될 수 있으며, 시나리오를 안내하고 평가 대상인 개인에게 표준화된 경험을 보장하기 위해 현실성(realism)을 추가하도록 대본에 정해져 있다(Nestel, Mobley, Hunt, & Eppich, 2014). SBA를 사용하면 전체 팀에 대해 더 복잡한 평가를 통해 잠재적인 팀워크 결함을 파악하고 팀 기능 향상을 목표로 하는 훈련 및 교육을 촉진할 수 있다(Box 14-1).

Box 14.1 반응형 마네킹 시뮬레이터를 사용한 팀워크 중심 시나리오의 예시

성과(팀): 팀이 효율적으로 모이고 리더십을 구축하고, 효과적인 의사소통을 보여주고 상호 지지를 제공할 수 있는 능력을 보여준다.
성과(개인/팀 리더): 환자의 문제와 치료 계획에 대한 공유된 정신 모델이 존재하는지 확인하고 적절한 상황 인식을 유지한다.
설명: 전형적으로 외상에 반응하는 동일한 팀원으로 구성된 다학제 외상팀이 외상구역(trauma-bay)으로 호출되어 우상복부에 총상을 입은 24세 여성을 평가한다. 구급차에서 이송되었을 때 그녀의 활력 징후는 심박수 = 140 /분, 혈압 84/62 mmHg, 호흡수 = 16 /분, 산소 포화도 = 91% (FiO_2 30%에서) 이다.

팀원들은 위와 같이 프로그램된 활력 징후와 총상 부위를 보여주는 모형(분장 또는 기타 방법을 사용하여 모의 부상을 적용)이 있는 외상센터에서 반응형 마네킹을 보기 위해 도착한다. 이 시나리오는 주어진 의료 개입에 환자가 현실적으로 반응하도록 계획되어 있다. 시나리오가 시작되고 3분 동안, 환자 상태가 악화되는 대본이 작성되어 팀이 적절한 팀워크 기술을 보여줄 수 있는 추가 과제를 제공한다.

시나리오는 시뮬레이션 실습실 또는 실제 임상 환경에서 예정된 방식이나 예고되지 않은 방식으로 시행될 수 있다. 원하는 행동을 평가할 수 있는 상황을 유발하기 위해 추가 또는 대체 과제를 계획할 수 있다. 예를 들어, 팀 구성원 중 한 명은 리더가 상황 인식을 유지하는 능력을 손상 시키도록 주의를 분산시키는 대본을 작성하거나 팀 리더와 협업 방식으로 상호 작용하지 않음으로써 의사 소통 문제를 일으키는 공모자일 수 있다.

2) 평가 방법 선택

주어진 성과를 평가하는 방법의 유용성을 판단할 때 평가 방법의 신뢰도, 타당도, 수용 가능성, 교육적 영향 및 비용을 고려해야 한다(van der Vleuten, 1996). 교육자들은 가장 큰 영향이 있고 비용효율적일 때 SBA를 사용해야 한다. SBA는 드물고 생명을 위협하는 상황, 어려운 의사 소통 또는 팀워크 상황 및 절차적 술기와 같이 현장바탕평가(WBA)로 평가하기 어려울 수 있는 사건을 평가하는 데 매우 적합하다.

보건의료 전문직 교육에서 역량바탕의학교육을 향한 국제적 움직임은 역량 평가의 기전에 대한 관심을 증가시켰다. 역량바탕의학교육은 원하는 성과에 초점을 맞추고 학습자가 이러한 성과를 달성하고 역량을 개발하는데 다양한 시간이 필요할 수 있음을 인식하는 완전학습 접근 방식(18장 참조)이다(Frank 등, 2010). 빈번한 현장바탕 형성평가가 역량바탕의학교육에서 평가 프로그램의 초석이기는 하지만 (10장 참조), 시뮬레이션을 포함한 다른 평가 방법은 다양한 영역에서 역량에 대한 추가 정보를 제공하는데 중요한 구성 요소이다. SBA는 완전학습 모델(18장)에서 실습 단계의 일부로 사용하기에 이상적이다.

보건의료 전문직 교육 규제 기관 및 훈련 프로그램이 역량바탕훈련과정을 구현함에 따라, 캐나다왕립전문의학회 역량틀(CanMEDs) (Frank 등, 2015), ACGME 마일스톤(Nasca, Philibert, Brigham, & Flynn, 2012) 또는 VetPro 틀과(Bok, 2015) 같은 다양한 훈련 단계에서 학습자와 전문가에게 기대되는 영역 내에서 역량 영역과 성과를 정의하고 있다. 결과적으로 다양한 전문직 교육자들은 필요한 성과를 평가하는데 가장 적합한 평가 방법(시뮬레이션 포함)을 결정하기 위해 노력하고 있다. 역량바탕교육과정을 성공적으로 구현한 초기 사례 중 하나는 시뮬레이션을 교육 및 평가의 핵심 요소로 사용한 정형외과 전공의 수련 프로그램이었다. 이 프로그램에서 시뮬레이션은 모든 전공의들이 다른 모듈을 완료하기 전에 기본 기술적 술기를 보여줄 수 있도록 "고강도 집중 과정(boot camp)"에서 사용되며, 특정 역량의 형성 및 총괄평가에서도

Box 14.2 토론토 정형외과 집중 과정-중요한 시뮬레이션 요소가 포함된 역량바탕 교육과정의 예시

토론토 대학의 정형외과는 2010년 전공의를 위한 새롭고 포괄적인 역량바탕 교육과정을 만들었다. 모든 전공의는 기본적인 수술 기술을 배우는 " 고강도 집중 과정 (boot camp)"을 이수한다. 이 과정에는 5가지 핵심 원칙이 포함하고 있다(Mironova, Girardi, Burns, & Safir, 2018).

1. 거꾸로 수업(flipped classroom): 직접 참여를 늘이고, "실제 해보는(hands-on)" 시뮬레이션 시간을 최대화
2. 가까운 동료 촉진자
   - 윗 연차가 지도와 피드백을 제공
   - 이것은 전공의: 강사 비율을 향상시키고, 사회화를 개선하며 저년차 전공의들의 불안감을 줄인다. 추가 정보 및 지원을 제공하기 위해 교수도 활용할 수도 있다.
3. 점진적인 복잡성
   - 인지 과부하를 방지하기 위해 기본부터 시작해서 복잡한 것으로 진행
4. 사례 바탕 학습
   - 모든 시뮬레이션을 위한 맥락 제공
   - 자격을 위한 구술 시험과 구조적으로 유사
5. 형성적 피드백
   - 피드백을 제공하는 방법에 대한 강사를 위한 교수 개발

형성적 피드백을 자주 받으면서, 전공의는 기본적인 객관구조화술기평가(objective structured assessment of technical skills, OSATS) 및 포괄적인 종료 시험을 마친다. 최소 합격 기준을 충속하지 못하는 전공의는 비처벌적 재교육을 받고 기준이 충족될 때까지 시험을 다시 치른다.

정기적으로 시뮬레이션을 사용한다(Nousiainen 등, 2016) (Box 14.2). 고강도 집중 과정(boot camp)은 교육 내내 유지되는 지식과 기술을 크게 향상시키는 것으로 나타났다(Nousiainen 등, 2016).

3) 시뮬레이션 양식 선택하기

SBA가 학습 성과를 평가하는 가장 좋은 방법이라고 결정되면, 교육자는 사용할 시뮬레이션 양식 유형을 선택해야 한다. 시뮬레이션 양식에는 특수 기술을 사용하지 않는 표준화환자, 종이로 제공되는 사례 및 기타 양식이 포함된다. 기술 강화 시뮬레이션을 위한 한 가지 분류 체계는 시뮬레이션 방식을 부분 술기 모형, 반응형 마네킹, 가상 및 증강 현실 장치로 나뉜다. 많은 새로운 시뮬레이터가 둘 이상 범주의 요소를 결합함에 따라 이러한 양식 간의 차이가 줄어들고 있다.

부분 술기 모형은 해부학 모형 및 단일 술기 훈련 모형이다(예: 정맥 천자 팔 및 기도삽관 마네킹 머리) (Figure 14-1). 이러한 모델은 일반적으로 제한된 수행 피드백을 제공한다. 즉, 정맥관이 성공적으로 들어간 뒤 피가 나오는 것이 보이는 것이다. 부분 술기 모형은 일반적으로 기술적 구성 요소를 통합하지 않는다. 점점 더 초음파 호환성과 같은 특정 기능 또는 손 동작 분석과 같은 작업 수행에 대한 피드백을 제공하는 수단이 특정 작업의 연습 및 평가 중에 사실감을 높이기 위해 사용된다(Matsumoto, Hamstra, Radomski, & Cusimano, 2002; Perry, Bridges, & Burrow, 2015).

반응형 마네킹(Figure 14-2)은 보통 실제 사람 크기이고 프로그래밍이 가능하여 요청 시 다양한 임상

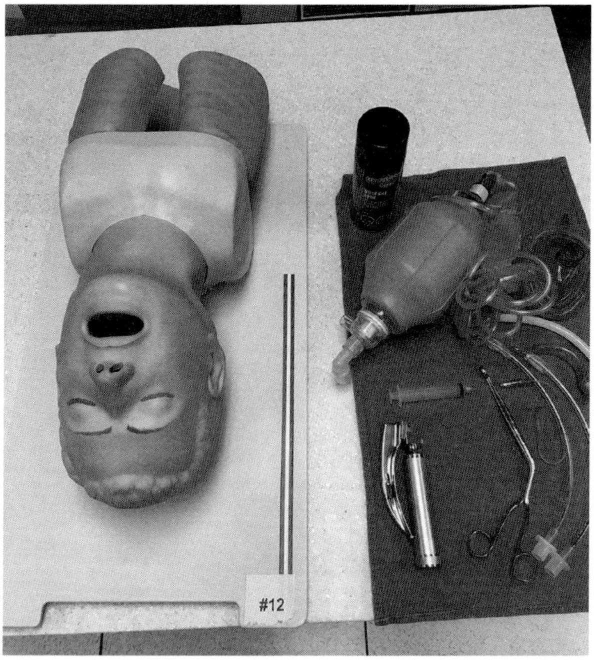

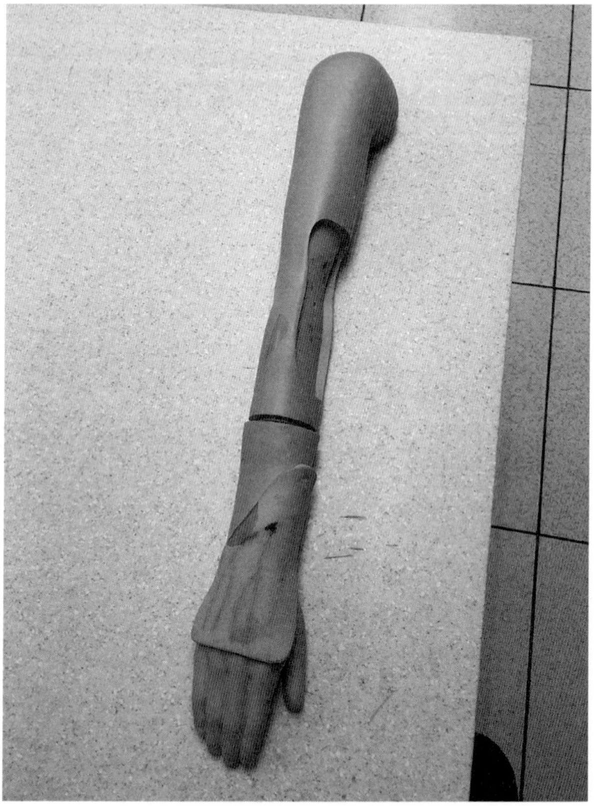

Figure 14-1 기도 관리(윗 사진)와 정맥 절개술 및 정맥내카테터 삽입 시뮬레이션을 위한 부분 술기 모형

출처: Photos courtesy of Surgical Skills Centre, University of Toronto

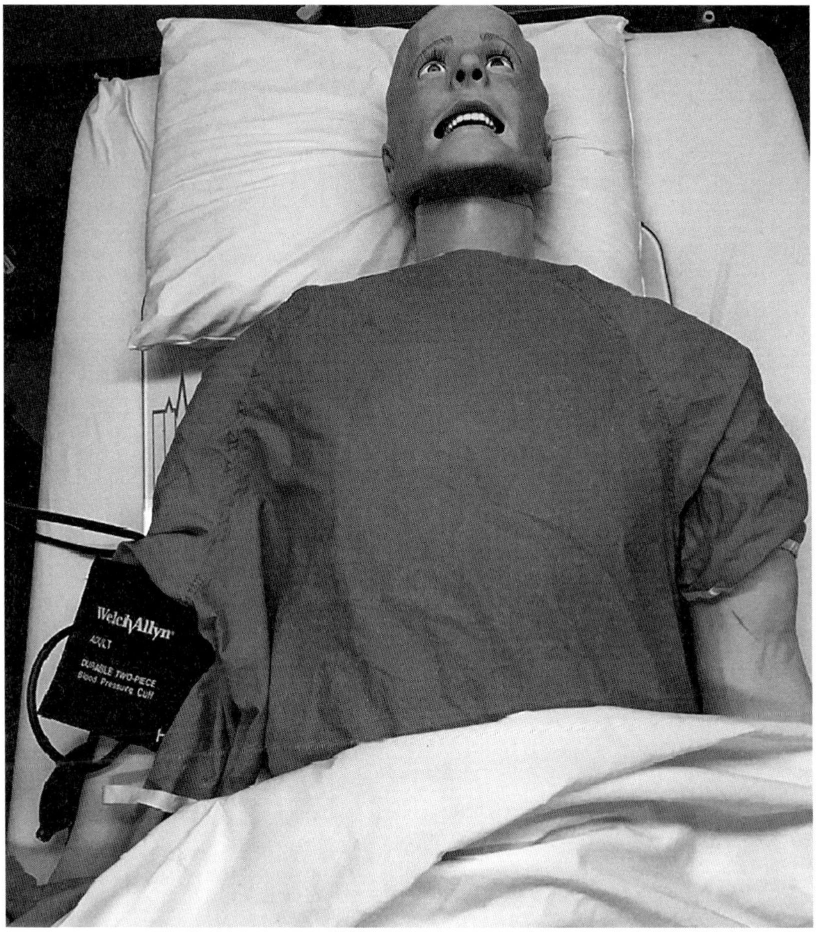

Figure 14-2 시뮬레이션 바탕 교육과 평가를 위한 반응형 마네킹

출처: Photo courtesy of SimSinai, Mount Sinai Hospital, Toronto

상황을 표현하고 제세동, 약물이나 마취 가스 투여 또는 산과 응급 처치 같은 학습자의 행동에 역동적으로 반응할 수 있다(Scalese, 2018). 리더십, 의사 소통 및 비판적 사고와 같은 개인 및 팀의 복잡한 기술을 평가하는 강력한 도구가 될 수 있다.

가상 및 증강 현실 시뮬레이터에는 실제 세계의 일부를 시뮬레이션하는 디지털로 생성된 디스플레이가 포함된다(Figure 14-3). 학습자는 비디오 게임에 사용되는 것과 유사한 더 기본적인 제어 장치부터 실제 임상 절차에 사용되는 도구까지 다양한 인터페이스를 통해 상호 작용한다. 이러한 시뮬레이터는 학습자의 행동에 대한 반응으로 시청각 피드백과 햅틱 피드백(예: 감촉, 진동, 압력 등)을 제공할 수 있다. 의사가 유방 진찰을 수행하도록 훈련하는데 사용되는 시뮬레이터(Laufer et a1., 2015)와 복강경 수술을 수행하는 외과의사(Grantcharov et a1., 2004) 및 신경외과적 시술(Yudkowsky et at., 2013)을 포함하여 의학 훈련에서 이러한 시뮬레이터의 많은 예시가 있다. 이 시뮬레이터는 치과의 치주 질환 치료(Steinberg, Bashook, Drummond, Ashrafi, & Zefran, 2007) 및 수의학에서 정맥 주사(Lee et a1., 2013)를 포함하여 다른 많은 분

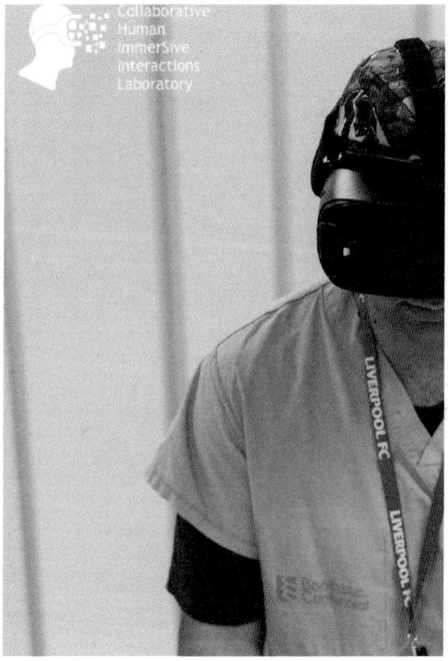

Figure 14-3 가상현실 헤드셋을 쓰고 가상현실 기도삽관 연습을 하고 있는 전공의

출처: Photo courtesy of Collaborative Human Immersive Interaction Laboratory (CHISIL), Toronto

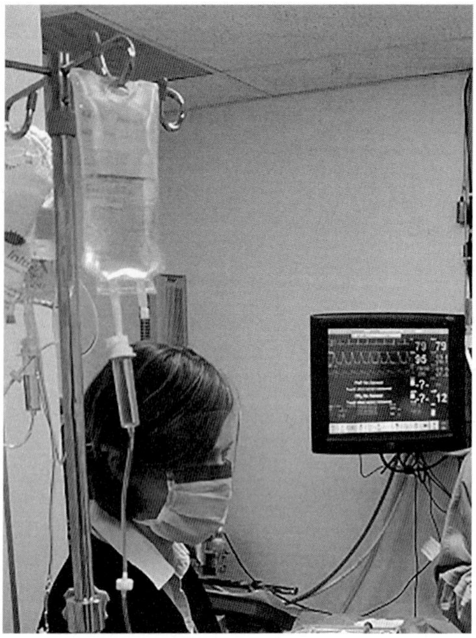

Figure 14-4 중심정맥관 삽입의 다중 시뮬레이션. 부분 술기 모형이 표준화환자 옆에 있고, 표준화환자는 바늘에 찔릴 위험으로부터 보호되어 있다. 학습자는 표준화환자와 술기를 보조하는 간호사(시뮬레이션에 참여한 공모자)와 의사소통하면서 술기를 수행해야 한다.

출처: Photo courtesy of the HoPingKong Centre for Excellence in Education and Practice (CEEP), University Health Network, Toronto

야에서 교육 및 평가에 사용된다. 술기 관련 기술을 가르치고 평가하는데 자주 사용되지만, 이러한 시뮬레이터는 한 명 이상의 학습자가 제어하는 아바타와 함께 완전한 가상 병동, 수술실 또는 응급실을 사용하여 팀워크 및 기타 기술을 평가하는 데에도 사용할 수 있다(Halvorsrud, Hagen, Fagernes, Mjelstad, & Romundstad, 2003).

시뮬레이션 양식을 선택할 때 결론은 간단하다. 평가할 성과는 평가 양식 선택에 대한 결정을 좌우한다. 학습자 수준에 적합하고 실행 가능하며 평가를 수행하기 위해 원하는 맥락을 생성하는 양식을 선택해야 한다.

점점 다양한 범주 양식의 여러 시뮬레이터가 단일 시뮬레이션 내에서 함께 사용되고 있으며, 이를 종종 하이브리드 또는 다중 양식 시뮬레이션이라고 한다(Kneebone 등, 2005). 다중 양식 시뮬레이션은 다양한 양식의 장점을 활용하고 성과를 새로운 방식으로 평가할 수 있다. 예를 들어, 중심 정맥관의 초음파 유도 삽입을 할 수 있는 부분 술기 모형을 표준화환자 옆에 놓고, 표준화환자는 소독포 아래에 있고 케블라 가드(Kevlar guard)로 우발적으로 바늘에 찔리지 않도록 세팅할 수 있다. 전공의는 시술 전과 시술 중에 간호사와 함께 표준화환자와 상호 작용하면서 초음파 유도 중심 정맥관 삽입을 수행하도록 요청받을 수 있다(Figure 14-4).

4) 평가 시나리오 개발

SBA 계획의 다음 단계는 평가 대상 행동을 유도할 특정 시나리오를 개발하는 것이다. 시나리오는 시뮬레이션으로 반복되는 임상 활동이며 시나리오에 포함될 장비(시뮬레이터뿐만 아니라), 사람(표준화환자, 공모자 또는 평정자 포함), 시뮬레이션이 수행될 환경 및 시간이 지남에 따라 시뮬레이션이 펼쳐질 것으로 예상되는 방식이다. 시나리오를 개발할 때, 학습자 수준에 적합한 잘 정의된 성과로 시작하는 것이 필수적이다(Box 14-3). 시나리오 제작을 위한 많은 견본이 문헌에 존재하며(Benishek 등, 2015; Childs, Sepples, & Chambers, 2007) 확립된 방법론을 기반으로 한다. "모범 사례(best-practice)" 접근 방식 중 하나는 교육에 대한 사건 기반 접근 방식(event-based approach to training, EBAT)으로, 이는 교육자가 관찰하고 평가할 수 있는 행동을 촉발하기 위해 시뮬레이션된 활동에 중요한 사건을 도입하는 수단이다(Fowlkes, Dwyer, Oser, & Salas, 1998).

특정 성과를 평가하려면, 가능한 실제 임상 환경과 유사한 상황에서 시뮬레이션을 사용하는 것이 바람직할 수 있다. 이것은 사건의 빈도가 낮거나 환자에 대한 잠재적 위험으로 인해 WBA를 수행할 수 없을 때, 특정 목표를 평가하는 유일한 실용적인 방법일 수 있다. 이러한 경우, 시뮬레이션 설정은 임상 설정을 가깝게 모방하도록 설계할 수 있다. 또는 필요한 시뮬레이션 장치를 실제 임상 환경으로 가져와서 SBA를 현장에서 수행할 수 있다. 예를 들어 실제 병실에서 모의 소생술을 수행할 수 있다. 현장 접근 방식(in situ approach)은 개인과 팀이 실제 환경에서 어떻게 일하는지 평가할 수 있는 강력한 방법으로, 시뮬레이션 실습실에서 발견할 수 없는 강점이나 시스템 및 수행 격차가 있는 영역을 발견할 수 있다.

SBAs를 실행할 때 몇 가지 실질적인 고려 사항이 있다. 기술 장치는 항상 신뢰할 수 있는 것은 아니며, 시뮬레이터가 오작동할 경우를 대비한 예비 시뮬레이터 또는 기타 계획을 마련하는 것이 중요하다. 평가자는 평가 전과 평가 당일에 모든 장비를 시험해야 한다. 또한 주어진 시나리오에서 시뮬레이션 기술자가 특정 구성 요소를 작동해야 하는지 또는 이러한 구성 요소가 평가자에 의해 자동화 또는 제어되는지 여부를 결정해야 한다. 평가할 행동을 이끌어 내기 위해 새로운 SBA를 예비 시험하는 것이 중요하다. 학습자가 임상 시나리오의 해석을 기반으로 여러 결정을 자유롭게 내릴 수 있는 시뮬레이션에서 예기치 않은 사건이 발생할 수 있다. 시나리오의 원하는 성과를 평가할 수 있도록 특정한 사건이 시나리오에 포함

Box 14.3 시나리오 개발 단계

- 평가할 학습 성과를 정한다.
- 시나리오 개요를 작성한다.
- 시나리오가 일어날 환경과 포함될 장비를 선택한다.
- 추가로 필요한 사람(공모자)을 정하고 대본을 제공한다.
- 수험생을 위한 주의/지시 사항을 개발한다.
- 계획된 사건/행동/특정 행동을 촉발하는 계기를 식별하여 시나리오의 진행/흐름을 계획한다. 그리고 전공의가 보일 수 있는 행동에 대한 반응을 결정한다.
- 시뮬레이션 운영기술자 및 강사/평가자를 위한 지침/노트를 작성한다.
- (필요하면) 시뮬레이터를 프로그래밍 한다.
- (적용된다면) 평가 도구와 디브리핑 질문을 개발한다.

된 사례 바탕 접근 방식을 사용할 수 있다. 예를 들어, SBA의 목표가 환자가 아나필락시스 반응을 경험하고 있음을 학습자가 인식하고 그 반응을 관리하는 것이라면, 학습자가 스스로 아나필락시스 반응을 알아채지 못한 경우, 학습자에게 아나필락시스를 알려주는 계획이 있어야 한다. 대사가 없으면, 반응을 관리하는 능력을 평가할 수 없다. 이것은 공모자가 두드러기가 있음을 지적하고 환자가 알려진 알레르기가 있는 항생제를 방금 투여 받았다는 것을 학습자에게 상기시키는 것과 같은 여러 가지 방법으로 수행될 수 있다(Dieckmann, Lippert, Glavin, & Rall, 2010). 분명히, 대사가 필요하지 않은 학습자로서 아나필락시스를 알아차리는 능력에 대해 점수를 얻지 못할 수도 있지만, 이런 개입을 통해 학습자는 환자 상태를 관리하는 능력을 입증할 수 있다. 마지막으로, 평가가 끝나면, 나중을 위해 수정이 필요한 SBA의 모든 측면에 대해 메모하는 것이 중요하다.

5) 평가를 점수화

SBA의 자료는 숫자, 범주(예: 기대를 충족하는지) 또는 질적 자료일 수 있다. 대부분의 평가 환경에서, 시뮬레이션은 학습자를 관찰하고 자료를 기록하며 수행을 판단하기 위해 훈련된 평가자에 의존한다. 이러한 평가의 자료는 미리 정해진 기준에 따라 평가 결정을 내리기 위해 숫자로 된 점수로 변환되거나 적절한 전문가가 해석한다.

일부 시뮬레이터는 자료 수집, 기록 및 채점을 자동화하여, 과정을 더 빠르고 관찰자 오류가 발생하지 않도록 한다. 자동화된 자료는 시술 완료 시간, 손 동작의 효율성, 시술 중 주변 해부학적 구조의 손상, 동작의 강도 및 깊이(예: 흉부 압박)를 포함하여 많은 것에 대해 매우 정확한 정보를 제공할 수 있다. 평가되는 성과에 따라, 평가자는 시뮬레이터 제공 자료와 함께 또는 대신 학습자 수행에 대한 전반적인 판단을 내리고 리더십, 의사소통 및 팀워크 기술과 같이 어렵게 정량화되거나 측정되는 기술을 평가한다.

고품질 자료를 얻으려면, 특정 임상 시나리오(9장)에 대해 체크리스트 및 총괄평정척도와 같은 특수 목적 평가 도구를 만들어야 하는 경우가 많다. 이것은 임상 및 평가 전문가가 모여서 수행할 수 있다. 체크리스트의 경우, 항목의 상대적 중요도(가중치)를 결정해야 하며, 항목을 누락하거나 잘못 완료하면 자동 불합격으로 이어질 수 있는 매우 중요한 항목의 여부를 결정해야 한다. 평가 도구는 시뮬레이션의 특정 속성도 고려해야 하며, 예비 시험 중에 개선할 수 있다. 그런 다음 시뮬레이터 또는 시뮬레이션 제품의 추가 자료가 체크리스트 및 평정척도수행과 결합되는지 여부와 방법을 결정해야 한다. 예를 들어, 전문심폐소생술 프로토콜을 따르는 능력을 평가할 때 도움 요청, 적절한 가슴 압박과 제세동기 부착 등의 단계가 포함된 체크리스트를 반응형 마네킹 시뮬레이터에서 나오는 가슴 압박 및 제세동 시간의 적절성에 대한 정보(예: 속도, 깊이 등)와 결합할 수 있다. 전체 접근 방식과 조직 및 문제 해결에 대한 평가를 포함하여 시나리오의 전체 수행에 대한 추가 정보는 전문 평가자가 사용하는 총괄평정척도를 통해 수집할 수도 있다 (Box 14-4).

팀워크를 평가하기 위해 SBA를 사용하면 추가적인 문제가 발생한다. 평가될 성과는 명확해야 하며 개인 수준의 수행과 팀 수준의 수행을 구분하는 데 주의를 기울여야 한다. 리더십, 의사소통, 상황 인식 및 상호 지원과 같이 직접 측정하기 어려운 기술이 종종 관심있는 성과이다. 이를 위해서는 적절한 행동 기준이 있는 평정척도(팀워크의 각 구성 요소에 대한 전반적인 수행에 대한)를 사용하여 수행에 대한 전문가 판단

Box 14.4 시뮬레이터의 자료를 체크리스트 및 총괄평정척도와 통합하는 평가 도구의 예

이 도구는 심실 세동으로 인한 심정지 환자의 의학적 처치를 수행하는 전공의의 능력에 초점을 맞춘 시나리오에서 사용된다. 시뮬레이션에서 소생팀의 다른 구성원은 전공의의 팀워크 기술을 표준화된 방식으로 평가할 수 있도록 대본대로 행동하는 공모자이다. 항목의 상대적 가중치, 최소 합격 점수 및 이 도구의 자료가 광범위한 평가 또는 평가 프로그램의 일부로 통합되는 방식은 지정된 성과에 따라 결정된다.

체크리스트	시행	시행하지 않음
반응 확인	1	0
도움 요청	1	0
자동제세동기/제세동기를 요청	1	0
맥박 확인	1	0
가슴압박 시작	1	0
가슴압박의 질 유지	1	0
기도 확보	1	0
산소 투여	1	0
제세동기 부착	1	0
리듬 확인/ 심실세동 인지	1	0
적절한 에너지를 충전	1	0
쇼크 전에 모두 물러났는지 확인	1	0
제세동	1	0
가슴 압박을 즉시 시작	1	0
가슴압박의 질 유지	1	0
정맥로 확보	1	0
에피네프린 1 mg IV/IO 주입	1	0
합계		

시뮬레이터 기반 자료	목표에 맞게 수행된 시간의 비율			
압박 속도 (100-120/min)	<70%	70-80%	80-90%	>90%
압박 깊이 (2-2.4 inches)	<70%	70-80%	80-90%	>90%
완전한 흉부 이완	<70%	70-80%	80-90%	>90%

총괄평정척도	1	2	3	4	5
리더십	자주 통제력을 잃고, 결정을 하지 못함.		상황에 대한 통제력을 가끔/잠시 상실함. 대부분의 결정을 자신 있게 단시간 내에 내림.		통제력을 계속 유지하며, 효율적이고 자신 있게 결정함.
의사소통	다른 팀원과 의사소통하지 않거나 모호하거나 불명확한 방법으로 정보를 전달함.		일반적으로 팀원에게 구체적이고 명확하며 간결한 정보를 제공함. 때때로 SBAR와 순환적 의사소통을 사용함.		팀원에게 구체적이고 명확하며 간결한 정보를 안정적으로 제공함. 일관되게 SBAR와 순환적 의사소통을 사용함.

총괄평정척도	1	2	3	4	5
상황인지	환자, 팀 또는 환경을 모니터링하지 못하거나 상황의 변화를 예측하지 못함. 빈번한 고정 오류(fixation errors).		환자, 팀 또는 환경 변화에 대한 인식을 드물게 잃음. 드문 고정 오류.		신호 없이도 환자, 팀 또는 환경에 대한 인식을 유지하고 변화를 예상. 고정 오류를 피함.
상호지지	팀 기능 최적화에 대한 지원 및 피드백을 제공하지 못함.		팀에 간헐적인 지원, 피드백 및 지시된 지원을 제공함.		피드백 제공 및 지시된 지원을 통해 팀을 최적으로 지원함.

Note: SBAR = situation, background, assessment, recommendation

을 포함하여 여러 측정을 사용해야 한다. 이러한 목적을 위해 외상 NOTECHS(Steinemann 등, 2012) 및 의사소통과 팀워크 기술 평가(Communication and Teamwork Skills Assessment)(Frankel, Gardner, Maynard, & Kelly, 2007)와 같은 몇 가지 척도가 만들어졌다. 시나리오 설계에 대한 사건 바탕 접근 방식은 팀워크 SBA에서 특히 유용할 수 있다. 왜냐하면 평정자가 팀이 예상되는 행동을 보여주는 지 결정하는 데 집중하면서, 팀 기반 반응이 필요한 중요한 이벤트가 시뮬레이션에서 미리 결정된 시간에 도입될 수 있기 때문이다(Rosen 등, 2008).

Box 14-5에는 TeamSTEPPS 팀 수행 관찰 도구(Team Performance Observation Tool)이 나와 있다.

Box 14.5 팀 수행 관찰 도구

평정척도(1점 또는 2점인 경우 의견을 작성하시오.)
1= 아주 부족, 2= 부족, 3= 받아들일만 함, 4= 잘함, 5= 매우 잘함

1. 팀 구조	평점
a. 팀 구성	
b. 팀원의 역할과 책임을 정하거나 구별	
c. 팀원에게 책임을 부여	
d. 환자와 가족을 팀원 일원으로 포함	
의견:	
전체 평정 - 팀 구조	
2. 의사소통	
a. 간단하고 명확하고 자세하고 시기적절한 정보를 팀원에게 제공	

b. 모든 가능한 출처에서 정보를 찾음	
c. 체크 백(check-back)을 사용하여 전달된 정보를 확인	
d. SBAR, 외치기(call-out) 및 인수인계 기술을 사용하여 팀원과 효과적으로 의사소통	
의견:	
전체 평정 - 의사소통	
3. 리더십	
a. 팀의 목표와 비전을 확인	
b. 자원을 효율적으로 활용하여 팀 수행 극대화	
c. 팀 내 균형 있는 업무량	
d. 업무 또는 과제를 적절하게 위임	
e. 브리핑, 작전 회의, 디브리핑 수행	
f. 역할 모델 팀워크 행동	
의견:	
전체 평성 - 리더십	
4. 상황 모니터링	
a. 환자의 상태 모니터링	
b. 안전을 확보하고 오류를 예방하기 위해 동료 팀원을 관찰	
c. 안전과 자원의 사용가능성을 위해 환경을 관찰(예: 장비)	
d. 목표를 향한 진행 상황을 관찰하고 치료 계획을 변경할 수 있는 변화를 식별	
e. 팀원이 공유된 정신 모델을 갖도록 의사소통을 장려	
의견:	
전체 평정-상황 모니터링	
5. 상호 지지	
a. 업무 관련 도움 및 지원 제공	
b. 팀원에게 시기 적절하고 건설적인 피드백 제공	
c. 적극적인 진술(Assertive Statement), Two Challenge Rule 또는 CUS (Concern, Uncomfortable, Safety)를 사용하여 환자 안전을 효과적으로 옹호	
d. Two-Challenge Rule 또는 DESC (Describe, Express, Suggest, Consequences)를 사용하여 갈등 해결	
의견:	
전체 평정-상호 지지	
팀 수행 평정	

출처: Reproduced with permission from TeamSTEPPS® Instructor Manual (Agency for Healthcare Research and Quality, 2014)

6) 평가를 위한 준거 설정

신뢰할 수 있는 결정을 내리려면 신중한 준거 설정이 필수적이다. 준거 설정은 각 평가 또는 평가 프로그램에 대한 최소 합격 점수 또는 준거를 지정하고 학생들에 대한 기대치를 설정하기 때문에 중요하다. SBA에 대한 준거 설정은 일반적으로 필요한 것과 다른 수행바탕 시험(6장 및 9장)과 유사한 고려 사항이 필요하다. 그러나 SBA에는 몇 가지 특별한 준거 설정 고려 사항이 있다. 예를 들어, 전공의가 합격 점수를 받기 위해 올바르게 완료해야 하는 필수 항목을 식별하는 환자 안전 접근 방식은 절차적 술기에 대한 준거를 설정할 때 고려해야 한다(Yudkowsky, Tumuluru, Casey, Herlich, & Ledonne, 2014). 완전학습 모델에서 SBA를 사용할 때, 적절한 최소 합격 기준을 결정하기 위해 엄격한 준거 설정 절차가 필요하다(18장)(Barsuk, Cohen, Wayne, McGaghie, & Yudkowsky, 2018; Yudkowsky, Park, Lineberry, Knox, & Ritter, 2015).

준거 설정은 예상하는 학습자 수행에 대한 전문가 판단의 체계적인 수집에 의존한다. SBA는 종종 평가자로서 SBA 시행에 능숙한 전문가를 포함한다(Downing, Tekian, & Yudkowsky, 2006; Norcini & Guille 2002). 전문가도 종종 경험이 풍부한 의료 전문가이며, 주로 교수들이다. 대조집단 및 경계선집단과 같은 수험생 바탕 준거 설정 접근 방식은 특히 많은 SBA에서 실현 가능하다. SBA의 평가 자료가 더 광범위한 평가 프로그램에 통합되는 방식을 결정하는 것도 고려해야 한다(16장).

SBA의 준거 설정에 대한 최선의 접근 방법은 없다. 준거 설정은 평가에 적합해야 하며, 필요한 교수 시간과 같은 실제적인 제약을 고려할 때 실행 가능해야 한다. 모든 평가와 관련하여, 준거를 설정하는 데 사용되는 엄격함 정도는 시험의 이해관계에 상응해야 한다.

7) 평가 조건을 표준화하기

학습자 평가에 대한 다른 접근 방식과 마찬가지로, SBA에 대한 조건은 최상의 결과를 얻기 위해 표준화되어야 한다. SBA에서 "고정" 조건에는 (a) 환자(마네킹, 표준화환자), (b) 훈련된 평가자, (c) 평가 도구(체크리스트, 평정척도), (d) 방 또는 실습실 공간, (e) 시간 배정 등이 포함될 수 있다. 표준화환자, 가상 현실 및 반응형 마네킹을 사용한 역동적 시뮬레이션에서, 시뮬레이터 또는 표준화환자는 수험생 행동에 대응하여 유연하고 현실적으로 대응해야하지만, 설정된 매개 변수 내에서 대응해야 한다. SBA를 구현할 때, 시뮬레이션이 표준화된 방식으로 관리되는지 확인하는 것도 중요하다. 여기에는 모든 장비가 각 학습자에 대해 동일하게 준비되고 배치되는 것과 시뮬레이터와 공모자가 학습자 행동에 동일하게 반응함으로써 각 학습자에 대해 동일한 방식으로 시뮬레이션이 시작되도록 하는 것이 포함된다. 7단계 계획을 따르면 표준화해야 할 요소가 분명해진다.

평가 자료의 신뢰도는 시험 조건을 표준화하여 불필요한 오류(잡음)를 배제하는 데 달려있다. 평가 잡음에는 무작위 오류 또는 비신뢰성, 그리고 체계의 오류 또는 구인무관변량이라는 두 가지 유형이 있다(2장 및 3장). 물론 목적은 평가 자료에서 도출된 추론의 강도를 개선하기 위해 두 가지 유형의 잡음(오류)을 줄이는 것이다.

5. 시뮬레이션 바탕 평가의 타당도에 대한 위협

SBA의 타당도에 대한 위협을 Table 14-4에 요약했다. 우리의 논의는 이전 장에서 논의된 주요 위협인 구인 과소 대표성(construct underrepresentation, CU) 및 구인무관변량(construct-irrelevant variance, CIV) (2장)에 초점을 맞출 것이다. 수행 시험(9장)과 관련된 구인 과소 대표성 및 구인무관변량 문제는 SBA에서도 마찬가지이다. 몇 가지 추가 고려 사항도 설명할 것이다.

충분한 내용이 표집되지 않았거나 선택한 표본이 평가 중인 영역을 체계적으로 나타내지 않는 경우, 구인 과소 대표성은 SBA를 위협할 수 있다. 예를 들어, 요추 천자 부분 술기 모형이 하나의 해부학적 변이만 나타내는 경우, 전공의가 해부학적 변이가 있는 환자(예: 어린이, 비만 또는 노인 환자)에게 요추 천자를 수행할 수 있는 능력을 추론할 수는 없다. 이는 업무의 해부학적 또는 기타 중요한 측면이 적절하게 표현되지 않고 원하는 성과의 평가가 제한되는 경우, 평가 타당도를 손상시킬 수 있다.

기술이 계속 발전함에 따라, 이러한 고민을 해결하고 광범위한 임상 상황을 나타낼 수 있는 시뮬레이터

Table 14-4 시뮬레이션 바탕 평가의 타당도에 대한 위협

	문제	해결책
구인 과소 대표성 (Construct under-representation, CU) **"낮은 비율로 샘플링** (undersampling)"	원하는 업무나 업무의 현저한 변형을 시뮬레이션 할 수 있는 시뮬레이터가 없음	다른 평가 방법으로 적절하게 평가할 수 있는지 결정하기 위해 성과를 재검토함. 기존 장비를 변형하거나 수요에 맞게 새로운 장비를 만들기 위해 시뮬레이션 전문가와 협업함.
	표준화환자나 시뮬레이터가 특정 비정상 임상 소견을 표현할 수 없음	여러가지 방식의 시뮬레이션 사용함(예: 비정상 소견을 보이는 시뮬레이터를 부착한 표준화환자).
	시뮬레이션이 복잡한 임상 환경에서 과제를 수행하는데 문제를 재현하지 못함.	SBA는 주어진 학습자 수준에 적합한 현실성과 문제를 만들기 위해 신중하게 설계되거나 현장에서 진행될 수 있음.
	비용은 SBA를 통합하는 능력을 제한하거나 신뢰할 수 있는 평가를 위해 충분한 수의 SBA를 포함하는 능력을 제한	시뮬레이션 전문가나 기술자는 비용을 절감할 수 있는 창의적인 방법을 찾을 수 있음(예: 특정 일회용 장비 재사용 또는 저렴한 시뮬레이터 제작). SBA가 특정 성과를 평가하는 가장 좋은 방법이라는 굳건한 주장을 만들어 리더십을 활용함.
구인무관변량 (Construct Irrelevant Variance, CIV) **"체계상의 오류** (Systematic error)"	학습자 수준에 적절하지 않은 시나리오의 어려움	예비 시험
	특수 시뮬레이터를 이용한, 비슷한 기술을 이용한, 시뮬레이션을 예전에 경험함	교육과정에 시뮬레이션을 포함하고 모든 학습자가 평가 전에 시뮬레이션 환경, 시뮬레이터 및 시뮬레이션에 대해 일반적으로 잘 알고 있는지 확인함.
	시뮬레이션 맥락에서 "수행 불안"	전공의들은 시뮬레이션을 이용한 평가를 편히 느끼도록 비위협적인 시뮬레이션 경험에 규칙적으로 충분히 노출되어야 함.
	평정자 오류	시뮬레이션에 익숙해지는 것을 포함하여 적절한 평정자 교육.

가 개발될 것이다. 그 동안 시뮬레이션 교육자들은 7단계 계획을 재검토하여 성과를 평가할 다른 수단이 있는지 확인해야 한다. 기존 시뮬레이터 또는 기타 장비를 수정하여 필요한 요구 사항을 충족할 수 있다. 대부분의 시뮬레이션 실습실에는 필요한 성과를 도출하고 원하는 다양성을 생성할 수 있는 시뮬레이터와 시나리오를 만드는 방법을 고안할 수 있는 숙련된 기술자와 시뮬레이션 전문가가 있다.

SBA상황의 수행에서 얻을 수 있는 추론에 대한 또다른 한계는 SBA가 바쁜 응급실이나 수술실과 같은 실제 임상 환경에서 발견되는 모든 맥락별 수행 문제를 제시하지 않는 설정에서 진행되는 경우가 많다는 것이다. 실제 환자는 술기 모형처럼 가만히 있거나 표준화환자만큼 쉽게 의사소통할 수 없다. 이러한 문제는 다중 방식 시뮬레이션과 현장 시뮬레이션과 같은 전략을 사용하는 신중하게 개발된 시뮬레이션으로 해결할 수 있다.

시뮬레이터 비용과 고품질 SBA를 수행하는 데 필요한 시간과 노력은 타당한 결정을 내리기 위한 적절한 내용의 배열을 표집하는 데 장애가 될 수 있다. 평가의 유용성(van Der Vleuten, 1996)을 결정하는 다양한 요소(타당도, 신뢰도, 교육적 영향, 수용가능성 및 비용)를 재검토하여 SBA의 이점이 다른 평가 방법에 비해 잠재적으로 더 높은 비용을 정당화하는지 결정해야 한다. SBA가 유용성 고려 사항을 기반으로 최상의 방법으로 판단되면, 시뮬레이션 교육자와 기술자는 의도한 목적에 맞는 저렴한 대안을 개발할 수 있다. 그렇지 않으면 필요한 자원이 할당되도록 교육 리더십과 협력하는 것이 중요하다.

구인무관변량도 SBA에서 발생할 수 있다. 예비 시험을 거치지 않은 잘못 디자인된 시나리오는 대상 학습자 그룹에게 너무 쉽거나 어려울 수 있다. 시나리오는 불필요한 인지 부하를 증가시키는 방해 요소를 포함할 수 있으며, 이는 설계에 의한 것 이외의 학습자의 초점을 전환하고 관심 구조가 적절하게 평가되도록 허용하지 않는다(Fraser 등, 2012). 시뮬레이션 환경에서 "수행"에 대한 평가 우려 또는 불안은 수행평가에 영향을 미칠 수 있다(McGaghie, 2018). 구인무관변량은 일부 학습자가 특정 시뮬레이터 또는 유사한 시뮬레이터 및 관련 장비에 대한 광범위한 사전 경험이 있고, 다른 학습자는 그렇지 않는 경우에 발생할 수 있다. 이 경우 평가는 실제 관심있는 구조가 아니라 단순히 친숙함을 측정하는 것일 수도 있다. 이 영향은 SBA에서 사용될 시뮬레이터를 기존 교육과정에 통합하거나 적어도 시뮬레이터의 기능, 시뮬레이션 환경 및 시뮬레이션 내에서 예상되는 행동에 대한 충분한 오리엔테이션을 제공하여 최소화할 수 있다(사전 브리핑)(Rudolph, Raemer, & Simon, 2014). 마지막으로 SBA는 체계상 또는 불일치 평정 오류가 발생하기 쉽다. 이는 특정 내용 영역의 전문가이지만 주어진 SBA와 특별히 관련된 고려 사항에 대한 충분한 준비 및 오리엔테이션을 갖지 않은 평정자에게 발생할 수 있다. 여기서 특정 SBA는 "실제 생활"처럼 수행해야 하는 행동과 시뮬레이션될 수 있고, SBA 내에서 시뮬레이터 반응의 한계가 될 수 있는 것이다. 9장에서 설명했듯이 평정자 교육은 SBA에 필수적이다.

6. 교수 개발 필요성

보건의료 전문직 교육에서 시뮬레이션 사용이 증가하고 있음에도, 학습자의 성취도를 높이고 학습 성과를 평가하기 위한 시뮬레이션 기술의 효과적인 사용에 대한 교수 훈련 및 개발이 강화되어야 한다(Holmboe, Ward 등, 2011). 보건의료 전문직 교수가 시뮬레이션 교육자로 준비되지 않았다면, 단순하거나 정교한 시뮬레이션 기술은 비효율적이거나 오용될 것이다.

7. 결과와 교육적 효과

교육 프로그램의 일부로 저부담(low-stakes) SBA를 구현하면 학습에 상당한 영향을 미칠 수 있다. 완전 학습 원칙(18장 참조)에 기초한 시뮬레이션 바탕 교육 및 평가 프로그램의 개발은 수행이 향상되고 비용을 절감하며 환자 결과를 개선할 수 있음을 보여주었다(Barsuk, Cohen, Feinglass, McGaghie, & Wayne, 2009; Barsuk, McGaghie, Cohen, O'Leary, & Wayne, 2009; McGaghie 등, 2011; Zendejas 등, 2011). SBA의 사용도 SBHE의 보다 광범위한 채택을 촉진하고 안전과 질에 관한 전반적인 교육 및 조직 문화에 영향을 미칠 수 있다(Siassakos, Crofts, Winter, Weiner, & Draycott, 2009).

SBA를 총괄평가에 사용하는 경우, 대규모 고부담 평가 프로그램의 작은 부분이라도 학습 도구로서 시뮬레이션의 잠재적 영향을 고려해야 한다. 시뮬레이션을 사용하는 많은 교육자들은 학습자가 불신을 중단하고 시뮬레이션에 완전히 참여할 수 있을 만큼 편안하다고 느끼는 위협적이지 않지만 도전적인 환경에서 SBHE가 이루어지도록 노력한다. 학습자들은 실수를 할 수 있고, 교육자가 당황하거나 조롱하지 않고 자신들이 학습에 도움을 받을 수 있다는 것을 알 만큼 안전하다고 느껴야 한다(Rudolph 등, 2014). 이러한 안전한 학습 환경을 유지하는 것은 "시뮬레이션에서 발생하는 일이 시뮬레이션에 머물러 있는 것"이 더이상 사실이 아닐 때 더욱 어려워질 수 있다. 교육자들은 학습 도구와 평가 도구로서 시뮬레이션의 최적 균형을 찾는 것이 필수적이다.

8. 결론

이 장에서는 보건의료 전문직에서 학습자 평가를 위한 다양한 시뮬레이션 기술의 사용에 대해 설명했다. 시뮬레이션 기술을 보건 과학 교육과정에 합리적으로 통합하려는 의도와 함께, 평가 계획 및 평가할 성과와 이를 평가하기 위해 선택한 방법 간의 일치를 달성하는 데 중점을 두었다. 저자들은 시뮬레이션이 평가나 교육을 위한 만병통치약이 아님을 분명히 한다. 대신에 시뮬레이션은 보건의료 전문직 교육자들이 사용할 수 있는 많은 도구 중 하나이다. 이러한 도구를 신중하게 사용하면 교육자와 학습자가 평가 목적에 도달할 확률이 높아진다.

* 참고: 추가 자료 및 출처는 UIC AHPE 웹사이트(https://go.uic.edu/AHPE)에서 확인할 수 있다.

REFERENCES

Agency for Healthcare Research and Quality. (2014). *Team performance observation tool.* Retrieved from www.ahrq.gov/teamstepps/instructor/reference/tmpot.html.

Barsuk, J.H., Cohen, E.R., Feinglass, J., McGaghie, W.C., & Wayne, D.B. (2009). Use of simulation-based education to reduce catheter-related bloodstream infections. *Archives of Internal Medicine, 169*(15), 1420–1423.

Barsuk, J.H., Cohen, E.R., Wayne, D.B., McGaghie, W.C., & Yudkowsky, R. (2018). A comparison of approaches for mastery learning standard setting. *Academic Medicine, 93*(7), 1079–1084.

Barsuk, J.H., McGaghie, W.C., Cohen, E.R., O'Leary, K.J., & Wayne, D.B. (2009). Simulation-based mastery learning reduces complications during central venous catheter insertion in a medical intensive care unit. *Critical Care Medicine, 37*(10), 2697–2701.

Benishek, L.E., Lazzara, E.H., Gaught, W.L., Arcaro, L.L., Okuda, Y., & Salas, E. (2015). The template of events for applied and critical healthcare simulation (TEACH Sim): A tool for systematic simulation scenario design. *Simulation in Healthcare, 10*(1), 21–30.

Berkenstadt, H., Ziv, A., Gafni, N., & Sidi, A. (2006). Incorporating simulation-based objective structured clinical examination into the Israeli National Board Examination in Anesthesiology. *Anesthesia & Analgesia, 102*(3), 853–858.

Bok, H.G. (2015). Competency-based veterinary education: An integrative approach to learning and assessment in the clinical workplace. *Perspectives on Medical Education, 4*(2), 86–89.

Brydges, R., Nair, P., Ma, I., Shanks, D., & Hatala, R. (2012). Directed self-regulated learning versus instructor-regulated learning in simulation training. *Medical Education, 46*(7), 648–656.

Capella, J., Smith, S., Philp, A., Putnam, T., Gilbert, C., Fry, W., . . . Baker, D. (2010). Teamwork training improves the clinical care of trauma patients. *Journal of Surgical Education, 67*(6), 439–443.

Cheng, A., Eppich, W., Grant, V., Sherbino, J., Zendejas, B., & Cook, D.A. (2014). Debriefing for technology-enhanced simulation: a systematic review and meta-analysis. *Medical Education, 48*(7), 657–666.

Childs, J., Sepples, S., & Chambers, K. (2007). Designing simulations for nursing education. In N.L.F. Nursing (Ed.), *Simulation in nursing education.* New York: National League for Nursing.

Cook, D.A., Brydges, R., Zendejas, B., Hamstra, S.J., & Hatala, R. (2013). Mastery learning for health professionals using technology-enhanced simulation: A systematic review and meta-analysis. *Academic Medicine, 88*(8), 1178–1186.

Dent, J., Harden, R.M., & Hunt, D. (2017). *A practical guide for medical teachers.* Edinburgh: Elsevier Health Sciences.

Dieckmann, P., Lippert, A., Glavin, R., & Rall, M. (2010). When things do not go as expected: scenario life savers. *Simulation in Healthcare, 5*(4), 219–225.

Downing, S.M. (2006). Twelve steps for effective test development. In S.M. Downing & T.M. Haladyna (Eds.), *Handbook of test development* (pp. 3–25). Mahwah, NJ: Lawrence Erlbaum Associates.

Downing, S.M., Tekian, A., & Yudkowsky, R. (2006). Procedures for establishing defensible absolute passing scores on performance examinations in health professions education. *Teaching and Learning in Medicine, 18*(1), 50–57.

Eva, K.W., Reiter, H.I., Rosenfeld, J., Trinh, K., Wood, T.J., & Norman, G.R. (2012). Association between a medical school admission process using the multiple mini-interview and national licensing examination scores. *JAMA, 308*(21), 2233–2240.

Ferguson, P.C., Kraemer, W., Nousiainen, M., Safir, O., Sonnadara, R., Alman, B., & Reznick, R. (2013). Three-year experience with an innovative, modular competency-based curriculum for orthopaedic training. *The Journal of Bone and Joint Surgery. American Volume, 95*(21), e166(1)–e166(6).

Fowlkes, J., Dwyer, D.J., Oser, R.L., & Salas, E. (1998). Event-based approach to training (EBAT). *The International Journal of Aviation Psychology, P*(3), 209–221.

Frank, J.R., Snell, L., Sherbino, J. (2015). *CanMEDS 2015 physician competency framework.* Ottawa, ON: Royal College of Physicians and Surgeons of Canada.

Frank, J.R., Snell, L.S., ten Cate, O., Holmboe, E.S., Carraccio, C., Swing, S.R., . . . Harris, K.A. (2010). Competency-based medical education: theory to practice. *Medical Teacher, 32*(8), 638–645.

Frankel, A., Gardner, R., Maynard, L., & Kelly, A. (2007). Using the communication and teamwork skills (CATS) assessment to measure health care team performance. *Joint Commission Journal on Quality and Patient Safety, 33*(9), 549–558.

Fraser, K., Ma, I., Teteris, E., Baxter, H., Wright, B., & McLaughlin, K. (2012). Emotion, cognitive load and learning outcomes during simulation training. *Medical Education, 46*(11), 1055–1062.

Gaba, D., Howard, S., Fish, K., Smith, B., & Sowb, Y. (2001). Simulation-based training in Anaesthesia Crisis Resource Management (ACRM): A decade of experience. *Simulation 7 Gaming, 32*(2), 175–193.

Gaba, D.M. (2007). The future vision of simulation in healthcare. *Simulation in Healthcare, 2*(2), 126–135.

Grantcharov, T.P., Kristiansen, V.B., Bendix, J., Bardram, L., Rosenberg, J., & Funch-Jensen, P. (2004). Randomized clinical trial of virtual reality simulation for laparoscopic skills training. *The British Journal of Surgery, 91*(2), 146–150.

Halvorsrud, R., Hagen, S., Fagernes, S., Mjelstad, S., & Romundstad, L. (2003). Trauma team training in a distributed virtual emergency room. *Studies in Health Technology and Informatics, 94*, 100–102.

Hatala, R., Kassen, B.O., Nishikawa, J., Cole, G., & Issenberg, S.B. (2005). Incorporating simulation technology in a Canadian internal medicine specialty examination: A descriptive report. *Academic Medicine, 80*(6), 554–556.

Hayden, J.K., Smiley, R.A., Alexander, M., Kardong-Edgren, S., & Jeffries, P.R. (2014). The NCSBN national simulation study: A longitudinal, randomized, controlled study replacing clinical hours with simulation in prelicensure nursing education. *Journal of Nursing Regulation*, *5*(2), C1–S64.

Holmboe, E., Rizzolo, M.A., Sachdeva, A.K., Rosenberg, M., & Ziv, A. (2011). Simulation-based assessment and the regulation of healthcare professionals. *Simulation in Healthcare*, *6*(7), S58–S62.

Holmboe, E.S., Ward, D.S., Reznick, R.K., Katsufrakis, P.J., Leslie, K.M., Patel, V.L., . . . Nelson, E.A. (2011). Faculty development in assessment: The missing link in competency-based medical education. *Academic Medicine*, *86*(4), 460–467.

Issenberg, S.B., McGaghie, W.C., Petrusa, E.R., Lee Gordon, D., & Scalese, R.J. (2005). Features and uses of high-fidelity medical simulations that lead to effective learning: A BEME systematic review. *Medical Teacher*, *27*(1), 10–28.

Kneebone, R., Kidd, J., Nestel, D., Barnet, A., Lo, B., King, R., . . . Brown, R. (2005). Blurring the boundaries: Scenario-based simulation in a clinical setting. *Medical Education*, *39*(6), 580–587.

Laufer, S., Cohen, E.R., D'Angelo, A.L., Yudkowsky, R., Boulet, J.R., McGaghie, W.C., & Pugh, C.M. (2015). Sensor technology in assessments of clinical skill. *The New England Journal of Medicine*, *372*(8), 784–786.

Lee, S., Lee, J., Lee, A., Park, N., Song, S., Seo, A., . . . Eom, K. (2013). Augmented reality intravenous injection simulator based 3D medical imaging for veterinary medicine. *The Veterinary Journal*, *196*(2), 197–202.

Levine, A.I., Schwartz, A.D., Bryson, E.O., & DeMaria Jr., S. (2012). Role of simulation in US physician licensure and certification. *Mount Sinai Journal of Medicine: A Journal of Translational and Personalized Medicine*, *79*(1), 140–153.

Lingard, L. (2012). Rethinking competence in the context of teamwork. In B.D. Hodges & L. Lingard (Eds.), *The question of competence: Reconsidering medical education in the twenty-first century* (pp. 42–69). Ithaca: Cornell University Press.

Matsumoto, E.D., Hamstra, S.J., Radomski, S.B., & Cusimano, M.D. (2002). The effect of bench model fidelity on endourological skills: A randomized controlled study. *The Journal of Urology*, *167*(3), 1243–1247.

McGaghie, W.C. (2018). Evaluation apprehension and impression management in clinical medical education. *Academic Medicine*, *93*(5), 685–686.

McGaghie, W.C., Issenberg, S.B., Cohen, E.R., Barsuk, J.H., & Wayne, D.B. (2011). Does simulation-based medical education with deliberate practice yield better results than traditional clinical education? A meta-analytic comparative review of the evidence. *Academic Medicine*, *86*(6), 706–711.

Mironova, P., Girardi, B., Burns, D., & Safir, O. (2018). Toronto Orthopaedic Boot Camp (TOBC). In O. Safir, R. Sonnadara, P. Mironova, & R. Rambani (Eds.), *Boot camp approach to surgical training* (pp. 19–29). Cham, Switzerland: Springer International Publishing.

Motola, I., Devine, L.A., Chung, H.S., Sullivan, J.E., & Issenberg, S.B. (2013). Simulation in healthcare education: A best evidence practical guide. AMEE Guide No. 82. *Medical Teacher*, *35*(10), e1511–e1530.

Nasca, T.J., Philibert, I., Brigham, T., & Flynn, T.C. (2012). The next GME accreditation system—Rationale and benefits. *New England Journal of Medicine*, *366*(11), 1051–1056.

Nehring, W.M., & Lashley, F.R. (2010). *High-fidelity patient simulation in nursing education*. Sudbury, MS: Jones & Bartlett Publishers.

Nestel, D., Mobley, B.L., Hunt, E.A., & Eppich, W.J. (2014). Confederates in health care simulations: Not as simple as it seems. *Clinical Simulation in Nursing*, *10*(12), 611–616.

Norcini, J., & Guille, R. (2002). Combining tests and setting standards. In G.R. Norman, C.P.M. van der Vleuten, & D.I. Newble (Eds.), *International handbook of research in medical education* (pp. 811–834). Dordrecht, The Netherlands: Kluwer Academic Publishers.

Nousiainen, M.T., McQueen, S.A., Ferguson, P., Alman, B., Kraemer, W., Safir, O., . . . Sonnadara, R. (2016). Simulation for teaching orthopaedic residents in a competency-based curriculum: Do the benefits justify the increased costs? *Clinical Orthopaedics and Related Research*, *474*(4), 935–944.

Papadakis, M.A. (2004). The step 2 clinical-skills examination. *New England Journal of Medicine*, *350*(17), 1703–1705.

Perry, S., Bridges, S.M., & Burrow, M.F. (2015). A review of the use of simulation in dental education. *Simulation in Healthcare*, *10*(1), 31–37.

Rosen, M.A., Salas, E., Wilson, K.A., King, H.B., Salisbury, M., Augenstein, J.S., . . . Birnbach, D.J. (2008). Measuring team performance in simulation-based training: Adopting best practices for healthcare. *Simulation in Healthcare*, *3*(1), 33–41.

Rudolph, J.W., Raemer, D.B., & Simon, R. (2014). Establishing a safe container for learning in simulation: The role of the presimulation briefing. *Simulation in Healthcare*, 9(6), 339–349.

Salas, E., Rosen, M., & King, H. (2007). Managing teams managing crises: Principles of teamwork to improve patient safety in the emergency room and beyond. *Theoretical Issues in Ergonomics Science*, *8*(5), 381–394.

Scalese, R.J. (2018). Simulation-based assessment. In E.S. Holmboe, S.J. Durning, & R.E. Hawkins (Eds.), *Evaluation of clinical competence* (pp. 215–255). Philadelphia: Elsevier.

Scalese, R.J., and Issenberg, S.B. (2008). Simulation-based assessment. In E.S. Holmboe & R.E. Hawkins (Eds.), *Practical guide to the evaluation of clinical competence* (pp. 179–200). Philadelphia: Elsevier.

Siassakos, D., Crofts, J., Winter, C., Weiner, C., & Draycott, T. (2009). The active components of effective training in obstetric emergencies. *BJOG: An International Journal of Obstetrics & Gynaecology, 116*(8), 1028–1032.

Steinberg, A.D., Bashook, P.G., Drummond, J., Ashrafi, S., & Zefran, M. (2007). Assessment of faculty perception of content validity of Periosim©, a haptic-3D virtual reality dental training simulator. *Journal of Dental Education, 71*(12), 1574–1582.

Steinemann, S., Berg, B., DiTullio, A., Skinner, A., Terada, K., Anzelon, K., & Ho, H.C. (2012). Assessing teamwork in the trauma bay: Introduction of a modified "NOTECHS" scale for trauma. *The American Journal of Surgery, 203*(1), 69–75.

Stroud, L., & Cavalcanti, R.B. (2013). Hybrid simulation for knee arthrocentesis: Improving fidelity in procedures training. *Journal of General Internal Medicine, 28*(5), 723–727.

van de Ridder, J.M., McGaghie, W.C., Stokking, K.M., & ten Cate, O.T. (2015). Variables that affect the process and outcome of feedback, relevant for medical training: A meta-review. *Medical Education, 49*(7), 658–673.

van der Vleuten, C.P. (1996). The assessment of professional competence: Developments, research and practical implications. *Advances in Health Sciences Education, 1*(1), 41–67.

Yudkowsky, R., Luciano, C., Banerjee, P., Schwartz, A., Alaraj, A., Lemole Jr., G.M., . . . Byrne, R. (2013). Practice on an augmented reality/haptic simulator and library of virtual brains improves residents' ability to perform a ventriculostomy. *Simulation in Healthcare, 8*(1), 25–31.

Yudkowsky, R., Park, Y.S., Lineberry, M., Knox, A., & Ritter, E.M. (2015). Setting mastery learning standards. *Academic Medicine, 90*(11), 1495–1500.

Yudkowsky, R., Tumuluru, S., Casey, P., Herlich, N., & Ledonne, C. (2014). A patient safety approach to setting pass/fail standards for basic procedural skills checklists. *Simulation in Healthcare, 9*(5), 277–282.

Zendejas, B., Cook, D.A., Bingener, J., Huebner, M., Dunn, W.F., Sarr, M.G., & Farley, D.R. (2011). Simulation-based mastery learning improves patient outcomes in laparoscopic inguinal hernia repair: A randomized controlled trial. *Annals of Surgery, 254*(3), 502–511.

Ziv, A., Berkenstadt, H., & Eisenberg, O. (2013). Simulation for licensure and certification. In A.I. Levine, S. DeMaria Jr., A.D. Schwartz, & A.J. Sim (Eds.), *The comprehensive textbook of healthcare simulation* (pp. 161–170). New York: Springer.

Ziv, A., Wolpe, P.R., Small, S.D., & Glick, S. (2006). Simulation-based medical education: An ethical imperative. *Simulation in Healthcare, 1*(4), 252–256.

15

상황판단검사

Harold I. Reiter and Christopher Roberts

1. 프롤로그

많은 사람들은 개인의 역량이 개인의 진술, 추천서, 파일 리뷰, 그리고 기존의 일대일 또는 패널 면접을 통해 정확하게 측정될 수 있다고 믿고 있었으며 일부는 계속 믿고 있다. 진실은 다른 곳에 있다. 개인적인 진술, 추천서 및 전통적인 면접은 의학교육(Albanese, Snow, Skchelak, Huggett, & Farrell, 2003)과 지원 보건 전문직군(allied healthcare) (Salvatori, 2001)에 대한 문헌 고찰에서 예측 타당도를 보여주지 않는 반면, 파일 리뷰는 단순한 공식 접근법에 추가될 때 예측 타당도를 악화시킨다(Burgess, 1928; Sarbin, 1943; Grove & Meehl, 1996). 그러나 많은 학교들은 여전히 희망을 가지고 있었고 다른 학교들은 학년 가중 추첨 시행으로 절망을 받아들였다(네덜란드 의과대학). 다중 미니 면접(multiple mini-interview, MMI) (Eva, Rosenfeld, Reiter, & Norman, 2004) (8장 참조)의 등장으로 세 번째 옵션이 제시되었다. MMI와 같은 새로운 방법은 일반적으로 인증된 심리측정학 원칙에 따라 MMI의 자원을 요구하지 않고도 개인 역량의 타당한 척도를 제공할 수 있다. 지난 15년 동안 전 세계 많은 그룹의 초점은 상황판단검사 (Situational Judgement Test, SJT) 개발에 집중되어 왔다. 이 장은 SJT를 실행, 수정 또는 해석하기를 희망하는 이들을 위해 작성되었다.

2. 연습 15.1

상황판단검사 항목은 상황 발표, 질문 및 필요한 응답의 세 부분으로 구성되어 있다. 이 세 부분 각각은 매우 다양하다. SJT 항목의 두 가지 예가 제공된다. 두 가지 예에서 주요 구성 요소가 어떻게 다른지 생각해 보자.

1) SJT 예제 1

당신은 주말 3일 중 첫날에 외과 병동에서 입원 치료를 담당하는 전문간호사(Physician's assistant, PA)이다. 환자가 양성이나 암일 수 있는 폐 조직검사 결과를 물어본다. 그녀는 앞으로 몇 달 동안 자신이 참석할 수 있을지 여부에 따라 가능한 한 빨리 사업 계획을 세워야 한다고 말한다. 당신은 조직검사 결과를 제공할 의사가 3일 후에 돌아온다는 걸 알고 있다. 당신은 또한 결과가 부정확하게 암을 보인다는 것을 알고 있다. 그 환자는 결과를 요구하는 데 점점 더 대담해지고 있다. 어떻게 해야 할까? 다음 보기의 순위를 가장 선호하는 조치부터 가장 덜 선호하는 조치 순으로 매기시오.

a. 조직검사에서 암이 발견되었음을 환자에게 알린다.
b. 환자에게 3일 이내에 결과가 나올 것이라고 말한다.
c. 집에 있는 환자의 의사에게 연락하여 당일 환자에게 결과를 공개하도록 요청한다.
d. 결과가 도착했지만 프로토콜에 따라 오직 그 의사만 환자와 해당 정보를 공유할 수 있음을 환자에게 설명한다.
e. "우연히" 환자의 머리맡에 조직검사 보고서의 종이 사본을 남겨둔다.
f. 결과를 구체적으로 언급하지 않고, 일반적으로 폐암에 양성인 조직검사 보고서를 따르는 추가 조사 및 치료 과정을 매우 상세히 설명한다.

2) SJT 예제 2

영상 시작 전 10초간 "당신은 ㈜뉴월드 직원이고, 친한 친구 2명과 함께 커피숍에 앉아 있다"라는 문구가 적혀 있었다.

[페이드 인. 인테리어 샷, 커피숍. 카메라는 3인용 작은 원탁에 앉은 사람의 각도에서 촬영되었다. 다른 두 명은 테이블에 앉았다. 둘 다 편한 옷차림의 20대 중반이고 커피를 홀짝홀짝 마신다. 여성 "Georgina"는 왼쪽에, 남성 "Marcus"는 오른쪽에 있다. Marcus와 Georgina가 서로를 마주하여 본다.]

Marcus: 일자리 구하는 건 어떻게 돼가?

Georgina: 지난주에 Puppies are Forever에서 제안을 받았는데, 정확히는 내가 찾고 있는 직업이 아니더라고. 지난주에 뉴월드에서 했던 면접이 훨씬 더 기대돼. 거기는 내가 원하는 것에 딱 맞을 것 같다. 면접은 정말 잘 된 것 같고, 며칠 내로 연락이 온다고 했어. [Georgina는 카메라를 향해 돌아섰다.] 내 이름을 너희 회사에 제안해 주어서 정말 고마워. 사장님이 정말 멋있으시고, 같이 일하면 정말 좋을 것 같아.

Marcus: Puppies are Forever에 언제 답변해야 돼?

Georgina: [Marcus에게로 돌아본다.] 그게 문제야. 거기서 오늘 중으로 알고 싶어 하고, 내가 제안을 받아들이지 않으면, 다음 후보자에게로 넘어갈 거야. [Georgina가 카메라를 향해] 너희 사장이 나에게 그 자리를 제안할 것 같은지 혹시 알고 있어?
[페이드 아웃]

총 5분 동안 세 가지 질문에 대한 답변을 한다.

1번 문제

사장이 다른 후보에게 뉴월드 자리를 제안하는 쪽으로 크게 기울고 있다는 것을 알고 있다. 회사 방침은 채용에 관한 내부 논의와 관련하여 어떠한 의사 소통도 할 수 없다는 것이다. 당신은 당신의 친구 Georgina에게 뭐라고 말하고, 당신이 그렇게 하도록 가장 영향을 미치는 요소들은 무엇인가?

2번 문제

당신은 당신의 사장이 당신의 친구 Georgina에게 그 자리를 제안할 계획이라는 것을 알고 있다. 하지만, 경영진은 회사 직원들에게 몇 달 안에 제안했던 자리가 없어질 수도 있는 기업 변화가 곧 있을 것이라고 비밀리에 알렸다. 이러한 정보는 회사 외부에서 공유되어서는 안 된다. 당신은 Georgina에게 뭐라고 말할 것인가, 그리고 당신이 그렇게 하도록 가장 영향을 미치는 요소들은 무엇인가?

3번 문제

같은 테이블에 다른 친한 친구 Marcus가 있으면 앞의 두 질문에 대한 당신의 대답이 달라지는가? 왜? 아니면 왜?

3. 연습 15.2

세 가지 사례 연구를 검토하고 관련된 문제를 고려하자. 각 과제를 어떻게 해결하겠는가? 이 장을 끝까지 읽을 때 이 사례 연구를 명심하자.

1) 사례 연구 1

당신은 연간 200석 모집에 10,000명이 넘는 지원서를 받는 학부 의과대학의 입학처장이다. 지난 5년 동안, 전국적으로 대중매체가 발표하는 의과대학 순위에서 학교의 위치는 15계단 떨어졌고, 학장은 이러한 변화가 몇몇 핵심 학교 활동을 위험에 빠뜨리며 동문들의 자금 지원을 심각하게 감소시켰다고 깊은 우려를 표명했다. 동시에 학생처는 최근 10년간 전문직업성 결여에 대한 보고가 느리지만 꾸준히 증가한 점에 주목하고 학생 선발의 변화를 옹호하고 있다. 이 모든 것과 별도로, 불과 2년 전 파이프라인 프로그램 통합은 이미 계층 다양성의 약간의 증가와 함께 결실을 맺기 시작했으며, 지역사회 이해 당사자들은 이를 철저히 보호하고자 한다. 성적, 표준화된 인지 검사, 개인 진술서, 추천서, 파일 리뷰가 연간 800개의 인터뷰 초대장을 생성하는 데 사용되었다. 최근 전통적인 면접에서 MMI로 전환하기 위한 검토가 이루어졌지만, 학교의 재량권이 떨어지고 있는 상황에서 이것은 추가적인 재원이 필요할 것이다. 어떤 사람들은 SJT를 제안했지만, 그것이 이상적으로 어떻게 보일지, 그리고 그것이 증가하는 우려를 해결할 수 있을까?

2) 사례 연구 2

당신은 국내뿐만 아니라 외국인 학생 모집에 재정적으로 의존하는 간호대학 프로그램의 학장이다. 부분적으로 문화적 차이 때문에, 공정하거나 불공평하게, 여러분의 학교를 불명예스럽게 만들고 졸업생들의 취업 가능성에 부정적인 영향을 미친 소수의 부적절한 행동들이 보고되었다. 입학 허가된 학생들이 1학년 때 초기에 SJT를 치르는 것이 추가 교육과 지원의 혜택을 받을 가능성이 가장 높은 소수의 학생들을 파악하여 더 빨리 교육시키는 데 도움이 될 수 있는지에 대한 질문을 받게 된다.

3) 사례 연구 3

당신은 도심 내 병원의 가정의학과 전공의 프로그램 책임지도전문의(program director)이다. 당신의 프로그램은 20개의 직책에 매년 100개의 지원서를 받는다. 지역사회에서는 오랫동안 그들의 경력에서 소외된 사람들을 위해 봉사하고자 하는 가정의학 전문의들의 부족을 경험해 왔다. 당신은 해당 최종 결과와 관련이 있는 인구통계학적 특성을 확인했지만, 소외계층에 봉사한다는 공공의료 전파 강령이 많은 지원자들이 해당 메시지, 개인 진술 및 면접에서 지원 응답을 거짓으로 왜곡하는 경향이 있음을 알고 있다. 당신은 SJT가 지원자들의 진정한 의도를 더 잘 반영할 수 있는지 궁금해한다.

4. 보건의료 전문직 교육에서 평가를 위한 SJT 개발의 최근 역사

1) 필요성 인식

주로 전문직업성의 결여로 인해 의사들에 대한 불평의 흔적은 1950년대 이후(Stokes, 1952)부터 있었지만 단순히 우리의 관심을 요구할 공고한 자료의 부족 때문에 선발과 수련 업무에 지엽적으로 남아 있었다. 환자가 더 잘 보호되고 학습자가 개인의 강점(또는 그 부족)에 가장 잘 맞는 진로로 유입되려면 전문직업성 결여에 대한 문헌을 객관화해야 한다. 캘리포니아 의료 위원회(Medical Board of California)는 분기별로 의과대학 졸업자에 대한 징계 조치를 발표하면서, Maxine Papadakis가 이끄는 연구 의제는 이러한 고립된 자료 포인트를 더 큰 이야기로 전환시켰다. 즉, 의과대학에서의 나쁜 행동은 임상에서의 나쁜 행동에 대한 전조이다(Papadakis, Hodgson, Teherani, & Kohatsu, 2004); 더 나아가서, 의사들에 대한 식별 가능한 징계 조치의 95% 가까이가 전문직업성에 의한 것으로 밝혀졌으며(Papadakis 등, 2005), 이러한 조치의 재정적 손실은 미국에서만 연간 500억 달러를 초과하는 것으로 나타났다(Mello, Chandra, Gawande, & Studdert, 2010).

이러한 연구 결과는 의료 규제 기관이 역량바탕 모델을 사용하여 책임성을 높이려는 더 큰 움직임을 촉진했다: 캐나다의료위원회(Medical Council of Canada, MCC)-의사 역할(Physicians & Canada, 2000), 미국졸업후교육인증위원회(Accreditation Council for Graduate Medical Education, ACGME)-핵심 역량(Reisorff, Hayes, Carlson, & Walker, 2001), 영국의료위원회(Medical Council in the United Kingdom)-좋은 진료(General Medical Council, 2017), 및 국제의학교육연구소(Institute for International Medical Education)의 글로벌 최소 필수 요구 사항(Global Minimum Essential Requirements)(Schwarz & Roy, 2000). 변화하는 세계에서, "미래의 건강 관리 시스템에서 운영하는 데 필요한 학문적, 개인 간 및 개인 내 역량을 모두 갖춘 의사를 선발하기 위한 근본적인 변화"에 대한 열망이 생겨났다(Mahon, Henderson, & Kirch, 2013).

2) 두 세계의 충돌

보건의료 전문직 교육에 대한 평가에서 SJT의 세대는 두 가지 개별 문헌, 즉 인사 심리학(personnel psychology) 및 의학 교육으로부터 독립적으로 생성되었다. 시간이 흐르고 연구 결과의 보급이 증가함에 따라, 이 두 기원에서 발생하는 SJT는 점차 서로 가까이 이동하면서 더 많은 중간지대를 공유하고 있다.

인사 심리학 문헌에서 SJT는 보다 자원 집약적인 평가 센터와 대조적으로 직무 현장의 일련의 낮은 충실도 시뮬레이션(lower fidelity simulations)으로 나타났다. 역사적으로 공무원과 군인의 선발에 사용되었고(Lievens, Peeters, & Schollaert, 2008), 최근에는 인적 자원에도 사용되었으며, 이러한 유형의 SJT는 암묵적 행동 이론(theory of implicit behavior)과 연계되어 있으며(Motowidlo, Hooper, & Jackson, 2006; Koczwara 등, 2012), 행동의 친사회적 요소는 업무 효율성에 있어 그러한 행동의 중요성과 직무 분석이 중요한 신념에 의해 추진된다. 이 접근법에서 나타나는 SJT의 특징은 (1) 행동과 절차적 지식에 대한 집중, (2) 선택된 응답(예: 각 제안된 옵션의 객관식, 순위 순서 또는 개별 장점의 비율), (3) 시험 전 정확성 점수의 정도가 할당된 답가지, (4) 주제 전문가(subject matter experts, SMEs)의 판단 및 (5) 기술별이 아닌 업무별(직무별)인 경향이 있는 상황을 포함한다(Krumm 등, 2015). 보다 최근에는 이 문헌에서 나온 보건의료 전문직 평가에 대한 SJT가 특정 기술 쪽으로 이동하면서, 규제 당국이 지지하는 역량바탕 모형과 더욱 밀접하게 일치하고 있다(Patterson 등, 2017; Roberts 등, 2018).

의학 교육 문헌에서 객관구조화진료시험(OSCE)(Harden & Gleeson, 1979)과 MMI (Eva 등, 2004)의 개발은 임상 및 개인 역량을 정확히게 측정하지 못한 역사적 실패가 주관성이 아니라 적절한 표본 추출 부족으로 인한 것임을 보여주었다. 주관성만으로는 시험 타당도를 배제하거나 보장하지 않는다. 또한, 의료 전공의 윤리적 의사결정에 대한 문헌 검토를 바탕으로(Ginsburg 등, 2000), 교육생의 행동 선택이 그러한 선택을 위해 표현된 이유보다 덜 중요하다는 결론을 내렸다. 이는 계획된 행동 이론(theory of planned behavior)의 통합 모델(Fishbein, Hennessy, Yzer, & Douglas, 2003)과 일치한다.

이 접근방식에서 나타난 SJT의 특징은 (1) 행동, 개인적 태도, 사회적 맥락의 결합에 대한 초점(Jha, Brockbank, & Roberts, 2016; Rees & Knight, 2007), (2) 구성형 응답(문자 기록 또는 청각 또는 시청각 기록), (3) 상황적 등가성(정답이나 오답이 아닌 본질적 가치의 균형), (4) 상황에 포함된 내적 가치에 대한 배경 통찰력을 제공하는 인간 평가자에 의해 생성된 시험 후 점수, 그리고 (5) 업무별이라기보다는 기술별인 경향이 있는 상황을 포함한다. Table 15-1을 참조한다.

5. SJT의 주요 구성 요소 및 원하는 성과 정의

1) 연구 자료를 실행으로 변환

더 많은 단체들이 보건의료 전문직 평가를 위한 SJT를 개발하고 연구함에 따라, 연구 결과는 두 문헌의 지지자들을 더 공통적인 논거로 이끌고 있다. 새롭게 등장하는 공생적인 문헌은 미처 시작하지 못한 이들에게 상당히 힘든 여정을 보여줄 수 있으며, 연구자와 실무자 사이의 근본적인 불협화음으로 인해 더욱 복잡해진다. 연구자는 "내가 SJT의 특정 측면을 바꾸면 어떤 성과가 나올 것인가?"라는 질문을 통해 더

Table 15-1 상황판단시험에 대한 두 가지 접근법

SJT에 대한 인사 심리학 접근법	SJT에 대한 의학 교육 접근법
행동 및 절차적 지식에 집중	행동, 개인적 태도 및 사회적 맥락의 결합에 초점
선택형 응답(예: 객관식, 순위 순서 또는 제안된 각 옵션의 개별 공로 평가)	구성형 응답(타이핑 또는 청각 또는 시청각 녹화)
검사 관리 전에 정확도 점수가 할당된 반응 옵션	상황적 등가성(정답과 오답이 아닌 내적 가치의 균형)
주제 전문가(SMEs)가 판단	상황에 포함된 내적 가치에 대한 배경 통찰력을 제공하는 인간 평가자에 의해 생성된 시험 점수
기술별이 아닌 업무별(직무별)인 경향이 있는 상황	업무별이 아닌 기술별인 경향이 있는 상황

나은 이론적 이해를 구할 수 있는 반면, SJT의 최종 사용자는 "내가 특정한 성과를 원한다면, SJT의 어떤 측면을 선호해야 하는가?"라고 더 많이 묻는다. 연구자의 접근방식은 시험의 주요 구성 요소의 단일 변화가 결과에 극적이고 독립적이거나 상호의존적인 영향을 미칠 수 있다고 주장하는 인사 선택 문헌(Lievens & Sackett, 2017) 리뷰에서 아름답게 포착되었다. 본 논문에서 기술된 모듈식 접근법에 기초하여, 이 장은 반대 접근법을 취할 것이다. 원하는 성과가 있을 때 SJT에서 선호해야 할 핵심 구성요소는 무엇인가?

2) 주요 구성 요소

평가 도구는 기본적으로 일련의 자극, 반응 및 점수로 구성된다. SJT에서 자극의 주요 구성요소는 문항 줄기(제시된 상황) 및 문제와 관련이 있으며, 문항 줄기 형식, 맥락, 맥락화 정도 및 자극 일관성을 포함한다. SJT에서 응답 및 점수의 주요 구성요소는 응답 지침, 응답 형식 및 점수 일관성과 관련이 있다.

SJT의 **문항 줄기 형식**은 거의 항상 서면 또는 시청각(비디오 클립) 형식이다.

SJT의 **문항 줄기 맥락**은 일반적으로 업무 기반(예: 관심 업무 현장에서 발생하는 중요한 사고의 시뮬레이션) 또는 기술 기반(일반적으로 업무 현장이 아닌 환경에서 하나 이상의 규제자 정의 역량에 도전하는 시뮬레이션)이다.

맥락화 정도는 제시된 상황의 충실성 또는 현실성의 수준을 반영한다. 예를 들어, 상세하고 매우 사실적인 설정의 비디오 클립은 수기 문항 줄기에 비해 맥락화 정도가 더 클 것이다.

모든 응시자가 동등하게 도전할 때 **자극 일관성**이 높다. SJT는 고정되거나(fixed), 유사 분기(pseudo-branched) 또는 분기될(branched) 수 있다. 고정 SJT에서 각 문제는 서로 독립적이며, 각각 독립적인 점수를 생성하며, 이는 한 문항 줄기에서 발생하는 문제가 하나뿐이든 다중 문제이든 간에 유효하다. 유사 분기식 SJT에서는 각 문항 줄기에 대해 여러 개의 상호의존적 질문이 사용되며, 단일 문항 줄기 내의 모든 반응에서 단일 전체 점수가 생성된다. 분기식 SJT에서는 각 문항 줄기에 대해 여러 개의 상호의존적인 문제가 사용되며, 첫 번째 문제에 대한 응시자의 다른 가능한 반응이 다른 부차적인 문제를 유발한다. 자극 일관성은 고정 및 유사 분기 SJT의 경우 높고 분기 SJT의 경우 낮다. 분기식 SJT에 대한 연구는 거의 발표되지 않았다.

SJT의 **응답 지침**은 행동적(예: "공통 목표를 달성하기 위해 함께 일하려고 애쓰는 그룹의 일부였던 상황과 그것을 어떻게 처리했는지 묘사") 또는 상황적이고 개인화되거나(예: "특정한 상황을 고려할 때, 당신은 무엇을 할 것인

Table 15-2 연습에 대한 답변 15.1

	SJT 예제 1	SJT 예제 2
자극 형식	서면 작성	시청각
줄기 맥락	업무 기반(임상 설정)	기술 기반(비임상 설정)
맥락화 정도	적당히 높음	매우 높음
자극 일관성	고정	유사 분기
응답 지침	상황-비개인화	상황—개인별 맞춤 설정
응답 형식	선택형—순위 순서	구성형-작성됨
점수 일관성	주제 전문가 일치도	평가자 동의

가?"), 상황적이고 비개인화될(예: "이러한 상황을 고려할 때 어떻게 해야 합니까?") 수 있다.

SJT의 **응답 형식**은 선택형 응답 또는 구성형 응답을 활용한다. 선택된 응답의 예로는 답가지 목록에서 단일 최상의 답가지 선택(복수 선택), 나열된 모든 답가지를 가장 선호하는 답가지에서 가장 덜 선호되는 순서로 순위를 매기거나, 각 답가지를 전혀 선호되지 않는 척도에서 매우 선호되는 척도로 각 답가지를 독립적으로 평가하는 것이다. 구성형 응답은 작성/타이핑, 오디오 녹음 또는 오디오 시각으로 녹음할 수 있다.

선택된 응답 SJT에 대한 **점수 일관성**은 가능한 각 응답의 정확성을 판단하는 SMEs 간의 높은 일치성을 필요로 하며, 이후 시험 점수가 자동화된다. 상황과 문항이 직실적이어야 SME 일치성이 높지만, 모든 응시자가 높은 점수를 받을 수 있을 만큼 직설적이지 않아야 한다. 구성형 응답 SJT에 대한 점수 일관성을 확보하려면 시험 후 수기 채점 간의 높은 평가자 일치가 필요하다. 이를 위해서는 평가자 모집, 교육, 인증 및 배경과 이론 및 각 문항 줄기마다 벤치마킹을 할 수 있는 능력을 제공(다른 시험 응시자의 응답을 비교하고 이에 따라 즉각적으로 점수를 조정할 수 있는 능력)하는 것에 대한 광범위한 관심이 필요하다.

Table 15-2를 참조하여 설명된 주요 구성 요소의 관점에서 SJT 예제 1과 SJT 예제 2를 비교한다. 두 사례 모두 윤리, 커뮤니케이션, 팀워크를 평가하는 샘플 아이템으로 고안되었다. 첫 번째 예시는 인사 심리학 문헌에서 나온 SJT 항목을 더 반영하고, 두 번째 예시는 의학 교육 문헌에서 나온 SJT 항목을 더 반영하지만, 두 학교의 시험 설계자들은 더 많은 연구 결과를 이용할 수 있게 됨에 따라 SJT의 핵심 구성 요소를 계속해서 채택하여 둘 사이의 원형 경계를 모호하게 한다.

6. 상황판단검사 설계

SJT를 설계할 때, 첫 번째 단계는 평가할 구조를 정의하는 것이다. 내용을 작성할 때 시험 설계자는 항목이 원하는 구조에 매핑되어 있는지, 관심 있는 구인을 적절하게 추출할 수 있는 항목이 충분한지 확인해야 한다. 병렬 시험(parallel tests)이 별도의 시간에 수행될 경우, 별도 시험의 전달이 공평하게 이루어질 수 있도록 노력해야 한다.

1) 바람직한 결과

최종 사용자로서 원하는 결과는 매우 적다. 간단히 말해, (1) 다양성을 강화하고, (2) 재정, 정치 및 법률적으로 경제적인 방식으로 교육생을 더 우수하고 덜 우수한 교육생을 식별할 수 있는 평가 도구를 원한다. 비슷하게, 이 세 가지를 임상실험과 같이 생각할 수 있다. 1단계, 얼마나 독성이 강한가? (즉, 다양성 목표를 저해할 것인가?) 2단계는 효과가 있나? (즉, 원하는 교육생을 식별할 수 있나?) 3단계에서는 사용할 수 있나? (예: 할 여유가 있나? 없나?) 1단계와 2단계 시도는 생물학적 질문, 평가 과학의 일반 원리를 탐구하는 질문 등이 연구자들의 가장 큰 관심을 끌고 있다. 반대로, 3단계 시도는 실용적인 질문, "현장에서의" 개별 학교와 관련된 질문을 던지며 SJT 문헌에서 다소 더 많은 부분을 홀로 해결해야 하는 채로 남아 있다.

다양성과 더 우수한 훈련생과 덜 우수한 훈련생 간의 구별에 대한 연구 보고는 어려운 일이 될 수 있지만, 각각 구인 특이도(construct specificity)과 구인 민감도(construct sensitivity) 측면에서 생각하면 단순해질 수 있는데, 여기서 '구인(construct)'은 측정하기 원하는 것이다. SJT의 경우, 관심 분야의 구인은 전형적으로 윤리, 전문직업성, 팀워크, 의사소통, 문화적 역량과 같은 개인적 역량이다.

2) 1단계-얼마나 독성이 강한가? 다양성 강화, 일명 구인 특이성

인지 능력 검사에서 하위그룹의 유의미한 차이를 보이지 않는 것을 본 적이 있는가? 편향이 배제된 경우에도 하위그룹의 차이는 지속된다(Young, 2001). 가장 많이 거론되는 원인은 가진 사람과 그렇지 않은 사람 사이의 교육 기회의 차이이다. 선택형 응답 대신 구성형 응답을 사용하는 것과 같이(Arthur Jr, Edwards, & Barrett, 2002), 인지 검사 핵심 구성 요소에 대한 고려는 축소될 수 있지만 그러한 하위 그룹 차이를 제거하지는 못한다.

개인 역량 시험에서 하위그룹의 유의미한 차이가 나타나지 않는 것을 본 적이 있는가? SJT에 대해서는 일관성이 없으나(McDaniel, Psotka, Legree, Yost, & Weekley, 2011; Juster 등, in press; Lievens, Patterson, Corstjens, Martin, & Nicholson, 2016; Work Psychology Group, 2017) 존재한다(Terregino, McConnell, & Reiter, 2015; Lievens, Sackett, Dahlke, Oostrom, & De Soete, 2018). 따라서 인지 능력과 달리 가진 사람과 그렇지 않은 사람 사이의 평균적인 개인 역량 수준에는 큰 차이가 없을 수 있다. 만약 사실이라면, 개인 역량만을 특별히 검사하고 인지 능력의 영향을 최소화하는 평가 도구는 이상적으로 유의미한 하위 그룹 차이를 보이지 않을 것이다.

개인 역량을 측정하기 위한 시험이 동시에 의도하지 않은 다른 구인을 측정하기 때문에, 이러한 시험이 구인 무관성(construct irrelevancies)으로 인한 오염에 직면하는 많은 방법이 있다(Table 15-3). 이러한 침범을 가장 잘 방지하려면 다양한 검사 핵심 구성 요소의 과도한 영향을 고려해야 한다.

자극 형식-지필시험에서 쓰여진 문항 줄기는 시청각 문항 줄기가 하지 못하는 읽기 능력을 측정한다(Weekley & Jones, 1997; Chan & Schmitt, 1997; Christian, Edwards, & Bradley, 2010). 시청각 문항 줄기는 또한 표상이 불충분한 집단의 구성원들 사이에서 지필시험 서면 문항 줄기보다 더 긍정적인 지원자 인식을 촉진한다(Chan & Schmitt, 1997; Richman-Hirsch, Olson-Buchanan, & Drasgow, 2000; Schmitt, Gilliland, Landis, & Devine, 1993; Kanning, Grewe, Hollenberg, & Hadouch, 2006). 긍정적인 시험 인식과 더 나은 검사 수행 사이에 양의 상관관계가 발견되었다(Hausknecht, Day, & Thomas, 2004).

Table 15-3 타당도에 대한 위협: 상황판단검사

	문제	개선책
구인 과소 대표성 (CU)	질문 수가 너무 적어서 영역을 적절하게 표집할 수 없음	상황 수 증가
	영역의 대표적이지 않은 표집	검사가 영역을 체계적으로 표집하는 지 확인하기 위한 출제 계획
	충실도 향상(좀 더 사실적으로 만들기)	쓰여진 줄기가 아닌 시청각적 줄기 구성된 서면 응답 대신 시청각 응답
	시험 난이도의 적절성 확보	선택형 응답: 주제 전문가 일치의 허용 가능한 최저 한도까지 질문 복잡성을 증가시킴 구성형 응답: 평가자에게 배경과 이론을 제공하고, 다른 지원자와 벤치마킹할 수 있도록 함
구인무관변량 (CIV)	코칭 효과	상황을 복잡하게 만들고 간단한 대응 전략을 억제
	결함이 있거나 부적절한 사례 시나리오 또는 다른 유도 정보	시범 시험 사례와 조치
	읽기 능력 측정	쓰여진 줄기가 아닌 시청각적 줄기
	절차 지식 측정	업무 기반 줄기가 아닌 기술 기반 줄기 비개인화된 질문보다는 개인화된 질문
	응답을 왜곡하는 능력 측정(가짜 값)	시험 속도 향상
	지나치게 좁은 문화적 가치에 따른 측정	문항 반응 이론 사용(19장 참조)
	시험 능력 측정	선택형 응답이 아닌 구성형 응답
	쓰기 능력 측정	구성형 응답의 경우 서면 응답 대신 시청각을 사용

Note: For more about CU and CIV threats to validity, see Chapter 2.

문항 줄기 맥락-업무 기반 항목은 직무에 대한 친숙도와 기술 바탕 항목이 측정하지 못하는 관련 절차 지식을 측정한다(Lievens & Patterson, 2011; Stegers-Jager, 2018). 시험 결과는 국가 문화에 대한 친숙성과 연결되어 SJT를 사용하여 학교와 관련된 국가 문화와 일치하는 상황을 묘사하는 것의 중요성을 높인다(Rockstuhl, Ang, Ng, Lievens, & Van Dyne, 2015; Stegers-Jager, 2018). 예를 들어, SJT 사례 1은 전문 간호사가 없거나 여성이 사업을 운영하는 것을 허용하지 않는 나라에서 문화적으로 불협화음을 일으킬 것이다.

맥락화 정도-인지 관련 업무 기반 맥락을 피할 경우, 상황의 현실성 정도가 하위그룹 차이에 영향을 미치는지 여부를 결정할 설득력 있는 근거는 없다. 그러나 높은 수준의 상황 파악을 선호하는 한 가지 가설적인 고려사항이 있다. 반복 시험 결과는 종종 더 높은 평균 점수를 초래하는데, 이는 인지 검사(Koenig & Leger, 1997)와 선택형 응답 SJTs(Lievens, Buyse, & Sackett, 2005a) 모두에 대해, 그렇지 않은 사람보다 재시험을 치른 경험이 있는 (재시험을 치를 여유가 있는) 사람이 더 이롭다는 연습 효과이며, 그러나 온라인 비디오 문항 줄기 구성형 응답 SJT의 한 연구에는 존재하지 않는다(Dore, Reiter, Kreuger, & Norman, 2017). 연습 효과가 시험 친숙도의 함수라면, 맥락의 변화 정도가 높을수록 시험 친숙도 획득을 줄일 수 있는데, 이는 개인이 한 문맥과 다른 문맥 사이를 이동할 수 없는 일반적인 무능때문에(Salomon & Perkins, 1989) 시험 응시 기술로 구성된 개인 역량의 오염에 대항하기 때문이다.

자극 일관성-아마도 자극 일관성이 SJT(고정 또는 유사 분기)의 모든 일반적인 사용에서 높은 경향이 있기 때문에, 한 가지가 다른 것보다 더 작은 하위그룹 차이를 가지고 있는지를 나타내는 명확한 근거는 없다.

응답 지침(비개인화된 상황 질문)은 "무엇을 해야 하는가"를 묻는 것으로, 개인화된 상황별 질문에 비해 절차적 지식과의 일관성을 바탕으로 인지 능력과 더 강하게 연관된다(McDaniel, Hartman, Whetzel, & Grubb III, 2007). 개인화된 지침에서 비개인화된 지침으로 바꾸는 것은 하위그룹 간의 차이 증가와 연관될 수 있다(Work Psychology Group, 2014, 2017). 속도화 검사(speeded test)는 인지 부하를 추가하여 일반적으로 인지 검사의 하위그룹 차이를 감소시키는 것으로 밝혀졌으며(Arthur, Glaze, Villado, & Taylor, 2009), 시험 응시자가 개인 역량 질문에 대한 응답을 신뢰할 수 있게 왜곡하기 위해 인지 기술을 사용할 수 있는 시간을 제한한다.

반응 형식-관련 인지 부하가 높기 때문에, 선택형 응답 검사는 구성형 응답 검사와 비교하여 상당히 높은 하위그룹 차이를 갖는 경향이 있다(Arthur 등, 2002; Lievens 등, 2018). 추가적으로, 시험 대비 과정이 있는 대상이 없는 대상보다 더 유익한 코칭 효과는 코치들이 간단한 전략을 제시할 수 없고 SJT의 대응이 복잡한 접근법을 요구할 때(Cullen, Sackett, & Lievens, 2006), 심지어 하위그룹을 완전히 뒤집을 정도로 다를 때 확인된다. 구성형 응답 형식 답가지 내에서, 서면 응답은 시청각 응답보다 더 큰 부분 차이를 보이는데(Lievens 등, 2018), 이는 아마도 쓰기 기술로 구성된 개인 역량에 기인한 오염 때문일 것이다. 더 많은 상호작용(분기형) 대 덜 상호작용(고정형) 응답 형식 사이에서 무작위화하는 최소 한 연구는 덜 대표된 그룹의 구성원에 의해 더 많은 상호작용이 더 긍정적으로 인식된다고 결론지었다(Kanning 등, 2006). 긍정적인 시험 인식과 더 나은 시험 수행 사이에 정적 상관관계가 발견되었다(Hausknecht 등, 2004).

점수 일관성(때로는 초기 점수가 특정 그룹에 대해 의도하지 않게 차별될 수 있음); 점수 시스템은 피해야 할 항목을 식별하는 데 도움이 되는 문항반응이론(item response theory, IRT)(Tiffin, Finn, & McLachlan, 2011)을 사용하여 탐색할 수 있다. 점수 일관성을 높이고 하위그룹 차이를 낮추는 것 사이의 연관성을 뒷받침하는 추가적인 간접 정보가 있다. 인사 심리학의 메타 분석은 더 큰 공정성과 일관성에 대한 인식이 시험 인식과 시험 성과 사이에 긍정적인 상관관계가 발견되어(Hausknecht 등, 2004) 표상이 부족한 그룹의 구성원의 직무 관심 수준에 유익한 영향을 미친다는 것을 입증했다(Hausknecht 등, 2004).

3) 2단계 - 효과가 있나? 더 우수한 그리고 더 낮은 학습자 수행 파악 일명 구인 민감도

SJT가 반드시 개인 역량의 측정에 특정한 것은 아니다. 오히려, 이것은 다른 구조를 측정하는 데 사용될 수 있는 시험 형식이다. SJT를 시작하는 데 필요한 전문 지식과 자원을 고려할 때, 다른 방법을 사용하여 더 쉽게 측정되는 구인(constructs)을 측정하기 위해 그것을 사용하는 것은 거의 의미가 없을 것이다. 학점 평균(Grade point average, GPA)과 의대 입학 시험(Medical College Admissions Test, MCAT)과 같은 표준화된 시험은 인지 능력 평가를 위한 간단한 답가지이며, OSCE는 임상 능력 평가를 위한 더 간단한 답가지이다. 그러므로 SJT는 일반적으로 전통적인 면담과 MMI와 마찬가지로 개인 역량의 구인에 대한 평가를 위해 사용된다. 개인 역량 구인의 적용 범위, 가장 중요한 구인 민감도는 미래의 개인 역량 성과 예측 능력, 즉 예측 타당도로 이상적으로 변환되어야 한다. 적용범위의 모든 실패는 구인 과소 대표성

(construct underrepresentation)로 간주될 것이다(Table 15-3).

예측 타당도는 미래 수행과의 수렴(정적) 및 구별(부재) 상관관계를 모두 포함한다(Messick, 1995). 동일하거나 중복되는 구조에 대해 다른 평가 도구 옵션이 있는 경우, 어떻게 이들을 통합하여 가장 큰 예측 수준을 얻을 수 있는가? 제공되는 예측 타당도의 정도만을 아는 것은 불충분하다. GPA와 MCAT는 모두 미래의 인지 평가 성과를 예측하고 서로 잘 연관된다. GPA를 기준으로 MCAT 점수를 추가하면 예측 타당도의 강한 증가를 제공하는 반면, MCAT 점수에 GPA를 추가하면 예측 타당도의 적은 증가를 얻을 수 있다. 이 세션은 SJT의 다양한 핵심 구성 요소가 개인 역량 평가를 위한 예측 타당도와 증분 타당도에 어떻게 영향을 미치는지 설명한다. 인지 평가 점수와의 상관관계를 위해, 일부 SJT는 강하게 수렴하는 결과를 보여주었고, 다른 SJT는 강하게 발산했다. 그 외에, 그것의 증분 가치는 얼마인가? 예를 들어, SJT와 MMI가 수렴적으로 상관관계가 있는 경우, 둘 다 이후 성과 결과에 대해 독립적이고 점진적인 예측 타당도를 제공하여 두 가지 모두의 사용을 줄일 수 있을까? 현재까지, 연구 결과는 점수 통합의 마지막 부분을 제외한 모든 것에 대한 답을 제공한다. SJT와 MMI의 상대적 기여에 대한 연구 결과가 알려지기 전까지는, 이 두 가지를 모두 의도적으로 사용하는 학교는 3단계, 현실적 고려사항에 의해 더 추진될 수 있다.

자극 형식-시청각 문항 줄기는 SJT에서 작성된 줄기보다 더 높은 예측 타당도를 보여주었다(Lievens & Sackett, 2006).

문항 줄기 맥락-업무 기반 및 기술 기반 SJT는 작거나 중산 정도의 강도의 예측 타당도를 제공할 수 있다(전체 참조 녹녹은 아래의 "응답 형식" 참조).

맥락화 정도-최소한 한 연구(Krumm 등, 2015)는 맥락화 정도가 예측 타당도를 달성하는 데 중요하지 않다고 결론지었다.

자극 일관성(테스트 관리 간 자극의 일관성-병렬 테스트 형식)은 특정 SJT가 문항반응이론(Tiffin 등, 2011)을 사용할 수 있을 만큼 충분히 긴 추적 기록을 가지고 있을 때 달성하기가 더 쉬우며, 이는 한 테스트에서 다음 테스트로 병렬 기본 구인이 측정되는지 확인하면서, 고정 또는 유사 패치 형식에 동일하게 적용할 수 있는 접근 방식이다.

응답 지침-"무슨 조치가 있어야 하나?"라고 묻는-비개인화된 상황 질문은-당신은 어떻게 하시겠습니까?"라고 묻는-개인화된 상황별 질문보다는 반응 왜곡(가짜에 대한 능력)과 덜 관련이 있다(Whetzel & McDaniel, 2009). 높은 시험 신뢰도를 유지하고 잠재적 예측 타당도를 최적화하려면 반응 왜곡의 가능성을 이상적으로 배제해야 한다. 비개인화된 상황 질문을 사용하는 것은 그것을 위한 한 가지 방법이지만 더 큰 하위그룹 차이를 수반한다; 만약 그것이 우려된다면, 비개인화된 질문을 사용하는 대신 속도화시험과 같이 반응 왜곡의 영향을 최소화하는 다른 수단을 고려할 수 있다.

응답 형식-구성형 응답 SJT와 선택형 응답 SJT 모두 적절히 설계되었을 때, 구성형 응답으로 직접적인 비교가 더 나은 결과를 보여주면서 미래 성능에 대한 예측 타당도를 입증했다(Funke & Schuler, 1998). 보건의료 전문직 평가에 특정한 SJT 문헌에서, 선택형 응답 SJT는 $r = 0.09$~0.57 범위의 개인 역량 측정(Lievens, Buyse & Sackett, 2005b; Lievens & Sackett, 2012, 2006; Husbands, Rodgerson, Dowell, & Patterson 2015; Lievens & Patterson, 2011; Patterson, Baron, Carr, Plint, & Lane, 2009; Patterson, Knight, McKnight, & Booth, 2016; Patterson 등, 2009; Patterson 등, 2016; Cousans 등, 2017; Patterson, Roe, & Parsons, 2017;

Patterson, Lievens, Kerrin, Munro, & Irish, 2013) 및 $r=-0.11$~0.53 범위의 인지 역량 측정과 상관관계를 생성한다(Lievens 등, 2005b; Lievens & Sackett, 2012; Lievens & Coetsier, 2002; Lievens & Sackett, 2006; Husbands 등, 2015; Lievens & Patterson, 2011; Patterson 등, 2009, 2013, 2016; Koczwara 등, 2012; Work Psychology Group, 2013, 2014, 2015). 간접 비교에서, 구성형 응답 SJT는 $r=0.30$~0.51 범위의 개인 역량 측정(Dore 등, 2009, 2017) 및 $r=-0.45$~0.17 범위의 인지 역량 측정과의 상관관계를 생성한다(Dore 등, 2017). 그러나 선택형 응답과 구성형 응답 SJT가 동일한 것을 측정한다는 것은 전혀 명확하지 않다. Rockstuhl 외 연구진(2015)은 "사람들이 상황(상황 판단)을 어떻게 인식하고 해석하는지에 대한 평가를 SJT에 추가하면 최선의 응답(응답 판단) 선택에 대한 일반적인 초점을 넘어 증분 정보를 제공할 것"이라고 가설을 세웠다. 일련의 연구에서, 그들은 미래의 성과에 대한 사전 결정에서 각각의 증분적이고 상대적으로 동등한 가치를 입증했다(구성형 응답 "상황적 판단"만이 예측 가능한 것으로 입증된 조직 시민의 행동에서의 수행을 제외하고). 또한 구성형 응답 형식 답가지 내에서 시청각 응답은 지필/타이핑 응답보다 더 높은 예측 타당도를 생성했다(Lievens, De Corte, & Westerveld, 2015; Lievens 등, 2018).

점수 일관성- SME 일치성은 간단하지 않은 상황에서는 달성하기 어렵다(Ginsburg, Regehr, & Lingard, 2004; Beesley 등, 2017). 구조화된 응답 SJT는 SME 일치도에 의존하기 때문에, SME 동의를 얻기에는 충분히 간단하지만 점수 분포곡선의 상위권에서는 응시자와 구분될 만큼 복잡한 항목을 구성하기가 어렵다. 따라서 선택형 응답 SJT에 대한 점수 분포 곡선은 75%~86% 범위의 평균 시험 점수와 함께 오른쪽으로 치우치는 경향이 있으며(Patterson 등, 2017; Patterson, Roe, & Parsons, 2017), 중간부터 높은 수행을 보이는 시험자를 구별할 수 없는 항목(Strahan, Fogarty, & Machin, 2005)은 이러한 상한 효과(ceiling effect)를 초래한다. 대조적으로, 구성형 응답 SJT 점수 분포는 평균 시험 점수가 50%인 종 모양의 곡선에 가까운 경향이 있다(Dore 등, 2009).

4) 3단계- 사용해야 하는가? 실제 고려 사항

현실 세계의 많은 고려사항들이 연구를 주도하는 이론과 심리학적 원리 외부에 있기 때문에, 그리고 이러한 고려사항들이 보편적인 관심사보다는 지역적 관심사에 의해 더 많이 추진되는 경향이 있기 때문에, 문헌에서 결론을 이끌어낼 수 있는 이용가능성은 상대적으로 적다. 대신 이 섹션은 답보다 질문 방식으로 훨씬 더 많은 것을 제시한다.

자원- SJT 구현에는 현재 사용 중인 자원 요구와 비교하여 더 많거나 적거나 동일한 자원 요구가 필요한가? 현지에서 생성된 경우 심리학자, 시험 플랫폼 개발자, 시험 내용 개발자 및 SME 사전 검사 또는 평가자 사후 검사 중 하나에서 생성된 점수가 필요하다. 국가 또는 상업 SJT를 이용할 수 있다면, 시험을 치르기 위해 누가 비용을 지불하고, 시험의 구성이 교육 프로그램의 미션 진술과 일치하고, 결과 점수는 어떻게 전달할 것인가? SJT 시행이 기존 입학 과정의 일부를 줄이고 지역 자원을 절약할 수 있도록 허용하는 MMI와 같이(Dore 등, 2009), 국가 선택권이 개인 역량에 대한 기존 지역 평가와 충분히 잘 관련되어 있는가(Yingling, Park, Curry, Monson, & Girotti, 2018)?

시험 및 점수 통합-외부 이해관계자, 교수진 및 거버넌스 기관으로부터 실행하기에 충분한 정치적 참여를 얻을 수 있나? 행정적 또는 법적 장애물이 너무 높아서 제거할 수 없는가? 지원자 대 합격자 비율이

SJT와 같은 추가 선택 도구를 추천하기에 충분히 높은가? SJT 점수는 지역 미션 진술과 가장 잘 일치하도록 어떻게 통합될 수 있을까? 한 연구는 SJT 점수를 GPA 및 MCAT 점수와 통합하기 위해 12개의 다른 공식 접근법을 모델링하고, 시뮬레이션 결과를 다양성 및 자원 사용의 과거 벤치마크와 비교하고, 지역 미션 진술과 가장 일치하는 모형을 식별했다(Juster, Baum, Ly, Risucci, & Dore, 2017; Juster 등, in press). 지역 SJT 개발과 전국 SJT 사용 중 어느 것이 더 나은가? 국가 SJT는 개별 학교에 가장 중요한 고유한 개인 역량을 반영하지 못할 수 있다. 지역적으로 개발된 SJT는 학교 간 자료 비교를 허용하지 않는다.

7. 연습에 대한 답변 15.2

1) 사례 연구 1

이 사례에 대한 요구는 모든 측면에서 발생한다. 다양성이나 학교 순위를 좌우하는 인지적 척도에 대한 재범행위는 용납될 수 없지만, 자원 활용의 변화나 감소 없이 선택된 학생들의 개인 역량을 강화할 필요가 있다. 다양성에 대한 경계를 최소한으로 유지하려면, 높은 구인 특이성(시청각, 기술 기반, 높은 충실도 및 개인화되고 구성형 응답을 요구하는 문항 줄기)과 관련된 SJT 핵심 구성요소를 고려해야 한다. 적어도 평균 입학 클래스 GPA 및 MCAT 점수를 유지하기 위한 해결책을 세안하는 시뮬레이션 모델을 사용하여 SJT 점수를 통합한다. 더 높은 예측 타당도를 얻기 위해 시청각 문항 줄기와 응답을 모두 갖춘 SJT를 고려하라. 향후 전문성을 위해 자원을 절약하고 예측 타당도를 더욱 향상시키려면 MMI와 잘 연계되는 SJT를 찾아 800개의 면접 자리를 가진 기존 면접 시스템에서 훨씬 적은 MMI 형식으로 전환할 수 있다. MMI 점수와 잘 상관되는 SJT를 사용하면, MMI에서 자신의 선택을 칭찬할 만큼 충분히 잘하지 못하는 사람들은 낮은 SJT 점수(면접 대상자는 적고 비용은 적게)를 바탕으로 초대 목록에서 제외될 수 있다. 또한, SJT로 인한 면접자 개인 역량의 범위 제한으로 비용을 동일하게 유지하되 면접자 수가 적고 MMI 스테이션 수가 증가하여 MMI 테스트 신뢰성과 미래의 개인 역량 성과와의 수렴적 상관 관계를 위한 예측 타당도를 높일 수 있다.

2) 사례 연구 2

해결해야 할 한 가지 중요한 문제가 있다. 바로 국내 문화에 가장 익숙하지 않은 학생을 조기에 파악하는 것이다. 국지적이든 국가적이든 고도로 상황화된 SJT는 문화 변용에 내재된 어려움을 가진 사람들을 식별해야 한다. 이러한 주요 구성 요소 외에도 자원 및 시험 통합에 대한 지역적 고려 사항에 따라 결정을 내려야 한다. 사례연구1의 전문직 관문과는 달리 부담 정도는 높기보다는 중간 정도이며, 그에 따라 재원 지출 의지가 판단되어야 한다.

3) 사례 연구 3

해결해야 할 한 가지 중요한 문제가 있다. 바로 경력에서 소외 계층에게 서비스를 제공할 가능성이 가장 높은 지원자를 파악하는 것이다. 국가 SJT 옵션의 검토가 해당 구조와의 상관관계를 지원하지 않는 경우, 지역에서 생성된 SJT를 고려해야 할 수도 있다. 이 프로그램의 지원자는 원하는 교육생의 가치를 알고 있으며, 많은 지원자가 정말로 소외 계층에게 서비스를 제공하기를 원한다는 것을 확신시키려고 할 수 있으므로, 평가하고자 하는 기술을 숨길 수 있는 상황 맥락(예: 다른 값을 포함하고 신청자가 가장 본질적이라고 생각하는 값을 입증하도록 하는 질문에 소외된 자에게 봉사하는 가치를 묻는다.)을 사용하여, 상황에 따라 구성형 응답, 신속한 시험 및 상황에 맞는 시험 구성 요소를 고려하여 대응 왜곡의 기회를 최소화해야 한다. 의학 그룹에서 과소 대표되는 구성원들은 소외된 사람들에게 봉사하는 경향이 더 높기 때문에(Xierali & Nivet, 2018), 높은 구인 특이성/강력한 다양성(시청각, 기술 기반, 높은 충실도 및 까다로운 개별 구성 응답 문항 줄기)과 관련된 SJT의 주요 구성 요소를 고려할 수 있다.

8. 에필로그

보건의료 전문직 교육에서 평가를 위한 상황판단검사의 이야기는 여전히 유동적이다. 주요 구성요소를 SJT가 구현될 수 있는 서로 다른 목적(선발, 진급), 프로그램 임무 진술 및 지역 및 국가 현실에 최적화하기 전에 배워야 할 것이 많다. 비록 다양한 수준의 일관성을 가지고 있지만 더 나은 예측 타당도와 다양성을 위해 이룬 예비 성공으로 볼 때, 그들은 향후 몇 년 동안 점점 더 우리와 함께 할 가능성이 높아 보인다.

* 참고: 추가 자료 및 출처는 UIC AHPE 웹사이트(https://go.uic.edu/AHPE)에서 확인할 수 있다.

REFERENCES

Albanese, M.A., Snow, M.H., Skochelak, S.E., Huggett, K.N., & Farrell, P.M. (2003). Assessing personal qualities in medical school admissions. *Academic Medicine, 78*(3), 313–321.

Arthur Jr., W., Edwards, B.D., & Barrett, G.V. (2002). Multiple-choice and constructed response tests of ability: Race-based subgroup performance differences on alternative paper-and-pencil test formats. *Personnel Psychology, 55*(4), 985–1008.

Arthur, W., Glaze, R.M., Villado, A.J., & Taylor, J.E. (2009). Unproctored Internet-based tests of cognitive ability and personality: Magnitude of cheating and response distortion. *Industrial and Organizational Psychology, 2*(1), 39–45.

Beesley, R., Sharma, A., Walsh, J.L., Wilson, D.J. (2017). Situational judgment tests: Who knows the right answers? *Medical Teacher, 39*(12), 1293–1294.

Burgess, E.W. (1928). Factors determining success or failure on parole. *The Workings of the Indeterminate Sentence Law and the Parole System in Illinois*, 221–234.

Chan, D., & Schmitt, N. (1997). Video-based versus paper-and-pencil method of assessment in situational judgment tests: Subgroup differences in test performance and face validity perceptions. *Journal of Applied Psychology, 82*(1), 143.

Christian, M.S., Edwards, B.D., & Bradley, J.C. (2010). Situational judgment tests: Constructs assessed and a meta-analysis of their criterion-related validities. *Personnel Psychology, 63*(1), 83–117.

Cousans, F., Patterson, F., Edwards, H., Walker, K., McLachlan, J.C., & Good, D. (2017). Evaluating the complementary roles of an SJT and academic assessment for entry into clinical practice. *Advances in Health Sciences Education, 22*(2), 401–413.

Cullen, M.J., Sackett, P.R., & Lievens, F. (2006). Threats to the operational use of situational judgment tests in the college admission process. *International Journal of Selection and Assessment, 14*(2), 142–155.

Dore, K.L., Reiter, H.I., Eva, K.W., Krueger, S., Scriven, E., Siu, E., . . . Norman, G.R. (2009). Extending the interview to all medical school candidates—Computer-Based Multiple Sample Evaluation of Noncognitive Skills (CMSENS). *Academic Medicine, 84*(10), S9–S12.

Dore, K.L., Reiter, H.I., Kreuger, S., & Norman, G.R. (2017). CASPer, an online pre-interview screen for personal/professional characteristics: prediction of national licensure scores. *Advances in Health Sciences Education, 22*(2), 327–336.

Edwards, J.C., Johnson, E.K., & Molidor, J.B. (1990). The interview in the admission process. *Academic Medicine, 65*(3), 167–177.

Eva, K.W., Rosenfeld, J., Reiter, H.I., & Norman, G.R. (2004). An admissions OSCE: The multiple mini-interview. *Medical Education, 38*(3), 314–326.

Fishbein, M., Hennessy, M., Yzer, M., & Douglas, J. (2003). Can we explain why some people do and some people do not act on their intentions? *Psychology, Health & Medicine, 8*(1), 3–18.

Funke, U., & Schuler, H. (1998). Validity of stimulus and response components in a video test of social competence. *International Journal of Selection and Assessment, 6*(2), 115–123.

General Medical Council. (2017). Good medical practice. General Medical Council, UK. Retrieved from www.gmc-uk.org/-/media/documents/good-medical-practice—english-1215_pdf-51527435.pdf. Accessed March 15, 2019.

Ginsburg, S., Regehr, G., Hatala, R., McNaughton, N., Frohna, A., Hodges, B., . . . Stern, D. (2000). Context, conflict, and resolution: A new conceptual framework for evaluating professionalism. *Academic Medicine, 75*(10), S6–S11.

Ginsburg, S., Regehr, G., & Lingard, L. (2004). Basing the evaluation of professionalism on observable behaviors: A cautionary tale. *Academic Medicine, 79*(10), S1–S4.

Grove, W.M., & Meehl, P.E. (1996). Comparative efficiency of informal (subjective, impressionistic) and formal (mechanical, algorithmic) prediction procedures: The clinical—Statistical controversy. *Psychology, Public Policy, and Law, 2*(2), 293.

Harden, R.M., & Gleeson, F.A. (1979). Assessment of clinical competence using an objective structured clinical examination (OSCE). *Medical Education, 13*(1), 41–54.

Hausknecht, J.P., Day, D.V., & Thomas, S.C. (2004). Applicant reactions to selection procedures: An updated model and meta-analysis. *Personnel Psychology, 57*(3), 639–683.

Husbands, A., Rodgerson, M.J., Dowell, J., & Patterson, F. (2015). Evaluating the validity of an integrity-based situational judgement test for medical school admissions. *BMC Medical Education, 15*(1), 144.

Jha, V., Brockbank, S., & Roberts, T. (2016). A framework for understanding lapses in professionalism among medical students: Applying the theory of planned behavior to fitness to practice cases. *Academic Medicine, 91*(12), 1622–1627.

Juster, F., Baum, R., Ly, A., Risucci, D., & Dore, K.L. (2017). In H.I. Reiter (Ed.), *How a Hybrid holistic-formulaic approach using situational judgment tests may promote diversity and lessen resource expenditure*. Poster presented at the Association of American Medical Colleges (AAMC), Boston.

Juster, F., Baum, R.C., Reiter, H., Zou, C., Risucci, D., Anhphan, T., Miller, D.D., & Dore, K. Addressing the diversity-validity dilemma using situational judgment tests. *Academic Medicine*, in press.

Kanning, U.P., Grewe, K., Hollenberg, S., & Hadouch, M. (2006). From the Subjects' point of view. *European Journal of Psychological Assessment, 22*(3), 168–176.

Koczwara, A., Patterson, F., Zibarras, L., Kerrin, M., Irish, B., & Wilkinson, M. (2012). Evaluating cognitive ability, knowledge tests and situational judgement tests for postgraduate selection. *Medical Education, 46*(4), 399–408.

Koenig, J.A., & Leger, K.F. (1997). A comparison of retest performances and test-preparation methods for MCAT examinees grouped by gender and race-ethnicity. *Academic Medicine, 72*(10 Suppl 1), S100–S102

Krumm, S., Lievens, F., Hüffmeier, J., Lipnevich, A.A., Bendels, H., & Hertel, G. (2015). How "situational" is judgment in situational judgment tests? *Journal of Applied Psychology, 100*(2), 399.

Lievens, F., Buyse, T., & Sackett, P.R. (2005a). Retest effects in operational selection settings: Development and test of a framework. *Personnel Psychology, 58*(4), 981–1007.

Lievens, F., Buyse, T., & Sackett, P.R. (2005b). The operational validity of a video-based situational judgment test for medical college admissions: Illustrating the importance of matching predictor and criterion construct domains. *Journal of Applied Psychology, 90*(3), 442.

Lievens, F., & Coetsier, P. (2002). Situational tests in student selection: An examination of predictive validity, adverse impact, and construct validity. *International Journal of Selection and Assessment, 10*(4), 245–257.

Lievens, F., De Corte, W., & Westerveld, L. (2015). Understanding the building blocks of selection procedures: Effects of response fidelity on performance and validity. *Journal of Management, 41*(6), 1604–1627.

Lievens, F., & Patterson, F. (2011). The validity and incremental validity of knowledge tests, low-fidelity simulations, and high-fidelity simulations for predicting job performance in advanced-level high-stakes selection. *Journal of applied psychology, 96*(5), 927.

Lievens, F., Patterson, F., Corstjens, J., Martin, S., & Nicholson, S. (2016). Widening access in selection using situational judgement tests: Evidence from the UKCAT. *Medical Education, 50*(6), 624–636.

Lievens, F., Peeters, H., & Schollaert, E. (2008). Situational judgment tests: A review of recent research. *Personnel Review, 37*(4), 426–441.

Lievens, F., & Sackett, P.R. (2006). Video-based versus written situational judgment tests: A comparison in terms of predictive validity. *Journal of applied psychology, 91*(5), 1181.

Lievens, F., & Sackett, P.R. (2012). The validity of interpersonal skills assessment via situational judgment tests for predicting academic success and job performance. *Journal of Applied Psychology, 97*(2), 460.

Lievens, F., & Sackett, P.R. (2017). The effects of predictor method factors on selection outcomes: A modular approach to personnel selection procedures. *Journal of Applied Psychology, 102*(1), 43.

Lievens, F., Sackett, P.R., Dahlke, J., Oostrom, J., & De Soete, B. (2018). Constructed response formats and their effects on minority-majority differences and validity. *Journal of Applied Psychology, 104*(5), 715–726.

Mahon, K.E., Henderson, M.K., & Kirch, D.G. (2013). Selecting tomorrow's physicians: The key to the future health care workforce. *Academic Medicine, 88*(12), 1806–1811.

McDaniel, M.A., Hartman, N.S., Whetzel, D.L., & Grubb III, W.L. (2007). Situational judgment tests, response instructions, and validity: A meta--analysis. *Personnel Psychology, 60*(1), 63–91.

McDaniel, M.A., Psotka, J., Legree, P.J., Yost, A.P., & Weekley, J.A. (2011). Toward an understanding of situational judgment item validity and group differences. *Journal of Applied Psychology, 96*(2), 327.

Mello, M.M., Chandra, A., Gawande, A.A., & Studdert, D.M. (2010). National costs of the medical liability system. *Health Affairs, 29*(9), 1569–1577.

Messick, S. (1995). Validity of psychological assessment: Validation of inferences from persons' responses and performances as scientific inquiry into score meaning. *American Psychologist, 50*(9), 741.

Motowidlo, S.J., & Beier, M.E. (2010). Differentiating specific job knowledge from implicit trait policies in procedural knowledge measured by a situational judgment test. *Journal of Applied Psychology, 95*(2), 321.

Motowidlo, S.J., Hooper, A.C., & Jackson, H.L. (2006). A theoretical basis for situational judgment tests.

Papadakis, M.A., Hodgson, C.S., Teherani, A., & Kohatsu, N.D. (2004). Unprofessional behavior in medical school is associated with subsequent disciplinary action by a state medical board. *Academic Medicine, 79*(3), 244–249.

Papadakis, M.A., Teherani, A., Banach, M.A., Knettler, T.R., Rattner, S.L., Stern, D.T., . . . Hodgson, C.S. (2005). Disciplinary action by medical boards and prior behavior in medical school. *New England Journal of Medicine, 353*(25), 2673–2682.

Patterson, F., Baron, H., Carr, V., Plint, S., & Lane, P. (2009). Evaluation of three short-listing methodologies for selection into postgraduate training in general practice. *Medical Education, 43*(1), 50–57.

Patterson, F., Carr, V., Zibarras, L., Burr, B., Berkin, L., Plint, S., . . . Gregory, S. (2009). New machine-marked tests for selection into core medical training: Evidence from two validation studies. *Clinical Medicine, 9*(5), 417–420.

Patterson, F., Cousans, F., Edwards, H., Rosselli, A., Nicholson, S., & Wright, B. (2017). The predictive validity of a text-based situational judgment test in undergraduate medical and dental school admissions. *Academic Medicine, 92*(9), 1250–1253.

Patterson, F., Knight, A., McKnight, L., & Booth, T.C. (2016). Evaluation of two selection tests for recruitment into radiology specialty training. *BMC Medical Education, 16*(1), 170.

Patterson, F., Lievens, F., Kerrin, M., Munro, N., & Irish, B. (2013). The predictive validity of selection for entry into postgraduate training in general practice: Evidence from three longitudinal studies. *British Journal of General Practice, 63*(616), e734–e741.

Patterson, F., Roe, V., & Parsons, W. (2017). *A Situational Judgement Test for Admission to the Faculty of Medicine at Memorial University of Newfoundland.* Oral Presentation, Canadian Conference on Medical Education, Winnipeg, Manitoba.

Patterson, F., Rowett, E., Hale, R., Grant, M., Roberts, C., Cousans, F., & Martin, S. (2016). The predictive validity of a situational judgement test and multiple-mini interview for entry into postgraduate training in Australia. *BMC Medical Education, 16*(1), 87.

Physicians, R.C.O., & Canada, S.o. (2000). CanMEDS 2000: Extract from the CanMEDS 2000 project societal needs working group report. *Medical Teacher, 22*, 549–554.

Rees, C.E., & Knight, L.V. (2007). The trouble with assessing students' professionalism: Theoretical insights from sociocognitive psychology. *Academic Medicine, 82*(1), 46–50.

Reisdorff, E.J., Hayes, O.W., Carlson, D.J., & Walker, G.L. (2001). Assessing the new general competencies for resident education: a model from an emergency medicine program. *Academic Medicine, 76*(7), 753–757.

Richman-Hirsch, W.L., Olson-Buchanan, J.B., & Drasgow, F. (2000). Examining the impact of administration medium on examinee perceptions and attitudes. *Journal of Applied Psychology, 85*(6), 880.

Roberts, C., Khanna, P., Rigby, L., Bartle, E., Llewellyn, A., Gustavs, J., . . . Thistlethwaite, J. (2018). Utility of selection methods for specialist medical training: A BEME (best evidence medical education) systematic review: BEME guide no. 45. *Medical Teacher, 40*(1), 3–19.

Rockstuhl, T., Ang, S., Ng, K.Y., Lievens, F., & Van Dyne, L. (2015). Putting judging situations into situational judgment tests: Evidence from intercultural multimedia SJTs. *Journal of Applied Psychology, 100*(2), 464.

Salomon, G., & Perkins, D.N. (1989). Rocky roads to transfer: Rethinking mechanism of a neglected phenomenon. *Educational Psychologist, 24*(2), 113–142.

Salvatori, P. (2001). Reliability and validity of admissions tools used to select students for the health professions. *Advances in Health Sciences Education, 6*(2), 159–175.

Sarbin, T.R. (1943). A contribution to the study of actuarial and individual methods of prediction. *American Journal of Sociology, 48*(5), 593–602.

Schmitt, N., Gilliland, S.W., Landis, R.S., & Devine, D. (1993). Computer-based testing applied to selection of secretarial applicants. *Personnel Psychology, 46*(1), 149–165.

Schwarz, A.W., Roy, M. (2000). Minimum essential requirements and standards in medical education. *Medical Teacher, 22*(6), 555–559.

Stegers-Jager, K.M. (2018). Lessons learned from 15 years of non-grades-based selection for medical school. *Medical Education, 52*(1), 86–95.

Stokes, W. (1952). The complaints that reach our grievance committee. *The Medical Annals of the District of Columbia, 21*(3), 157.

Strahan, J., Fogarty, G.J., & Machin, M.A. (2005). *Predicting Performance on a Situational Judgement Test: The Role of Communication Skills, Listening Skills, and Expertise.* Paper presented at the Proceedings of the 40th Australian Psychological Society Annual Conference: Past Reflections, Future Directions.

Terregino, C.A., McConnell, M., & Reiter, H.I. (2015). The effect of differential weighting of academics, experiences, and competencies measured by multiple mini interview (MMI) on race and ethnicity of cohorts accepted to one medical school. *Academic Medicine, 90*(12), 1651–1657.

Tiffin, P.A., Finn, G.M., & McLachlan, J.C. (2011). Evaluating professionalism in medical undergraduates using selected response questions: Findings from an item response modelling study. *BMC Medical Education, 11*(1), 43.

Weekley, J.A., & Jones, C. (1997). Video-based situational testing. *Personnel Psychology, 50*(1), 25–49.

Whetzel, D.L., & McDaniel, M.A. (2009). Situational judgment tests: An overview of current research. *Human Resource Management Review, 19*(3), 188–202.

Work Psychology Group. (2013). Technical report—*Analysis of the situational judgement test for selection to the Foundation Programme:* 2013. Retrieve from https://isfporguk.files.wordpress.com/2017/04/fy1-sjt-2013-technical-report.pdf.

Work Psychology Group. (2014). Technical report—*Analysis of the situational judgement test for selection to the Foundation Programme*: 2014. Retrieve from https://isfporguk.files.wordpress.com/2017/04/fy1-sjt-2014-technical-report.pdf.

Work Psychology Group. (2015). Technical report—*Analysis of the situational judgement test for selection to the Foundation Programme:* 2015. Retrieve from https://isfporguk.files.wordpress.com/2017/04/fy1-sjt-2015-technical-report.pdf.

Work Psychology Group. (2017). Technical report—*Analysis of the situational judgement test for selection to the Foundation Programme:* 2017. Retrieve from file:///C:/Users/hreit/Downloads/FY1_SJT_Technical_Report_2016-17_FINAL.pdf.

Xierali, I.M., & Nivet, M.A. (2018). The racial and ethnic composition and distribution of primary care physicians. *Journal of Health Care for the Poor and Underserved, 29*(1), 556.

Yingling, S., Park, Y.S., Curry, R.H., Monson, V., & Girotti, J. (2018). Beyond cognitive measures: Empirical evidence supporting holistic medical school admissions practices and professional identity formation. *MedEdPublish, 7.*

Young, J.W. (2001). Differential validity, differential prediction, and college admission testing: A comprehensive review and analysis. Research report no. 2001–6. New York: College Entrance Examination Board.

16

계획적 평가: 다른 평가 문화로 가는 길

Cees van der Vleuten, Sylvia Heeneman, and Suzanne Schut

1996년 van der Vleuten는 어떠한 평가의 유용성은 신뢰도, 타당도, 교육의 결과 및 비용 등의 품질특성들의 절충으로 나타난다는 논문을 발표했다(van der Vleuten, 1996). 이 우수한 특성의 목록은 이전 문헌에서 수행된 것처럼 쉽게 확장될 수 있다(Baartman, Bastiaens, Kirschner, & van der Vleuten, 2006; Norcini 등, 2011): 평가는 항상 그러한 기준들 간의 절충이지만 평가의 맥락과 목적에 따라 다른 타협이 필요할 것이다. 예를 들어, 수련 중 평가와 비교하여 면허 시험의 맥락에서는 매우 다른 절충이 이루어질 것이다. 면허 시험에서는 평가의 신뢰도에 대해 타협이 이루어지지 않는 반면, 수련 중 평가에서는 신뢰도가 덜 중요하고 평가의 교육적 가치에 더 많은 관심을 기울일 수 있다. 따라서 평가는 최적화의 문제이기도 하다-언제 무엇을 최적화할 것인가 하는 것이 쟁점이다. van der Vleuten과 Schuwirth(2005)는 전체 교육과정 수준에서 각 평가를 프로그램으로 결합하여 품질 특성들을 개선할 수 있다고 주장했다. 프로그램 수준에서의 품질을 다루기 위한 틀이 개발되었고(Dijkstra, van der Vleuten, & Schuwirth, 2010), 평가 프로그램을 설정하기 위한 일련의 포괄적인 지침이 이어서 제공되었다(Dijkstra 등, 2012). 평가 연구(van der Vleuten, Schuwirth, Scheele, Driessen, & Hodges, 2010)에서 모범 사례들로부터 무엇이 계획적 평가(van der Vleuten 등, 2012; Schuwirth & van der Vleuten, 2011)인지를 제시하는 모형이 제안되었다. 이 장에서는 무엇이 계획적 평가(programmatic assessment)에 포함되어야 하는지 설명하고, 계획적 평가에 대한 실제 경험을 제시하며 지금까지 이 주제에 대한 문헌들에 포함된 연구에 대하여 논의할 것이다.

1. 평가에 대한 전통적인 접근 방식

대부분의 평가 실무는 모듈식 접근이 특징이다. 교육 모듈(세션, 과정, 학기, 임상실습)은 최종 평가로 마무리되며 평가를 통과한 후 학습자는 다음 교육 모듈로 넘어간다. 모든 모듈이 완료되면 학습자는 수료하였고 '역량을 갖추었다'고 자격이 부여된다. 경우에 따라 추가 연말 평가 또는 최종 평가도 진행된다. 이것은 학습에 대한 전통적인 관점과 일치한다: 구성 요소의 완전학습이 입증되면 학습자는 역량을 갖춘 것이다. 학습자는 장애물에서 다음 장애물로 이동하며 그 순간에 평가될 특정 영역 또는 주제에 대한 단기간 숙달되었음을 보여준다. 현대 교육은 이러한 학습 모델에서 학습자가 도전적이고 실제적인 과제를 수행하거나 업무현장에서 학습함으로써 지식과 역량을 구성하는 보다 구성주의적인 접근 방식으로 옮겨가고 있다.

> 학습에 대한 구성주의 이론은 학습은 능동적 학습자가 주변 환경, 물리적 및 사회적 세계와 상호작용하는 것을 통해 해석적, 반복적, 비선형적으로 구축되는 과정이라고 제안한다. 이는 사고의 구조와 단계를 단순히 특성화하거나 강화를 통해 학습된 행동으로 국한하는 것이 아니라 구조, 언어, 활동과 의미 형성이 어떻게 이루어지는지 설명한다(Berkhout, Helmich, Teunissen, van der Vleuten, & Jaarsma, 2018, p. 37).

교육 프로그램은 시간바탕 모형에서 성과바탕 모형으로 이동하고 있다. 역량바탕교육은 이러한 패러다임 전환에 대한 해답이다; 역량 틀은 전 세계 많은 국가에서 개발되었다. 이러한 역량 틀은 의료 지식 및 전문성에 중점을 두는 것 외에도 전문직업성, 협업 및 의사소통과 같은 복잡한 행동 기술들의 숙달에 중점을 둔다. 바람직한 성과는 학습자가 안전한 학습 환경에서 적절한 피드백과 함께 시간의 경과에 따라 다루어지는 종적 선상에서 교육과정동안 명시적인 주의를 기울이도록 함으로써 발달한다(van den Eertwegh, van Dalen, van Dulmen, van der Vleuten, & Scherpbier, 2014). 이러한 복잡한 기술들은 보통 맥락에 따른 행동의 직접적인 관찰을 통해 평가된다(Kogan, Hatala, Hauer, & Holmboe, 2017). 이를 위해 표준화되지 않은 평가 기술이 현장바탕평가를 위해 빠르게 등장하고 있다(Kogan, Holmboe, & Hauer, 2009)(10장 참조). 교육은 또한 교사가 통제하는 교육에서 학습자가 학습하고 발전하는 과정에서 능동적인 자기 주도적 역할을 하는 학습자 통제 교육으로 이동하고 있다. 교육의 이러한 동향은 졸업후 교육뿐만 아니라 기본의 학교육에서도 나타난다. 계획적 평가는 이러한 유형의 역량바탕교육을 목표로 한다.

전통적인 평가 프로그램은 종종 좋지 않은 학습 전략(Cilliers, Schuwirth, Adendorff, Herman, & van der Vleuten, 2010)과 환원주의(Harrison, Könings, Schuwirth, Wass, & van der Vleuten, 2017)로 유도한다. 전통적인 총괄적 접근 방식에서는 학습자에 대한 정보가 거의 없다. 학습자에 대한 정보는 주로 등급 형태로 표현된다; 그러나 등급은 상대적으로 좋지 않은 피드백 자료이다(Shute, 2008). 특히 복잡한 기술들을 평가할 때 서술적 정보가 숫자로 된 점수보다 훨씬 더 의미 있는 정보를 전달한다(Govaerts & van der Vleuten, 2013; Ginsburg, Eva, & Regehr, 2013; Ginsburg, van der Vleuten, & Eva, 2017). 전통적인 총괄평가 시스템에서 피드백을 제공할 때 학습자는 피드백에 참여하지 않거나 피드백을 활용하지 않는 경우가 많다(Harrison, Konings, Schuwirth, Wass, & van der Vleuten, 2015). 시험을 통과하면 피드백 사용에 대한 동기는 낮아진다. 총괄평가에 집중하는 것은 평가의 형성적 기능을 방해한다. 계획적 평가는 이러한 문제를 해결하기 위한 시도를 하고 평가에 대한 다른 관점을 제안한다.

2. 계획적 평가

계획적 평가에서는 캐나다 CanMEDS 역할(Frank & Danoff, 2007), 미국 ACGME의 역량 틀(Batalden, Leach, Swing, Dreyfus, & Dreyfus, 2002) 또는 영국의 General Medical Council's Good Medical Practice 영역(General Medical Council, 2013)과 같은 전체를 아우르는 역량 틀을 선택한다. 모든 개별 평가는 이 중요한 틀과 관련된 정보를 제공하며, 평가 방법들과 전체 틀이 일치하도록 평가 활동이 계획된다.

계획적 평가에는 몇 가지 규칙이 있다(Box 16-1).

1) 통과/미통과 결정은 단일 시점 자료를 바탕으로 하지 않는다

선다형 시험 또는 관찰된 환자 면담과 같은 개별 평가는 계획적 평가에서 하나의 시점 자료로 간주된다. 단일 시점 자료의 경우 학습 목적에 대한 절충이 이루어지지 않는다. 단일 시점 자료는 학습자에게 의미 있는 정보를 제공해야 한다. 고부담 결정을 내리기에는 단일 시점 자료에 있는 정보는 너무 적기 때문에 결정 지향적이 아니라 피드백 지향적이어야 한다. 은유적으로, 개별 시점 자료는 사진의 픽셀과 비교될 수 있다. 단일 픽셀로는 사진의 이미지를 볼 수 없다. 단일 시점 자료에 대한 피드백은 양적 또는 질적 성격을 가질 수 있다. 표준화된 시험은 일반적으로 동료와 비교하여 학습자의 수준에 관한 양적 정보 및 비교 정보를 제공한다. 비표준화된(예: 현장바탕) 평가는 점수로 보고할 수도 있지만 풍부한 서술 정보도 포함해야 한다. 평가에서 얻은 정보는 전체 틀과 일치해야 한다. 이는 평가 도구가 전체적인 틀과 일치하도록 구성되어야 함을 의미한다. 예를 들어, 미니임상평가연습(mini-CEX) 양식(10장 참조)은 의사소통과 같은 모든(관련) 역량에 대한 평정 점수 및 설명 정보를 제공한다. 다면 피드백 양식은 동일한 방식으로 구성되어 의사소통 기술에 대한 정보를 도구 간에 집계할 수 있다. 요약하자면, 단일 시점 자료는 통과 또는 미통과에 대한 의사 결정이 아닌 학습에 최적화되어 있다.

2) 프로그램은 의도적으로 다양한 평가 방법들을 혼합한다

평가 방법은 교육 목표에 맞추어 선택된다. 선택은 의도적으로 이루어진다. 예를 들어, 비평 기술을 평가하려면 학습자가 쓰고, 말하고, 종합하고 그리고 행동하는지 직접 관찰을 하는 일련의 평가과정이 필요할 수 있다. 객관적이거나 주관적, 양적이거나 질적인 어떤 방법이든 모두 유용하다. 신뢰도가 높은 단일 방법은 특별히 필요하지 않다. 단일 시점 자료를 포함하는 방법의 유용성은 학습 프로그램에서 그 시점에 그 방법을 사용하는 교육적 정당성에 달려있다.

Box 16.1 계획적 평가 지침

1. 통과/미통과 결정은 단일 시점 자료(평가)를 바탕으로 하지 않는다.
2. 프로그램은 의도적으로 다양한 평가 방법들을 혼합한다.
3. 학습자와의 지속적인 대화를 통해 피드백 활용과 자기주도학습을 촉진한다.
4. 필요한 시점 자료의 수는 평가 결정의 부담에 비례한다.
5. 고부담 결정은 평가자 위원회에 의해 내려지는 전문적인 판단이다.

전통적으로 대부분의 평가는 모듈식이다. 그러나 학습자의 발달을 모니터링하기 위해 일부 평가는 본질적으로 종적으로 진행되어야 하며 학습의 마지막 시점과 연관하여 학습자를 평가해야 한다. 이것은 ACGME 마일스톤과 같이 종적 또는 발달단계에 따른 방법으로 표준을 구체화하여 수행할 수 있다(Holmboe, Edgar, & Hamstra, 2016). 인지 영역에서 종적 평가의 예는 발달 시험이다(Wrigley, van der Vleuten, Freeman, & Muijtjens, 2012; Heeneman, Schut, Donkers, van der Vleuten, & Muijtjens, 2017). 발달 시험은 교육 프로그램의 최종 목표를 반영하는 선다형 문항으로 구성된 포괄적인 시험이다. 발달 시험은 매년 여러 번에 걸쳐 프로그램의 모든 학생들을 대상으로 시행하며 지식 발달을 모니터링한다. 다양한 평가 방법들을 혼합하여 교육 프로그램의 목적과 최대한 일치시킬 수 있다. 평가 최적화는 평가가 바람직한 방향으로 학습을 유도하려는 의도를 가진 교육 목적에 크게 영향을 받는다.

3) 학습자와의 지속적인 대화를 통해 피드백 활용과 자기주도적 학습을 촉진한다

피드백 제공이 피드백 사용을 보장하지 않는다(Hattie & Timperley, 2007). 이는 학습자가 피드백을 무시하려는 경향이 있는 총괄평가 프로그램에서(Harrison 등, 2015), 그리고 피드백이 가장 필요한 학습자에게 특히 그러하다(Harrison 등, 2016). 총괄적 접근은 평가의 형성적 사용을 방해하는 것 같다. 따라서 피드백의 사용은 대화를 통해 교육적으로 발판을 마련해야 한다. 한 가지 접근 방식은 멘토링 프로그램을 통해 학생들을 지도하는 것이다(Driessen & Overeem, 2013); 성찰 및 피드백 사용은 신뢰할 수 있는 사람과의 관계를 형성함으로써 촉진된다(Watling, Driessen, van der Vleuten, Vanstone, & Lingard, 2013; Telio, Ajjawi, & Regehr, 2015). 멘토는 모든 평가 정보(및 기타 학습 자료)에 접근하여 이를 학습자와 주기적으로 논의한다. 학습자는 평가 피드백을 성찰하고 그에 따라 학습 활동을 계획하도록 자극받는다.

4) 필요한 시점 자료의 수는 평가 결정의 부담에 비례한다

어떤 시점에서 통과/미통과 또는 승급 결정을 내려야 한다. 계획적 평가에서는 기존의 총괄적 및 형성적 구분(Lau, 2016)은 부담의 연속체로 대체된다. 단일 시점 자료는 통과/미통과 결과와 연결되지 않기 때문에 위험이 적다. 평가에서 얻은 정보가 나중에 더 높은 부담 결정에 영향을 미칠 수 있으므로 '부담 없음'이 아니다. 일반적으로 관련된 의사결정의 부담이 높을수록 더 많은 시점 자료가 필요하다. 픽셀 은유에서와 같이 이미지를 보려면 많은 픽셀이 필요하다. 대부분의 수련 프로그램에서 중요한 결정은 종종 다음 년차로의 진급이나 졸업과 연결된다. 일년 내내 하나 이상의 중간 결정을 내리는 것도 현명하다. 고부담 결정의 결과는 학습자에게 결코 놀라운 일이 아니다. 중간 결정은 피드백과 피드포워드 정보를 모두 제공하며 멘토링 프로그램에서 재교육 활동을 조정하는 데 사용할 수 있다.

일반적으로 계획적 평가에서 의사 결정은 그러한 결정을 내리기에 충분한 자료를 사용하는 것으로 최적화된다.

5) 고부담 결정은 평가 위원회에 의해 내려지는 전문적인 판단이다

평가 정보의 양적 및 질적 특성을 감안할 때 통과 또는 미통과에 대한 고부담 의사 결정은 통계적 알고리즘일 수 없다. 결정에는 일반적으로 임상역량위원회와 같은 집단 내에서 전문적인 판단이 필요하다

(Hauer 등, 2016). 일반적으로 e포트폴리오 형태로 저장된 모든 평가(및 기타 학습) 정보는 교육 시기와 관련된 성과 기준에 따라 판단되고 결정이 내려진다. 결정은 통과 또는 미통과로 할 수 있으며 우수(honor)와 같은 구분이 포함될 수 있다. 때로는 문자등급 성적이 부여된다(Bok 등, 2013). 결정은 일반적으로 가장 중요한 틀의 각 요소에 대해 개별적으로 판단이 내려진 후 최종 전체 결정으로 이어진다. 위원회는 재교육 활동을 추천할 수도 있다.

의사 소통의 예로 돌아가서 이 역량을 반영하는 모든 도구들에 대한 모든 양적 및 질적(내러티브) 정보가 취합되고 수행정도가 통과 또는 미통과(또는 구별)에 해당하는지 여부에 대한 판단이 내려진다. 포트폴리오의 모든 정보는 중요한 틀을 사용하여 집계된다. 이것은 결정하기 위해 **한가지 방법 내에서** 집계하였던 기존의 평가 접근 방식과는 근본적으로 다르다. 계획적 평가에서 정보는 **도구들 간 그리고 시간**에 따라 가장 중요한 틀에서 파생된 의미 있는 구성으로 집계된다.

결정의 신뢰성(trustworthiness)을 더욱 높이기 위해 여러 가지 측정치를 취할 수 있다(Driessen, van der Vleuten, Schuwirth, Van Tartwijk, & Vermunt, 2005).

- 학습자와 관련된 위원회의 독립성은 직접적인 사회적 관계로 인한 편견을 야기하지는 않기 때문에 판단의 신임도(credibility)를 높인다. 그러나 이 또한 딜레마를 가져온다. 멘토는 학습자를 가장 잘 아는 사람이므로 판단을 내리는데 있어 최선의 위치에 있어야 한다. 그러나 멘토가 통과/미통과 판단을 내리도록 허용하면 교육생과 멘토 간의 신뢰 관계가 위태로워질 수 있다. 실제로 타협 해결책이 만들어질 수 있는데, 예를 들어 멘토는 권고를 하지만 최종 결정은 다른 사람에 의해 이루어지도록 하는 것이다.
- 위원회의 규모와 평가자들의 준비 수준은 판단의 신임도에 기여하며, 규모가 큰 위원회일수록 더 나은 판단을 내린다(Bok 등, 2013).
- 위원회의 심의의 양과 판단의 정당성은 결정의 신임도에 기여한다.
- 마지막으로, 이전의 중간 결정은 최종 결정의 신임도를 높일 것이다.

이러한 모든 적법 절차는 역량위원회의 의사 결정의 신뢰성을 높일 것이다.

위원회 회의를 효율적으로 계획하여 시간과 자원을 절약할 수 있다. 대부분의 학습자들에 대한 의사 결정은 매우 직접적이어서 전체 위원회가 주의를 기울일 필요는 없다. 위원회 회의는 토론이 필요한 학습자에 대해서만 토론이 진행되도록 계획할 수 있다; 기본적으로 학습자에 대한 정보의 명확성을 바탕으로 위원회 또는 참여 평가자를 조율한다.

평가에서 고부담 결정은 집단 내 전문가들이 판단한 많은 시점 자료를 통해 최적화된다. 판단 과정은 결정의 신뢰성을 지지하는 적법한 과정 절차의 조치들에 의해 결정된다. 여기서 신뢰성은 질적 연구 방법론에서 사용되는 용어라는 점에 유의해야 한다. 의사 결정의 엄격함을 구축하기 위한 위와 같은 조치들은 질적 연구 전략에서 영감을 받았다(van der Vleuten 등, 2010; Frambach, van der Vleuten, & Durning, 2013). Table 16-1은 정성적 엄격성과 관련된 일련의 평가 전략들을 제공한다.

계획적 평가는 평가에 대한 기존의 접근 방식과 크게 대조되는 평가에 대한 통합적인 접근 방식이다. Table 16-2는 두 접근 방식의 대조적인 특성을 보여준다. Box 16-2에는 계획적 평가 실행의 한 예가 기술되어 있다.

Table 16-1 평가 결정의 엄격성 구축을 위한 질적 연구 방법론에서의 평가 전략들

신뢰성 구축 전략	준거	평가 전략
신임도	장기간의 참여	평가자 훈련을 시행한다. 학생을 가장 잘 아는 사람(코치, 동료)이 평가 정보를 제공한다. 절차에 간헐적 피드백 주기를 포함한다.
	삼각측량	많은 평가자들이 참여해야 하며 다양한 신뢰할 수 있는 집단이 포함되어야 한다. 방법 내에서 또는 방법들 간에 여러가지 평가 자원을 이용한다 상충되는 정보는 더 많은 정보 수집을 필요로 하는 순차적인 판단 절차를 수립한다.
	동료 심사 (종종 동료 디브리핑으로도 불림)	벤치마킹과 절차 및 결과에 대한 토론(전 및 중간)을 위해 평가자 간의 토론을 기획한다. 코칭 역할에서 총괄평가 결정을 분리하여 평가자의 여러 역할을 구분한다.
	구성원 확인	평가 절차에 학습자의 관점을 포함한다. 절차에 간헐적 피드백 주기를 포함한다.
	구조적 일관성	평가 자료의 불일치에 대하여 토론하기 위해 평가 위원회를 구성한다.
양도성	시간 표집	다양한 맥락과 환자에 대해 광범위하게 표집한다.
	심층 기술 (또는 꼼꼼한 설명)	질적, 서술적 정보를 제공할 수 있는 가능성을 평가 도구에 포함하다 평가 절차에서 서사적 정보에 비중을 많이 둔다.
의존성	단계적 빈복	다양한 평가자에 대해 광범위하게 표집한다.
의존성/ 확인 가능성	심사	평가 절차의 여러 단계를 문서화한다(심사위원회에서 승인한 공식 평가 계획, 단계별 결과 개요). 외부 감사자와 함께 품질 평가 절차를 구성한다. 학습자가 평가 결정에 대해 문제 제기를 할 수 있는 기회를 제공한다.

출처: Reprinted from van der Vleuten, C., Schuwirth, L., Scheele, F., Driessen, E., & Hodges, B. (2010). The Assessment of Professional Competence: Building Blocks for Theory Development. *Best Practice & Research Clinical Obstetrics &*

Table 16-2 역량 평가에 대한 전통적 접근 방식과 계획적 접근 방식 간의 현저한 차이점 요약

구분	전통적 총괄평가 접근 방식	계획적 평가 접근 방식
교육 철학	행동주의	구성주의
단일 시점 자료 사용	통과/미통과 결정 지향적	피드백 지향적
수행 정보	등급	프로파일 점수, 서사적 정보, 정보가 풍부한 자료
수행 지향	모듈식	종적, 계발적
재교육	재시험	개별화된 지속적인 교정 활동
방법의 사용	신뢰할 수 있는 방법으로 제한	교육적 정당성에 따라 절충
정보 집계	방법 내 기술/내용 영역에 걸쳐	기술/내용 영역에 대한 방법들로
학습자 지지	비구조화	멘토링
승급 결정	알고리즘	전문적 판단(위원회에서)

Box 16.2 사례 연구: 계획적 평가 접근 방식

University of Maastricht 의학전문대학원 프로그램은 임상 연구에 중점을 둔 4년제 프로그램이다. MD 학위 외에도 연구에 대한 석사 학위(MSc)가 수여된다. 첫 해는 고전적인 문제바탕학습 교육과정으로 구성된다. 2학년 때는 실제 환자 경험이 학습의 출발점이 된다. 3학년은 임상순환실습으로 구성되며, 마지막 해는 학습자가 선택한 전문 분야에서 18주간의 연구와 18주간의 임상실습으로 구성된다. CanMEDS 틀(Frank & Danoff, 2007, p. 21)이 국가적으로 사용되고 있다. 네덜란드에는 국가 면허 시험이 없다.

처음 2년 동안의 평가 프로그램에는 다양한 평가 형식을 가진 블록 관련 요소들이 있다. "의료 전문가"(의학적 지식) 역할을 평가하기 위해 고전적인 선다형시험이 사용된다. 일부 단위는 지필 형식을 사용하며 블록 전체에 걸친 작은 시험들이 분산되어 있다. 첫 해에 학생은 모의 환자를 보고 두 번째 해에는 실제 환자를 본다. 환자 면담은 CanMEDS 틀의 여러 역량을 평가하는 미니임상평가연습(mini-CEX)와 같은 양식(10장 참조)으로 평가한다. 양식은 교수진이나 동료가 작성한다. 3학년과 4학년 때는 현장 노트, 미니임상평가연습 및 다면 피드백 라운드를 사용하여 정교한 현장바탕평가 시스템이 실행된다. 종적 평가는 의료 전문가 역할에 대한 발달시험의 형태로 시행하는데 모든 학년의 모든 학생은 1년에 4회의 종합필기시험을 통해 평가를 받는다. 지식의 발달상황은 시간 경과에 따라 모니터링 된다(네덜란드 8개 의과대학 중 6개 대학과 협력). 다른 모든 역량은 정기적인 자기평가, 동료 및 교사 또는 임상 감독자 평가를 통해 평가된다. 이러한 평가의 목적은 학습자에게 통과 또는 미통과가 아니라 피드백을 제공하는 것이다. 표준화된 (필기) 시험에 대한 정교한(온라인) 프로파일 채점과 미니임상평가연습과 같은 관찰 도구의 온라인 및 구두 피드백이 있다. 모든 정보는 e포트폴리오에 저장된다.

모든 학습자에게는 4년 내내 학습자를 추적하는 멘토가 있다. 각 멘토에게는 약 10명의 학습자가 배정된다. 학습자와 멘토는 학습자가 준비한 정기적인 회의를 갖는데 피드백에 대한 자체 분석과 추가 학습 계획을 세워야 한다. 멘토는 그래픽으로 표현된 수행 개요와 서사적 정보 모음이 포함된 그 안의 모든 정보가 있는 e-포트폴리오에 접근할 수 있다. 이를 통해 학습자 발달 상황을 쉽게 탐색하고 빠르게 발달과 관련된 개요를 확인할 수 있다.

한 해의 절반은 다른 멘토(학생의 멘토가 아닌)에 의한 중간 평가가 있고 연말에 위원회에서 고부담 결정을 내린다. 위원회는 멘토들로 구성되지만 멘토는 자신의 학생에 대한 결정에 발언권이 없다. 판정은 통과, 미통과 또는 특별함 중 하나로 정한다. 회의는 위원회 위원장이 준비한다. 어떠한 위원회에서도 명확한 결정은 거의 하지 않는 반면, 경계선 학습자에 대한 충분한 논의가 이루어지며, 그 동안 합의가 이루어질 때까지 논쟁을 주고받으며 집중적인 숙고가 이루어진다. 미통과한 학습자에게 정당한 이유 또는 근거가 제공된다. 위원회는 또한 재교육을 위한 권고사항을 제공할 수 있다.

3. 계획적 평가에 대한 평가

계획적 평가는 평가 연구에 대한 통찰(van der Vleuten, 2016)을 기반으로 하고 프로그램 수준에서 평가에 대한 유사한 요구(Knight, 2000; Fielding & Regehr, 2017; Eva 등, 2016; Bowe & Armstrong, 2017 ; Gibbs & Dunbar-Goddet, 2009; Harris 등, 2017; Konopasek, Norcini, & Krupat, 2016)를 반영하지만, 계획적 평가에 대한 연구는 초기 단계이다. 계획적 평가 실행에 관한 문헌은 기본의학교육(Dannefer & Henson, 2007; Bok 등, 2013; Heeneman, Oudkerk Pool, Schuwirth, van der Vleuten, & Driessen, 2015; Jamieson, Jenkins, Beatty, & Palermo, 2017; Schut, Driessen, van Tartwijk, van der Vleuten, & Heeneman, 2018)과 졸업후교육(Chan & Sherbino, 2015; Li, Sherbino, & Chan, 2017; Schwirth, Valentine, & Dilena, 20 McEwen, Griffiths, & Schultz, 2015; Perry 등, 2018) 모두에서 빠르게 증가하고 있다. 이들은 일반적으로 개념 증명을 위한 실행에 대해 성

공적이고 만족스러운 것으로 보고했다. 하지만 훨씬 더 많은 연구가 필요하다. 우리는 계획적 평가 실행에 대해 지금까지 수행된 연구 중 일부와 우리의 경험을 요약하려고 한다.

계획적 평가의 중요한 특징 중 하나는 평가의 형성적 요소와 총괄적 요소 사이의 모호한 구분이다. 몇몇 연구에 따르면 학생들은 부담이 적은 평가를 부담이 큰 평가로 인식할 수 있다(Bok 등, 2013; Heeneman 등, 2015). 최근 연구에서 학습자가 부담을 어떻게 인식하고 무엇이 그러한 인식에 영향을 미치는지 조사했다(Schut 등, 2018). 주된 발견은 부담이 지각된 학습자에 의해 조정된다는 것이다. 학습자가 더 많은 학습자 통제를 인식할 때, 부담이 더 낮은 것으로 인식되었다. 몇 가지 설계 요인들과 문화적/관계적 요소들이 인지된 대리인과 부담과의 관계를 중재하고 있었다. 여기에는 평가 성과에 영향을 주는 기회(예: 구술 평가에서 평가자와 상호 작용하는 능력), 수행도 모니터링을 위한 근거를 수집하고 선택할 수 있는 학습자의 자유, 프로그램 내에서 재학습할 수 있는 기회가 포함된다. 부담은 또한 학습자와 평가자 간의 관계에 의해 강력하게 영향을 받는다. 이 관계가 안전하고 학습자가 지지를 받는다고 느낄 때 부담을 낮게 느끼는 것으로 인식되었다.

평가 문화의 중요성은 다양한 평가 접근법(총괄평가 대 계획적 평가)에 대한 연구에서도 발견되었다(Harrison 등, 2017). 학생들이 평가를 통제할 수 있을 때, 평가가 실제같고 관련성이 있고, 피드백 해석이 지원된 경우에 피드백에 대한 수용성이 증가했다. 등급 또는 순위 정보의 제공은 유용한 외부 참조 정보를 제공했지만 수월성 증진을 방해했다. 등급을 제공하지 않는 것은 초기에는 불확실성으로 이어졌지만 나중에는 수월성에 대한 열망을 불러일으켰다. 또 다른 연구(Perry 등, 2018)는 계획적 평가 시스템의 학습자가 총괄평가 시스템의 학습자보다 피드백에 더 많이 참여했다는 것을 확인했다.

뉴질랜드의 한 기본의학교육 프로그램에서 계획적 평가를 실행한 후, 미통과 학생들을 조기에 감지하여 "실패에 대한 실패"가 더 적었던 것으로 보고되었다(Wilkinson 등, 2011). 이 시스템은 또한 전문직업성과 같이 평가하기 쉽지 않은 영역에서 어려움에 처한 학습자를 감지하는 데 도움이 되었다.

마지막으로, 평가에 대한 계획적 접근에서 멘토링에 관한 연구는 멘토의 자질과 기술이 자기주도적 학습의 질에 영향을 미쳤다고 보고하였다(Heeneman & de Grave, 2017). 장기적인 멘토링은 멘토의 전문성을 구축하고 경험을 공유할 수 있는 멘토링 커뮤니티의 생성을 촉진한다.

여러 수련프로그램에서 실행된 계획적 평가에 대한 우리 자신의 경험과 다른 여러 실행에 대한 참여를 통해 우리는 몇 가지 결론을 내릴 수 있었다. 첫째, 실행의 품질이 계획적 평가의 성공을 결정한다. 기존의 총괄적 접근 방식 프로그램을 계획적 평가로 옮기는 것은 변화 관리를 필요로 하는 큰 수술이다. 계획적 평가는 학습 및 피드백 문화를 만들기 위해 교사와 학습자의 다른 사고 방식을 요구한다. 교수개발과 프로그램 설계가 함께 진행되는 성공적인 참여 설계가 보고되었지만(Jamieson 등, 2017), 교사와 학습자가 총괄적 평가 패러다임의 밖에서 생각하는 것은 매우 어려울 수 있다(Harrison 등, 2017). 요구되는 이러한 변화의 규모는 학교를 가르치는 학습 접근 방식에서 문제바탕학습(PBL)으로 옮겨가는 것과 비교할 수 있다. PBL과 유사하게 교수진의 동의가 충분하지 않아 실행에 실패할 수 있다. PBL에서와 마찬가지로 '혼합된(hybrid)' 계획적 평가 접근 방식이 원래 의도된 모델과의 타협의 결과로 나타날 것이지만, PBL (Frambach, Driessen, Chan, & van der Vleuten, 2012)에서와 같이 아마도 '하이브리드' 성공은 달성할 수 있을 것이다.

두 번째 교훈은 평가에서 고품질 피드백을 얻는 것이 어렵다는 것이다. 좋은 피드백을 제공하려면 교수진의 시간과 노력이 필요하다. 내러티브 피드백은 특히 복잡하고 행동적인 기술에 대해 양적 피드백보다 더 많은 정보를 제공할 수 있지만 시간이 오래 걸리므로 얻기가 더 어렵다. 계획적 평가는 진행 상황을 모니터링하고 신뢰할 수 있는 결정에 도달하기 위해 풍부한 평가 자료에 의존한다. 피드백에 관한 교수계발은 좋은 피드백을 이끌어내는 학습자의 역할을 명확히 하는 것과 마찬가지로 중요하다(Heeneman & de Grave, 2017).

세 번째 교훈은 멘토링에 대한 위의 연구에 대한 반향이다. 고품질의 멘토링은 성찰과 피드백 활용에 매우 중요하다. 자기주도학습은 신뢰할 수 있는 사람과의 관계를 통해 지도될 때 강력하게 촉진된다. 멘토는 학습자와의 개인적인 접촉으로 인해 멘토링 역할에 참여하게 된다.

네 번째 교훈은 학습자의 발달에 관한 의사 결정은 일반적으로 학습자의 합병증이나 문제제기로 이어지는 경우가 거의 없는 부드러운 과정이라는 것이다. 잘 조직되면 평가자 간의 차이에도 불구하고 비교적 쉽게 합의에 도달할 수 있다(Pool, Govaerts, Jaarsma, & Driessen, 2018).

마지막 교훈은 e포트폴리오가 이 절차를 크게 촉진한다는 것이다. e포트폴리오의 필수 기능에는 평가 자료를 수집하는 기능(예: 다면피드백에서), 정량적 또는 정성적 개요 및 요약으로 정보를 집계하는 기능, 접근 및 탐색의 용이성 등이 있다.

계획적 평가는 얻어지는 내용 영역 내 많은 시점 자료들을 확인하여 내용 타당도를 개선할 수 있다. 그러나 출제계획표는 시험 수준에서 프로그램 수준으로 이동했으며 내용타당도는 포괄적인 역량 틀과 관련된 시점 자료의 도식화 자료에 따라 달라진다. 구인무관변량은 시간, 방법 및 평가자를 통해 줄어들 수 있다. 적절하게 실행되면 계획적 평가는 피드백 제공, 피드백의 교육적 발판, 피드백과 성찰의 안전한 문화 조성에 중점을 두고 있기 때문에 결과적 타당도를 향상시킨다. 당연히 타당도 근거의 이러한 모든 이점은 추가적인 실증적 검증이 필요하다.

4. 결론

계획적 평가는 평가를 위한 새로운 틀을 제공한다. 이 접근 방식은 평가의 목적에 따라 평가 설계 선택을 신중하게 최적화하고 의사 결정 절차를 개선한다. 어느 정도는 평가에서 전통적으로 완전히 혼합되어 있던 **자료를 수집**하고 **의사결정**을 하는 두 가지 기능을 분리한다. 계획적 평가는 기본의학교육과 졸업후 교육 수준 모두의 보건의료 전문직 교육에서 보다 구성주의적인 교육을 촉진할 가능성이 있다. 더 많은 프로그램에서 계획적 평가를 채택하고 더 많은 연구를 통해 교육 실무를 변화시킬 수 있는지 여부와 방법을 우리는 배우게 될 것이다.

* 참고: 추가 자료 및 출처는 UIC AHPE 웹사이트(https://go.uic.edu/AHPE)에서 확인할 수 있다.

REFERENCES

Baartman, L.K., Bastiaens, T.J., Kirschner, P.A., & van der Vleuten, C.P. (2006). The wheel of competency assessment: Presenting quality criteria for competency assessment programs. *Studies in Educational Evaluation, 32*(2), 153–170.

Batalden, P., Leach, D., Swing, S., Dreyfus, H., & Dreyfus, S. (2002). General competencies and accreditation in graduate medical education. *Health Affairs, 21*(5), 103–111.

Berkhout, J.J., Helmich, E., Teunissen, P.W., van der Vleuten, C.P., & Jaarsma, A.D.C. (2018). Context matters when striving to promote active and lifelong learning in medical education. *Medical Education, 52*(1), 34–44.

Bok, H.G., Teunissen, P.W., Favier, R.P., Rietbroek, N.J., Theyse, L.F., Brommer, H., . . . Jaarsma, D.A. (2013). Programmatic assessment of competency-based workplace learning: When theory meets practice. *BMC Medical Education, 13*(1), 123.

Bowe, C.M., & Armstrong, E. (2017). Assessment for systems learning: A holistic assessment framework to support decision making across the medical education continuum. *Academic Medicine, 92*(5), 585–592.

Chan, T., & Sherbino, J. (2015). The McMaster modular assessment program (McMAP): A theoretically grounded work-based assessment system for an emergency medicine residency program. *Academic Medicine, 90*(7), 900–905.

Cilliers, F.J., Schuwirth, L.W., Adendorff, H.J., Herman, N., & van der Vleuten, C.P. (2010). The mechanism of impact of summative assessment on medical students' learning. *Advances in Health Sciences Education, 15*(5), 695–715.

Dannefer, E.F., & Henson, L.C. (2007). The portfolio approach to competency-based assessment at the Cleveland Clinic Lerner College of Medicine. *Academic Medicine, 82*(5), 493–502.

Dijkstra, J., Galbraith, R., Hodges, B.D., McAvoy, P.A., McCrorie, P., Southgate, L.J., . . . Schuwirth, L.W. (2012). Expert validation of fit-for-purpose guidelines for designing programmes of assessment. *BMC Medical Education, 12*(1), 20.

Dijkstra, J., van der Vleuten, C., & Schuwirth, L. (2010). A new framework for designing programmes of assessment. *Advances in Health Sciences Education, 15*(3), 379–393.

Driessen, E.W., & Overeem, K. (2013). Mentoring. In K. Walsh (Ed.), *Oxford Textbook of medical education*. Oxford: Oxford University Press.

Driessen, E., van der Vleuten, C., Schuwirth, L., Van Tartwijk, J., & Vermunt, J. (2005). The use of qualitative research criteria for portfolio assessment as an alternative to reliability evaluation: A case study. *Medical Education, 39*(2), 214–220.

Eva, K.W., Bordage, G., Campbell, C., Galbraith, R., Ginsburg, S., Holmboe, E., & Regehr, G. (2016). Towards a program of assessment for health professionals: From training into practice. *Advances in Health Sciences Education, 21*(4), 897–913.

Fielding, D.W., & Regehr, G. (2017). A call for an integrated program of assessment. *American Journal of Pharmaceutical Education, 81*(4), 77.

Frambach, J.M., Driessen, E.W., Chan, L.C., & van der Vleuten, C.P. (2012). Rethinking the globalisation of problem-based learning: How culture challenges self-directed learning. *Medical Education, 46*(8), 738–747.

Frambach, J.M., van der Vleuten, C.P., & Durning, S.J. (2013). AM last page: Quality criteria in qualitative and quantitative research. *Academic Medicine, 88*(4), 552.

Frank, J.R., & Danoff, D. (2007). The CanMEDS initiative: Implementing an outcomes-based framework of physician competencies. *Medical Teacher, 29*(7), 642–647.

General Medical Council: Good medical practice: Working with doctors for patients. (2013). Retrieved from www.gmc-uk.org/guidance.

Gibbs, G., & Dunbar-Goddet, H. (2009). Characterising programme-level assessment environments that support learning. *Assessment & Evaluation in Higher Education, 34*(4), 481–489.

Ginsburg, S., Eva, K., & Regehr, G. (2013). Do in-training evaluation reports deserve their bad reputations? A study of the reliability and predictive ability of ITER scores and narrative comments. *Academic Medicine, 88*(10), 1539–1544.

Ginsburg, S., van der Vleuten, C.P., & Eva, K.W. (2017). The hidden value of narrative comments for assessment: A quantitative reliability analysis of qualitative data. *Academic Medicine, 92*(11), 1617–1621.

Govaerts, M., & van der Vleuten, C.P. (2013). Validity in work-based assessment: Expanding our horizons. *Medical Education, 47*(12), 1164–1174.

Harris, P., Bhanji, F., Topps, M., Ross, S., Lieberman, S., Frank, J.R., . . . Collaborators, I. (2017). Evolving concepts of assessment in a competency-based world. *Medical Teacher, 39*(6), 603–608.

Harrison, C.J., Könings, K.D., Dannefer, E.F., Schuwirth, L.W., Wass, V., & van der Vleuten, C.P. (2016). Factors influencing students' receptivity to formative feedback emerging from different assessment cultures. *Perspectives on Medical Education, 5*(5), 276–284.

Harrison, C.J., Könings, K.D., Schuwirth, L., Wass, V., & van der Vleuten, C. (2015). Barriers to the uptake and use of feedback in the context of summative assessment. *Advances in Health Sciences Education, 20*(1), 229–245.

Harrison, C.J., Könings, K.D., Schuwirth, L.W., Wass, V., & van der Vleuten, C.P. (2017). Changing the culture of assessment: The dominance of the summative assessment paradigm. *BMC Medical Education, 17*(1), 73.

Hattie, J., & Timperley, H. (2007). The power of feedback. *Review of Educational Research, 77*(1), 81–112.

Hauer, K.E., Cate, O.t., Boscardin, C.K., Iobst, W., Holmboe, E.S., Chesluk, B., . . . O'Sullivan, P.S. (2016). Ensuring resident competence: A narrative review of the literature on group decision making to inform the work of clinical competency committees. *Journal of Graduate Medical Education, 8*(2), 156–164.

Heeneman, S., & de Grave, W. (2017). Tensions in mentoring medical students toward self-directed and reflective learning in a longitudinal portfolio-based mentoring system—An activity theory analysis. *Medical Teacher, 39*(4), 368–376.

Heeneman, S., Oudkerk Pool, A., Schuwirth, L.W., van der Vleuten, C.P., & Driessen, E.W. (2015). The impact of programmatic assessment on student learning: Theory versus practice. *Medical Education, 49*(5), 487–498.

Heeneman, S., Schut, S., Donkers, J., van der Vleuten, C., & Muijtjens, A. (2017). Embedding of the progress test in an assessment program designed according to the principles of programmatic assessment. *Medical Teacher, 39*(1), 44–52.

Holmboe, E.S., Edgar, L., & Hamstra, S. (2016). *The milestones guidebook.* Chicago, IL: American Council for Graduate Medical Education.

Jamieson, J., Jenkins, G., Beatty, S., & Palermo, C. (2017). Designing programmes of assessment: A participatory approach. *Medical Teacher, 39*(11), 1182–1188.

Knight, P.T. (2000). The value of a programme-wide approach to assessment. *Assessment & Evaluation in Higher Education, 25*(3), 237–251.

Kogan, J.R., Hatala, R., Hauer, K.E., & Holmboe, E. (2017). Guidelines: The do's, don'ts and don't knows of direct observation of clinical skills in medical education. *Perspectives on Medical Education, 6*(5), 286–305.

Kogan, J.R., Holmboe, E.S., & Hauer, K.E. (2009). Tools for direct observation and assessment of clinical skills of medical trainees: A systematic review. *Jama, 302*(12), 1316–1326.

Konopasek, L., Norcini, J., & Krupat, E. (2016). Focusing on the formative: Building an assessment system aimed at student growth and development. *Academic Medicine, 91*(11), 1492–1497.

Lau, A.M.S. (2016). "Formative good, summative bad?"—A review of the dichotomy in assessment literature. *Journal of Further and Higher Education, 40*(4), 509–525.

Li, S.A., Sherbino, J., & Chan, T.M. (2017). McMaster Modular Assessment Program (McMAP) Through the years: Residents' experience with an evolving feedback culture over a 3-year period. *AEM Education and Training, 1*(1), 5–14.

McEwen, L.A., Griffiths, J., & Schultz, K. (2015). Developing and successfully implementing a competency-based portfolio assessment system in a postgraduate family medicine residency program. *Academic Medicine, 90*(11), 1515–1526.

Norcini, J., Anderson, B., Bollela, V., Burch, V., Costa, M.J., Duvivier, R., . . . Perrott, V. (2011). Criteria for good assessment: Consensus statement and recommendations from the Ottawa 2010 Conference. *Medical Teacher, 33*(3), 206–214.

Perry, M., Linn, A., Munzer, B.W., Hopson, L., Amlong, A., Cole, M., & Santen, S.A. (2018). Programmatic assessment in emergency medicine: Implementation of best practices. *Journal of Graduate Medical Education, 10*(1), 84–90.

Pool, A.O., Govaerts, M.J., Jaarsma, D.A., & Driessen, E.W. (2018). From aggregation to interpretation: How assessors judge complex data in a competency-based portfolio. *Advances in Health Sciences Education, 23*(2), 275–287.

Schut, S., Driessen, E., van Tartwijk, J., van der Vleuten, C., & Heeneman, S. (2018). Stakes in the eye of the beholder: An international study of learners' perceptions within programmatic assessment. *Medical Education, 52*(6), 654–663.

Schuwirth, L., Valentine, N., & Dilena, P. (2017). An application of programmatic assessment for learning (PAL) system for general practice training. *GMS Journal for Medical Education, 34*(5).

Schuwirth, L.W., & van der Vleuten, C.P. (2011). Programmatic assessment: From assessment of learning to assessment for learning. *Medical Teacher, 33*(6), 478–485.

Shute, V.J. (2008). Focus on formative feedback. *Review of Educational Research, 78*(1), 153–189.

Telio, S., Ajjawi, R., & Regehr, G. (2015). The "educational alliance" as a framework for reconceptualizing feedback in medical education. *Academic Medicine, 90*(5), 609–614.

Van den Eertwegh, V., van Dalen, J., van Dulmen, S., van der Vleuten, C., & Scherpbier, A. (2014). Residents' perceived barriers to communication skills learning: Comparing two medical working contexts in postgraduate training. *Patient Education and Counseling, 95*(1), 91–97.

van der Vleuten, C.P. (1996). The assessment of professional competence: Developments, research and practical implications. *Advances in Health Sciences Education, 1*(1), 41–67.

van der Vleuten, C.P. (2016). Revisiting "Assessing professional competence: From methods to programmes". *Medical Education, 50*(9), 885–888.

van Der Vleuten, C.P., & Schuwirth, L.W. (2005). Assessing professional competence: From methods to programmes. *Medical Education, 39*(3), 309–317.

van der Vleuten, C.P., Schuwirth, L., Driessen, E., Dijkstra, J., Tigelaar, D., Baartman, L., & van Tartwijk, J. (2012). A model for programmatic assessment fit for purpose. *Medical Teacher, 34*(3), 205–214.

van der Vleuten, C., Schuwirth, L., Scheele, F., Driessen, E., & Hodges, B. (2010). The assessment of professional competence: Building blocks for theory development. *Best Practice & Research Clinical Obstetrics & Gynaecology, 24*(6), 703–719.

Watling, C., Driessen, E., van der Vleuten, C.P., Vanstone, M., & Lingard, L. (2013). Music lessons: Revealing medicine's learning culture through a comparison with that of music. *Medical Education, 47*(8), 842–850.

Wilkinson, T.J., Tweed, M.J., Egan, T.G., Ali, A.N., McKenzie, J.M., Moore, M., & Rudland, J.R. (2011). Joining the dots: Conditional pass and programmatic assessment enhances recognition of problems with professionalism and factors hampering student progress. *BMC Medical Education, 11*(1), 29.

Wrigley, W., van der Vleuten, C.P., Freeman, A., & Muijtjens, A. (2012). A systemic framework for the progress test: Strengths, constraints and issues: AMEE guide no. 71. *Medical Teacher, 34*(9), 683–697.

17

평가가 학습에 미치는 영향

Matthew Lineberry

이 장에서는 평가가 학습과정과 결과를 어떻게 **측정**하는지가 아닌 평가가 어떻게 학습과정과 결과에 **영향을 미치는지에** 초점을 맞춰 완전히 다른 관점에서 평가에 접근하려고 한다. 이런 관점은 나중에 만들어진 것이며 흥미롭기는 하지만 측정 목표 측면에서 보면 부차적이다. 그러나 여기에 요약된 이론과 근거는 평가의 효과가 측정 속성 이상으로 중요할 수 있다는 것을 보여준다. 평가는 학습을 촉진하는 가장 강력한 방법 중의 하나일 수 있다. 이는 여러 정교한 교육 방법보다 우위에 있다.

이번 장은 학습결과에 대한 평가(Assessment Of Learning, AOL)에 대한 우리의 생각만큼 학습에 **영향을 미치는** 평가(Assessment Affecting Learning, AAL)가 잘 연구되어 개선된 관점을 가지게 될 미래를 염두에 두고 작성하였다. 첫번째로 나는 현재의 평가 용어를 탐색하고, AAL 관점이 어떻게 그 용어에 대하여 다르게 생각하도록 저자들을 이끌었는지 제시하고자 한다. 둘째, 평가가 어떻게 교육의 4단계(과정 개발, 평가에 대한 기대, 평가 자체와 평가 후 성찰과 개선) 동안 학습에 영향을 미치는 지에 대해 함께 연구할 것이다. 이번 장의 말미에서 AAL 설계 지침의 규범까지 도달하지는 못하겠지만, 이 시각이 오히려 탐색과 초기 적용을 위한 기회를 엿보는 분야에서 지도와 같은 역할을 할 수 있기를 바란다.

내용을 계속 이어 가기 전에 "돌발 퀴즈"를 내보려고 한다! 이것은 독자에게 이 장의 개념을 직접적으로 경험하고, 평가에 대해 학습해 온 내용을 강화할 수 있게 해 줄 것이다. 나는 2장의 "타당도와 질"의 내용에 대한 두 가지 질문을 공유하려고 한다. 이 질문의 답을 적어 보기를 바라며, 이 책에 직접 표기하고 싶지 않으면 다른 종이를 사용할 것을 권한다. 대답하는 동안 떠오르는 생각이나 감정에 주의를 기울이기 바란다. 답을 다 적은 후 이 장의 마지막 부분에 있는 해설을 참고하여 당신의 답을 검토할 수 있다.

질문 1:

평가 타당도에 대한 Michael Kane의 틀은 평가 점수를 해석하고 사용하는데 관련되는 네 가지 주요 추론(또는 "가정")으로 구성된다. 그것이 무엇인지 각각을 한 단어로 표현하고 간단하게 정의해 보아라.

	케인의 추론(한 단어)	간단한 정의
1		
2		
3		
4		

질문 2:

병태생리학 지식(또는 당신이 선호하는 다른 내용 영역)의 선다형 시험에서 **구인무관변인**을 초래할 수 있는 타당도에 대한 위협 두 가지는 무엇인가?

1	
2	

일단 질문에 대한 답을 모두 작성하셨다면 참여해 주심에 감사드린다! 이제 해당 질문에 답하고 답에 대한 해설을 검토하는 과정에서의 당신의 생각과 감정에 대해 성찰해 보기 바란다.

- 이 과정 동안 가장 두드러진 생각은 무엇이었는가? 가장 눈에 띄는 감정은 무엇이었는가?
- 만일 자유롭게 응답하는 것이 아닌 선다형 객관식과 같은 다른 응답의 형식이었다면 당신의 생각과 감정이 어떻게 달라졌을 것이라고 생각하는가?
- 위와 같은 형식의 질문에 대답하는 것이 자연스러웠는지? 아마도 대부분 읽은 후에 자신을 평가할 텐데- 또는 이런 자료를 가지고 질문에 답하는 것이 일반적인 방법이 아니었는지?

이 장을 읽으면서 계속 자기 성찰을 하기 바란다-더 이상 돌발 퀴즈는 없을 것이라는 것을 약속한다! 그리고 AAL에 대한 핵심 이론과 발견 중 어떤 내용을 성찰하게 되는지 확인하기 바란다.

1. 주요 개념과 용어 재검토

이 장에서 내가 "평가"라고 말할 때는 사람 또는 작업을 수행하는 사람들에게 도전하도록 하고, 그들의 수행 성과가 지식(Knowledge), 술기(Skill), 능력(Ability)이나 정답을 결정하는데 대하여 관심의 대상이 되는 다른 특성(Other Characteristics; KSAOs)을 나타내는지 자료를 수집하고 해석하는 전체적인 사회적 그리고 기술적 **시스템**을 의미한다. 평가는 시험 형식이나 내용에 관한 것만은 아니다; 자격증 시험은 단순히 "종이 뭉치에 있는 많은 수의 문항"만을 의미하지는 않는다. 오히려 평가는 학습자, 교육자, 관리자, 시험개발자 등과 같은 평가에 참여하는 **사람들**로 구성된 시스템으로서; 권력 역학 및 학습자와 교육자 간의 대인 관계와 같은 **사회 구조**로서; 평가 개발, 평가 준비, 평가 진행(및 관련 커뮤니케이션, 물류 등), 평가 완료와 이 모든 과정에 대한 성찰과 행동을 포함하는 작업으로서; 평가 방법, 자료 수집 장비, 채점 과정 및 보고

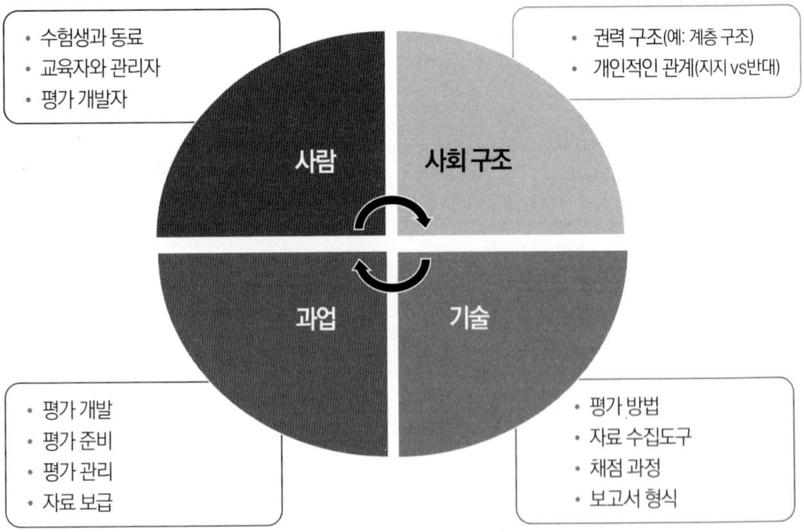

Figure 17-1 사회기술적 시스템으로서 평가

서 형식과 같은 물리적 및 개념적 **기술**로서 기능한다(Figure 17-1). 평가의 "시스템성(system-ness)"은 학습에 영향을 미치는 평가 방법을 탐색할 때 핵심 고려 사항이 될 것이다-예를 들어 평가 기술도 중요하지만 수험생과 교육자 중 그리고 둘 간의 사회적 역학에 대한 인식이 필요하다.

또한 위의 정의에 따라 "교육사들이 주관하는 공식 시험" 만이 아닌 다른 많은 활동들을 평가로 간주하려고 한다. 예를 들어 여러 학습자가 시뮬레이션 환자 사례를 완성하고 자신들이 취한 행동이 주요 임상 수행 지침에 따른 것인지를 교육자와 함께 검토를 한다면 등급이 주어지지 않더라도 적어도 현재 목적으로는 평가라고 할 수 있다.

보건의료 전문직 교육(Health Professionals Education)에서는 종종 다음의 두 가지 유형의 평가를 참조한다. "총괄" 평가는 성적이나 다음 기회로의 진입과 같은 중요한 표지나 결과에 대한 의사 결정 및 배정을 포함한다. 한편, "형성" 평가는 그러한 의사결정이 결여되어 있고, 학습을 지원하기 위한 것이다. 이 용어들은 또한 "부담(stakes)"의 개념과 밀접한 관련이 있다. 총괄평가는 종종 "고부담"으로 설명되며 이는 수험생의 중요한 결과에 영향을 미친다는 것을 의미하는 반면 형성평가는 "저부담" 이라는 표지가 붙는다. 이러한 조건은 합리적이지만 제한적일 수 있다. 첫째, 이것은 학습 대 판단의 이분법 사용을 의미한다. 실제로 모든 평가에는 약간의 판단이 포함되며 모든 평가는 학습에 상당한 영향을 미칠 가능성이 있다. 둘째, 이러한 용어는 교육자가 **의도하는 바에** 중점을 두지만 어떻게 평가가 진행되었는 지는 반영하지 않을 수 있다. 교육자가 저부담 평가라고 생각할 때조차, 학습자는 고부담이라고 생각할 수 있으며(Bok 등, 2013; Heeneman, Oudkerk Pool, Schuwirth, van der Vleuten, & Driessen, 2015; Schut, Driessen, van Tartwijk, van der Vleuten, & Heeneman, 2018; Watling & Ginsburg, 2019) 국가 면허 시험과 같은 총괄평가에서조차 학습 행동에 극적인 영향을 미칠 수 있다(London 등, 2016; Mehta, Hull, & Young, 2016; Prober, Kolars, First, & Melnick, 2016). 최근 문헌은 두 개의 새로운 용어: "학습결과에 대한 평가"(AOL)와 "학습을 위한 평가"(AFL, Dannefer, 2013)를 홍보하고 있다. 그러나 이런 용어들은 어떤 것이 의도를 부여하기 위한 어떤 목적을 "위해"라고 하는 것만큼 의도와 효과의 융합을 영속화할 수 있다. 이러한 용어들은 또한 "3학년 학생들은 최종 학습 평가를 마치기 전에 두 가지 학습 평가를 완료한다"와 같이 특별히 다양한 평가 활동을 표시하는 데 사용되는 경우에, 잘못된 이분법을 지속적으로 암시할 수도 있다.

나는 모든 평가가 두 가지 중요한 차원을 갖는다는 것을 인식할 것을 제안한다: 학습결과에 대한 평가(AOL)로서의 질과 학습 과정 및 결과에 미치는 영향(AAL), 즉 AOL과 AAL이다. 교육자는 평가의 일부 사례를 주로 학습을 위한 것(Assessment For Learning, AFL)으로 생각하는 경향이 있는 반면 또 일부 다른 평가 사례는 주로 측정을 위한 평가(Assessment For Measuring, AFM)로 관리된다. 그러나 AOL과 AAL의 현상과 평가 고려 사항은 교육자의 의도와 관계없이 진행될 것이다.

AOL 프레임은 당연히 공식 평가 이론 및 설계 지침에서 고려되는 주요 "평가" 방법이다(Harrison, Konings, Schuwirth, Wass, & van der Vleuten, 2017). 예를 들어, 교육과 심리검사를 위한 표준(Standards for Educational and Psychological Testing)은 AAL에 대한 고려 없이(American Educational Research Association, American Psychological Association, & National Council on Measurement in Education, 2014) 평가의 "기초"로 타당도, 신뢰도, 공정성을 다룬다. 비슷한 의미로, 당신이 읽고 있는 이 책의 초판에는 이 17장의 내용이 없었다. 비슷한 맥락으로 시뮬레이션기반 평가보고서를 검토한 결과 217개 중 20개(9%)의 보고서만이 평가 적용의 결과를 고려했으며, 평가가 학습을 촉진하거나 억제하는지 여부를 조사한 경우는 없는 것으로 보인다(Cook, Zendejas, Hamstra, Hatala, & Brydges, 2014). 나는 위의 연구들을 비난하기 위해 위의 모든 것을 지적한 것이 아니라 -단순히 "평가"를 광범위하게 말할 때 거의 항상 "AOL"을 특정하게 의미한다는 것을 일깨우기 위해서 언급하였다.

즉, 보건의료 전문직 교육에서 AAL 사고의 틀이 증가하고 있으며, AAL 이론, 연구, 실행이 수십 년간 있어왔음에도 그렇게 명명되지는 않았다는 것이다. 예를 들어, **발달평가**는 1970년대에 주로 학습을 향상시키기 위해 개발되었다. 특히 학습자의 "벼락치기"를 방지하기 위해 의과대학 전체에서 반복적인 종합시험을 치른 것이 대표적 예이다(Albanese & Case, 2015; Norman, Neville, Blake, & Mueller, 2010). 마찬가지로 **숙달 학습**은 평가를 통해 효과적인 학습 궤적을 지원하는 것과 주로 관련된 교육 설계 접근 방식이다(Lineberry, Park, Cook, & Yudkowsky, 2015; McGaghie, 2015). 현재 많은 국가에서 광범위하게 추진되고 있는 역량바탕의학교육 또한 학습과 발달을 더 잘 지원하기 위해 평가를 사용하려는 노력으로 설명된다(Holmboe 등, 2017; Holmboe 등, 2015; Nasca, Philibert, Brigham, & Flynn, 2012).

AAL 개념은 공식 평가 이론과 기준에도 나타나기 시작했다. Cees van der Vleuten의 영향력 있는 평가 모델은 다섯 가지 측면 - 타당도, 신뢰도, 교육적 영향, 수용도, 비용 - 간 균형이 필요하다는 점에 주목하면서 평가를 적용하는 방법을 결정하는 데 평가 **효용**을 핵심 기준으로 지적했다. 효과적인 평가를 위해서는 모든 측면이 중요하지만, van der Vleuten은 특히 교육적 영향은 절충되지 않아야 한다고 주장했다(van der Vleuten, 1996). 마찬가지로 좋은 평가를 위한 Ottawa Consensus 틀(2018)은 여전히 "타당도"과 "신뢰도"를 첫 번째 기준으로 나열하고 있지만, 개별 평가를 위한 5가지 다른 기준도 포함하고 있다. 그 중 "교육적 효과(평가는 평가를 받는 사람들이 교육적 이점이 있는 방식으로 준비하도록 동기를 부여한다)"와 "촉매 효과(모든 이해 관계자들이 교육을 창조하고 향상시키고 지원하도록 동기를 부여하는 방식으로 결과와 피드백을 제공한다. 그것은 미래의 학습을 추진하고 전반적인 프로그램 질을 향상시킨다)"가 포함된다(Norcini 등, 2018). 이와 같이 평가가 학습에 중요한 영향을 미치는 것으로 보는 현장에서의 주목할 만한 움직임이 있다.

2. 학습을 위한 평가에서의 작업 메커니즘

평가가 학습에 어떻게 영향을 미치는 지를 이해하면 평가를 더 잘 설계하고 사용하고 평가하는 데 도움이 된다. 평가 개발 및 사용의 "단계"로 정렬된 AAL의 네 가지 주요 메커니즘을 살펴보자(Box 17-1).

Box 17.1 학습에 영향을 미치는 평가: 평가 설계 및 활용의 각 단계에서의 작업 메커니즘

단계	작업 메커니즘(이상적인 설계 및 사용 하에)
과정 개발자	과정 목표를 더 명확히 설명하여 학습 활동과 목표 달성이 긴밀하게 연결되도록 **촉진해야 함.**
사전 평가 예측과 준비	학습 목표를 명확하고 설득력 있게 전달하여 목표 달성을 지원하는 방향으로 학습자와 교육자가 충분한 노력과 끈기를 쏟아내도록 **촉진하여야 함.**
평가 완료	대상 학습자 속성의 도전적이고 실제 적용 가능한 연습(예: 지식 또는 기술)을 하도록 하여 깊이 인코딩된 전이 준비 학습을 **촉진해야 함.**
사후 평가 성찰과 개선	수행 격차 및 근본적인 이유에 대한 명확한 식별을 통해 학습 및 수행 향상을 위한 효과적인 조정을 **촉진해야 함.**

3. 작업 메커니즘 #1: 과정 개발

좋은 교육 프로그램은 교육 경험을 효과적으로 설계하는 것으로 시작하며, 교육과정 설계를 위하여 어떠한 실용적 틀을 사용하더라도 학습 목표를 설정한 다음 이를 활용하여 교육 활동을 설계하는 것을 제안한다. 그러나 잘 작성된 학습 목표 조차도 완전히 상세하게 특정화 되어 있지 않고 적당히 광범위한 대상인 KSAO의 모음일 뿐이다. 예를 들어, 미국 생리학학회의 의학 교육과정 목표 프로젝트(Carroll, Navar, & Blaustein, 2012)에 정의된 다음과 같은 학습 목표를 생각해보자: "학생들은 순환계의 조직을 설명하고(describe), 전신 및 폐순환은 어떻게 물리적으로 그리고 생리적으로 연계되어 있는지를 설명할 수(explain) 있어야 한다". 이 학습목표는 해석에서 여지가 있다. 예를 들어, 순환계 조직의 어떤 측면을 설명해야 하는지? 이 학습목표는 학생들이 그 조직을 추상적으로 설명할 수 있지만 심장 병리를 진단할 때 이해를 적용하지 못하는 경우에도 목표를 달성한 것으로 받아들여질까? 같은 경우이다.

여러 교육과정 설계 틀에서 학습 목표를 정의하는 것 이상으로, 교육자가 학습자의 학습을 위해 원하는 최종 상태에 다다랐는 지를 확인할 수 있는 평가를 선택하거나 개발해야 하며, 그 다음에 최종 단계에서 그 목적을 성취하도록 촉진하는 학습 활동을 개발하기 위해 거꾸로 작업하는 것을 지지하고 있다. 이러한 틀에는 역방향 설계(Wiggins & McTighe, 2005), 숙달 학습(McGaghie, 2015), 그리고 4요소 교육 설계

(van Merriënboer & Kirschner, 2012)가 포함된다. 평가를 통해 학습 목표를 강화하는 것은 KSAO를 구체적이고 관찰 가능한 학습자 행동으로 변환하는 것을 돕는다. 이것은 교육 개발자가 초점을 명확히 하고 그에 맞추어 학습활동을 조정하는 데 도움이 되는 깊은 대화를 유도할 수 있다. 평가 개발 과정은, 학습 목표의 중요한 측면을 "자연스럽게" 알고 있고 동의할 것으로 기대되는 전문가라 할지라도 그 목적이 수반하는 언급되지 않은 다양한 개념을 가질 수 있다는 것을 알려준다. 예를 들어, 한 연구에서는 관상동맥우회문합술(기본 수술 기술)의 필수 행동에 대한 흉부외과 전문의의 의견들은 광범위하게 다양하여 평가 개발 실습 후 각 전문의가 제시했던 초기 "필수" 단계의 25%만 필수로 지정하는 것에 동의했다(Vaporciyan, Fikfak, Lineberry, Park, & Tekian, 2017). 또 다른 연구는 윤상갑상선 절제술에 대하여 수행의 핵심적인 부분이라고 생각하는 것을 가르치는 전문가들을 관찰했는데, 저자들은 표준 평가에 정의된 절차의 주요 측면 중 51%~ 73%를 생략했음을 발견했다(Sullivan, Yates, Inaba, Lam, & Clark, 2014). 물론 평가 대상 구성을 철저히 표집해야 한다는 AOL 핵심 원칙은 상당한 구인과소대표성을 가진 평가를 중심으로 과정을 설계하는 것에 대해 경고한다. 예를 들어, 매우 광범위한 평가에 제한된 수의 다지선다형 질문만 사용된 경우 문제가 될 수 있는 "시험에 대한 가르침"으로 이어질 수 있다.

4. 작업 메커니즘 #2: 평가 이벤트 예측

교육과정 설계자들이 평가 항목으로 학습 목표를 개념화하는 것처럼, 학습자와 교육자에게도 이 부분은 마찬가지로 명확하고 유용하다. 이상적으로는, 평가는 목표로 하는 학습을 위해 노력하도록 교육자와 학습자에게 동기도 부여한다. 동기 부여에는 세 가지 구성 요소가 있다: (1) **강도**(예: 교육자가 학습자의 기본 사고 틀의 힌트를 얼마나 열심히 경청하는지); (2) **지속성**(예: 학습자가 일부 콘텐츠를 공부하는 데 소비하는 시간); (3) 노력의 **방향**(예: 교육자가 가르칠 때 중점을 둔 내용). 최적의 학습은 학습자와 교육자가 높은 수준의 학습 내용과 접근방식으로 충분한 시간 동안 열심히 참여하는 경우에 일어난다.

평가는 목표 설정 및 노력에 대해 대략적으로 알려진 것이 무엇인지 예시를 보여준다. 그리고 목표는 행동에 대한 강력한 동기 부여를 만들어 낸다(Austin & Vancouver, 1996; Locke & Latham, 2002). 평가에 공식적인 성적을 아주 조금이라도 할당하는 것은 중요하다. 한 연구에서는 과정 성적의 단 1%만 학습 모듈과 연관시켜도 학습자가 학습 모듈에 추가 학습 시간을 할애할 가능성이 4배 더 높아진다는 것을 보여주었다(Raupach, Brown, Anders, Hasenfuss, & Harendza, 2013). 이와 비슷하게 다른 연구에서도 성적 할당과 학습자 동기 부여 사이의 긴밀한 "연결"을 발견하였다(Buss 등, 2012; Wormald, Schoeman, Somasunderam, & Penn, 2009). 평가가 면허, 선발 또는 자격 증명에 사용되는 경우 특히 강력한 동기를 유발할 수 있다. 예를 들어 미국 의학교육에서 의대생들은 USMLE(미국 의사 면허 시험) 1단계 시험 점수에 매우 관심이 많아서 이를 우선적으로 공부하느라 학교의 공식 교육과정의 많은 부분을 건너뛴다(Burk-Rafel, Santen, & Purkiss, 2017; Chen 등, 2019; Schwartz, Lineberry, Park, Kamin, & Hyderi, 2018). 따라서 특정 평가는 노력의 **강도**와 **지속성**을 높일 수 있지만, 교육자나 학습자가 원하는 **방향**이 아닐 수 있다. 그런 이유로 USMLE 1단계와 같은 시험이 학습에 적절한 영향을 미치는지에 대한 논란이 존재한다(Katsufrakis & Chaudhry, 2019; London 등, 2016; Mehta 등, 2016; Prober 등, 2016).

학습자는 평가를 위한 공부를 계획하는 데 상당히 정교할 수 있다. Cilliers, Schuwirth, Herman, Adendorff, van der Vleuten(2012)은 의과대학생들이 과정 모듈 종료 평가를 어떻게 준비하는지 인터뷰했고, 평가가 임박함에 따라 파악된 준비 공부량이 압도적이었다는 것을 발견했다. 이 경우 자료를 깊이 숙달하는 것을 선호하는 학생들조차도 피상적인 "암기하는 것"으로 전환했다. 또한 학생들은 이전 평가, 동료의 조언, 과거 교육자의 행동에 기반하여 특정 평가의 실제 범위에 대하여 정교하게 추론하면서, 평가가 특징으로 삼을 문항의 유형을 예측했다. 예를 들어, 한 학습자는 다음과 같이 깨달았다고 하였다.

> 교수님들은 한 질병의 병태생리에 대해 단지 20점만큼만 질문할 수 없으니. . . [교수님들은] 가능한 한 광범위하게 내용을 다룰 것입니다. . . 그래서 하루의 마지막쯤에는 말도 안되는 것들을 배우기 위해 지금 당장은 꽤 중요한 것을 제쳐두게 됩니다(Cilliers 등, 2012, p. 49).

저자들은 평가가 학습에 대체로 영향을 미쳤다고 결론짓지만 그것이 교육자의 의도대로는 아니며, 평가의 교육적 효과가 교육자들이 그래야 한다고 예측하는 것과는 종종 다르다는 가정과 일치한다(van der Vleuten, 1996).

무엇보다도 평가는 학습자에게 **목표를 향하도록** 활력을 불어넣을 뿐만 아니라 그들이 채택하는 목표 지향, 즉 그들이 추구하는 학습 목표의 유형에 영향을 미친다(DeShon & Gillespie, 2005; Dweck, 1986). 여러 수준에서 학습자가 채택하는 세 가지 주요 방향이 있는데, 그 자체에 대한 깊은 이해를 추구하는 것으로 나타내는 **숙달 또는 학습** 지향; 자신의 능력을 보여주려고 하는 것이 특징인 **성과 증명** 지향; 그리고 이와 관련하여 능력 **부족을 보여주지 않으려는 성과 회피** 지향이 그것이다. 평생 학습자를 육성하기 위해 교육자들이 가능한 한 숙달 지향을 장려하는 것은 적절한 것으로 보이지만 성과 증명 지향은 학습과 수행에 적절할 수 있다(Harackiewicz, Barron, Carter, Lehto, & Elliot, 1997; Payne, Youngcourt, & Beaubien, 2007). 목표 지향은 학습자가 평가를 예상할 때 갖게 되는 감정을 예측하는 것으로 밝혀졌다. 예를 들어, 지배적인 숙달 지향의 사람들은 시험 직전에 더 많은 즐거움, 자부심, 희망을 가지지만, 성과 회피 지향의 사람들은 분노, 불안, 절망, 수치심을 나타낸다(Pekrun, Elliot, & Maier, 2009). 이러한 목표 지향성과 정서적 반응은 평가가 영향을 미칠 수 있는 중요한 학습 **과정**을 보여주므로 다른 모든 조건이 동일하다면 깊고 탐구적인 학습 행동과 건강한 감정 조절을 촉진하는 평가 디자인을 선택해야 한다.

교육자가 어떻게 평가를 계획하고 점수를 할당하는지에 따라 학습자의 학습 및 학습 행동이 계획되고 방향성을 가진다는 것을 인식한다면, 보건의료 전문직 교육의 중요한 움직임은 **계획적 평가**를 추진할 것이며, 이 중에서도 더 빈번하지만 간단한 "저부담" 평가로 큰 규모의 "고부담" 평가를 강조하지 않는 평가가 될 것이다(16장 참조)(Schuwirth & van der Vleuten, 2011). 원칙적으로 이 접근 방식은 학습자들 사이에 더 많은 숙달 지향과 더 일정한 간격의 학습 행동을 장려한다. 그러나 빈번하고 부담이 적다고 추정되는 평가라고 부담이 없는 것은 아니다; 사실 이 평가 결과들은 결정을 용이하게 하고 중요한 결과에 이르기 위해 시간이 지남에 따라 합산된다. 따라서 학습자는 보다 전통적인 "총괄" 평가와 거의 동일한 빈번한 소규모 평가를 치르게 된다(Bok 등, 2013; Heeneman 등, 2015; Schut 등, 2018; Watling & Ginsburg, 2019). 동일하게, 여러 시점에 평가를 배치하는 것은 학습자가 더 넓은 시간 간격으로 공부하도록 이끄는 것처럼 보인다(Kerdijk, Cohen-Schotanus, Mulder, Muntinghe, & Tio, 2015); 시간이 지남에 따라 학습에 간격을 두는 것은 학습에 강력하고 긍정적인 영향을 미치기 때문에(Cepeda, Pashler, Vul, Wixted, & Rohrer, 2006), 매우 바람직한 결과처럼 보인다.

학습자가 평가에 의해 동기부여 되는 것처럼 교육자도 학습자의 평가 성과에 대해 적어도 부분적으로나마 책임을 느낀다. 이것은 잠재적으로 "시험에 대한 가르침"이라는 친숙한 현상으로 이어진다. 예를 들어, 그것은 종종 학습자의 비판적 사고 발달을 촉진하기 보다는 기계적인 암기를 강조하는 교육자를 비난하는 경멸적인 표현이다. 그러나 이러한 경우의 근본 문제는 시험에 대한 가르침이 아니라 교육 목표와 맞지 않는 **시험 자체**에 있다(Jensen, McDaniel, Woodard, & Kummer, 2014). 고차원 인지 과정을 필요로 하는 평가를 진행할 때 학습자는 필요한 사고 과정을 더 잘 개발하는 경향이 있다. 이와 관련하여 van der Vleuten은 우리가 실제로 관심을 가져야 하는 것이 **자극 형식**, 즉 평가항목의 내용일 경우, 선다형 질문 기반 시험과 같은 특정 **응답 형식**에 지나치게 편향되어 있다고 한다. 즉, 에세이 형식의 시험이 간단한 개념의 암기만 요구하는 것과 마찬가지로 좋은 선다형 시험도 풍부한 비판적 사고를 자극하는 사례와 선택을 특징으로 할 수 있다(van der Vleuten, 1996). 평가 내용 선택에 대한 AAL 관점의 한 예로 **가설 기반 신체 진찰 교육**에서 연구 및 실습을 들 수 있다. 학습자가 "머리부터 발끝까지" 신체검사 수행의 하나의 완전한 세트를 아무 생각 없이 수행하는 것을 평가(따라서 촉진)하는 것보다는, 학습자가 주어진 환자 사례의 맥락에서 임상적으로 구별되는 어떠한 수행을 해야 하는지 예상할 수 있는지를 평가할 수 있다(Yudkowsky 등, 2009). 전략이나 성찰이 없는 "되새김" 보다는 깊이 생각한 그리고 효율적인 자료 수집을 촉진하기 위한 노력의 일환으로, 신체 진찰과 병력 청취 모두를 진행하는 동안의 학습자의 비판적 사고에 비슷한 초점을 맞춘 연구도 있었나(Yudkowsky, Park, Riddle, Palladino, & Bordage, 2014). "시험에 대한 가르침"에 대한 불편함은 종종 정당화될 수 있지만, 평가를 완전히 포기하는 것이 아니라 기대하는 학습 과정 및 성과가 평가와 더 잘 상응될 수 있도록 동기를 부여해야 한다.

5. 작업 메커니즘 #3: 평가 이벤트 그 자체

평가 완료의 직접적인 학습 이점 - 학습이라 할 수 있는 평가 - 은 **시험 효과** 또는 **시험-강화 학습**이라고 하는 매우 강력하고 견고한 현상인 것으로 입증되었다. 일반적인 학습 전략에 대한 대규모 검토에서 학습으로써 평가는 장기 학습을 촉진하기 위한 가장 유용한 두 가지 전략 중 하나이며, 두 번째 전략은 **간격 효과**로 알려진 학습된 자료를 중간에 반복적으로 학습하거나 연습하는 것이라고 발표하였다(Dunlosky, Rawson, Marsh, Nathan, & Willingham, 2013).

여러 연구는 시험 효과가 얼마나 강력하고 일반화가 가능한지 보여준다. 예를 들어, Karpicke Blunt(2011)는 연기된 과학 평가(d = 1.50)에 대한 수행을 촉진하기 위한 전략으로 일반적으로 매우 적극적이고 효과적인 전략으로 여겨지는 개념도보다는 시험이 훨씬 더 효과적이라는 것을 발견했다. 최종 평가에서 비교적 복잡한 추론을 요구했다는 사실에도 불구하고 말이다. Raupach와 동료들(2016)은 임상 추론을 배우는 4학년 의대생들 사이에서 6개월(d = .29) 후에도 핵심 특성을 묻는 형태의 실습 질문이 사례 기반 학습 접근 방식보다 더 많은 학습을 이끌어냈다는 사실을 발견했다. 한편 Larsen, Butler, Lawson, and Roediger(2012)는 1학년 의대생의 경우 병력과 신체 진찰 술기를 표준화환자 기반 평가를 한 것이 필기 연습 시험(d = .55) 및 일반적인 학습(d = .84) 보다 더 많은 학습을 이끌어 냈다는 것을 알아냈다.

마찬가지로 시험과 전형적인 생리학 내용에 대한 학습한 경우를 비교하면 시험이 이후(d = .62~.82) 학습한 내용을 더 잘 기억하고 학습된 내용과 관련된 과학 논문을 비판하는 능력(d = .65~.81)이 더 뛰어났다는 것을 발견했다 최근 메타 분석에 따르면 시험은 또한 미래에 학습하지 않은 관련 자료의 학습을 향상시키며(g = .75)(Chan, Meissner, & Davis, 2018), 이것은 학습자의 미래 학습 준비를 육성하라는 최근의 요구와 맞아떨어진다. 이런 **미래 학습의 향상을 위한 메커니즘**이 연구 중이다(Mylopoulos, Brydges, Woods, Manzone, & Schwartz, 2016). 그 중 한 이론은 시험이 학습자를 학습된 내용이 아니라, 일반적으로 보다 효과적인 기억 입력 전략으로 전환시킨다는 것이다(Wissman, Rawson, & Pyc, 2011).

학습으로써 평가가 왜 그런 강력한 효과를 갖는 지에 대한 몇 가지 메커니즘이 연구되고 있는 가운데, 두 가지 간단한 메커니즘으로 이 현상의 많은 부분을 설명할 수 있다. 첫째, 학습으로써 평가는 **어렵다**는 것이다 - 이것은 힘든 정신적 처리과정이 필요하다. 뇌에 신호를 보내 새롭거나 더 강력한 연결을 형성하도록 하는데, 교육학자 Robert Bjork는 이것을 "바람직한 어려움"이라고 부른다(Bjork, 1994). 이것은 시험 효과에 대한 "고통이 없으면 얻는 것도 없다"는 이론이다. 둘째, 잘 설계된 학습으로써 평가는 학습자가 미래에 학습한 것을 적용하려고 할 때 도전할 방식과 유사한 방식으로 학습자에게 도전 과제를 부여한다. 즉 "적절한 전이 처리"가 필요하다(Kulasegaram & McConnell, 2016). 이 두 메커니즘은 특정 평가 설계의 특징이 왜 시험 효과를 강력하게 만드는지 설명하는 것을 돕는다. 예를 들어, 단답형 또는 에세이 기반 시험처럼 구성형 평가는 선다형 시험 같은 선택형 평가보다 더 많은 학습으로 이어진다(Kang, McDermott, & Roediger, 2007; McDaniel, Roediger, & McDermott, 2007). 구성형 평가는 수험생이 시험 개념을 기억에서 **검색**한 다음 응답하도록 요구한다. 반면 선택형 평가는 답가지 목록에서 정답을 **인식**하기만 하면 된다. 구성형 평가는 더 도전적인 정신적 과제이며 또한 실세계와 더 비슷해서 학습한 내용은 일반적으로 정답을 강하게 상기시키지 않고도 적용되어야 한다. 이 장의 돌발 퀴즈를 풀어본 경험에서 단답형 답을 완성하는 데 어려움을 느꼈는지 궁금하다! 또한 그 질문들에 답하는 것이 당신이 그 내용을 잘 배웠다고 믿었었던 것에 변화를 주었는지 궁금하다. 나 자신도 내가 비교적 전문가인 내용에 대한 이와 같은 질문에 답하려면 최소한 약간, 때로는 많이 고심한다. 이러한 투쟁이 유익하기는 하다!

구성형 형식의 한 가지 단점은 채점에 시간이 오래 걸릴 수 있다는 것이다. 교육 효과와 채점 용이성의 균형을 맞추는 방법은 선다형 시험에서 순차적으로 제시되는 답변을 사용하는 것이다. 수험자가 모든 답가지를 보고 올바른 것을 선택하는 대신, 각각이 정답인지 아닌지 여부에 대해 한 번에 하나의 답가지가 표시되고 결정해야 한다(Willing, Ostapczuk, & Musch, 2014). 단답형 시험에 대한 컴퓨터 자동 채점이 가능하도록 연구와 개발도 진행하고 있다(Waters, Grimaldi, Lan, & Baraniuk, 2017).

이와 같은 강점에도 불구하고 학습자와 교육자들은 학습으로써 평가를 매우 잘못 이해하고 잘 활용하지 못하는 것 같다. 학습자는 학습 중 학습으로써 평가를 드물게 사용하고, 그것이 얼마나 효과적인지 과소평가하며, 계획적인 연습 또는 학습의 형태가 아니라 주로 **진단** 도구로 생각하는 경향이 있다(Karpicke, Butler, & Roediger, 2009; Karpicke & Roediger, 2008; Kornell & Bjork, 2007, 2008; McCabe, 2011; Wissman, Rawson, & Pyc, 2012). 이것은 부분적으로 학습으로써 평가에 필요한 높은 수준의 정신적 노력 때문일 수도 있다; 한정된 여분의 에너지를 가진 학습자는 더 수동적인 형태의 학습을 선택할 수 있다. 학습으로써 평가 또한 단기적으로는 비효율적으로 느껴지고, 실제 수동적 학습 활동에 비해 아주 짧은 기간 동안의 학습을 자극하는데 훨씬 덜 효과적이다(Mulligan & Peterson, 2014). 이것은 우리 자신의 학습에 대한 이해에 '사각지대'가 있음을 암시한다: 비효율적인 전략이 그 순간에 효과적이라고 느끼고, 우리가 역량이 있다고 느끼도록 도우며, 에너지가 거의 필요하지 않으므로 장기적으로는 비효율적일지라도 사용하게 된다. Kornell과 Bjork(2007)는 "메타인지적으로 정교한 학습자가 되는 것은 단순하지 않다. 그것은 합리적인 직관과 표준 관행에 어긋나는 것을 요구한다. 학습이 어떻게 작동하는지에 대한 정확한 모델을 가지고 단기 성과에 의해 오도되지 않아야 한다."고 이를 잘 설명하였다. 따라서 이 장의 시작 부분에서 퀴즈 질문에 답하는 것이 이상하다고 생각했다면 - 그것이 정상임을 안다면 - 더 자주 수행하는 것이 좋다! 학습 자료와 함께 모범 사례 질문이 제공되는 경우는 드물지만, 가능할 때 그런 질문을 하는 것을 나는 고맙게 생각한다.

6. 작업 메커니즘 #4: 사후 평가 성찰과 개선

미래 학습을 안내하기 위하여 평가 자료를 분석하고 학습자 및 교육자와 공유할 수 있다. 그러나 전형적인 평가 관행이 피드백을 통해 학습을 촉진하도록 잘 설계되었는지에 대해서는 회의적이다. 예를 들어 Humphrey-Murto와 연구자들(2016)은 OSCE를 완료한 전공의들이 OSCE 직후 또는 1개월 후 각 스테이션 이후에 받은 피드백을 거의 기억하지 못한다는 사실을 발견했다. Harrison과 연구자들(2013)은 OSCE 이후 온라인으로 확인 가능하도록 제공한 피드백의 경우 성적이 우수한 학생이 피드백을 가장 많이 확인했으며, OSCE를 간신히 통과했으며 상당한 개선이 필요할 것으로 예상되는 사람들은 피드백을 가장 적게 보았다는 것을 발견했다. Kluger와 DeNisi(1996)의 피드백의 표준적 종합연구에서 피드백 개입의 놀라운 비율이 실제로 효과가 없다는 것을 발견했으며, 피드백 개입은 실제로 성과를 약 3분의 1로 감소시켰다. 피드백을 통한 학습은 교육에서 매우 큰 주제이므로 여기서는 과정의 광범위한 모델만 공유할 것이며, AAL 관점에서 몇 가지 주요 고려 사항을 살펴보려 한다.

1) 수행 격차 식별

학습자가 피드백에서 중요한 정보를 알아차릴 수 없거나 알려고 하지 않아서 인지적, 정서적으로 참여할 수 없다면, 학습 주기의 맨 처음에서 피드백을 통한 학습이 중단될 수 있다. 따라서 교육자는 자신의 평가에 대한 피드백이 학습에 대해 의미 있고 해석하기 쉽게 디자인되어 있는지 그리고 학습자는 감정적으로 받아들일 준비가 되어 있는지 질문해야 한다. 인지 부하 이론(Van Merrienboer & Sweller, 2010) 및 멀티미디어 학습 관련 이론(Mayer, 2014)은 피드백의 인지적 해석 가능성을 향상시키기 위한 많은 원칙을 제공한다. 예를 들어, 피드백을 학습자의 응답 이후 **연속적으로 하는 것**- 온라인 평가에서 별도의 피드백이 아닌 각 질문 바로 다음에 피드백을 제공하는 것과 같이-은 학습자가 주의를 분산하지 않고 피드백을 처리하는 데 도움이 된다. 평가할 때 채점에 대한 전문가의 판단이 필요한 경우, AOL과 AAL의 우선 순위가 때때로 절충을 요구할 수 있어 즉시 피드백을 제공하는 것이 어려울 수 있다. 예를 들어, 경험이 풍부한 전문가인 임상의는 바람직한 평가자이지만, 임상의들은 대부분 매우 바빠서 평가점수를 즉시 수집하기 어렵다. 의대 교수진이 학생 OSCE 비디오를 평가하는 과정을 시뮬레이션한 연구에서는 4명의 교수진이 6명의 학습자를 평가하고 그 결과를 수집하는 데만 16일이 걸렸다(Grichanik, 2017). 동일한 연구에서 일반인을 평가자로 모집한 경우 유사한 타당도와 신뢰도를 나타냈으며 결과 수집이 훨씬 더 빨라서 일반인 20명의 평가결과를 5시간 만에 수집할 수 있었다. 환자 기록 채점 연구에서도 일반인과 교수진 간의 유사한 속도 차이를 보고하였다(Yudkowsky 등, 2019). 그런 상황에서 교육자는 피드백의 속도를 개선하고 학습을 향상시키기 위해 어느 정도 타당도와 맞바꿀 수 있다.

학습자가 피드백에 대해 정서적으로 준비되도록 돕는 것은 특히 많은 학습자가 강한 감정적 반응을 보이는 경향이 있는 평가에서 어려울 수 있다. 연구의 핵심 결과에 따르면 피드백으로 과제나 과제의 전략에 학습자의 주의를 끌 때 효과적일 가능성이 더 높은 반면, 학습자의 자아 개념이나 자아 가치에 대한 관심을 끌게 되면 비효과적일뿐 아니라 해롭기까지 하다. 우리가 인지와 감정을 별개의 과정으로 생각하는 경향이 있기 때문에 둘 다 제한된 주의력과 에너지를 놓고 경쟁한다. 피드백이 학습자의 자아를 목표로 하고 강렬한 자부심("와, 당신은 놀랍도록 숙련되어 있습니다!"라고 말하는 경우 발생할 수 있음), 수치심("흠… 당신은 정말로 당신의 동료들과 같은 수준이 아닙니다."), 또는 다른 강한 자기 관련 감정을 유발하는 경우, 인지 부하 이론에서는 학습에 초점을 맞춘 처리를 하기 위해 필요한 학습자의 여분의 주의력이 부족할 것이라고 예측한다. 이것으로 학습 이론가들은 학습자를 위한 **심리적 안전** 환경 조성의 중요성(Edmondson, 1999; Rudolph, Raemer, & Simon, 2014) 및 학습자와 교육자 간의 **교육 동맹** 구축(Telio, Ajjawi, & 레게르, 2015)과 같은 몇 가지 관련 원칙을 강조했다. 즉, 피드백에 대한 대중적 지침의 대부분은 피드백을 학습자에게 "전달"되는 사물처럼 취급하지만, 피드백은 신뢰, 긍정적인 기대, 차분한 감정에 다소 도움이 될 수 있는 **관계**의 일부이다.

2) 새로운 접근 방식 생성

학습자가 수행의 격차에 대한 중요한 피드백에 성공적으로 주의를 기울였다면 개선을 위한 적절한 전략을 수립해야 한다. 교육자는 학습자가 수행 격차의 근본적인 원인을 이해하도록 도와줄 수 있다. 예를 들어, 학습자에게는 어떤 답이 정답인지 듣는 것보다 선다형 답변이 정답 혹은 오답 여부를 이론적으로 확인할 때 이득이 된다(Levant, Zuckert, & Paolo, 2018; Wojcikowski & Kirk, 2013). 시뮬레이션 또는 실제 환자 치료 에피소드 이후 수행에 대한 디브리핑에서, Rudolph, Simon, Raemer 및 Eppich(2008)는 디브리핑 진행자는 학습자의 생각을 이끌어내는 "인지 탐정"으로 행동하여 학습자가 현재 수행을 설명할 수 있는 사고의 기본 틀을 찾은 다음 앞으로의 수행을 위한 새로운 전략을 생성하도록 돕는 것을 제안하고 있다.

AAL 관점은 평가 형식이 피드백과 학습에 어떻게 영향을 미칠 수 있는 지에 대해 다르게 생각하는 데 도움이 될 수 있다. 체크리스트와 총괄 평정 양식 중 어느 쪽이 관찰 평가에 유용한 지에 대한 논쟁이 있었는데, 역사적으로 각 형식의 측정 속성에 초점을 맞춘 토론이었다(Ilgen, Ma, Hatala, & Cook, 2015). 어느 형식이든 점수가 타당하고 신뢰할 수 있는지 뿐만 아니라 수행 격차가 확인되면 교정할 행동은 명백히 드러난다. 예를 들어, 특정 학습자의 "전문직업성" 총괄평정 점수가 5점 척도에 "3점"으로 타당하고 신뢰성 있는 점수를 주면서, "수용가능"으로 분류할 수 있을 것이다. 그러나 학습자가 그것에 대해 무엇을 해야 하는지는 분명하지 않다. 그들은 다르게 행동해야 하나? 그렇다면 어떻게 다르게 해야 할까? 본질적으로 더 구체적인 체크리스트 및 행동 기준 평정척도(Behaviorally Anchored Rating Scales, BARS)(9장 참조)가 많은 경우 학습에 더 명확한 의미를 보여준다. 그렇지만 체크리스트와 BARS 조차도 개선할 수 있는 명확한 행동과 맞은 정확한 점수 대 잘못된 점수를 연결하도록 세심한 주의를 기울일 때 도움이 될 것이다. 예를 들어 학습자가 "환자의 사전 동의 확보"와 같은 일부 절차적 단계에서 자신의 기술이 "잘못된" 것으로 간주되었음을 알도록 수행한 절차에 대한 피드백을 받는 것이 학습자에게 도움이 될 것이다. 그러나 구체적으로 "명확하고 비기술적인 언어로 절차를 설명"하지 못했기 때문에 사전 동의가 잘못되었음을 아는 것이 훨씬 더 유용할 것이다. 즉 학습자는 쉽게 개선할 수 있을 것이다.

3) 새로운 접근방식 적용과 강화

마지막으로 학습자는 자신이 학습한 것을 적용할 나중의 기회를 인식하고 활용할 수 있도록 새로운 방식의 사고와 행동을 충분히 강력하게 강화해야 한다. 학습자가 종종 평가 후 피드백과 수행 개선에 무관심한 것은 그다지 놀랍지 않은데, 이는 학습자가 특히 어려운 평가를 받은 후 그들은 오랜 기간 동안 그런 식으로 수행할 필요가 있는 유일한 시간을 "생존"했기 때문이다. 마라톤 주자가 결승선을 통과하면 달리기를 멈추는 것처럼, 학습자의 학습 참여는 주요 평가 후에 급락할 수 있다(Pugh & Regehr, 2016). 학습자가 평가 후 수행 개선 사항을 성찰하고, 연습하고, 확고히 할 수 있는 충분한 동기 부여의 강화를 돕는 한 가지 방법은 "일회성" 평가 관리를 중단하는 것이다. 대신 학습자가 수행할 수 있는 여러 번의 기회를 제공해야 한다(16장 참조). 예를 들어, 숙달 학습 기반 교육 설계는 평가를 두 번 이상 진행한다. 학습자가 교육 모듈 이전에 평가를 충분히 잘 수행할 수 있다면 모듈을 완전히 건너뛸 수 있다. 반대로, 모듈 후에도 평가를 수행하는 데 여전히 어려움을 겪는다면 충분히 수행을 입증할 수 있을 때까지 필요한 만큼 다시 공부하고 평가를 재응시해야 한다(Lineberry 등, 2015). 마찬가지로 평가 경험은 실제 실습 및 평가의 기회가 바로 이어지도록 교육과정 내에 시간을 정해야 한다. 예를 들어, 학습자가 임상 환경에서 카테터를 관찰하거나 넣는 것을 시작하기 직전에 카테터 삽입을 평가하는 것이다.

7. 요약 및 다음 단계

위의 이론과 결과를 감안하여 나는 더 전통적인 학습결과에 대한 평가(AOL) 사고 및 설계와 함께, 학습에 영향을 미치는 평가(AAL)의 사고와 디자인틀로 접근하는 평가방식이 교육에서 학습과 수행을 촉진하기 위한 기본 방법이어야 한다고 주장한다. AAL 프레임은 과정 설계에 있어 학습 및 교육에 대한 명확성과 동기 부여, 대상 학습자 KSAO의 적절히 어려운 난이도 활동, 성찰과 성장 촉진과 관련된 집중적이고 통찰력 있는 숙고를 촉진할 수 있다.

그렇기는 하지만 AAL을 적용할 때의 어려움은 다양하고 많다. AFL의 교육 프로그램 수준의 잠재력을 실현하는 것이 앞으로의 주요 사업이 될 것인데, 우리는 그것을 채택하기 위해 교육 시스템과 문화를 바꾸는 것이 얼마나 어려운지 과소평가하는 경향이 있다(Harrison 등, 2017). AAL은 보건의료 전문직 교육에서 점점 더 인기를 얻고 있지만, 교수 개발 및 정식 교육 학위 프로그램에서는 여전히 드문 영역이다. 교육평가에서 상급 학위를 가진 전문가라도 일반적으로 AOL에만 중점을 두기에 이에 대한 교육은 거의 또는 전혀 없을 가능성이 높다. 그리고 앞서 언급한 바와 같이 AOL 사고방식은 잘 확립된 경향이 있지만 일부 AAL 원칙은 완전히 반직관적이다.

그러나 AAL "미세 개입"은 꽤 실현 가능하다. 현재 평가를 제공하는 모든 과정은 AAL 렌즈에서 해당 평가를 평가하고 학습을 향상시키기 위해 점진적으로 재설계할 수 있다. 마찬가지로, 현재 평가를 거의 또는 전혀 제공하지 않는 모든 과정은 연습 문제가 기존 학습 활동에 산재되어 있더라도 적절한 평가를 개발하거나 차용하여 이를 통합할 수 있다. AAL 능력 개발을 희망하는 학교는 저녁 클럽, 단기 워크숍 및 개발 보조금 등을 통해 기존 교수 개발 제안을 해당 방향으로 목표를 설정할 수 있다. 앞으로 수 년 간 교육 분야에서 AAL 고려 사항에 대해 연구, 혁신 및 통합을 계속 해나가기를 기대한다.

8. 돌발 퀴즈 답변

질문 1:

한 단어로 된 용어의 경우 정확한 용어를 아는 것이 유용할 수 있지만 가까운 동의어만으로도 충분할 것이다. 간단한 정의의 경우 당신의 답변이 개념적으로 다음과 동일하다면 어떤 표현을 했는지는 물론 중요하지 않다.

- **채점**: 평가 점수가 평가 환경의 "축소판"에서 일어난 일을 반영한다는 추론(또는 가정)
- **일반화**: 평가 점수가 수험생들이 평가 세부 사항에 대해 사소하게 다른 다양한 방식으로 여러 번 평가를 받았다면 얻었을 것으로 추정되는 점수를 반영한다는 추론(또는 가정). (예: 그 주의 다른 날짜, 동등하게 적합한 항목, 다양한 평가자 등).
- **외삽**: 평가 점수가 수험자의 현실 세계의 관심있는 수행을 반영한다는 추론(또는 가정) 즉, "확대판"에 해당.
- **결정(또는 "결과" 또는 "영향")**: 평가 점수 해석 및 사용은 영향을 받는 모든 사람들에게 적절한 결정과 결과를 가져온다.

질문 2:

"CIV." 여기에는 구인 무관 변인(Construct-Irrelevant Variance, CIV)의 가능한 많은 예가 있다. "CIV" 같은 약어로 표시된 몇 가지 예는 2장, Table 2-3을 참조하기 바란다. 구인무관변인으로 간주하려면, 각 타당도 위협은 시험이 무언가를 측정해야 하며, 당신이 측정하는 것을 의미하는 것이 **아니다**. 예를 들어, 일부 학생이 답안 키를 훔쳐서 더 나은 점수를 받은 경우, 시험은 "답변 키 도난(예 vs. 아니오)"을 측정하고 있으며 이는 점수가 측정하길 바란 것이 아니다. 마찬가지로, 선다형에서 주의를 산만하게 하는 오답보다 정답은 짧은 경향이 있는데, 시험이 실수로 "수험자의 시험 지혜"를 측정한다고 말할 수 있다. 다시 말하지만, 아마도 당신이 측정하려고 했던 것이 아닐 것이다.

당신의 답변 중 하나가 중요한 것을 측정하지 **못하는** 시험이라면 구인무관변인이 아니라 **과소표현**을 말한다. 예를 들어 시험이 호흡기 질환의 병태생리학을 다루지만 심장질환은 다루지 않는 경우(그리고 두 가지를 모두 포함하려고 했던 경우), 더 넓은 구인이 시험에서 과소 대표된 것이다.

* 참고: 추가 자료 및 출처는 UIC AHPE 웹사이트(https://go.uic.edu/AHPE)에서 확인할 수 있다.

REFERENCES

Albanese, M., & Case, S.M. (2015). Progress testing: Critical analysis and suggested practices. *Advances in Health Sciences Education, 21*(1), 221–234.

American Educational Research Association, American Psychological Association, & National Council on Measurement in Education. (2014). *Standards for educational and psychological testing.* Washington, DC: AERA.

Austin, J.T., & Vancouver, J.B. (1996). Goal constructs in psychology: Structure, process, and content. *Psychological Bulletin, 120*(3), 338–375.

Bjork, R.A. (1994). Memory and metamemory considerations in the training of human beings. In J. Metcalfe & A. Shimamura (Eds.), *Metacognition: Knowing about knowing* (pp. 185–205). Cambridge, MA: MIT Press.

Bok, H.G., Teunissen, P.W., Favier, R.P., Rietbroek, N.J., Theyse, L.F., Brommer, H., . . . Jaarsma, D.A. (2013). Programmatic assessment of competency-based workplace learning: when theory meets practice. *BMC Medical Education, 13*, 123.

Burk-Rafel, J., Santen, S.A., & Purkiss, J. (2017). Study behaviors and USMLE Step 1 performance: Implications of a student self-directed parallel curriculum. *Academic Medicine: Journal of the Association of American Medical Colleges, 92*(11S Association of American Medical Colleges Learn Serve Lead: Proceedings of the 56th Annual Research in Medical Education Sessions), S67–S74.

Buss, B., Krautter, M., Möltner, A., Weyrich, P., Werner, A., Jünger, J., & Nikendei, C. (2012). Can the "Assessment Drives Learning" effect be detected in clinical skills training?—Implications for curriculum design and resource planning. *GMS Zeitschrift Für Medizinische Ausbildung, 29*(5).

Carroll, R.G., Navar, L.G., & Blaustein, M.P. (2012). *APS/ACDP Medical Physiology Learning Objectives Project.* Bethesda, MD: American Physiology Society and Association of Chairs of Departments of Physiology.

Cepeda, N.J., Pashler, H., Vul, E., Wixted, J.T., & Rohrer, D. (2006). Distributed practice in verbal recall tasks: A review and quantitative synthesis. *Psychological Bulletin, 132*(3), 354–380.

Chan, J.C.K., Meissner, C.A., & Davis, S.D. (2018). Retrieval potentiates new learning: A theoretical and meta-analytic review. *Psychological Bulletin, 144*(11), 1111–1146.

Chen, D.R., Priest, K.C., Batten, J.N., Fragoso, L.E., Reinfield, B.I., & Laitman, B.M. (2019). Student perspectives on the "Step 1 Climate" in preclinical medical education. *Academic Medicine, 94*(3), 302–304.

Cilliers, F.J., Schuwirth, L.W.T., Herman, N., Adendorff, H.J., & van der Vleuten, C.P.M. (2012). A model of the pre-assessment learning effects of summative assessment in medical education. *Advances in Health Sciences Education: Theory and Practice, 17*(1), 39–53.

Cook, D.A., Zendejas, B., Hamstra, S.J., Hatala, R., & Brydges, R. (2014). What counts as validity evidence? Examples and prevalence in a systematic review of simulation-based assessment. *Advances in Health Sciences Education, 19*, 233–250.

Dannefer, E.F. (2013). Beyond assessment of learning toward assessment for learning: Educating tomorrow's physicians. *Medical Teacher, 35*(7), 560–563.

DeShon, R.P., & Gillespie, J.Z. (2005). A motivated action theory account of goal orientation. *Journal of Applied Psychology, 90*(6), 1096–1127.

Dobson, J., Linderholm, T., & Perez, J. (2018). Retrieval practice enhances the ability to evaluate complex physiology information. *Medical Education, 52*(5), 513–525.

Dunlosky, J., Rawson, K.A., Marsh, E.J., Nathan, M.J., & Willingham, D.T. (2013). Improving students' learning with effective learning techniques: Promising directions from cognitive and educational psychology. *Psychological Science in the Public Interest, 14*(1), 4–58.

Dweck, C.S. (1986). Motivational processes affecting learning. *American Psychologist, 41*(10), 1040–1048.

Edmondson, A. (1999). Psychological safety and learning behavior in work teams. *Administrative Science Quarterly, 44*(2), 350–383.

Grichanik, M. (2017). Many hands make light work: Crowdsourced ratings of medical student OSCE performance. *Unpublished Doctoral Dissertation, University of South Florida.* Retrieved from https://scholarcommons.usf.edu/etd/6706.

Harackiewicz, J.M., Barron, K.E., Carter, S.M., Lehto, A.T., & Elliot, A.J. (1997). Predictors and consequences of achievement goals in the college classroom: Maintaining interest and making the grade. *Journal of Personality and Social Psychology, 73*(6), 1284–1295.

Harrison, C.J., Könings, K.D., Molyneux, A., Schuwirth, L.W.T., Wass, V., & van der Vleuten, C.P.M. (2013). Web-based feedback after summative assessment: How do students engage? *Medical Education, 47*(7), 734–744.

Harrison, C.J., Könings, K.D., Schuwirth, L.W.T., Wass, V., & van der Vleuten, C.P.M. (2017). Changing the culture of assessment: The dominance of the summative assessment paradigm. *BMC Medical Education, 17*(1), 73.

Heeneman, S., Oudkerk Pool, A., Schuwirth, L.W.T., van der Vleuten, C.P.M., & Driessen, E.W. (2015). The impact of programmatic assessment on student learning: Theory versus practice. *Medical Education, 49*(5), 487–498.

Holmboe, E.S., Sherbino, J., Englander, R., Snell, L., Frank, J.R., & ICBME Collaborators. (2017). A call to action: The controversy of and rationale for competency-based medical education. *Medical Teacher, 39*(6), 574–581.

Holmboe, E.S., Yamazaki, K., Edgar, L., Conforti, L., Yaghmour, N., Miller, R.S., & Hamstra, S.J. (2015). Reflections on the first 2 years of milestone implementation. *Journal of Graduate Medical Education, 7*(3), 506–511.

Humphrey-Murto, S., Mihok, M., Pugh, D., Touchie, C., Halman, S., & Wood, T.J. (2016). Feedback in the OSCE: What do residents remember? *Teaching and Learning in Medicine, 28*(1), 52–60.

Ilgen, J.S., Ma, I.W.Y., Hatala, R., & Cook, D.A. (2015). A systematic review of validity evidence for checklists versus global rating scales in simulation-based assessment. *Medical Education, 49*(2), 161–173.

Jensen, J.L., McDaniel, M.A., Woodard, S.M., & Kummer, T.A. (2014). Teaching to the test . . . or testing to teach: Exams requiring higher order thinking skills encourage greater conceptual understanding. *Educational Psychology Review, 26*(2), 307–329.

Kang, S.H.K., McDermott, K.B., & Roediger III, H.L. (2007). Test format and corrective feedback modify the effect of testing on long-term retention. *European Journal of Cognitive Psychology, 19*(4–5), 528–558.

Karpicke, J.D., & Blunt, J.R. (2011). Retrieval practice produces more learning than elaborative studying with concept mapping. *Science, 331*(6018), 772–775.

Karpicke, J.D., Butler, A.C., & Roediger, H.L. (2009). Metacognitive strategies in student learning: Do students practise retrieval when they study on their own? *Memory, 17*(4), 471–479.

Karpicke, J.D., & Roediger, H.L. (2008). The critical importance of retrieval for learning. *Science, 319*(5865), 966–968.

Katsufrakis, P.J., & Chaudhry, H.J. (2019). Improving residency selection requires close study and better understanding of stakeholder needs. *Academic Medicine, 94*(3), 305–308.

Kerdijk, W., Cohen-Schotanus, J., Mulder, B.F., Muntinghe, F.L.H., & Tio, R.A. (2015). Cumulative versus end-of-course assessment: Effects on self-study time and test performance. *Medical Education, 49*(7), 709–716.

Kluger, A.N., & DeNisi, A. (1996). The effects of feedback interventions on performance: A historical review, a meta-analysis, and a preliminary feedback intervention theory. *Psychological Bulletin, 119*(2), 254–284.

Kornell, N., & Bjork, R.A. (2007). The promise and perils of self-regulated study. *Psychonomic Bulletin & Review, 14*(2), 219–224.

Kornell, N., & Bjork, R.A. (2008). Optimising self-regulated study: The benefits—and costs—of dropping flashcards. *Memory, 16*(2), 125–136.

Kulasegaram, K.M., & McConnell, M. (2016). When I say . . . transfer-appropriate processing. *Medical Education, 50*(5), 509–510.

Larsen, D.P., Butler, A.C., Lawson, A.L., & Roediger, H.L. (2012). The importance of seeing the patient: Test-enhanced learning with standardized patients and written tests improves clinical application of knowledge. *Advances in Health Sciences Education, 18*(3), 409–425.

Levant, B., Zückert, W., & Paolo, A. (2018). Post-exam feedback with question rationales improves re-test performance of medical students on a multiple-choice exam. *Advances in Health Sciences Education: Theory and Practice, 23*(5), 995–1003.

Lineberry, M., Soo Park, Y., Cook, D.A., & Yudkowsky, R. (2015). Making the case for mastery learning assessments: key issues in validation and justification. *Academic Medicine: Journal of the Association of American Medical Colleges, 90*(11), 1445–1450.

Locke, E.A., & Latham, G.P. (2002). Building a practically useful theory of goal setting and task motivation: A 35-year odyssey. *American Psychologist, 57*(9), 705–717.

London, D.A., Kwon, R., Atluru, A., Maurer, K., Ben-Ari, R., & Schaff, P.B. (2016). More on how USMLE Step 1 scores are challenging academic medicine. *Academic Medicine, 91*(5), 609–610.

Mayer, R.E. (Ed.). (2014). *The Cambridge handbook of multimedia learning* (2nd ed.). New York: Cambridge University Press.

McCabe, J. (2011). Metacognitive awareness of learning strategies in undergraduates. *Memory & Cognition, 39*(3), 462–476.

McDaniel, M.A., Roediger, H.L., & Mcdermott, K.B. (2007). Generalizing test-enhanced learning from the laboratory to the classroom. *Psychonomic Bulletin & Review, 14*(2), 200–206.

McGaghie, W.C. (2015). Mastery learning: It is time for medical education to join the 21st century. *Academic Medicine: Journal of the Association of American Medical Colleges, 90*(11), 1438–1441.

Mehta, N.B., Hull, A., & Young, J. (2016). More on how USMLE Step 1 scores are challenging academic medicine. *Academic Medicine, 91*(5), 609.

Mulligan, N.W., & Peterson, D.J. (2014). The spacing effect and metacognitive control. *Journal of Experimental Psychology: Learning, Memory, and Cognition, 40*(1), 306–311.

Mylopoulos, M., Brydges, R., Woods, N.N., Manzone, J., & Schwartz, D.L. (2016). Preparation for future learning: A missing competency in health professions education? *Medical Education, 50*(1), 115–123.

Nasca, T.J., Philibert, I., Brigham, T., & Flynn, T.C. (2012). The Next GME Accreditation System—Rationale and benefits. *New England Journal of Medicine, 366*(11), 1051–1056.

Norcini, J., Anderson, M.B., Bollela, V., Burch, V., Costa, M.J., Duvivier, R., . . . Swanson, D. (2018). 2018 Consensus framework for good assessment. *Medical Teacher*, Online ahead of print, October 9, 1–8.

Norman, G., Neville, A., Blake, J.M., & Mueller, B. (2010). Assessment steers learning down the right road: Impact of progress testing on licensing examination performance. *Medical Teacher, 32*(6), 496–499.

Payne, S.C., Youngcourt, S.S., & Beaubien, J.M. (2007). A meta-analytic examination of the goal orientation nomological net. *Journal of Applied Psychology, 92*(1), 128–150.

Pekrun, R., Elliot, A.J., & Maier, M.A. (2009). Achievement goals and achievement emotions: Testing a model of their joint relations with academic performance. *Journal of Educational Psychology, 101*(1), 115–135.

Prober, C.G., Kolars, J.C., First, L.R., & Melnick, D.E. (2016). In reply to Mehta, et al. (2016) and to London, et al. (2016) *Academic Medicine, 91*(5), 610.

Pugh, D., & Regehr, G. (2016). Taking the sting out of assessment: Is there a role for progress testing? *Medical Education, 50*(7), 721–729.

Raupach, T., Andresen, J.C., Meyer, K., Strobel, L., Koziolek, M., Jung, W., . . . Anders, S. (2016). Test-enhanced learning of clinical reasoning: A crossover randomised trial. *Medical Education, 50*(7), 711–720.

Raupach, T., Brown, J., Anders, S., Hasenfuss, G., & Harendza, S. (2013). Summative assessments are more powerful drivers of student learning than resource intensive teaching formats. *BMC Medicine, 11*, 61.

Rudolph, J.W., Raemer, D.B., & Simon, R. (2014). Establishing a safe container for learning in simulation: the role of the presimulation briefing. *Simulation in Healthcare, 9*(6), 339.

Rudolph, J.W., Simon, R., Raemer, D.B., & Eppich, W.J. (2008). Debriefing as formative assessment: Closing performance gaps in medical education. *Academic Emergency Medicine, 15*(11), 1010–1016.

Schut, S., Driessen, E., van Tartwijk, J., van der Vleuten, C., & Heeneman, S. (2018). Stakes in the eye of the beholder: An international study of learners' perceptions within programmatic assessment. *Medical Education, 52*(6), 654–663.

Schuwirth, L.W.T., & van der Vleuten, C.P.M. (2011). Programmatic assessment: From assessment of learning to assessment for learning. *Medical Teacher, 33*(6), 478–485.

Schwartz, L.F., Lineberry, M., Park, Y.S., Kamin, C.S., & Hyderi, A.A. (2018). Development and evaluation of a student-initiated test preparation program for the USMLE Step 1 examination. *Teaching and Learning in Medicine, 30*(2), 193–201.

Sullivan, M.E., Yates, K.A., Inaba, K., Lam, L., & Clark, R.E. (2014). The use of cognitive task analysis to reveal the instructional limitations of experts in the teaching of procedural skills. *Academic Medicine, 89*(5), 811–816.

Telio, S., Ajjawi, R., & Regehr, G. (2015). The "educational alliance" as a framework for reconceptualizing feedback in medical education. *Academic Medicine, 90*(5), 609.

van der Vleuten, C.P.M. (1996). The assessment of professional competence: Developments, research and practical implications. *Advances in Health Sciences Education, 1*(1), 41–67.

van Merriënboer, J.J.G., & Kirschner, P.A. (2012). *Ten steps to complex learning: A systematic approach to four-component instructional design* (2nd ed.). New York: Routledge.

van Merrienboer, J.J.G., & Sweller, J. (2010). Cognitive load theory in health professional education: Design principles and strategies. *Medical Education, 44*(1), 85–93.

Vaporciyan, A.A., Fikfak, V., Lineberry, M.C., Park, Y.S., & Tekian, A. (2017). Consensus-derived coronary anastomotic checklist reveals significant variability among experts. *The Annals of Thoracic Surgery, 104*(6), 2087–2092.

Waters, A., Grimaldi, P., Lan, A., & Baraniuk, R. (2017). Short-answer responses to STEM questions: measuring response validity and its impact on learning. In *Proceedings of the 10th International Conference on Data Mining* (pp. 374–375). Wuhan, China.

Watling, C.J., & Ginsburg, S. (2019). Assessment, feedback and the alchemy of learning. *Medical Education, 53*(1), 76–85.

Wiggins, G., & McTighe, J. (2005). *Understanding by design* (2nd Expanded ed.). Alexandria, VA: Association for Supervision & Curriculum Development.

Willing, S., Ostapczuk, M., & Musch, J. (2014). Do sequentially-presented answer options prevent the use of testwiseness cues on continuing medical education tests? *Advances in Health Sciences Education, 20*(1), 247–263.

Wissman, K.T., Rawson, K.A., & Pyc, M.A. (2011). The interim test effect: Testing prior material can facilitate the learning of new material. *Psychonomic Bulletin & Review, 18*(6), 1140–1147.

Wissman, K.T., Rawson, K.A., & Pyc, M.A. (2012). How and when do students use flashcards? *Memory, 20*(6), 568–579.

Wojcikowski, K., & Kirk, L. (2013). Immediate detailed feedback to test-enhanced learning: An effective online educational tool. *Medical Teacher, 35*(11), 915–919.

Wormald, B.W., Schoeman, S., Somasunderam, A., & Penn, M. (2009). Assessment drives learning: An unavoidable truth? *Anatomical Sciences Education, 2*(5), 199–204.

Yudkowsky, R., Hyderi, A., Holden, J., Kiser, R., Stringham, R., Gangopadhyaya, A., . . . Park, Y.S. (2019). Can non-clinician raters be trained to assess clinical reasoning in post-encounter patient notes? *Academic Medicine*, October Supplement.

Yudkowsky, R., Otaki, J., Lowenstein, T., Riddle, J., Nishigori, H., & Bordage, G. (2009). A hypothesis-driven physical examination learning and assessment procedure for medical students: Initial validity evidence. *Medical Education, 43*(8), 729–740.

Yudkowsky, R., Park, Y.S., Riddle, J., Palladino, C., & Bordage, G. (2014). Clinically discriminating checklists versus thoroughness checklists: Improving the validity of performance test scores. *Academic Medicine, 89*(7), 1057–1062.

18

완전학습 환경에서 평가

Matthew Lineberry, Rachel Yudkowsky, Yoon Soo Park, David Cook, E. Matthew Ritter, and Aaron Knox

완전학습(mastery learning)은 교육적 발달을 교육과정의 시간보다 입증된 수행을 바탕으로 하는 교육적 접근이다(Block, 1971; McGaghie, 1978, 2015). 학습자에게는 명확한 최종 목표와 수행 지표, 학습 및 실습 기회, 수행 목적을 향한 발달(진보) 상황에 대한 피드백과 함께 반복적인 형성평가가 제공된다. 학습자는 미리 결정된 수행 수준에 도달할 때까지 다음 교육과정 모듈, 훈련 단계 또는 실습 수준으로 진행할 수 없다. 숙달 시험(mastery testing)의 주요 특징은 지정된 "숙달(mastery)" 수준에 도달하기 위해 여러 번 재시험하는 것이다. 최종 성취 수준은 모든 학습자에게 동일하지만 일부 학습자는 다른 학습자보다 학습 및 연습에 더 많은 시간과 시험 시도가 필요할 수 있다. 고정된 교육과정 시간 동안 입증된 수행에 대한 강조를 감안할 때 완전학습 및 숙달 시험은 역량바탕교육과정의 중요한 요소가 될 수 있으며(McGaghie, 2015), 기본의학교육에서 전공의 수련프로그램 입학을 위한 핵심 위임가능한 진료활동(EPA) (Association of American Medical Colleges, 2014)과 전공의 수련기간 동안 마일스톤(Holmboe, Edgar, & Hamstra, 2016)의 성취 및 평가에 필수적이다.

믿을 만한 평가는 완전학습 시스템의 초석이다. 학습자의 완전학습에 대한 부정확한 평가 또는 의사결정을 위한 평가의 부적절한 사용은 학습자를 조기에 진급하게 하거나 불필요하게 진급을 보류하게 한다. 이 장에서 우리의 목표는 완전학습 평가의 타당성 검증 및 정당화의 주요 문제를 개괄하는 것이다(평가 타당도에 대한 전반적인 토론은 2장 참조). 가능한 범위에서 모든 경우에 Box 18-1에 요약된 도전들을 명확히 식별하고 핵심 도전들에 대한 해결책을 제안하는 데 중점을 둔다.

1. 완전학습 평가의 해석 및 사용

"숙달(완전)"은 무슨 뜻인가? 일반적으로는 높은 수준의 전문성을 말한다. 그러나 완전학습에 있어서는

Box 18.1 완전학습 평가의 타당성 검증 및 정당화를 위한 핵심 고려 사항

해석 및 사용

- 숙달(완전)이 의미하는 성취 또는 발달을 위한 준비의 정도를 구체화하라
- 완전학습이 유지되기를 의도하는 지를 구체화하라
- 특정 내용 영역 내에서 어떻게 완전학습을 마무리할 지를 구체화하라(보상 대 비보상 점수)
- 학습자에 대한 결정과 조치를 내리는 데 어떻게 점수가 사용되는지를 구체화하라

내용 근거

- 필요에 따라 대량의 재시험이 가능하도록 충분한 평가 내용을 개발하라
- 여러 번의 동등한 재시험을 생성하기 위한 모범 사례를 이용하라
- 적절한 경우 내용의 달성을 넘어 수행의 측면을 평가하라(예: 수행의 자동성)

반응 과정 근거

- 재시험에 대한 학습자의 응답 절차가 평가 내용의 특정 부분을 암기하기 보다는 진정한 완전학습과 일치하는지 검토하라

내적 구조 및 신뢰도 근거

- 완전학습 대 비완전학습의 구별을 위해 조정된 신뢰도 추정치를 사용하라
- 학습자 수행이 범위에서 제한될 가능성이 있는 경우 완전학습 사후 시험을 위한 신뢰도와 내적 구조 추정치를 어떻게 도출할 지 신중하게 고려하라; 더 큰 분산을 보일 가능성이 있는 기준선 점수 사용을 고려하라
- 비보상 점수를 사용하는 경우 그에 따라 신뢰도 추정치를 조정하라

다른 변수 근거와의 관계

- 학습자 수행이 범위에서 제한될 가능성이 있는 경우, 완전학습 사후 시험을 위한 다른 변수들과의 관계들의 추정치를 어떻게 도출할지 신중하게 고려하라
- 주어진 완전학습 평가가 이후 교육 단위 및/또는 후속 환자 진료에 만족스러운 또는 불만족스러운 발달와 연관이 있는지 여부에 대한 근거를 수집하라

평가 사용의 결과

- 개별 학습자, 교육 시스템, 환자 결과 및 지역사회에 대한 완전학습 평가의 잠재적인 긍정적 그리고 부정적인, 의도한 것과 의도하지 않은 영향들을 조사하라

이는 다음 단계의 교육으로 진행할 준비가 되어 있음을 의미할 뿐이다. 유전적 전달에 대해 배울 만큼 돌연변이생성(mutagenesis)을 이해하는 의대생은 거의 확실히 일반인의 시각에서는 돌연변이생성을 "숙달"하지는 않지만 다음 단계로 나아갈 만큼 충분히 숙달했을 수 있다. "숙달"의 개념은 준거 설정에서 "경계선" 또는 "최소한의 능력을 갖춘" 수행과는 다르다(6장 참조). 숙달은 다음 단계에서 성공할 준비가 잘 되어 있음을 함축한다. 유사하게, 시뮬레이션 실습실에서 중심정맥관 삽입을 "숙달한" 전공의가 환자에게 감독하에 수행을 할 준비가 되었을 수 있지만 물론 여전히 배울 것이 많다. 이러한 용어의 혼동은 문제를 일으킬 수 있다. 단위를 통해 발전하는 학습자는 그렇지 않은 경우에도 일반인의 시각에서는 내용을 "숙달"했다고 생각할 수 있다. 반대로, 완전 기준을 설정하도록 요청받은 교육자는 불필요하게 높은 기준을 설정

하여 "숙달"이라는 일반인의 함의가 자신의 판단에 영향을 미치게 할 수 있다.

"숙달"이 얼마나 오래 지속될 것으로 예상하는가? 완전학습 바탕과정에서 성취도는 종종 수련 완료 직후에 평가된다. 그러나 보건의료 전문직 교육에서 대부분의 학습 단위는 이후의 많은 단위와 연결되어 있으며 성취도는 수련 후 빠르게 감소하는 경우가 많다(Arthur, Bennett, Stanush, & McNelly, 1998). 나아가 단기 완전학습을 최대화하는 많은 학습 활동은 장기 유지 및 완전학습의 일반화를 지지하지 않는다(Rohrer & Pashler, 2010). 비록 엄격하게 지연된 시험은 특히 학습자가 다른 교육장소를 순환하고 시간이 많이 소요되는 임상 책무를 가정하면 논리적으로 도전적이지만 수련 직후의 기간으로 완전학습 평가를 제한하면 단일하고 **지속적인** 역량을 보장하는 완전학습 시스템의 의도가 전복될 수 있다(Norman, Norcini, & Bordage, 2014).

숙달은 또한 지식이나 기술의 **완전함**(completeness)을 의미할 수도 있다. 일부 맥락에서 숙달은 학습자가 내용 영역의 **모든** 하위 단위에서 충분한 역량을 달성했거나(예: 학습자는 각 전달방식을 이해하지 않고는 "유전적 전달"을 숙달할 수 없다) 또는 시술의 **모든** 측면에서 충분히 유능함을 의미한다. 이러한 상황에서 예를 들어 학습자가 시술 과제에서 90% 점수를 기록했지만 놓친 10%가 심각한 오류를 반영한다면 숙달로 지정하는 것은 부적절할 것이다(Yudkowsky, Tumuluru, Casey, Herlich, & Ledonne, 2014). 이러한 비보상(혹은 결합) 채점에서 각 하위 단위에 대한 수행은 최소 기준으로 평가되며 모든 하위 단위를 통과한 경우에만 숙달이 달성된다.

우리는 일반적으로 다양한 능력 수준의 수험생들을 변별하기 위한 평가를 원한다. **그러나 완전학습 모형의 중심 추론은 통과 및 진급 또는 미통과 및 반복이고 중간은 없다.** 이는 통과 숙달 기준 또는 분할 점수가 매우 엄격하게 설정되어야 함을 의미한다. 이것은 또한 평가가 어떻게 설계되는지에 함의를 가진다. Figure 18-1은 완전학습 평가에서 학습자의 진점수(실제 지식 또는 기술 수준)의 가설적 분포를 보여준다. 진점수가 완전학습 분할 점수보다 훨씬 낮은 학습자의 경우 측정의 정밀도는 의사결정 관점에서 크게

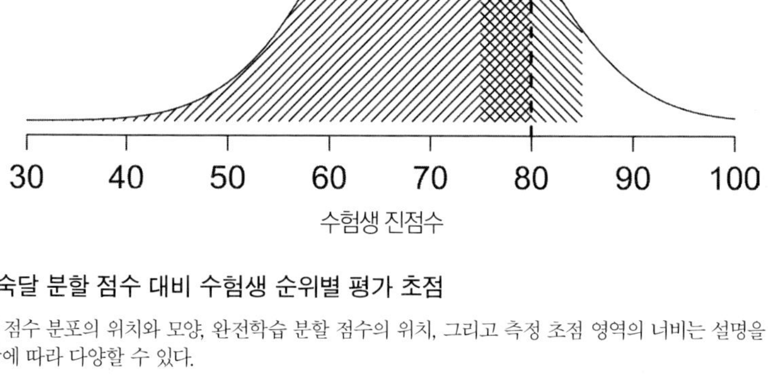

Figure 18-1 숙달 분할 점수 대비 수험생 순위별 평가 초점

Note: 수험생 실제 점수 분포의 위치와 모양, 완전학습 분할 점수의 위치, 그리고 측정 초점 영역의 너비는 설명을 위해 선택한 것이다. 이는 특정 맥락에 따라 다양할 수 있다.

중요하지 않다. 학습자는 내용을 완전히 학습하지 않았다. 이 범위의 학습자에게 평가는 학습자가 표준을 효율적으로 진행하는 데 도움이 되는 특정 피드백을 생성할 경우 가장 유용하다. 대조적으로, 진점수가 숙달 기준에 가까운 학습자(아마도 분할 점수에서 측정의 1 표준오차 이내)에 대한 정확한 측정은 우선순위가 된다. 이 범위에서 잘 변별되는 평가문항은 과표집해야 한다. 고전검사이론을 사용하여 이러한 문항을 식별하는 것이 가능하지만 문항반응이론(IRT)이 특히 도움이 될 수 있다. 이러한 문항은 피드백 제공 목표에 반하는 학습자에게 공개되지 않도록 특히 보안을 유지해야 할 수도 있다. 마지막으로, 진점수가 완전 기준을 훨씬 넘어선 학습자의 경우 측정의 정밀성이나 풍부한 피드백 모두 큰 문제가 되지 않으므로 이 범위에서만 변별하는 문항에 더 적은 노력을 들일 수 있다.

완전학습 평가 점수에서 도출할 추론을 구체화해야 할 필요성과 함께 이러한 점수가 결정을 내리는 데 사용되는 방식이 명확하게 구체화되어야 한다. 이러한 평가의 가장 분명한 용도는 교육과정에서 학습자를 진급 시킬지를 결정하는 것이다. 그 결정과 관련된 두 가지 주요 세부 사항은 (1) 통과하지 못한 학습자를 위한 자원과 정책, (2) 숙달 기준을 지속적으로 충족하지 못할 경우의 특별한 결과이다. 숙달 점수를 덜 명확하게 사용할 수 있으며 의도하지 않은 결과를 초래할 수 있다. 예를 들어, 전공의 수련프로그램에 대한 학장의 편지가 교육과정을 빨리 숙달한 학생들을 칭찬한다면, 이것은 의도하지 않게 새로운 성취 지표인 "숙달 시간"을 만들게 되어 학습자들은 교육과정을 진정으로 숙달하기보다는 서두르게 된다.

요약하자면, 완전학습 시스템을 채택하려면 평가 점수가 어떻게 해석되고 사용되는지에 대한 명확한 구체화가 필요하다. 해석하자면, "숙달"을 의미하는 성취 수준이 어느 정도인지, 얼마나 오래 지속될 것으로 예상되는지, 그리고 그 성취는 어떻게 완성되는지가 분명해야 한다. 재교육 및 재시험에 관한 특정 세부사항과 함께 의도된 용도를 구체화해야 한다.

2. 타당도 근거 출처: 내용

타당도 근거의 중요한 출처 중 하나는 평가 내용의 적합성이다. 많은 학습자들이 한 번 이상 숙달 시험을 치를 것이기 때문에 완전학습 평가 프로그램에서 필요한 문항의 수는 전통적인 설정보다 많을 수 있다. 고군분투하는 수험생은 한 번 이상 재시험을 치를 것이다. 많은 완전학습 시스템은 초기 교육 전에 사전 시험을 사용한다. 일부 학습자는 이미 숙달한 교육 단위를 완전히 건너뛸 수 있어 초기 교육의 효율성을 높일 수도 있지만(Richland, Kornell, & Kao, 2009), 대부분의 학습자를 위한 최소한 하나의 추가 시험이 필요하다. 따라서 충분한 대규모의 잘 개발된 문항은행과 여러 개의 동등한 시험 형식을 생성하기 위해 믿을 만한 방법을 많이 보유하는 것이 중요하다(Crocker & Algina, 1986). 또한 숙달의 정의에 따라 수험생의 수행 방식에 대한 특정 측면이 단순히 수행 결과물(예: 정답 또는 완료된 술기 과제)을 넘어 핵심 기준이 될 수 있다. 예를 들어, 봉합 술기의 "숙달"을 의식적인 생각 없이 자동으로 봉합하는 능력으로 정의하는 경우 적절한 평가는 수험생이 주의가 산만할 때에도 봉합할 수 있는 시점을 확인해야 한다(Stefanidis, Scerbo, Montero, Acker, & Smith, 2012).

3. 타당도 근거 출처: 반응 과정

경우에 따라 완전학습 시스템에서 재시험은 학습자가 평가 문항에 어떻게 반응하는지에 따라 내용 보안에 위협이 발생할 수 있다. 특히, 재시험이 이전 시험과 동일하거나 유사한 내용을 재활용하는 경우, 수험생의 재시험 응답은 영역의 진정한 완전학습이 아니라 평가 내용의 표면적 세부 사항의 암기만을 반영할 수 있다. 능숙한 학습자는 "시험 대비"하기 위해 준비되지 않은 숙달 시험을 의도적으로 본 다음 재시험에서 필요한 수행을 간단히 되새길 만큼만 공부할 수 있다. 만약 재시험이 피상적인 학습 효과를 가져온다면 가장 간단한 해결책은 물론 자원 집약적이지만 더 큰 내용 은행을 구축하는 것이다(예: 더 많은 문항, 더 많은 시나리오). 다행스럽게도 일부 내용 유형의 경우 시험 보안이 문제가 되지 않는다. 예를 들어, 술기 체크리스트는 모든 술기 단계를 만족스럽게 보여줄 수 있을 것이라는 기대와 함께 학습자에게 무료로 제공된다.

4. 타당도 근거 출처: 내적 구조 및 신뢰도

엄밀히 말해서, 완전학습 평가의 신뢰도는 숙달과 비숙달을 얼마나 일관되게 구분하느냐에 따라 정의된다. 알파 계수 및 검사-재검사 상관관계와 같은 일반적인 신뢰도 통계치는 전체 범위의 수험생진점수에서 수험생 간의 변별 신뢰도를 나타낸다. 하지만, 특정 분할 점수에서 통과/미통과 결정의 신뢰도는 전체 점수 신뢰도와 크게 다를 수 있다(Brent Stansfield & Kreiter, 2007). 일반적으로 평균 수험생 수행 수준이나 그 근처의 분할 점수는 가장 신뢰할 수 없는 반면, 극도로 높거나 낮은 분할 점수는 종종 매우 신뢰할 수 있다. 적절하게 수정된 신뢰도 방정식을 사용할 수 있으며 절대 결정 일반화가능도 계수에 대한 조건부 오류 분산(Webb, Shavelson, & Haertel, 2006) 및 의사 결정 일관성 신뢰도 지수(Livingston & Lewis, 1995; Subkoviak, 1988) 둘 다 적절하게 추정하고 해석하기 위해 심리측정학적 자문이 필요할 만큼 충분히 복잡할 수 있다.

완전학습 시스템의 다른 고유한 측면도 신뢰도 추정치에 영향을 줄 수 있다. 학습자가 숙달 시험을 치를 시기를 선택하고 합격할 준비가 된 시기를 잘 알고 필요에 따라 재시험에 응할 수 있다면 모든 수험생의 최종 시험 점수는 매우 비슷할 것이다(즉, 모든 사람이 합격 점수에 매우 근접할 것이다)(Figure 18-2). 이러한 감소된 점수 변동의 상황(즉, 범위의 제한)에서 신뢰도 추정치는 감소될 것이다. 따라서 모든 학습자들이 균일한 성취를 하는 완전학습 시스템의 목표는 고전적 신뢰도 추정과 상충된다. 동시에 재교육 및 재훈련은 문항 수준 점수 변동에 영향을 미치고 실제로 신뢰도를 높일 수 있다. 따라서 재시험의 빈도에 따라 완전학습 평가는 불안정한 신뢰도 추정치를 보일 수 있다. 더 나아가 이러한 문제는 요인 분석과 같은 방법을 통해 내적구조를 평가하는 능력을 제한할 수 있으며, 이는 주제와 문항 간의 합리적인 분산의 정도(분산도)를 요구한다. 한 가지 해결책은 기준선, 사전 평가의 점수를 사용하는 것이다. 이때 수험생은 여전히 능력이 다를 것으로 예상되어 이후의 숙달 평가의 신뢰도와 요인 구조를 추정한다.

마지막으로, 일반적으로 자격 시험과 마찬가지로 관리자는 **비보상 방식**으로 숙달평가를 채점하도록 선택할 수 있다. 이에 따라 학습자는 진행하기 전에 다양한 하위 단위에 대한 숙달을 입증해야 한다

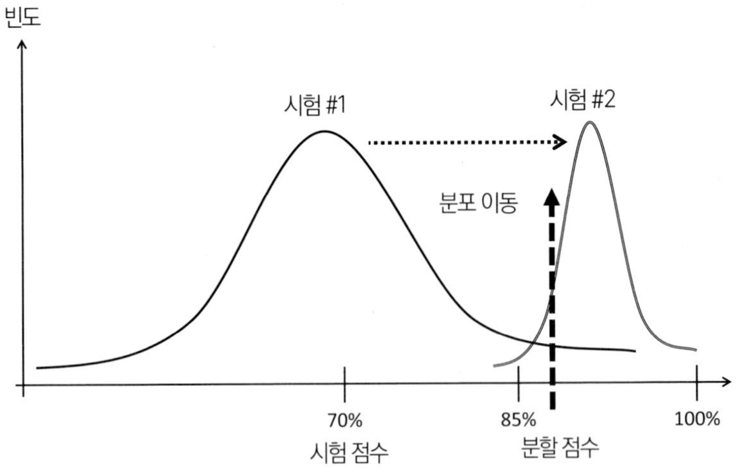

Figure 18-2 연습 및 재시험의 각 회차로 학습자의 숙달 확률이 증가함에 따라 완전학습 상황에서 학습자 수행 분포가 이동한다.

(Norcini 등, 1993). 그러한 채점은 프로그램의 의도된 점수 해석 및 사용과 가장 일치할 수 있지만, 실습이 측정 신뢰도 및 관련 심리측정학적 추론에 어떻게 영향을 미치는지 깨닫는 것이 중요하다. 비보상 채점에서 전체 측정 오류는 각 하위 단위에 대한 측정 오류의 지수 함수이므로 매우 신뢰할 수 없는 전체 통과/미통과 결정으로 "팽창"할 수 있다. 예를 들어, 학습자가 각각 0.8의 합격/불합격 신뢰도를 갖는 5개의 시술 술기 문항(스테이션)을 모두 통과해야 하는 경우, 전체 비보상 합격/불합격 결정 신뢰도는 0.85에 불과하며, 이는 0.33으로 매우 낮은 신뢰도 계수이다(Hambleton & Slater, 1997).

5. 타당도 근거 출처: 다른 변수와의 관계

시험 점수는 유사한 구인(constructs)의 측정 및 동시에 예측하거나 측정하려는 성과("수렴 타당도 근거")와 긍정적으로 관련되어야 하며 개념적으로 다른 구인("판별 타당도 근거")과 긍정적인 상관 관계가 없어야 한다. 완전학습평가에 대한 많은 형태의 수렴 및 판별 타당도 근거는 비숙달 평가의 경우와 유사하다. 그러나 완전학습 시스템에서 평가하는 주요 중요한 관계는 평가 점수가 환자에 대한 진료로의 최종 전환을 포함하여 후속 교육 단위에서의 수험생의 성공과 관련이 있는지 여부이다.

신뢰도 추정을 저해하는 것과 마찬가지로 완전학습평가 점수의 범위를 제한하면 다른 변수들과의 관계를 추정하기 어렵다. 그러나 완전학습 시스템을 실행하기 전에 얻은 상대적으로 제한되지 않은 평가 자료를 다른 변수와 연관시키는 것은 가능하다. 예를 들어, 전공의가 시뮬레이션을 사용하여 흉관 삽입에 대해 평가를 받은 다음 평가 점수에 관계없이 환자에게 흉관을 시행한 경우와 합병증 비율과 같은 성과 자료는 평가 점수와 상관이 있을 수 있다. 물론 준거(기준) 측정에서 일부 실패를 허용한 결과가 심각한 경우에서는 점수가 낮은 수험생은 처음부터 환자 치료를 하지 못하도록 하는 윤리적 명령이 있을 수 있다. 따라서 이 관계의 추정을 허용하지 않는다.

6. 타당도 근거 출처: 평가 사용의 결과

평가가 원하는 추론을 뒷받침할 수 있는지 여부에 초점을 맞춘 타당도 근거와 달리 결과 근거는 평가의 의도된 결과와 의도하지 않은 결과, 그리고 평가의 실행이 합리적이고 바람직한지 여부를 고려하여 점수의 사용 또는 적용을 정당화하려고 한다(Kane, 2013; Cizek, 2012). 결과 근거에는 준거 설정하는 과정과 학습 과정, 학습 성과 및 진료에 미치는 영향에 대한 정보가 포함된다(Downing, 2003; Cook & Lineberry, 2016; Chapter 2).

1) 완전학습에서 준거 설정

준거 설정에 대한 사려 깊고 엄격한 접근 방식, 학습자의 숙달을 입증한 시기를 결정하는 수행 수준 및 측정 기준을 설정하는 것은 완전학습에 필수적이다. 6장에서 설명한 대로 기준은 **규준**(예: 평균 수험생 점수 아래의 지정된 표준편차 수로 합격 점수를 설정하는 것과 같이 모든 학습자의 성과에 대한 개인의 수행) 또는 특정 수행 **기준을 반영하는 준거**("절대적"이라고도 함, 예를 들어 합격 점수를 80% 정답으로 고정)바탕일 수 있다. 학습자의 통과/미통과 상태가 그룹의 다른 구성원의 수행에 달려 있다는 규준 기준은 역량바탕교육과정이나 완전학습 환경에서 설 자리가 없다.

준거바탕 방법이 완전학습 환경에 적합하지만, 숙달 기준의 중심 추론 - 후속 수련 또는 연습의 성공을 예측 - 에는 근거 바탕 접근이 필요하다(AERA, APA, & NCME, 1985; O'Malley, Keng, & Miles, 2012). 따라서 판단의 기반이 되는 정보는 **미래 수행을 예측**하는 데 초점을 맞춰야 하며, 이는 전통적인 준거 설정 활동에서 거의 사용되지 않는 근거 유형이다. 근거에는 예측 가능한 과거 수행 자료의 사용, 미래 수행에 대한 다양한 준거에 따른 결과에 대한 정보, 대상 참조 그룹의 이용, 임상 환경에서의 환자 안전에 대한 고려 등이 포함될 수 있다.

(1) 문항 바탕 준거 설정 절차: 예측 수행 자료

문항 바탕 ***Angoff* 방법**(Angoff, 1971; 6장)은 필기 시험과 수행 체크리스트에 자주 사용되며, 준거 설정자에게 **최소 역량의 가장자리에 있는** 학생인 "경계선 학생"의 수행을 예측하도록 요청한다. 준거 설정자는 경계선 학생이 시험 또는 체크리스트의 각 문항을 올바르게 수행할 확률을 제시한다. 완전학습 환경에서 준거 설정자는 허용 가능한 수행의 **가장자리에 있는 최소한의** 능력을 갖춘 학생의 행동을 예측하는 대신 다음 단계의 교육 또는 실무에서 **성공할 준비가 잘된** 학생의 수행을 모델링한다.

과거 수험생의 수행자료는 준거 설정자가 문항바탕판단을 조정하는 데 종종 사용된다(Cizek, 1996; Mee, Clauser, & Margolis, 2013). 준거 설정자는 문항 난이도와 최소한의 능력을 갖춘 수험생이 해당 문항을 수행할 확률을 추정하는 데 도움이 되도록 각 시험 또는 체크리스트 문항에 대한 과거 시행의 정답률 통계치를 자주 참조한다. 전통적인 교육과정에서 이러한 통계치는 학습 단위가 끝날 때 단일 시험 관리를 바탕으로 하며 대부분의 학습자가 첫 번째 시도에서 통과할 것으로 예상된다. 반면에 완전학습 환경에서는 첫 번째 시험의 합격률은 매우 낮을 수 있다. 학습자는 다양한 횟수로 시험에 재응시할 수 있다. 일부는 조기에 재시험을 선택하고 다른 일부는 대부분의 내용을 숙달할 때까지 기다릴 것이다. 결국 2번, 3번, 5

번, 10번의 재시험을 거친 후 숙달수준에 도달하고 다음 단계로 진행한다. 준거 설정자에게 정보를 제공하기 위해 어떤 시험 결과를 사용해야 할까?

완전학습 접근 맥락에서 준거를 설정할 때 **문항 난이도**는 **문항 관련성** 또는 **중요성**보다 덜 중요하다. 주어진 문항이 학습자가 학습 또는 임상 실무의 다음 단계로 진행하기 전에 숙달하는 것이 중요한 경우, 과거에는 학습자의 50%만이 첫 번째 시도에서 해당 문항을 달성했다는 것을 알게 되었다고 해서 문항이 덜 중요한 것은 아니다. 이러한 결과는 숙달 기준을 낮추는 이유가 아니라 보완되어야 할 교육과정과 교수법의 간극으로 해석되어야 한다.

숙달 기준에 대한 근거 바탕 접근은 수행 자료가 후속 학습 경험에서 과거 수험생의 성공 또는 실패에 대한 정보를 포함할 때 가장 가치가 있음을 의미한다(O'Malley 등, 2012). 전공의 코호트가 시뮬레이터에서 기본 복강경 술기 평가를 완료한 다음 환자에 대한 여러 기본 복강경 절차를 완료했다고 가정하자. 시뮬레이션 바탕 평가의 점수가 실제 환자에 대한 수험생의 수행을 예측하는 방법을 보여주는 분석은 준거 설정자에게 매우 유용할 수 있다. 예를 들어 "시뮬레이션 바탕 평가에서 4개 이상의 기구 충돌을 보이는 수험생은 환자 진료 중 안전하지 않은 행동의 위험성이 의미 있게 증가한다"는 "4개 미만의 기구 충돌"이 진급의 기준 중 하나임을 시사한다. 유사하게, 전임상 필기 시험의 경우, 예측 수행도 자료는 전임상 교육과정 전반에 걸쳐 연속적으로 성공한 학생 하위 집단의 시험 수행이 포함될 수 있다.

또 다른 예로서, Table 18-1와 Figure 18-3은 가설적인 시뮬레이션 바탕 요추 천자 훈련 프로그램에 대한 자료 제시를 보여준다. Table 18-1는 준거 설정 연습 중 일반적으로 제공되는 **과거** 수행 자료를 보여준다. Figure 18-3는 **예측** 수행 자료의 예를 제공한다. 모든 학습자가 훈련이 끝날 때 요추 천자 체크리스트에서 최소 80%의 점수를 받아야 학습자가 무기한 요추 천자를 수행하도록 인증 받았다고 가정하자. 참가자의 훈련 직후 점수가 6개월 후 재시험 점수와 어떻게 관련되는지 보여줌으로써(Figure 18-3), 이 가설적인 예는 훈련 직후 평가에서 95% 미만의 점수를 받은 많은 참가자가 6개월 추적 조사에서 매우 낮은 점수를 얻었기 때문에 80%의 숙달 기준이 너무 관대했을 수 있음을 제시한다. 명확하게 표시되는 이러한 유형의 자료는 준거 설정자가 안전하고 효과적인 후속 학습 또는 환자 진료 활동을 보장하기 위해

Table 18-1 비숙달 및 숙달 상황에서 준거 설정자를 위한 수행 자료 예시

문항	이 문항에 정확한 수행을 보인 전공의 No. (%)	이 문항을 빠트리거나 부정확하게 수행한 전공의 No. (%)
이용가능하고 사용할 수 있는 모든 필요한 장비를 확인했다.	181 (76)	48 (24)
무균 유지를 위해 요추 천자 키트를 조심스럽게 열었다.	170 (71)	69 (29)
포비딘 볼을 삽입지점에서 바깥으로 원을 그리면서 소독했다.	147 (61)	92 (39)
[다른 항목들은 여기에서는 생략]	—	—
		총점 평균(표준편차): 65% (40%)

요추 천자에 대한 전통적인 문항바탕 준거 설정 연습을 위한 가설적인 과거 수행 자료 제시를 나타내며, 각 문항을 수행하거나 수행하지 않은 전공의의 수와 백분율을 보여준다. 239명 전공의의 수행을 바탕으로 한 자료이다.

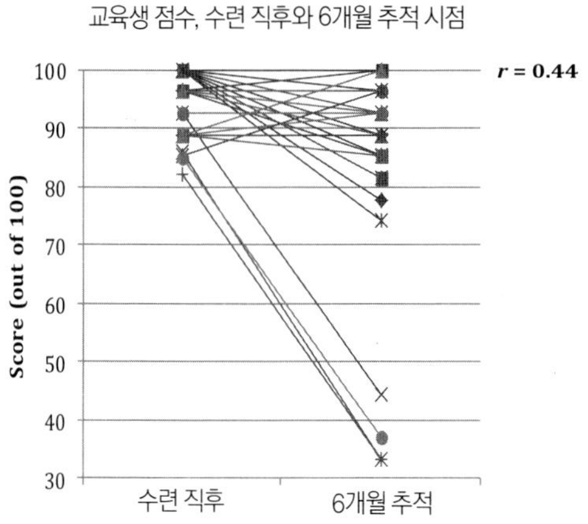

수련 직후와 6개월 추적 시점 간의 상관관계: ***r*=0.44**

만약 숙달 기준이 아래 점수와 같은 경우	6개월 추적 시점의 최저 점수	6개월 추적 시점의 평균 점수
100	74.07	88.10
95	74.07	89.95
90	44.44	88.74
85	33.33	86.20
80	33.33	86.20

Figure 18-3 비숙달 및 숙달 상황에서 준거 설정자를 위한 수행 자료 예시. 요추 천자에 대한 숙달 문항바탕 준거 설정 연습에 대한 가설적인 예측 수행 자료 제시를 나타낸다. 이는 전공의 34명의 수행을 바탕으로 한 자료이다.

조기 완전학습 모듈에 필요한 수행 수준을 추정하는 데 도움이 된다.

(2) 수험생 중심 준거 설정 절차

경계선 집단 또는 대조 집단과 같은 수험생 중심 준거 설정 절차 또는 방법(Livingston & Zieky, 1982; Downing, Tekian, & Yudkowsky, 2006; 6장)에서는 수험생을 숙련된 vs 숙련되지 않은 또는 통과/경계선/미통과 같은 대비적인 수준의 집단으로 분류하는 준거 설정자 또는 외적 준거가 필요하다. 집단 구성원은 해당 시험 점수 이외의 자료, 예를 들어, 수행에 대한 직접 관찰 또는 기타 관련 기준으로 구분된다. 특정 시험에 대한 기준은 두 집단을 가장 잘 변별하는 시험 점수(대비 집단 방법) 또는 경계선 집단의 중앙값 점수(경계선 집단 방법)를 결정하여 얻어진다(6장 참조). 수험생 중심 방법은 도구 중심 메트릭스에 대한 숙달 준거를 설정하는 데 자주 사용된다. 즉, 동적 실시간 수행평가 동안 시뮬레이터, 컴퓨터 또는 기타 측정 장치로부터 얻은 측정값이다(Konge 등, 2012; Konge 등, 2013; Madsen 등, 2014).

전통적인 수험생 중심 방법은 일반적으로 완전학습에서 "성공할 준비가 잘 되었음"에 대한 추론을 지지하도록 조정되어야 한다. 전통적인 경계선 집단 방법으로 확인된 동료의 수용 가능한 최소 수행은 완전학습자에게 적절한 최종 목표가 아니다. 반면에 전문가의 수행을 벤치마킹하면 기준이 부적절하게 높아져 목적이 거의 없는 노력이 될 수 있다. "숙련된 집단" 접근 방식(Gallagher 등, 2005; Gallagher, 2012)은 준거 설정을 위해 적절한 벤치마크 집단에서 발달적으로 관찰된 수행 점수를 사용한다. 숙련된 집단은 계측 환경(예: 가상현실 시뮬레이터)에서 매듭 묶기와 같은 임무를 수행한다. 그런 다음 그들의 수행 자료는 준거 설정을 안내하는 자료로 사용될 수 있다. 예를 들어, 준거 설정자는 숙련된 집단(2년차 전공의)의 평균 "매듭을 시행하는 시간"을 1년차 전공의의 숙달 기준으로 설정하는 것이 적절하다고 판단할 수 있다. 매우 능숙하거나 심지어 전문가 벤치마크 집단이 독립적인 실습으로 전환하는 학습자에게 적합할 수 있다. 그러나 전문가는 임상적 판단과 기술이 제한된 초기 교육생에게 부적절하고 안전하지 않은 절차적 변형을 사용하여 임무를 수행할 수 있다. 전문가는 또한 매우 빠른 임무 수행과 같이 초기 훈련 단계에서 안전한 연습에 필수적이지 않은 행동을 보여줄 수 있다. 수년간의 연습과 같은 경험의 측정만으로는 수용 가능한 수행을 잘 예측하지 못한다(Choudhry, Fletcher, & Soumerai, 2005). 적절하게 숙련된 개인은 임상 경험과 객관적인 수행 측정 점수의 조합을 바탕으로 가장 잘 확인된다. 숙련된 집단 방법은 시뮬레이션 실습실, 수술실 및 시술실의 시술 시뮬레이션에 반복적으로 적용되어왔다(Rosenthal 등, 2010; Stefanidis 등, 2005; Seymour 등, 2002; Scott 등, 2008).

완전학습에서 사용되는 대비 집단 방법을 위한 대조군은 신중하게 선택해야 한다. 여러 연구(예: Konge 등, 2012, 2013; Fraser 등, 2003)는 시뮬레이터에서 의대생의 기본 외과 술기 수행을 실제 외과의의 수행과 비교해서 두 집단을 최대한 변별하는 분할 점수를 도출하였다. 그러나 완전학습에서는 초보자와 전문가를 구분할 수 있는 평가는 거의 필요하지 않다. 대신, 우리는 계속 진행할 수 있을 만큼 충분히 능력을 갖춘 초보자와 그렇지 않은 초보자를 변별하거나 감독 없이 실무할 준비가 되지 않은 교육생과 졸업해서 안전하게 실무를 수행할 수 있는 교육생을 구별하는 평가를 필요로 한다. 이를 위해서는 수련 단계와 원하는 특정 추론에 따라 비교 및 벤치마크 집단을 신중하게 선택해야 한다.

전문가 또는 숙련된 집단의 수행 자료는 기준의 기계적인 생성(예: "전문가 점수에서 1.5 표준편차를 뺀 값" 또는 "전문가 점수 분포와 초보자 점수 분포의 교차점"을 임의로 선택)을 위한 기초자료가 되어서는 안된다. 오히려, 그러한 자료는 임상 및 교육 성과에 대한 각 지표의 중요성과 다양한 전환점에서 기대되는 수행 수준에 대해 준거 설정자 간에 사려 깊은 숙고를 위한 출발점으로 쓰여야 한다. 이러한 숙고는 방어 가능하고 효과적이며 달성 가능한 숙달 기준을 설정하는 데 중요하다(Livingston & Zieky, 1982).

(3) 시험 중심 또는 절충 절차: 완전학습 맥락에서의 기준으로 적합하지 않음

전체 시험 또는 절충 방법이라고도 하는 시험 중심 *Hofstee* **방법**(Hofstee, 1983년)은 표준 및 규준 중심 준거의 조합을 사용해 미통과 학습자의 수가 허용할 수 있고 따라서 준거가 실행가능한지 확인한다. Hofstee 방법은 모든 학습자가 결국 특정 기준을 달성하고 다음 단계의 교육으로 진급할 것으로 예상하는 완전학습 준거를 설정하는 데는 부적절하다. 허용 가능한 미통과 비율의 제약을 충족시키기 위해 필요한 기준을 낮추는 교육과정은 정의에 의해 숙달된 학습 접근법과 반대될 수 있다. 완전학습에 대해 최소 및 최대 허용 가능한 미통과 비율을 0%와 100%로 사전 설정할 수 있지만, 미통과 비율 판단을 제거하면 Hofstee 절차의 본질적 특성이 제거된다.

(4) 숙달 기준 설정을 위한 환자 안전 바탕 절차

마일스톤 및 위임가능한 진료활동의 주요 목적은 학습자가 다음 수준의 임상 훈련 또는 실무로 안전하고 성공적으로 전환할 수 있도록 잘 준비되도록 하는 것이다. 종종 시뮬레이션 바탕 숙달 시험은 학생과 전공의가 실제 환자에게 침습적 술기를 수행하기 전에 적절한 수준의 기술을 습득하도록 하는 이 목적을 지지할 수 있다. 환자 안전 고려사항은 가장 중요한 경우 환자 안전 접근방식과 같은 결합 방법(Yudkowsky 등, 2014; 6장)이 가장 적절할 수 있다. 전통적인 준거 설정 절차는 문항 전반에 걸쳐 보상적이다. 수험생이 분할 점수를 달성하는 한, 어떤 개별 문항을 놓치고 어떤 문항을 달성했는지는 중요하지 않다. 그러나 임상 환경에서 개별 문항의 누락 또는 부정확한 수행은 환자의 안전과 결과에 상당한 영향을 미칠 수 있다. 기본 술기 기술에 대한 숙달 기준을 설정하기 위한 환자 안전 접근 방식은 사용 가능한 경우 근거 바탕 자료에 의존하여 각 문항이 환자 안전, 환자 편안함 또는 술기 결과와 같은 차원에 미치는 영향에 대해 평가한다. 수행 또는 비수행이 이러한 차원 중 하나에 영향을 미치는 문항은 "중요" 또는 "필수"로 간주될 수 있다. 표준화환자 및 마네킹 시나리오 체크리스트에 대해서도 유사한 접근 방식을 취할 수 있다. 여기에는 좋은 성과에 기여하는 많은 행동이 포함되지만 진정으로 중요한 행동은 소수에 불과하다. 중요 문항의 누락 또는 부정확한 수행을 보상하지 않도록 중요하거나 중요하지 않은 체크리스트 문항에 대해 준거를 별도로 설정할 수 있다. 중요 문항에 대한 결합 준거를 설정하는 것은 초기 시험에서 지연된 재시험에 이르기까지 기술 유지를 평가할 때 중요하지 않은 문항의 보유가 중요한 기술의 쇠퇴를 가리는 것을 방지하기 위해 중요하다. 결합 준거는 숙련된 학생을 불합격자로 잘못 분류할 위험을 증가시키는 반면, 임상적으로 안전하지 않은 학생이 통과하는 긍정적 판정오류(false positive)를 피하기 위해 더 높은 오류율을 용인하고 또 다른 평정을 요구할 수 있다.

기준은 고려 중인 특정 전환기에 적합해야 한다. 예를 들어, 부분술기모형에 요추 천자를 시행하기 위한 기준을 설정할 때 우리는 교육생이 그 주 후반에 긴밀한 감독 하에 실제 환자에게 업무를 수행할 준비가 되었는지 또는 그녀가 다양한 임상 환경에서 독립적으로 절차를 수행할 수 있는지 여부에 관심이 있을 수 있다. 이는 매우 다른 추론이며 이러한 추론을 지원하는 데 사용하는 측정 문항과 기준도 달라야 한다.

Box 18-2는 의료 완전학습에서 준거를 설정할 때 핵심적인 고려 사항들에 대한 요약을 제공한다. Table 18-2은 이것이 다른 유형의 시험에 어떻게 적용될 수 있는지 보여준다.

Box 18.2 완전학습 준거 설정을 위한 고려 사항

- 숙달 분할 점수를 바탕으로 하는 추론 및 결정을 명확히 하라. 수련 또는 진료의 "다음 단계"는? 그것은 언제 진행되나? 다음 단계의 감독 수준은?
- 필수 내용을 확인하고 적절한 경우 다음 단계로의 안전하고 성공적인 전환에 필요한 반응의 속도 또는 자동성과 같은 절차 변수를 확인하라.
- 규준 방법보다는 절대적 또는 준거 중심 준거 설정 방법을 사용하라.
- 핵심 지식 및 술기 하위 영역과 환자 안전에 영향을 미치는 문항에 대해 보상 기준이 아닌 결합 기준을 고려하라.
- 과거 시험 응시자, 특히 첫 번째 응시자의 수행에 대한 정보는 바로 다음 단계의 수련 또는 진료에서의 학습자의 수행보다 덜 도움이 된다.
- 전문가 수행에 대한 정보는 세심하고 의도된 준거 설정 절차의 일부로 신중하게 사용해야 한다.
- 다음 수련 단계에서의 성공적인 진료를 위한 시험에서의 수행과 관련된 정보는 근거 바탕 숙달 기준을 설정하는 데 중요하며 완전학습 준거 연구의 우선 순위가 되어야 한다.
- 분할 점수의 질을 평가하는 데 사용되는 전통적인 심리측정학적 지표는 완전학습 평가의 측정 속성을 반드시 반영하는 것은 아니므로 주의해서 사용해야 한다.

Table 18-2 완전학습에서 다양한 유형의 시험에 대한 준거 설정

시험 자료 유형	완전학습에서 준거 설정 고려 사항 및 뒷받침하는 정보의 예[a]
선다형과 같은 필기 시험 표준화환자 체크리스트 또는 평정척도	변형된 Angoff 방법을 사용한다면 • 뒷받침하는 정보로 교육과정의 후기 단계에서 성공한 학생들의 참고 수행자료를 사용하라. • 경계선 학생을 "최소한의 능력을 갖춘"에서 "다음 단계에 대한 준비가 잘 된"으로 재정의하라. • 환자 안전 문제가 있는 경우 중요 문항들의 확인을 고려하라.
시술 기술 체크리스트 또는 평정척도 마네킹 시나리오 체크리스트 또는 평정척도	시험을 통과하면 실제 환자가 위험에 처할 수 있다면 • 뒷받침하는 정보로 환자 안전 또는 시술 성과(또는 기타 핵심적인 차원)에 중요 문항의 하위 집합을 확인하라. • 문항 난이도는 문항 관련성 및 환자 안전 영향보다 덜 중요하다. • 중요 문항과 중요하지 않은 문항에 대해 별도로 그리고 결합 기준을 설정하라.
시뮬레이터 바탕 수행 매트릭스[b]	경계선 집단 방법을 사용한다면 • 뒷받침하는 정보로 적절한 참조 집단을 확인하라. 약간 또는 최소한으로 능력을 갖춘 것이 아니라 확실히 능력을 갖추거나 능숙해야 한다. 대조 집단 방법을 사용한다면 • 뒷받침하는 정보로 적절한 "전문가" 또는 "통과" 집단을 확인하라. 수련 또는 진료의 다음 단계에서 성공할 사람인지. 초보자와 전문가를 대조하지 마라.

[a] 제시된 준거 설정 방법들은 단지 예이다; 다른 방법들도 동일한 유형의 시험 자료에 대해 선택될 수 있다.
[b] 진료와 관련있는 매트릭스를 선택하라; 실제 수행에 영향을 주는 측정을 위한 숙달 기준을 설정하라.

2) 결과에 관한 기타 타당도 근거

준거 설정 절차 및 그 결과에 대한 정보 외에도 결과 근거에는 교육과정, 학습자, 환자 및 시스템에 대한 평가의 영향에 대한 고려가 포함된다(Downing, 2003; Cook & Lineberry, 2016; Chapter 2).

숙달 시험은 교육과정과 수련 프로그램에 잠재적으로 광범위한 영향을 미친다. 숙달 기준은 반복적인 연습, 재교육 및 재시험을 위한 충분한 교육과정의 시간과 자원을 요구하므로 교육에 대한 역량바탕 접근 방식을 강화한다(Frank 등, 2010). 낮은 초기 수행과 반복적인 재시험의 필요성은 경험한 교육과정과 교수진의 기대 사이의 격차를 부각시켜 이 차이를 수정하기 위한 노력에 박차를 가할 수 있다. 반대로, 숙달 기준은 교육과정 내 일정을 방해하고 재교육 및 재시험을 위해 제한된 교수진과 재료 자원을 소비할 수 있다. 또한 완전학습에서 강사는 흔한 시험 오류를 확인하고 이어지는 세션에서 이러한 요점들을 강조할 수 있다. 이러한 오류가 직무의 주요 측면을 반영하는 경우 부적절하지는 않지만, 이러한 "시험에 대한 지도(teaching)"가 실제 술기에서 수반되는 개선 없이 시험 수행만을 향상시키는 경우 점수 및 추론의 타당도를 약화시킬 수 있다.

개별 학습자 수준에서는 연구와 실무 전략의 증가된 효율성과 효과, 평가영역의 중요한 요소에 대한 관심 증가, 기능적 동기 부여 지향성 향상(Payne, Youngcourt, & Beaubien, 2007) 및 자기조절학습의 개선에 대한 근거를 생각해 볼 수 있다. 높은 기준을 설정하고 달성될 때까지 연습하는 완전학습 접근방식은 전문성을 얻기 위한 의도적인 연습 방식과 일치하며(McGaghie, Issenberg, Cohen, Barsuk, & Wayne, 2011), 평생 학습 접근 방식 중 하나로 의도적인 연습을 장려할 수 있다. 그러나 정기적으로 숙달을 재평가하지 않는 완전학습 평가 시스템은 학습자로 하여금 경력 전반에 걸쳐 숙달을 유지하는 것보다 단기간에 숙달을

입증하는 데 집중하게 할 수 있다.

완전학습 시스템은 학습자가 그렇게 할 준비가 되었을 때만 진급할 수 있도록 하기 위한 것이므로 후속 교육 경험에서 학습자의 성과가 주된 관심 결과이다. 하지만 학습자의 이후 발달 상황에서 숙달 평가에 대한 추론을 도출하는 것은 어려울 수 있다. 수험생의 이후 교육 단위 발달 상황이 좋지 않은 것으로 판명되면 하나 이상의 이전 숙달 기준이 너무 관대했다고 볼 수 있지만 다른 요인들이 작용했을 수 있다. 후속 발달(진보) 상황이 만족스럽다면 이전의 숙달 기준은 틀림없이 충분히 엄격했다고 볼 수도 있지만 보다 관대한 기준이 학습자 시간 비용을 낮추면서 비슷한 결과를 산출했을 수도 있다. 완전학습 평가 기준이 원하는 성과로 이어지는지 확인하는 가장 강력한 방법은 기준을 가지고 체계적으로 실험하고 나중에 성과가 어떻게 영향을 받는지 관찰하는 것이지만, 이것이 논리적으로 그리고 때로는 윤리적으로 어려울 수 있다.

마지막으로, 환자, 의료 시스템 및 사회 전체에 대한 성과에 미치는 영향에 대한 근거를 생각해 볼 수 있다. 예를 들어, Barsuk과 동료들은 중심정맥관 삽입에 대한 시뮬레이션 바탕 완전학습 훈련 제공 과정에서 자연적인 실수가 환자 합병증의 증가와 일치한다는 것을 발견했으며, 이전 숙달 기준을 준수하는 것이 합병증을 통제하는 데 도움이 되었다는 근거를 제공했다(Barsuk 등, 2014).

7. 요약 및 결론

완전학습 시스템은 학습자들에게 지속적으로 높은 수준의 성취를 계발하도록 보건의료 전문직 교육을 재구성할 가능성이 있으며, 따라서 이는 의학교육에서 역량바탕교육을 접목하려는 현재의 노력과 잘 맞는다. 학습자의 숙달에 대한 평가와 학습자의 진급에 대한 후속 의사결정에는 개념적 및 방법론적 도전이 따른다. 이는 "전통적인" 평가를 수행할 때보다 반드시 더 번거롭지는 않지만 다른 접근 방식이 필요하다. Box 18-1은 완전학습 평가의 타당성 검증 및 정당화를 위해 이 장에 요약된 주요 고려 사항들에 대한 요약을 제공한다.

8. 감사의 글

이 장은 2015년 미국의과대학협회 저널인 *Academic Medicine*에 게재된 두 논문의 업데이트 및 수정된 버전이다.

Yudkowsky, R., Park, Y.S., Lineberry, M., Knox, A., Ritter, E.M. (2015). Setting Mastery Learning Standards. *Academic Medicine, 90*(11), 1495–1500.
Lineberry, M., Park, Y.S., Cook, D.A., Yudkowsky, R. (2015). Making the Case for Mastery Learning Assessments: Key Issues in Validation and Justification. *Academic Medicine, 90*(11), 1445–1450.

저자들은 출판된 논문의 일부 내용을 재사용할 수 있도록 승낙해 준 Wolters Kluwer Health 출판사에 감사드린다. 원 논문은 저널 웹사이트(https://journals.lww.com/academicmedicine)에서 볼 수 있다.

* 참고: 추가 자료 및 출처는 UIC AHPE 웹사이트(https://go.uic.edu/AHPE)에서 확인할 수 있다.

REFERENCES

American Educational Research Association, American Psychological Association, Joint Committee on Standards for Educational, Psychological Testing (US), & National Council on Measurement in Education. (1985). *Standards for educational and psychological testing*. Washington, DC: American Educational Research Association.

Angoff, W.H. (1971). Scales, norms, and equivalent scores. In R.L. Thorndike (Ed.), *Educational measurement*. Washington, DC: American Council on Education.

Arthur Jr., W., Bennett Jr., W., Stanush, P.L., & McNelly, T.L. (1998). Factors that influence skill decay and retention: A quantitative review and analysis. *Human Performance, 11*(1), 57–101.

Association of American Medical Colleges. (2014). *Core entrustable professional activities for entering residency: Curriculum developers' guide*. Washington, DC: Association of American Medical Colleges.

Barsuk, J.H., Cohen, E.R., Potts, S., Demo, H., Gupta, S., Feinglass, J., . . . Wayne, D.B. (2014). Dissemination of a simulation-based mastery learning intervention reduces central line-associated bloodstream infections. *BMJ Quality & Safety, 23*(9), 749–756.

Block, J.H. (Ed.). (1971). *Mastery learning: Theory and practice*. New York: Holt, Rinehart and Winston Inc.

Brent Stansfield, R., & Kreiter, C.D. (2007). Conditional reliability of admissions interview ratings: Extreme ratings are the most informative. *Medical Education, 41*(1), 32–38.

Choudhry, N.K., Fletcher, R.H., & Soumerai, S.B. (2005). Systematic review: The relationship between clinical experience and quality of health care. *Annals of Internal Medicine, 142*(4), 260–273.

Cizek, G.J. (1996). Standard-setting guidelines. *Educational Measurement: Issues and Practice, 15*(1), 13–21.

Cizek, G.J. (2012). Defining and distinguishing validity: Interpretations of score meaning and justifications of test use. *Psychological Methods, 17*(1), 31.

Cook, D.A., & Lineberry, M. (2016). Consequences validity evidence: Evaluating the impact of educational assessments. *Academic Medicine, 91*(6), 785–795.

Crocker, L., & Algina, J. (1986). Equating test scores from different tests. In: *Introduction to classical and modern test theory*. Belmont, CA: Wadsworth.

Downing, S.M. (2003). Validity: on the meaningful interpretation of assessment data. *Medical Education, 37*(9), 830–837.

Downing, S.M., Tekian, A., & Yudkowsky, R. (2006). Procedures for establishing defensible absolute passing scores on performance examinations in health professions education. *Teaching and Learning in Medicine, 18*(1), 50–57.

Embretson, S.E., & Reise, S.P. (2000). *Item response theory for psychologists*. Mahwah, NJ: Lawrence Erlbaum Associates.

Frank, J.R., Snell, L.S., Cate, O.T., Holmboe, E.S., Carraccio, C., Swing, S.R., . . . Dath, D. (2010). Competency-based medical education: theory to practice. *Medical Teacher, 32*(8), 638–645.

Fraser, S., Klassen, D., Feldman, L., Ghitulescu, G., Stanbridge, D., & Fried, G. (2003). Evaluating laparoscopic skills. *Surgical Endoscopy, 17*(6), 964–967.

Gallagher, A.G. (2012). Metric-based simulation training to proficiency in medical education: What it is and how to do it. *The Ulster Medical Journal, 81*(3), 107.

Gallagher, A.G., Ritter, E.M., Champion, H., Higgins, G., Fried, M.P., Moses, G., . . . Satava, R.M. (2005). Virtual reality simulation for the operating room: proficiency-based training as a paradigm shift in surgical skills training. *Annals of Surgery, 241*(2), 364.

Hambleton, R.K., & Slater, S.C. (1997). Reliability of credentialing examinations and the impact of scoring models and standard-setting policies. *Applied Measurement in Education, 10*(1), 19–28.

Hofstee, W.K. (1983). The case for compromise in educational selection and grading. *On Educational Testing*, 109–127.

Holmboe, E., Edgar, L., & Hamstra, S. (2016). *The milestones guidebook*. Chicago, IL: Accreditation Council for Graduate Medical Education.

Kane, M.T. (2013). Validating the interpretations and uses of test scores. *Journal of Educational Measurement, 50*(1), 1–73.

Konge, L., Annema, J., Clementsen, P., Minddal, V., Vilmann, P., & Ringsted, C. (2013). Using virtual-reality simulation to assess performance in endobronchial ultrasound. *Respiration, 86*(1), 59–65.

Konge, L., Clementsen, P., Larsen, K.R., Arendrup, H., Buchwald, C., & Ringsted, C. (2012). Establishing pass/fail criteria for bronchoscopy performance. *Respiration, 83*(2), 140–146.

Livingston, S.A., & Lewis, C. (1995). Estimating the consistency and accuracy of classifications based on test scores. *Journal of Educational Measurement, 32*(2), 179–197.

Livingston, S.A., & Zieky, M.J. (1982). *Passing scores: A manual for setting standards of performance on educational and occupational tests*. Princeton, NJ: Educational Testing Service.

Madsen, M.E., Konge, L., Nørgaard, L.N., Tabor, A., Ringsted, C., Klemmensen, Å., . . . Tolsgaard, M.G. (2014). Assessment of performance measures and learning curves for use of a virtual-reality ultrasound simulator in transvaginal ultrasound examination. *Ultrasound in Obstetrics & Gynecology, 44*(6), 693–699.

McGaghie, W.C. (1978). Competency-based curriculum development in medical education. An introduction. Public Health Papers No. 68.

McGaghie, W.C. (2015). Mastery learning: It is time for medical education to join the 21st century. *Academic Medicine, 90*(11), 1438–1441.

McGaghie, W.C., Issenberg, S.B., Cohen, M.E.R., Barsuk, J.H., & Wayne, D.B. (2011). Does simulation-based medical education with deliberate practice yield better results than traditional clinical education? A meta-analytic comparative review of the evidence. *Academic Medicine: Journal of the Association of American Medical Colleges, 86*(6), 706.

Mee, J., Clauser, B.E., & Margolis, M.J. (2013). The impact of process instructions on judges' use of examinee performance data in Angoff standard setting exercises. *Educational Measurement: Issues and Practice, 32*(3), 27–35.

Norcini, J.J., Stillman, P.L., Sutnick, A.I., Regan, M.B., Haley, H.L., Williams, R.G., & Friedman, M. (1993). Scoring and standard setting with standardized patients. *Evaluation & the Health Professions, 16*(3), 322–332.

Norman, G., Norcini, J., & Bordage, G. (2014). Competency-based education: Milestones or millstones? *Journal of Graduate Medical Education, 6*(1), 1–6.

O'Malley, K., Keng, L., & Miles, J. (2012). From Z to A: Using validity evidence to set performance standards. *Setting Performance Standards: Foundations, Methods, and Innovations*, 301–322.

Payne, S.C., Youngcourt, S.S., & Beaubien, J.M. (2007). A meta-analytic examination of the goal orientation nomological net. *Journal of Applied Psychology, 92*(1), 128.

Richland, L.E., Kornell, N., & Kao, L.S. (2009). The pretesting effect: Do unsuccessful retrieval attempts enhance learning? *Journal of Experimental Psychology: Applied, 15*(3), 243.

Rohrer, D., & Pashler, H. (2010). Recent research on human learning challenges conventional instructional strategies. *Educational Researcher, 39*(5), 406–412.

Rosenthal, M.E., Ritter, E.M., Goova, M.T., Castellvi, A.O., Tesfay, S.T., Pimentel, E.A., . . . Scott, D.J. (2010). Proficiency-based fundamentals of laparoscopic surgery skills training results in durable performance improvement and a uniform certification pass rate. *Surgical Endoscopy, 24*(10), 2453–2457

Scott, D.J., Ritter, E.M., Tesfay, S.T., Pimentel, E.A., Nagji, A., & Fried, G.M. (2008). Certification pass rate of 100% for fundamentals of laparoscopic surgery skills after proficiency-based training. *Surgical Endoscopy, 22*(8), 1887–1893.

Seymour, N.E., Gallagher, A.G., Roman, S.A., O'brien, M.K., Bansal, V.K., Andersen, D.K., & Satava, R.M. (2002). Virtual reality training improves operating room performance: Results of a randomized, double-blinded study. *Annals of Surgery, 236*(4), 458.

Stefanidis, D., Korndorffer Jr,. J.R., Sierra, R., Touchard, C., Dunne, J.B., & Scott, D.J. (2005). Skill retention following proficiency-based laparoscopic simulator training. *Surgery, 138*(2), 165–170.

Stefanidis, D., Scerbo, M.W., Montero, P.N., Acker, C.E., & Smith, W.D. (2012). Simulator training to automaticity leads to improved skill transfer compared with traditional proficiency-based training: a randomized controlled trial. *Annals of Surgery, 255*(1), 30–37.

Subkoviak, M.J. (1988). A practitioner's guide to computation and interpretation of reliability indices for mastery tests. *Journal of Educational Measurement, 25*(1), 47–55.

Webb, N.M., Shavelson, R.J., & Haertel, E.H. (2006). 4 reliability coefficients and generalizability theory. *Handbook of Statistics, 26*, 81–124.

Yudkowsky, R., Tumuluru, S., Casey, P., Herlich, N., & Ledonne, C. (2014). A patient safety approach to setting pass/fail standards for basic procedural skills checklists. *Simulation in Healthcare, 9*(5), 277–282.

Ziv, A., Wolpe, P.R., Small, S.D., & Glick, S. (2003). Simulation-based medical education: an ethical imperative. *Academic Medicine, 78*(8), 783–788.

19
문항반응이론

Yoon Soo Park

1. 서론

평가에서 채점과 분석을 하는데 두가지의 주요한 검사이론이 있는데, 첫번째는 고전검사이론(Classical Measurement Theory, CMT)이고(CMT; Lord & Novick, 1968), 두번째는 문항반응이론(Item Response Theory, IRT)이다. 이 책의 앞부분에서는 CMT인 고전검사이론(CTT, 3장)과 일반화가능도 이론(G이론, 4장)을 중점적으로 다루었다(역자 주석: CMT와 CTT (Classical Test Theory, CTT)는 동일한 개념으로 사용되어 이후에 CMT와 CTT 모두 고전검사이론으로 명명한다). 고전검사이론은 아마도 보건의료 전문직 교육에서 가장 널리 사용되는 검사이론일 것이다. 고전검사이론은 많은 평가 환경에서 간단하게 적용하고 구현할 수 있다. 고전검사이론의 개념은 간단하다. "관찰된 점수"는 "진점수"와 "측정 오차"로 구성된다. 반면에 고전검사이론을 사용하여 생성된 분석결과는 표본에 따라 달라서, 서로 다른 학습자 집단의 검사치를 비교해 보면 혼돈스러울 수 있다(Traub, 1997).

문항반응이론은 평가에서 학습자의 성과를 문항반응의 확률과 연결하는 심리측정학적 이론 및 계열에 속한다(Hambleton, Swaminathan, & Rogers, 1991). 문항반응이론은 문항 수준에서 일련의 수학적 모형으로 학습자의 성공 확률(즉, 문항에 올바르게 답할 확률)을 정하는 것이다(Embretson & Reise, 2000). 심리 측정 문헌에는 많은 문항반응모형이 있다. 평가 맥락, 문항 구조, 수험생 수에 따라 다양한 문항반응모형이 사용된다(Park, Xing, & Lee, 2018). 문항반응이론은 고전검사이론 접근 방식에서 문제되는 순환 종속성(Circular Dependency)을 해결하므로 국가 면허 및 인증 시험에서 널리 사용된다(Ames & Penfield, 2015). 미국 의사면허시험(USMLE), 캐나다 의사면허시험(MCCQE) 및 의과대학 입학시험(MCAT)의 객관식 선다형 문항은 문항반응이론을 사용하여 채점되고 분석된다.

이 장에서는 문항반응이론의 개념을 제시하고 고전검사이론과 비교한다. 의료 전문직 교육자에게 소개를 목적으로 문항반응이론 기반 문항 분석 및 적용 프로그램의 사례를 제시한다. 또한 문항반응이론의 확장인 컴퓨터능력적응검사(CAT)와 검사동등화(equating)에 대해서도 설명한다. 이 장은 문항반응이론에 대한 소개를 목적으로 하기 때문에, 문항반응이론의 보다 심도 있는 이해와 활용에 관심 있는 보건의료 전문직 교육 연구자는 본 장을 넘어서는 추가적인 노력이 필요할 것이다.

2. 고전검사이론: 표본 종속적인 추론의 문제

하나의 시나리오를 가정해 보자. 당신은 의과대학 생화학과목의 책임교수이다. 학기말에 100문항으로 총괄평가를 시행하고자 한다. 시험 종료 후 올해 학생 성적을 작년 학생들의 성적과 비교하려 한다. 올해 학생들은 작년 학생들보다 훨씬 낮은 성적을 보였다. 무슨 일일까? 올해의 학생들은 정말로 성적이 좋지 않은 것일까? 올해 도입된 새로운 문항 때문이었을까? 문항이 더 어려웠을까? 두 번째 시나리오를 가정해 보자. 당신은 국가시험기관에서 일한다. 국가시험을 1년에 네 번 정도 정기적으로 시행한다. 이를 위해서 동일한 구인을 측정하는 각기 다른 형식을 지닌 검사가 필요하다(예: 임상 지식 평가). 시험 형식에 따라 문항 난이도가 다양하다는 것을 알면서 어떻게 비교 가능한 평가를 구성하기 위해 문항을 조합해야 할까? 한 시험 형식의 점수를 다른 시험 형식의 점수와 어떻게 동등화할 수 있을까?

이러한 시나리오에서 제기되는 문제는 의료 전문가가 직면하는 일반적인 딜레마이다(Downing, 2003). 보건의료 전문직 교육에서 대부분의 평가는 고전검사이론을 사용하여 채점되고 분석된다. 고전검사이론은 비교적 사용하기 쉽고 많은 상황에서 적용할 수 있지만(3장과 5장 참조), 고전검사이론에서 도출된 추론(결과)은 **표본에 따라 다르다**. 예를 들어, 성취도가 낮은 학습자에게 쉬운 문항을 시험 보면 문항의 난이도는 높아진다(즉, 낮은 p 값을 가진다). 마찬가지로, 성취도가 높은 학습자에게 어려운 문항을 시행하는 경우 문항이 쉽게 나타난다(즉, 높은 p 값을 가진다).

순환 종속성은 문항특성 중 "진정한" 문항 난이도에 학습자의 능력이나 역량수준이 혼재되어 있어서 학습자들을 의미 있게 비교하는 것을 제한한다. 고전검사이론의 이러한 표본 종속적인 특성들은 문제 은행을 만들고, 동등화된 검사형태를 개발하고, 수험생들의 능력을 서로 비교하는 것을 제한한다(Park, Lee, & Xing, 2016). 대조적으로, 문항반응이론은 동일한 측정 척도에 수험생의 성과와 문항 특성을 연결함으로써 표본 의존성 문제를 해결하기 위해 개발되었다(van der Linden, 1996).

고전검사이론은 고전검사이론을 수행하기 위한 제한적인 통계적 요구사항이 없기 때문에 소규모 교육 프로그램에서 널리 사용된다. 예를 들어 객관식 시험에서 학습자의 성취는 모든 문항의 총점으로 간단하게 얻을 수 있다. 문항 분석에서 문항의 질을 알고 싶으면 정답의 비율(난이도)과 문항-총점 상관관계(변별도)를 계산하면 된다. 소규모 학습집단에 대한 평가와 분석을 쉽게 시행할 수 있다. 이것이 고전검사이론의 장점이다. 평가 자료가 엄격한 통계적 가정을 충족하지 않더라도 많은 상황에서 적용하기 쉽다.

1) 고전검사이론과 문항반응이론의 비교

고전검사이론에서 가장 중요한 추론은 검사 수준(test level)이고, 문항반응이론에서는 문항 수준(item-level) 정보에 중점을 둔다. Table 19-1은 고전검사이론과 문항반응이론 간의 특성들인 대상 추론, 문항 통계, 평가 점수, 모형 가정 및 필요한 표본 수를 목록별로 비교하고 있다. 고전검사이론의 표본의존성 말

Table 19-1 고전검사이론과 문항반응이론의 비교

특징	고전검사이론	문항반응이론
대상 추론	검사 수준 정보	문항 수준 정보
문항 통계	표본 종속적 • 문항난이도: 정답 비율 • 문항변별도: 문항-총점 상관계수	표본 독립적 • 문항난이도: IRT모형의 절편 모수(b) • 문항변별도: IRT모형의 기울기 모수(a)
평가 점수 (개인점수 통계)	표본 종속적 • 총점	표본 독립적 • 공통 능력 척도(θ)
모형 가정	없음	일차원성, 지역독립성, 문항편향성 없음
최소 필요 표본크기	없음 단, 30명 이상 등 표본은 클수록 좋음	가장 간단한 IRT 모형도 최소 100명이 필요함 (복잡한 모형이면 500명 이상)

고는, 고전검사이론으로 분석하기 위해서는 다른 요구 사항은 거의 없다. 문항반응이론과 비교할 때 이론적 가정이 없으며 최소로 필요한 표본 수도 없다. 문항반응이론은 가장 단순한 IRT모형(Rasch 모형)도 최소 100명의 표본크기를 엄격하게 요구하고 있다(Embretson & Reise, 2000; van der Linden, 1996). 아마도 IRT 기반으로 분석하는 것의 가장 큰 이점은 결과의 표본 독립성일 것이다. 즉, 순환 종속성 문제를 IRT 모형의 수학적 속성을 통해 해결한다. 이것은 IRT모형의 불변 속성으로 알려져 있다(Lord & Novick, 1968). 다음 절에서 문항반응이론의 기능을 더 자세하게 다룬다.

2. 문항반응이론: 개요

IRT 모형은 1950년대에서 1960년대에 수학, 교육 측정 및 양적 심리학을 융합하는 연구로부터 발전되었다(Traub, 1997). 문항반응이론의 초점은 문항 수준에서 수험생 정답의 확률적 분포를 연결하는 모형을 만드는 것이다.

수험생의 능력과 문항 특성은 동일한 척도로 참조하는데, 이것은 평가에서 순환 종속성을 극복하는 중요한 혁신이다. 고전검사이론에서는 총점과 문항 특성이 동일한 척도로 참조되지 않는다(Downing, 2003; de Champlain, 2010).

1) IRT모형: 로지스틱 모형

IRT 모형에는 문항 수준의 모수들(난이도와 변별도)과 개별 문항을 평가하는 모형 방정식이 있다. 예를 들어 평가에서 9개의 문항을 사용했다면(Table 19-2), 평가를 위한 IRT 모형은 9개의 방정식이 있다.

현재까지 교육 측정에서 널리 사용되는 세 가지 주요 IRT 모형이 있다. 이는 1모수, 2모수, 3모수 로지스틱(PL) 모형이다(Ames & Penfield, 2015). 1모수(1-PL)모형은 라쉬(Rasch)모형이라고도 하는데, 이는 Benjamin Wright이 Georg Rasch의 엄청난 업적을 기리기 위해 명명한 데서 기인한다. 본 장에서는 고전검사이론을 보완하는 2모수 모형의 예를 제시한다. 2모수모형을 쉽고 단순화하게 구성한 것이 라쉬모형이며, 확장한 것이 3모수모형이다. 2모수모형의 공식은 다음과 같다.

Table 19-2 문항모수 결과: 고전검사이론 대 문항반응이론

문항	고전검사이론		문항반응이론	
	난이도	변별도	난이도(표준오차)	변별도(표준오차)
1	.63	.37	−.47 (.07)	1.62 (.24)
2	.52	.22	−.15 (.12)	.66 (.12)
3	.80	.24	−1.71 (.24)	.92 (.16)
4	.44	.25	.33 (.11)	.82 (.13)
5	.23	.23	1.59 (.23)	.90 (.15)
6	.38	.28	.62 (.11)	.98 (.15)
7	.27	.11	2.84 (.87)	.36 (.11)
8	.86	.29	−1.71 (.19)	1.40 (.23)
9	.71	.18	−1.51 (.28)	.64 (.12)

Note: Values in parentheses are standard errors.

$$\Pr(Y_j=1 \mid \theta) = 1 / [1+\exp(-1.702\, a_j(\theta-b_j)] \qquad \text{(식 19-1)}$$

(식 19-1)에서 문항 j를 맞힐 확률($\Pr(Y_j=1)$)은 두 개의 모수를 가진 지수함수로 모델링된다. 이때 두 개의 모수란 a_j(기울기 모수: 문항 변별도)와 b_j(절편 모수: 문항 난이도)이다. 문항 j를 맞힐 확률은 조건적인 수험생의 능력으로, theta(θ, 수험생 점수)라고 하고, 연속적인 잠재능력점수로 모델링된다.

2) 문항특성곡선

IRT 모형은 능력이 높은 학습자가 문항을 맞힐 확률이 더 높다는 단순한 아이디어를 가지고 있다. (식 19-1)은 Figure 19-1에 표시된 문항 특성 곡선(Item Characteristic Curve, ICC)처럼 도식화할 수 있다. 2모수모형은 2개의 문항특성이 있는데, 이는 변별도 모수(a)와 난이도 모수(b)이고, 두 모수를 이용하여 모형을 만든 것이다. 이 모수들은 문항에 따라 다르다. Figure 19-1에서 X축은 잠재능력척도로, 평균 0과 분산 1로 표준화된 척도이다(이는 표준화된 z-척도와 유사하다). Y축은 수험생이 문항을 맞힐 확률로, 확률이 높을수록 문항을 맞힐 확률이 높아진다. 이처럼 문항반응이론 함수는 (식 19-1)의 수학식을 특징으로 하는 로지스틱 곡선을 통해 잠재능력 척도(X축)와 정답 확률(Y축)의 관계를 연결한다.

3) 문항 난이도

문항반응이론에서 난이도 모수(b)는 정답 확률이 50%인 능력 척도의 위치이다. Figure 19-1에서 난이도 모수(b)는 (가정 값인) -.50이다. 이는 정답 확률 50%에 해당하는 잠재 능력 점수(θ; X축)가 난이도 모수이며, 이 예에서 잠재능력모수는 (평균보다 표준편차의 절반에 해당하는) θ = −.50 이다. 만일 문항 특성 곡선이 오른쪽으로 이동하면 50% 정답 확률을 가지는 능력수준이 더 높아지기 때문에 더 어려운 문항이라는 것이다. 반대로 문항특성곡선이 왼쪽으로 이동하면 50% 정답 확률을 낮은 능력수준에서도 도달할 수 있기 때문에 더 쉬운 문항임을 의미한다

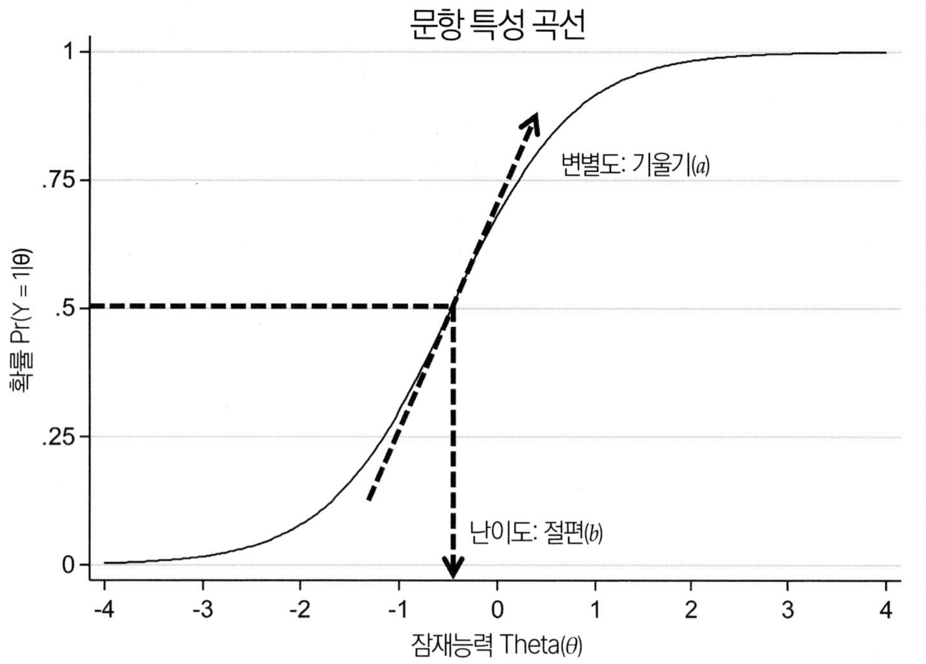

Figure 19-1 IRT 문항특성곡선

4) 문항 변별도

문항변별도 모수(a)는 문항특성곡선의 기울기이다. 만일 기울기가 더 높아지면, 능력수준에 따라 정답 할 비율에 더 차이가 나게 되어 변별력이 더 높아진다. 기울기가 0인 평평한 수평선을 상상한다면, 이러한 경우, 문항은 능력 수준에 따라 정답 할 확률을 변별할 수 없게 된다. 따라서 기울기가 높다는 것은 변별력이 우수함을 의미한다. Figure 19-1에서 기울기는 a=1.00이다.

5) 문항반응이론의 특징

문항반응이론의 중요한 특징은 (문항 난이도와 문항 변별도 같은) 문항 통계의 표본 독립성이다. 능력 수준도 시행되는 특정 문항의 집합(시험)과 무관하게 산출된다. IRT 모형 모수들은 표본에 독립적이라서 **불변하여**, 평가 특성을 더 잘 이해할 수 있게 한다. 문항반응이론의 불변 속성은 수험생 모집단이나 측정 조건에 관계없이 수험생 점수 분포 및 문항 특성 같은 추론들이 안정적으로 나타난다. 문항반응이론의 문항 불변 특성은 문제은행을 구성하는데 유용하다. 문항 난이도와 문항 변별도 모수가 다른 문항형태나 평가 대상이어도 안정적이라는 것을 가정할 때, 문항속성들을 이용하여 새로운 검사형태를 만들고 동등화를 할 수 있다(Park 등, 2016).

6) 문항반응이론의 기본 가정

문항반응이론 분석을 하는 데 필요한 세 가지 주요 가정이 있다(Lord & Novick, 1968; Baker, 2001).

1. **일차원성(Unidimensionality)**: 평가는 단일 구인을 측정한다(하나의 구인은 전체 평가 점수 변량의 상당한 부분을 설명한다).
2. **지역 독립성(Local independence)**: 하나의 평가문항은 다른 문항들과 독립적이다(일단 한 사람의 능력 수준을 알면, 문항들에 대한 학습자의 응답은 서로 독립적이다).
3. **문항 편향 없음(No item bias)**: 문항들이 학습자집단의 하위집단별로 다르게 기능하지 않는다(차별기능문항(DIF)이 없다).

문항반응이론에는 이러한 가정들이 충족하는지를 확인하기 위해 수행할 수 있는 통계적 검증방법들이 있다(Embretson & Reise, 2000; Park 등, 2016).

7) 라쉬 모형

라쉬모형에서는 (식 19-1)의 문항 변별도 모수는 고정된 값으로 제한하는데, 주로 "1"이나 소프트웨어에서 추정한 단일 값을 사용한다. (식 19-2)은 라쉬모형이다.

$$\Pr(Y_j = 1 \mid \theta) = 1 / [1 + \exp(-1.702\, a_j (\theta - b_j)]$$
$$\rightarrow \{a_j = 1\} \text{ or } \{a_j = k\}, \text{ fix } a_j \text{ to a single value for all items} \quad \text{(식 19-2)}$$

따라서 라쉬모형을 사용하는 가정은 모든 문항들은 동일한 수준에서 학습자를 변별한다고 가정하는 것이다. 모든 문항이 동일한 변별력 수준을 갖는다는 Rasch 모형 가정에 대한 장단점을 다룬 측정관련 문헌들이 있다. 이러한 이유로 문항 변별의 차이를 모델링할 수 있는 2모수 모형이 선호된다. 그러나 2모수 모형은 최소 500명의 수험생까지 더 큰 표본크기가 필요로 하는 반면에 Rasch 모형은 100명의 적은 수 수험생로 안정적인 추정을 하기에 편리하다.

8) 문항반응이론 적용: 예

본 절에서는 IRT 분석의 사례를 보여준다. Table 19-2는 의대생들에게 9개 객관식 문항으로 퀴즈를 본 결과를 고전검사이론과 문항반응이론을 기반으로 문항분석한 문항특성들을 보여준다.

고전검사이론의 경우, 난이도와 변별도는 각각 정답 비율과 문항-총점 상관관계를 이용하여 측정했다. 정답 비율이 높을수록 더 쉬운 문항이고, 더 높은 문항-총점 상관관계를 보이는 문항은 능력이 낮은 학습자와 능력이 높은 학습자를 더 잘 구별하는 것이다.

오른쪽 두 열에는 해당 IRT 문항 특성들이다. (식 19-2)에서 난이도는 절편 모수 bj이고, 변별도는 기울기 모수 aj이다. 두 모형들 간의 난이도와 변별도 모수를 비교하면, 두 결과들은 상관관계가 매우 높다(r > .90).

두 방법들은 모두 어려운 문항과 더 변별하는 문항을 비슷한 방법으로 찾아낸다. 예를 들어, 1번 문항은 변별도가 가장 높은 문항으로, 고전검사이론 문항-총점 상관계수가 .37로 가장 높았고, 문항반응이론 기울기 모수는 1.62로 가장 높았다. 마찬가지로 8번 문항은 가장 쉬운 문항으로 고전검사이론 정답율이 .86이고, 문항반응이론 절편 모수가 −1.71로 가장 낮다.

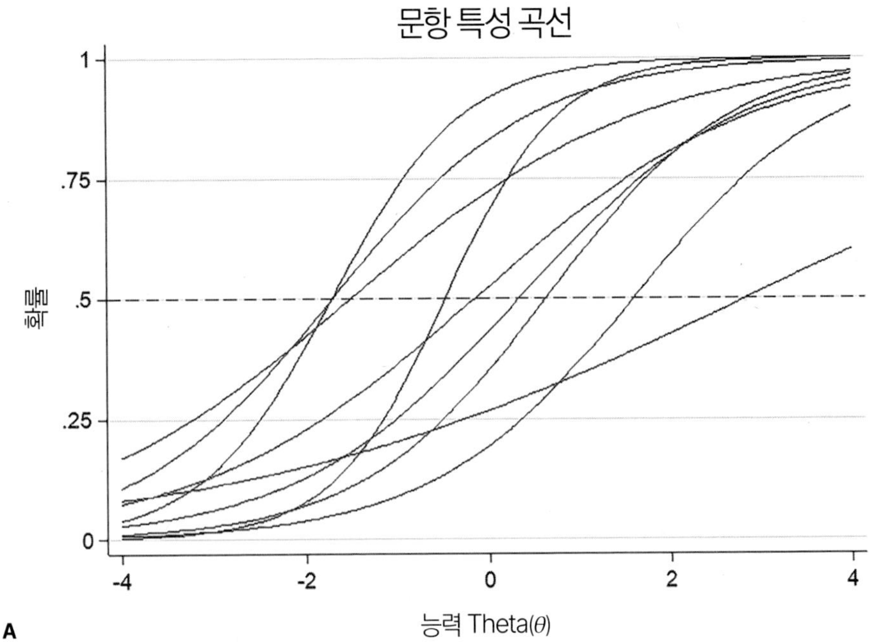

A

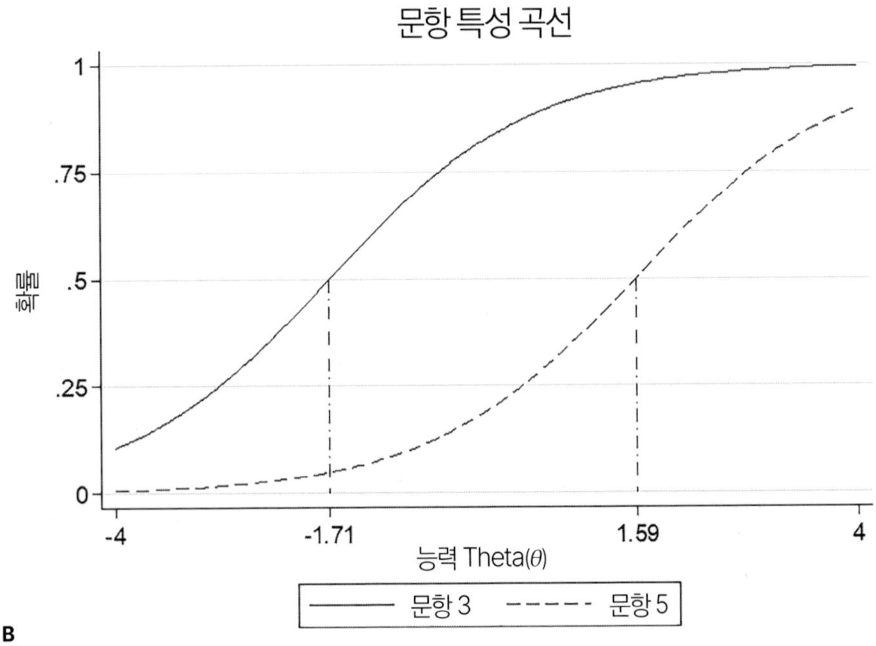

B

Figure 19-2 문항특성곡선: A. 모든 문항과 B. 선택된 2개 문항

문항반응이론은 각 문항별로 별도의 수학 함수를 적용하여 9개의 개별 문항특성곡선을 생성한다. Figure 19-2 A는 9개 문항별 ICC를 모두 보여주고, Figure 19-2 B는 이 중 2개 선택한 문항의 ICC이다. Figure 19-2 A는 다양한 난이도와 변별도를 가진 문항들로 도출된 곡선들을 보여주고 있다.

이 차이를 더 자세히 설명하기 위해 3번 문항과 5번 문항의 ICC를 선택했다(Figure 19-2 B). 3번 문항의 ICC는 왼쪽에 있으며, 50% 정답 확률은 (평균보다 1.71 표준편차 아래인) 능력 수준 −1.71과 연결되어 있다. 반면에 5번 문항의 난이도는 오른쪽에 있으며 50%의 정답 확률은 능력 수준 1.59과 연결되어 있다. 이 값들은 각각 3번 문항과 5번 문항의 난이도 모수(bj)이다. 두 곡선은 각각 .92 및 .90로 유사한 변별도(aj)를 가진다. 능력 수준을 실제 원점수로 변환하기 위해 IRT 분석에서 검사 특성 곡선(Test Characteristic Curve, TCC)을 만들 수 있다.

Figure 19-3 A는 9개 문항의 퀴즈에 대한 TCC를 보여준다. 그림과 같이 능력모수(θ, X축)와 원점수(기대점수, Y축)의 관계는 곡선을 이루고 있다. 예를 들어, 능력 수준 -.587은 원점수 총점 4에 해당한다. 이것은 고전검사이론과 2모수 모형 사이의 차이점이며, 여기서 고전검사이론은 문항의 동일한 가중치를 가정하지만, 문항반응이론은 총 점수를 도출하기 위해 난이도와 변별도에 따라 각 문항에 가중치를 부여한다.

IRT 모형의 또 다른 뚜렷한 특징은 검사정보함수(test information function)로, 이는 가장 정확하게 추정한 점수에 해당하는 능력수준을 보여준다. Figure 19-3 B에서 검사 정보는 대략 -.59에서 최대이다. 다르게 표현하면, (능력모수 -.59를 변환한) 원점수 4점이 개별 퀴즈에서 가장 정밀한 정보를 보여주고 있다.

3. 문항반응이론의 적용

1) 컴퓨터능력적응검사

문항반응이론의 문항 불변 속성은 컴퓨터 능력적응검사(Computer Adaptive Testing, CAT)로 알려진 특수한 형태의 평가를 가능하게 한다. 이것은 단순히 종이와 연필로 평가하는 지필평가의 컴퓨터 버전인 컴퓨터바탕시험(Computer Based Test, CBT)와는 다르다. CAT에서는 수험생의 응답 패턴에 맞게 문항들이 제시된다. 만일 수험생이 특정 문항을 맞추면, 능력수준을 고려하여 특정 문항을 제시하는데(예: 더 어려운 문항을 제시), 이것은 컴퓨터 프로그램이 학습자의 수행 수준에 대한 정확한 추정에 도달할 때까지 지속된다. 모든 사람이 선형 프로세스에서 동일한 문항을 수신하는 선형 검사 형식에 기반한 CBT와 달리, CAT는 학습자의 능력 수준을 추정하는데 필요한 다양한 문항 수로 낮은 측정 오차를 가진 더 정확한 점수를 산출하는 것이다. CAT는 문항 통계가 표본 독립적인 경우에만 달성할 수 있어서, CAT를 수행하려면 문항반응이론이 필요하다.

2) 검사 동등화

검사 동등화는 같은 구인을 측정하는 서로 다른 문항을 동일한 척도로 배치하여 평가할 수 있도록 하는 일련의 기술이다. 예를 들어, 21개 문항으로 구성한 × 평가유형과 24문항으로 구성한 Y평가유형이 있고, 이 중 12개의 공통문항(가교문항)이 있다고 가정한다. 이러한 설계는 비동등집단 가교검사 설계로 가장 널리 사용되는 방법이다(Kolen & Brennan, 2014).

이것은 Figure 19-4 A에서 설명하고 있다. 문항반응이론을 사용하여 문항을 보정하면 검사특성곡선

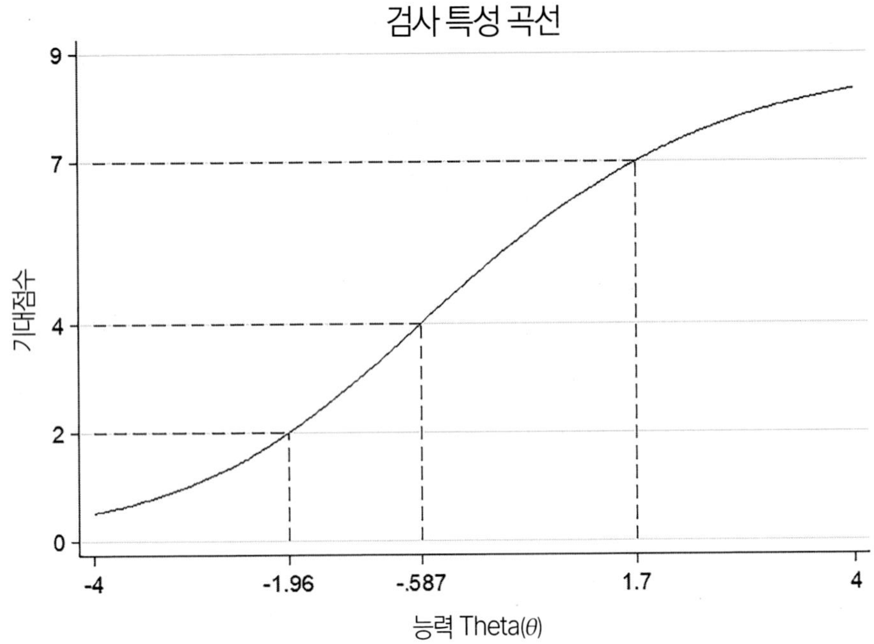

A

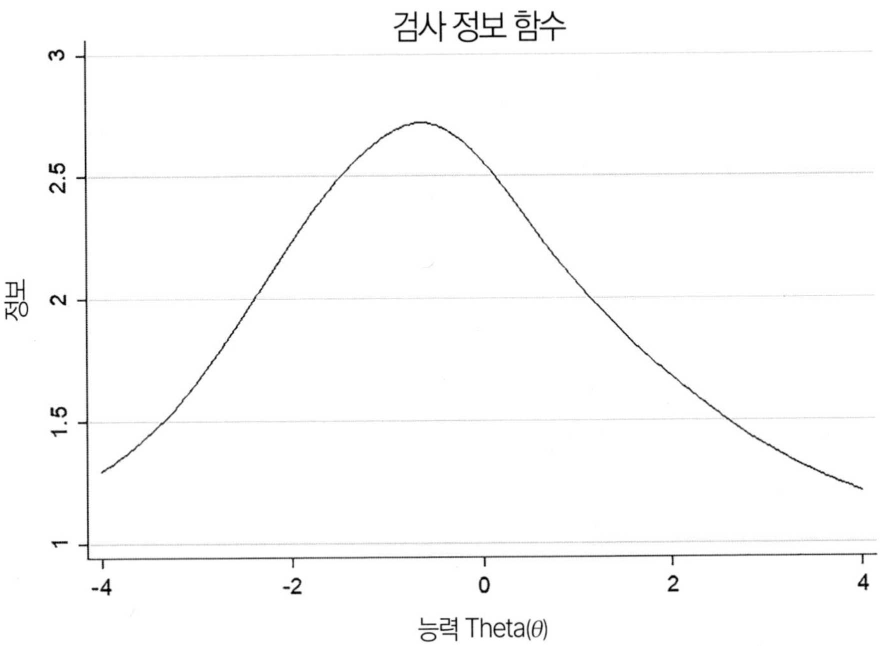

B

Figure 19-3 A. 검사특성곡선(위)와 B. 검사정보함수(아래)

을 도출할 수 있다. 능력 척도를 공통 측정 기준으로 사용하면 Figure 19-4 B와 같이 X검사의 점수를 Y검사 점수와 연결할 수 있다. 예를 들어, X검사의 점수 8에 대해 이것은 .007914321의 능력 척도 점수(θ)로 해석된다. 이 능력 척도 점수 .007914321은 차례로 10.90723의 Y검사 점수로 해석된다. 이러한 방식으

앵커: *A*

Resp	i1	i2	i3	i4	i5	i6	i7	i8	i9	i10	i11	i12	i13	i14	i15	i16	i17	i18	i19	i20	i21	i22	i23	i24	i25	i26	i27	i28	i29	i30	i31	i32	i33
1	0	1	0	1	1	0	1	0	1	0	0	0	0	1	0	0	1	0	0	1	1												
2	1	1	1	1	1	1	1	1	0	1	1	1	1	1	1	0	1	1	1	1	1												
3	0	1	1	1	1	0	1	1	1	0	1	0	1	1	0	1	1	1	1	1	1												
4	1	1	0	1	1	0	0	1	1	1	0	0	0	0	1	1	1	1	1	1	1												
5	1	1	0	1	1	0	1	1	1	0	1	0	1	0	0	1	1	1	1	1	1												
6	1	1	1	1	1	1	0	1	1	1	0	0	1	1	0	1	0	0	1	1	1												
7	1	1	1	1	1	0	1	1	1	1	1	0	1	1	0	1	1	1	1	1	1												
8	0	1	1	1	1	0	0	1	1	1	1	0	1	1	0	1	1	1	1	1	0												
9	0	1	0	1	0	0	1	0	1	1	1	0	1	1	1	0	0	0	1	1	1												
10	1	1	1	1	1	0	1	0	1	1	1	0	1	1	1	1	1	1	0	0	1												
11										1	0	1	0	1	1	1	0	1	1	1	1	1	1	1	1	1	1	1	0	0	0	0	1
12										0	1	0	1	1	0	1	1	0	1	0	1	1	0	1	0	1	1	1	1	1	1	0	0
13										0	0	1	1	1	1	1	1	1	1	1	1	1	1	0	1	1	1	1	0	1	1	1	1
14										1	1	0	1	1	0	1	1	0	1	1	1	1	1	1	1	1	0	0	1	1	1	0	1
15										1	1	1	1	0	1	1	0	1	1	0	1	0	1	0	1	1	0	1	0	1	0	1	1
16										0	0	0	0	0	0	0	0	0	1	1	1	1	0	0	0	1	1	1	1	1	1	0	0
17										1	1	1	1	1	0	1	1	1	1	0	1	1	1	1	1	1	1	1	1	1	1	1	1
18										0	1	0	1	1	0	1	1	1	0	1	1	1	1	1	1	1	0	1	1	1	1	0	0
19										1	1	0	1	1	1	1	1	1	1	1	1	1	1	1	1	1	1	1	1	1	1	0	1
20										1	0	1	0	1	1	1	1	0	1	1	1	1	1	1	1	1	1	1	1	1	0	1	1

X (i1–i9), ***Y*** (i22–i33)

A **IRT로 33문항 배치**

B

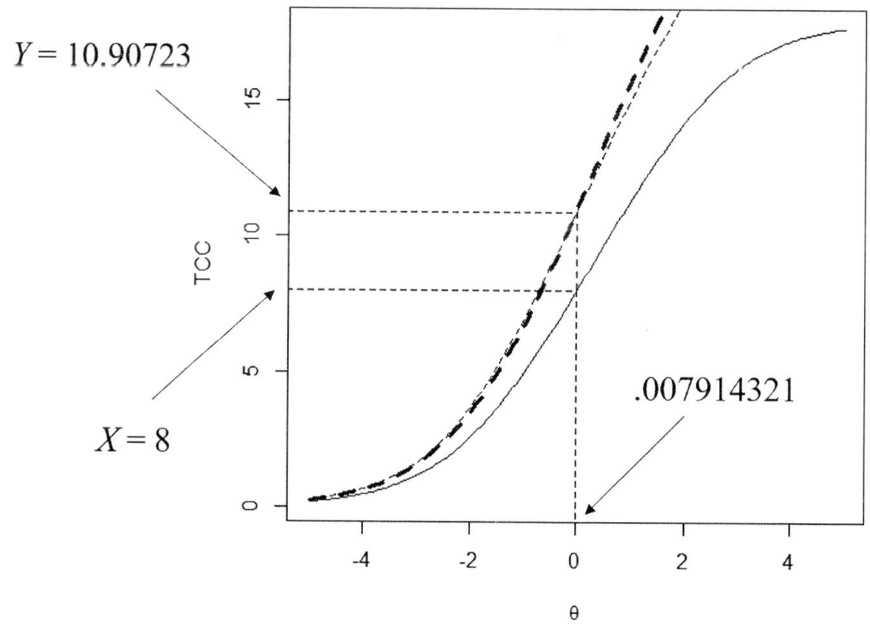

Figure 19-4 A. IRT를 사용한 검사 동등화: 공통문항이 있는 비동등 집단, B. IRT를 사용한 검사 동등화: 동시 추정 - 예

로 문항이 다른 두 평가 형식의 점수를 동일한 측정 척도에 배치할 수 있다. 이것이 검사 동등화의 기본 원칙이다. 추가 사항은 Kolen과 Brennan(2014)을 참조할 수 있다.

4. 요약

본 장에서는 문항반응이론에 대해 개괄하였다. CTT 및 G이론을 사용하는 고전적 접근 방식은 표본에 따라 평가 점수(능력)와 문항 특성(난이도 및 변별도)이 달라질 수 있다는 제한점이 있다. 반면에 문항반응이론은 IRT 가정이 만족될 경우 표본 독립적인 결과를 생성함으로써 평가 점수와 문항 특성을 동일한 척도로 연결할 수 있어서 고전검사이론에 대한 강력한 대안을 제공한다. 표본 또는 자료에 대한 가정과 같은 강력한 통계적 요구 조건이 없는 고전검사이론과 달리 문항반응이론은 단일 구인을 측정하는 일차원성, 한 문항이 다른 문항과 연결되지 않다는 지역 독립성, 그리고 수험생 하위 그룹 간에 문항 편향이 없음, 즉 차별기능문항이 없다는 문항 불변성에 대한 가정을 요구한다. Rasch와 같은 단순 IRT 모형의 경우 100명의 학습자에서 시작하여 2모수모형의 경우 500명 이상의 수험생까지 최소 표본 크기 요구 사항도 있다.

본 장에서는 문항반응이론 기반의 문항분석 예제를 제시하고, 결과를 고전검사이론 결과와 비교하였다. 문항반응 이론의 적용 중 CAT나 동등화에 관심있는 독자들의 추가적인 학습을 돕고자 간략하게 소개하였다. 문항반응이론은 의학 교육 연구 및 평가를 발전시키는 데 유용한 도구가 될 수 있다. 문항반응이론의 전망이나 유용성은 보건의료 전문직 교육자들에게 아직 익숙하지 않으나, 상용 가능한 소프트웨어의 발달로 의료 전문가 교육자들에게 특히 Rasch 모형과 같은 문항반응이론의 유용성이 커지고 있다. 앞으로는 문항반응이론이 일반 의학교육현장에서 학습관련 정보를 주고, 학습자들의 역량을 측정하고 확정하는 의사결정에 도움을 주는데 초점이 맞춰질 수 있다.

* 참고: 추가 자료 및 출처는 UIC AHPE 웹사이트(https://go.uic.edu/AHPE)에서 확인할 수 있다.

REFERENCES

Ames, A.J., & Penfield, R.D. (2015). An NCME instructional module on item-fit statistics for item response theory models. *Educational Measurement: Issues and Practice, 34*(3), 39–48.

Baker, F.B. (2001). *The basics of item response theory* (2nd ed.). Washington, DC: Office of Educational Research and Improvement.

de Champlain, A.F. (2010). A primer on classical test theory and item response theory for assessments in medical education. *Medical Education, 44*, 109–117.

Downing, S.M. (2003). Item response theory: Applications of modern test theory in medical education. *Medical Education, 37*, 739–745.

Embretson, S.E., & Reise, S.P. (2000). *Item response theory for psychologists*. Mahwah, NJ: Lawrence Erlbaum Associates.

Hambleton, R.K., Swaminathan, H., & Rogers, H.J. (1991). *Fundamentals of item response theory*. Newbury Park: Sage.

Kolen, M.J., & Brennan, R.L. (2014). *Test equating, scaling, and linking*. New York: Springer.

Lord, F.M., & Novick, M.R. (1968). *Statistical theories of mental test scores*. Reading, MA: Addison-Wesley.

Park, Y.S., Lee, Y.S., Xing, K. (2016). Investigating the impact of item parameter drift for item response theory models with mixture distributions. *Frontiers in Psychology, 7*, 255.

Park, Y.S., Xing, K., & Lee, Y.-S. (2018). Explanatory cognitive diagnostic models: Incorporating latent and observed predictors. *Applied Psychological Measurement, 42*(5), 376–392.

Traub, R.E. (1997). Classical test theory in historical perspective. *Educational Measurement: Issues and Practice, 16*(4), 8–14.

van der Linden, W.J. (1996). *Handbook of modern item response theory*. New York: Springer.

20
통계학자와 협력하기

Alan Schwartz and Yoon Soo Park

1. 서론

많은 평가 프로젝트는 정량적 방법과 자료 분석을 사용한다. 모든 보건의료 전문직 교육 연구자가 자신의 자료를 분석하는 것은 아니다. 많은 연구자들이 협력자, 공동 조사자 또는 자문 위원으로서 전문 자료 분석가, 통계학자 또는 심리측정학자(psychometrician)와 같이 일하는 것을 선호한다. 이 장에서는 평가 프로젝트와 평가 연구를 성공적으로 수행하는 데 중요한 측면을 구성하는 이러한 협력을 촉진하는 방법에 대한 제안을 제공한다.

이 장 전체에서 정량적 자료를 산출하는 연구의 설계 및 분석에 대한 전문 지식을 가진 사람을 비공식적으로 "통계학자"로 지칭한다. 진짜 통계학 석박사 학위를 가진 사람들뿐만 아니라 통계 분석에 대한 훈련이나 경험이 있는 사람들을 이 범주에 포함시킨다. 즉, 우리는 통계학자를 연구팀의 구성원 역할로 대우한다. 더욱이 이 장에서 제공하는 지침은 평가 관련 연구를 넘어 정량적 자료 분석이 사용되는 보건의료 전문직 교육 연구로 확장된다.

2. 자료 분석 계획하기

1) 적절한 통계학자 찾기

교육 자료 분석은 위임 가능한 전문적 활동(entrustable professional activity)이다(1장, Ten Cate, 2005). 당신은 분석을 하는 통계학자를 신뢰하고, 유능하고 신뢰할 수 있는 통계학자를 찾아야 한다. 분석 역량에는 연구 질문 및 자료에 대한 적절한 방법에 대한 경험뿐만 아니라, 구두 및 문서로 의사소통을 잘하는 능력이 필요한데, 이는 통계학자가 연구자의 요구를 이해하는 것과, 해석을 촉진할 수 있도록 연구방법과 결과를 잘 설명하는 능력을 포함한다. 신뢰성의 구성 요소(진실성, 분별력, 성실성)는 똑같이 중요하다(Kennedy, Regehr, Baker, & Lingard, 2008). 자신의 한계를 이해하고 연구 진실성이 강하며, 신뢰하면서 협력할 수 있는 통계학자를 선호해야 한다.

평가 연구에서 정량적 분석에 사용되는 방법은 의생명과학, 공중 보건 및 기타 사회 과학에서 널리 사용되는 방법과 상당히 다를 수 있다. 예를 들어, 객관구조화진료시험(Objective structured clinical examinations, OSCEs)의 신뢰도를 추정하는 것은 의학 교육 분야에서 일하는 심리측정학자에게는 간단하지만, 다른 분야에서 일하는 통계학자는 검사의 통계치(5장) 또는 일반화가능도 이론(4장)에 익숙하지 않을 수 있다. 결과 보고 기준도 분야마다 다르다. 따라서 보건의료 전문직 교육 내 평가 접근 방식에서 틀, 어휘 및 응용에 익숙한 통계학자를 알아두면 협력이 더욱 용이하다.

2) 언제 무엇을 통계학자에게 설명할 것인가

연구 자료 분석은 질문을 하고 자료를 사용하여 답변을 제안하는 과정이다. 즉, 어떻게 일이 발생하고 우리가 어떻게 학습하는지에 대한 흥미로운 이야기를 들려준다. 명확한 연구 질문은 만족스러운 내러티브를 만들고(Bordage & Dawson, 2003), 통계학자가 어떤 종류의 접근 방식이 사소하지 않고 유익한지 이해하도록 도와준다. 연구문제는 항상 먼저 결정되어야 하고, 이것은 이후 변수, 도구, 분석방법들을 결정하는 정보를 제공한다.

너무 흔한 시나리오에서는 연구자가 수집된 자료 세트를 첫번째 회의에서 통계학자에게 제시하고 "계산"을 요청한다. 연구를 설계하는 동안 훨씬 더 이른 단계에서 통계학자를 참여시키는 것이 통계학자와 연구자 모두에게 더 생산적이다. 좋은 통계학자는 처음부터 잠재적인 분석 방법을 비교하고 제안하며, 자료 수집 계획, 샘플 크기 및 도구가 사용 가능한 자료를 산출하는지 확인하고, 파워 계산을 수행하거나 연구비 지원, IRB 프로토콜, 향후 논문 출판에 대한 분석 계획 초안을 작성하는 데 도움을 준다. 연구 설계에 따라 통계학자가 사용할 수 있는 정량적 방법의 유형이 다를 수 있으며, 결과 해석에 영향을 미칠 수 있다. 건전한 자료 수집 계획의 가치도 종종 간과되지만, 이런 가치는 수집된 변수와 통계학자가 자료를 다듬고 정리하는데 필요한 시간에 영향을 미친다.

특히 유용한 문서는 구인표(table of constructs)이다. 구인표는 자료의 코드북과 유사하기는 하지만, 수집해야 하는 자료의 형식이나 내용을 기술한다기 보다는, 연구문제에 포함된 구인을 기술하고, 이를 어떻게 측정해서 수집할 것인지를 표현한다. 주어진 구인은 몇 가지 방식으로 운영되고 측정될 수 있기 때문에, 구인표는 통계학자가 연구 문제와 측정의 특성에 적합한 분석 계획을 개발하는 데 도움이 된다. 이러한 표는 연구비 지원에도 유용하다.

연구문제 및 설계의 특성이 표에 기술되어야 하는데, 여기에는 구인의 역할(성과변수 또는 예측변수)과 측정수준(연속변수 또는 범주변수)이 포함된다. 예를 들어, 종단 연구에는 측정 시점과 관련된 열이 포함될 수 있다. 통계학자는 유용한 열을 정의하는 데 도움을 줄 수 있으며, 연구 문제에서 역할이 없는 것처럼 보이는 경우 연구자가 특정 변수를 수집하는 이유에 대해 질문할 수 있다. Table 20-1은 "시뮬레이션 연습의 간격과 양이 두 가지 다른 술기 훈련 모형에서 외과적 매듭 묶기 숙달에 어떻게 영향을 미치는가?" 라는 양식화된 연구 문제를 해결하기 위해 설계된 연구의 구인표 예시이다. 빈도 측정과 관련된 자료 처리 질문을 표시하는 데 도움이 된다는 것을 확인해보라. 만약 술기를 2주, 4주 또는 8주 동안 연습하는 경우,

Table 20-1 매듭 묶기 학습에 관한 연구 구성표의 예시

구성	변수명	역할	도구	측정 수준
외과적 매듭 묶기 술기	오류	성과	연습 종료 시점에서 수행 관찰	계산(대부분 0일 것임)
외과적 매듭 묶기 술기	속도	성과	연습 종료 시점에서 수행 관찰	연속형(정규분포일 것임)
술기 훈련 모형	연습 모형	예측	각 학습자가 각 두 모형에 술기를 완료함	범주형, 두 가지 수준(모델 1, 모델 2)-연구참여자 중(두 가지 수준 모두 실행)
연습	간격 조건	예측	연습 주간 동안 두 가지 간격 중 하나에 배정	범주형, 두 가지 수준(간격을 두고, 간격 없이)-연구참여자 사이에
연습	연습 주수	예측	연습 주수(2주, 4주 또는 8주)	추후 결정: 가정한 관계와 연구 맥락에 따라 범주형, 순서형, 연속형이 될 수 있음-연구참여자 사이에

Table 20-2 매듭 묶기 학습에 관한 연구 자료 스프레드시트 양식 예시

ID	간격 조건	연습 주수	연습 모형	오류	속도
101	B	2	1	3	1.3
101	B	2	2	1	1.0
102	S	2	1	0	1.0
102	S	2	2	1	0.9
103	S	8	1		
103	S	8	2	0	0.5

Note: 학습자 103번에서 연습 모델 1에 대해 결측값이 있다(그 이유는 103번 학습자를 시험하는 날에 모형이 수리되고 있었다).

연습 시간을 범주형, 순서형 또는 간격 변수 중 어느 변수로 처리해야 하나?

매우 유용한 또 다른 종류의 표는 "모의 표(mock table)"이다. 자료를 수집하고 논문이나 슬라이드 발표를 준비하고 있다고 상상해보라. Table 20-1에서 무엇을 기대하는가? 참가자 인구학적 특성은? 보고하려고 하는 인구학적 특성과 어떤 그룹인지 나타내기 위해 라벨이 지정된 행과 열이 있는 빈 Table 20-1을 그려보라(중재군과 대조군을 비교하는 경우, 각각에 열을 추가하고 비교하기 위한 p 값을 보고하는 열을 추가한다). Table 20-2는 1 차 연구 가설을 시험한 결과를 제공하는가?

발표하려는 내용을 설명하는 라벨이 있는 빈 Table 20-2를 그린다. 이러한 모의 표를 통계학자와 공유하면 당신에게 무엇이 중요한지, 당신이 어떤 종류의 결과를 채워야 하는지 통계학자가 신속하게 파악할 수 있다. 모의 그림으로도 동일한 작업을 수행할 수 있으며, 보통은 양식화된 버전을 자유롭게 그리는 것으로 충분하다.

많은 연구(특히 의학 교육 평가 분야의 현장 연구)에서 결측값이 없는 완전한 자료는 축하받아야 할 정도로 매우 드물다. 연구참가자는 더 자주 항목을 비워 두거나, 시험 세션 중에 아프거나, 연구에서 완전히 탈락할 수도 있다. 특정 응답자에게만 특정 질문을 하기 위해 적응검사(adaptive test)에서 목록별 계산에서 분

기 논리(branching logic)를 사용하는 경우와 같이, 때로는 연구에서 설계상 결측값(체계적 결측값)이 있는 경우가 있다. 분석 방법은 다양한 종류의 결측값에 대해 얼마나 강력한 지에 따라 다르며, 결측값을 처리하려면 자료를 누락시키는 과정에 대한 이해와 통계학자 및 연구자의 상당한 판단이 필요하다. 결측값을 예상하고 통계학자와 결측값의 가능한 특성에 대해 논의하라. 이러한 초기 토론도 결측값 또는 참여자 이탈 정도를 나타내는 기술 통계 자료를 제공한다.

3. 분석 중 협업

1) 분석 계획을 통해 말하기

신뢰할 수있는 통계학자에게 분석 수행, 방법 및 결과 작성을 위임하였을 지라도, 자료의 특성을 이해하고 결과의 해석을 방어할 책임은 궁극적으로 연구자에게 있다. 더욱이 연구자들이 자신의 연구 결과를 구두로(연단이나 포스터 앞에서) 발표할 때, 연구자가 연구의 모든 측면을 논의하게 된다. 이 때 통계학자가 즉시 답변할 수 없다. 제안된 방법과 각 방법이 보여주도록 기대하는 것을 당신의 말로 검토하여 통계학자에게 분석 계획을 "학습자 주도 재교육(teach-back)" 방식으로 연습하는 것이 가치 있다. 학습자 주도 재교육은 연구팀(통계학자 포함) 간에 연구의 공유된 정신 모델을 확인하고, 통계학자가 오해를 수정(또는 분석 계획을 수정)할 수 있는 기회를 제공하며, 연구자가 최종 발표를 위해 연습할 수 있도록 한다. 학습자 주도 재교육은 다음과 같다.

> 우리는 분산분석을 이용하여 6개 연구군의 평균 매듭 묶기 속도를 비교하려 한다 (연구군은 2주, 4주의 간격을 두거나, 8주 동안 지속적으로 연습했다). 이 연구는 평균적인 간격의 효과, 연습량의 효과, 그리고 간격의 효과가 연습량에 따라 다른지 여부를 알려준다. 우리는 연습의 양을 이 분석에 대해 세 가지 범주로 취급할 것이다. 따라서 추가로 연습한 주마다 동일한 효과가 있다고 가정하거나 더 많은 연습이 반드시 더 좋다고 가정할 필요가 없다(하지만 우리가 그러한 가정을 할 의향이 있는 경우보다 덜 강력하거나 덜 민감할 수 있음).

2) 자료파일 만들기

스프레드시트 소프트웨어에서 수행되는 연구 자료 분석은 거의 없다. 함수 및 공식의 세트는 일반적으로 너무 제한적이며, 셀 기반 접근 방식은 오류를 찾아서 제거하거나 복제하기가 너무 어렵다. 통계학자가 자료를 통계 소프트웨어(예: R, Stata, SPSS)로 읽기를 기대하라. 동시에 통계학자는 연구자가 소프트웨어의 기본 형식(연구자가 접근 권한이 없을 수 있음)으로 자료를 제공할 것을 기대해서는 안된다. 스프레드시트 또는 스프레드시트와 유사한 텍스트 파일(예: Microsoft Excel 또는 쉼표로 구분된 값(comma-separated value, csv) 파일)은 수집에서 분석까지 자료를 해석하기 위한 모든 이들의 공용어(de facto lingua franca)이다.

스프레드시트의 연구 자료에 대한 가장 다목적 배열은 단일 측정 기간 또는 조건에서 개별 참가자를 나타내는 각 자료 행(첫번째 행 다음)에 대한 것이다. 횡단 연구에서, 이는 각 참가자가 단일 자료 행으로 표시됨을 의미한다. 종단 연구에서, 각 참가자는 여러 자료 행("긴 형식")으로 표시되며, 참가자의 ID가 한 열에 포함되고 측정 기간을 나타내는 값이 다른 열에 포함된다. 반복 측정이 적은 경우(예: 단일 사전 검사 점수 및 단일 사후 검사 점수), 일부 분석가는 각 참가자가 단일 행에 있는 것을 선호할 수 있다(사전 검사 점수 열과 사후 검사 점수 열). 그리고 다른 분석가는 각 참가자가 두 행으로 표시되는 것을 선호할 수 있다(참가자 ID 열과 함께, 사전/사후에 대한 시간 열, 그리고 주어진 시간에 참가자의 점수에 대한 점수 열). 자료의 변수를 묘사하는 꽤 자세한 코드북이 있는 자료를 같이 준비한다. 일반적으로 분석가가 추가 자료 정리를 해야 하는 여러 파일보다 하나의 스프레드시트에 모든 자료를 포함하는 것이 좋다. 예를 들어, 자료가 일관성 있게 표현되도록 각 파일을 개별적으로 확인해야 한다. 그리고 변수는 같은 동일한 이름을 가지고, 명백한 자료 입력 오류는 수정되어야 한다.

자료에 스프레드시트 파일을 사용할 때, 통계학자의 소프트웨어로 변환되지 않는 것은 피해야 한다. 일반적으로 이는 숫자와 텍스트를 제외한 셀을 피해야 한다는 뜻이다. 특히, 다음 자료는 꼭 피해야 한다.

- 스프레드시트 공식
- 의미가 있거나 분석적으로 가져온 색깔 또는 강조 표시
- 빈 행이나 빈 열
- "Total" 행(자료의 끝 부분에 있는 행으로 변수의 합계, 평균 또는 기타 요약을 나타내는 자료)
- 어떤 것을 의미하기 위한 행 순서나 행번호를 기입하는 것

예를 들어, 일부 연구자들은 자료 파일에서 참가자 그룹을 구분하기 위해 빈 행이나 색깔을 사용하고자 한다. 이것은 위의 몇 가지 금기 사항(색깔, 빈 행, 행 순서에 의존)을 위반한다. 대신 그룹을 식별하기 위해 열을 추가하고 열의 값을 사용하라. 예를 들어, 자료 파일의 "SpacingCondition"열에는 각 참가자의 행에 대해 "S"(Spaced) 또는 "B"(Bunched) 값을 포함하여 할당된 그룹을 나타낼 수 있다.

참가자가 자료 파일에서 여러 행으로 표시되는 경우(예: 시간이 지남에 따라 여러 회차에 참여했기 때문에) 각 행은 자체적으로 완료되어야 한다. 첫번째 행에 ID를 입력하고, 다음 행에 ID를 입력하지 않고 공란으로 놔두어서는 안된다. 비록 사람이 보기에는 더 읽기 쉬워보이지만, 행 순서는 무의미하기 때문에 통계에서는 후속행은 참가자와 관련없는 것으로 처리된다.

결측값의 표현은 분석에서 처리하는 방법에 따라 다르다. 많은 연구에서 누락된 셀을 비워 두는 것이 적절할 수 있으며, 이로 인해 대부분의 통계 소프트웨어에서 결측값을 적절하게 고려한다. 다른 상황에서는, 결측값(예: −99, −98 등)을 나타내기 위해 명시적인 숫자 값(실제 응답으로 오인될 수 없는 값)을 사용해야 할 수 있다. 숫자 값을 사용하면 모든 셀에 항목이 있는 자료 파일을 생성할 수 있다는 이점이 있으므로, (예를 들어 아직 자료를 입력하지 않은) 불완전한 행과 완료되었지만 결측값이 포함된 행을 쉽게 구분할 수 있다. 명시적 결측값은 자료 포인트가 누락될 수 있는 여러 가지 방법이 있는 경우에도 유용하며, 이들을 구별하는 것이 중요하다(예: 응답 거부 vs 항목 제시 실패로 결측값이 발생할 수 있음). 그러나 명시적인 결측값이 사용되는 경우, 통계학자에게 알리는 것이 중요하다. 그래서 통계 소프트웨어가 평균 계산 시 두어 개의 −99가 포함되면 결과를 무효처리하는 것을 포함해서 결측값으로 처리하도록 알려줄 수 있다.

범주형 변수의 경우, 연구자는 종종 텍스트(예: "spaced"를 "S", "bunched"를 "B"라고 표시) 또는 숫자(예: "spaced"를 1, "bunched"를 2라고 표시)로 기록하는 것 중에서 선택해야 한다. 텍스트는 사람이 읽기 쉽고,

잘못 해석되는 경향이 적다는 장점이 있다("1은 spaced였나? bunched였나?"). 반면에 대부분의 통계 소프트웨어는 대소문자를 구분하고 "B"와 "b"를 다른 텍스트 값으로 간주하므로, 연구자와 통계학자는 텍스트 셀에 원하는 값만 포함되어 있는지 확인하는 것이 중요하다. 공백도 비슷하게 곤란하다. A 또는 B를 포함해야 하는 열은 "A"(A 뒤에 공백이 있음)인 소수의 값으로 끝나기 쉽다. 이는 사람의 눈으로 "A"를 구별할 수 없다. 텍스트 값을 사용하려는 연구자는 텍스트 열에서 "검색 및 바꾸기"를 수행하여 공백을 제거해야 한다.

또는 숫자 코드(1, 2, 3 등)를 사용하면 이러한 위험을 피할 수 있지만, 코드 값을 통계학자에게 명확하게 전달해야 한다. 동일한 변수에서 숫자 값과 텍스트 값을 혼합하면 안 된다.

예/아니오 응답은 매우 흔하고 구체적인 경우이다. 있다 vs 없다로 자연스럽게 해석되는 Y/N, y/n 또는 1/0으로 코딩되어야 한다. 고를 수 있다면 1/0은 대소문자 구분이나 추가 공백으로 인해 혼동될 가능성이 없기 때문에 통계학자가 헛갈릴 가능성이 가장 적다. 1/0으로 코딩된 변수는 "지표(indicator) 변수"로 알려져 있다. 예를 들어, 실험 연구에서 학습자는 "대조군" 또는 "실험군"으로 무작위 배정될 수 있다. 이는 각각 대조군에 대해 0 값과 실험군에 대해 1 값을 갖는 지표 "중재(intervention)" 변수를 사용하여 나타낼 수 있다. 복잡한 범주형 자료를 적절하게 코딩하기 위한 전략에 대해서는 통계학자에게 문의해야 한다.

Table 20-2는 매듭 묶기 연구를 위한 구성표에 해당하는 잘 형식화된 자료 파일을 보여준다.

3) 계획된 분석 전 탐색적 작업

연구자와 통계학자 모두 자료 세트와 구성 변수의 특성을 잘 이해하는 것이 중요하다. 탐색적 자료 분석 방법은 표와 차트를 사용하여 자료의 관계를 시각화하는데 초점을 맞추고 자료 품질을 확인하는 중요

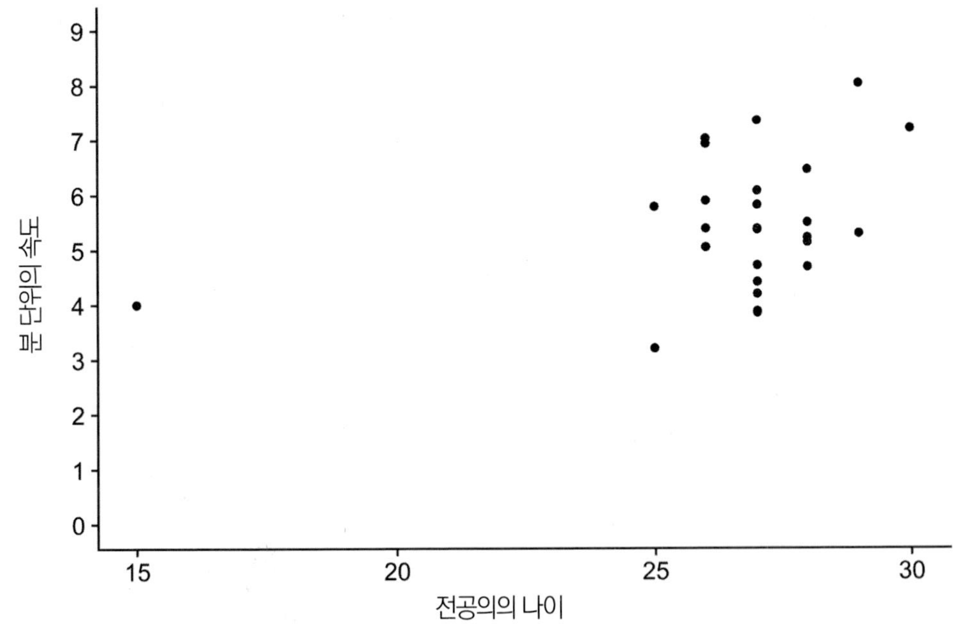

Figure 20-1 산점도

한 목적으로도 사용된다(Tukey, 1977). 예를 들어, Figure 20-1의 산점도는 속도와 연령이 모두 대략적으로 정규분포한다는 것을 보여줄 뿐만 아니라, 정적인 연관성 있으며, 연령 변수에 대해 일종의 자료 입력 오류가 발생할 가능성이 있음을 시사한다. 통계학자에게 각 변수의 분포를 보여주는 히스토그램을 만들도록 요청하면 도움이 된다.

4) 계획된 분석 후 탐색적 작업

종종 계획된 분석의 결과는 자료에서 탐색할 수 있는 새로운 아이디어나 질문을 제안한다. 그러나 이러한 새로운 질문이 이론적 근거나 기대치가 아니라 실제로 밝혀진 자료에 기반하는 것은 위험하다. 예지없이 이루어지듯이, 그러한 발견을 보고하기 위해 뒤늦은 깨달음과 열악한 과학의 이점으로 효과를 "발견"하는 검사를 고안하는 것은 쉽다.

통계학자는 자료를 이해하고, 명확하게 설명하며, 연구 가설을 설득력 있게 시험하는데 도움이 되기를 원한다. 통계학자는 연구자뿐만 아니라 의학 교육 분야에도 책임이 있다. 무이론적 자료 마이닝 또는 "낚시"가 널리 비난을 받고 있지만(Picho & Artino, 2016), 그럼에도 불구하고 널리 실행되고 있는 것으로 의심된다. 통계학자에게 낚시 탐험을 요청하면, 통계학자는 연구자에게 의무를 지울 것이다. 그러나 연구자는 그 결과를 "사후" "탐색", "2차 분석", "계획되지 않은 비교" 또는 유사한 표현으로 (적절하게) 얼버무리면서 우려를 있는 그대로 이해해야 한다. 이것은 의미 있는 효과를 찾기 위해 계획하지 않은 가설을 무차별적으로 시험할 가능성에 대한 불편함("p-해킹"이라고도 함: 추가 설명-통계 처리 방법 중 하나인 유의 확률 p값에 관련한 부정 행위) (Simmons, Nelson, & Simonsohn, 2011)임을 이해해야 한다. 이러한 불편함은 좋은 통계학자의 표시이다. 그러한 결과를 배포할지 여부와 방법을 신중하게 고려해야 한다.

4. 원고 작성 및 그 이상

연구자가 논문이나 학회 발표에 분석을 올바르게 반영하는 경우에만, 통계학자가 자신의 분석 결과를 지지한다고 기대해야 한다. 통계학자는 자신의 작업을 발표하는 모든 논문에 대한 분석 계획에 대한 적절한 설명을 제공해야 한다. 그리고 연구자는 결과를 적절하게 전달하고 결론을 지나치게 일반화하지 않기 위해서 통계학자에게 결과 프리젠테이션과 그 결과를 기반으로 한 추론에 대한 논의를 검토하고 수정하도록 요청해야 한다. 이 장에서 알 수 있듯이, 통계학자가 연구 설계 또는 분석에 기여하고, 원고를 수정하고, 최종 버전을 승인하고, 작업에 대한 책임을 지는 데 동의한다면, 통계학자는 ICMJE (International Committee of Medical Journal Editors, 2018)기준에 따라 저자 자격이 있고, 논문의 저자여야 한다. 어떤 이유로 통계학자가 원고를 수정하고 승인하는데 기여할 수 없다면, 저자는 될 수 없고, 감사의 글(acknowledgement)에서 언급하는 것이 적절하다.

우리는 종종 논문 출판을 연구 과정의 끝이라고 생각하지만, 여러 연구 자료의 메타 분석을 포함하여 기존 자료의 2차 분석은 의학 교육 연구에서 중요한 위치를 차지한다(Schwartz, Pappas, & Sandlow, 2010). 따라서 통계학자는 원본 자료 파일에 적용했을 때 결과를 재현하는데 필요한 전체 통계 코드의 사본을 연구자와 공유해야 한다. 그리고 상당한 양의 수동 자료 정리가 필요한 경우에, 정리된 자료 파일의 사본을 공유해야 한다. 또한 통계 소프트웨어의 미래 버전에서 코드가 작동하지 않게 될 경우를 대비하여, 자료에서 코드를 실행하여 생성된 출력의 사본이 필요하다. 자료 파일, 코드북, 분석 코드 및 분석 출력을 함께 저장하고, 가능하면 날짜 또는 버전 표식을 파일에 라벨로 지정해야 한다. 통계학자에게 구문코드(syntax code)의 특정 영역에 주석을 달도록 요청하는 것이 도움이 되는 경우가 많다. 백업도 해야 한다.

5. 요약

이 장에서는 통계학자와 효과적으로 작업하는 방법을 요약하고 경험이 없는 평가 연구자를 종종 사로잡는 몇 가지 함정을 검토하였다. Table 20-3은 권장 사항을 요약한 것이다. 우리가 제시하는 원칙은 연구자와 통계학자 간의 더 나은 협업을 촉진하고 정량적 방법을 사용하여 평가 연구의 더 나은 설계, 분석 및 보고로 이어져야 한다는 것이다.

Table 20-3 권장 사항 요약

- 보건의료 전문직 평가 연구 방법에 익숙한 통계학자를 찾아라.
- 연구 설계, 분석 계획 및 원고 작성에 대해 통계학자와 협력하라. 당신이 사용하기로 한 방법을 이해했는지 확인하기 위해 학습자 주도 재교육(teach-back) 방법을 사용하라.
- 구성표와 모의 자료 표를 사용하여 예상 자료의 특성을 준비하고 계획을 명확히 하라.
- 연구 자료 파일을 구성할 때 표준 접근 방식(또는 통계학자의 지침)을 따르라.
- 자료를 이해하기 위해 탐색적 분석을 수행하되, 계획되지 않은 분석을 발표할 때는 보수적으로 하라.
- 모든 자료, 통계 코드 및 출력 사본을 보관하라.

* 참고: 추가 자료 및 출처는 UIC AHPE 웹사이트(https://go.uic.edu/AHPE)에서 확인할 수 있다.

REFERENCES

Bordage, G., & Dawson, B. (2003). Experimental study design and grant writing in eight steps and 28 questions. *Medical Education, 37*(4), 376–385.

International Committee of Medical Journal Editors. (2018). Defining the roles of authors and contributors. Retrieved from www.icmje.org/recommendations/browse/roles-and-responsibilities/defining-the-role-of-authors-and-contributors.html. Accessed April 25, 2018.

Kennedy, T.J., Regehr, G., Baker, G.R., & Lingard, L. (2008). Point-of-care assessment of medical trainee competence for independent clinical work. *Academic Medicine, 83*(10), S89-S92.

Picho, K., & Artino Jr., A.R. (2016). 7 Deadly sins in educational research. *Journal of Graduate Medical Education, 8*(4), 483–487.

Schwartz, A., Pappas, C., & Sandlow, L.J. (2010). Data repositories for medical education research. *Academic Medicine, 85*(5), 837–843.

Simmons, J.P., Nelson, L.D., & Simonsohn, U. (2011). False-positive psychology undisclosed flexibility in data collection and analysis allows presenting anything as significant. *Psychological Science, 22*(11), 1359–1366.

ten Cate, O. (2005). Entrustability of professional activities and competency-based training. *Medical Education, 39*(12), 1176–1177.

Tukey, J.W. (1977). *Exploratory data analysis*, Vol 2. Reading, MA: Addison-Wesley.

찾아보기 INDEX

ㄱ

ㅂ

ㅅ

ㅇ

ㅈ

ㅊ

ㅎ

영문